PRAXIS und THEORIE der Neuen Chinesischen Akupunktur

Band 3: OHR-Akupunktur

Herausgegeben von
G. KÖNIG und I. WANCURA, Wien

Verfaßt von

Univ.-Prof. Dr. med. XU Ruizheng
Univ.-Prof. Dr. med. CHEN Gongsun
Univ.-Prof. Dr. med. MU Jian

vom Akupunktur-Forschungszentrum
der Medizinischen Fakultät der Universität Nanjing, China

Wir widmen dieses Buch

Herrn OMR Dr. Peter KOLLMER,

Präsident der Österreichischen wissenschaftlichen Ärztegesellschaft für Akupunktur,
Pionier der Akupunktur und Ohrakupunktur in Österreich,
dessen großer persönlicher Einsatz für die Akupunktur Wesentliches zu ihrer wissenschaftlichen Anerkennung in Österreich beigetragen hat.

Wir danken für die Unterstützung unserer Arbeit

dem Österreichischen Bundesministerium für Wissenschaft und Forschung
im Rahmen des Forschungsauftrages „Integration von traditionell-chinesischer und moderner Medizin" König – Wancura,
der Österreichischen wissenschaftlichen Ärztegesellschaft für Akupunktur (Präsident OMR Dr. Kollmer),
der A-KU-Gesellschaft (Grundlsee),
der Deutschen Ärztegesellschaft für Akupunktur e. V. (Präsident Dr. Gleditsch),
der Botschaft der Republik Österreich in Peking,
der Botschaft der V. R. China in Wien,
ganz besonders für großzügiges Entgegenkommen dem Verlag MAUDRICH.

PRAXIS und THEORIE der Neuen Chinesischen Akupunktur

Band 3: OHR-Akupunktur

Neuer Stand der Ohr-Akupunktur in China · Anleitung zur Ohr-Akupunktur – Therapie nach naturwissenschaftlicher und traditionell-chinesischer Diagnose · Die Reizmethoden der Ohr-Akupunktur, Ohrmuschel-Diagnose, neurophysiologische Erklärungen der Ohr-Akupunktur

mit 155 zweifarbigen Abbildungen und Behandlungsanleitungen in Wort und Bild

Verfaßt von

Univ.-Prof. Dr. med. XU Ruizheng
Univ.-Prof. Dr. med. CHEN Gongsun
Univ.-Prof. Dr. med. MU Jian

Akupunktur-Forschungszentrum der Universität Nanjing

mit Beiträgen von

Univ.-Prof. Dr. med. HAN Jisheng, Peking
Univ.-Prof. Dr. WANG Pingming, Wuhan
Prof. Dr. med. J. BAHN, Österreich

Bearbeitet und kommentiert von den Herausgebern

Dr. med. G. KÖNIG und Dr. med. I. WANCURA,
Universitätslektoren für Akupunktur, Wien

und den Mitarbeitern

Dr. med. C. HOHENLOHE, Dr. med. A. HÖLL, Dr. med. W. JAN (Theoretischer Teil)
Dr. med. K. KÖNIG, Dr. med. I. STÜBNER (Praktischer Teil)

Übersetzt von

Univ. Prof. Dr. med. YEN Yukwang, Peking

Überarbeitung der Übersetzung von

Univ.-Prof. Dr. med. WANG LEI, Peking, und Dr. med. I. WANCURA, Wien,
MA Jian und Dr. phil. L. MA, Wien, und cand. med. FOEN Tjonglie

unter Mitarbeit der Sinologen

Dr. phil. M. KROTT, Wien, Dr. phil. R. TRAPPL, Wien

Gestaltung des Umschlages und Illustrationen von

F. MEDLITSCH, Wien

1987

VERLAG WILHELM MAUDRICH · WIEN–MÜNCHEN–BERN

Die Verfasser

Dr. XU Ruizheng

Professor an der Medizinischen Universität Nanjing.
Facharzt an der Abteilung für Akupunktur und Moxibustion der Ersten Klinik der Medizinischen Universität Nanjing.
Ehrenmitglied der Polnischen Akademischen Gesellschaft für Akupunktur und Moxibustion.
Widmete sich in den letzten Jahren der Lehrtätigkeit in Fortbildungskursen über Akupunktur und Moxibustion für ausländische Ärzte in Nanjing.
1986 hielt er drei kurze Fortbildungskurse über Ohr-Akupunktur in Deutschland und Österreich.
Dr. XU ist Mitautor von drei Büchern über Ohr-Akupunktur und Akupunktur-Anästhesie, die in China publiziert wurden.

Dr. CHEN Gongsun

Professor an der Medizinischen Universität Nanjing.
Facharzt an der Abteilung für Akupunktur und Moxibustion der Ersten Klinik der Medizinischen Universität Nanjing.
Mitglied der Akupunktur-Forschungskommission der Akademie für Chinesische Akupunktur und Moxibustion.
Dr. CHEN widmete sich ebenfalls der Ausbildung ausländischer Ärzte in Fortbildungskursen über Akupunktur und Moxibustion in Nanjing.
Von 1981–1983 hielt er sich zu Forschungs- und Lehrzwecken in Japan auf.
1984–1986 leitete er als Facharzt die Abteilung für Akupunktur und Moxibustion des Nationalen Hospitals in Malta.
Dr. CHEN ist verdient als Lehrer, Kliniker und Forscher seit achtundzwanzig Jahren und einer der Autoren des in China erschienenen Buches „Klinische Erforschung der Ohr-Akupunktur".

Dr. MU Jian

Professor an der Medizinischen Universität Nanjing.
Direktor des Klinischen Forschungslaboratoriums der Ersten Klinik der Medizinischen Universität Nanjing.
Unterrichtete viele Jahre ausländische Ärzte in Fortbildungskursen über die Grundlagen der Akupunktur und Moxibustion.
In seiner Eigenschaft als Neurophysiologe befaßte er sich mit den der Akupunktur (und der Ohr-Akupunktur) zugrundeliegenden Mechanismen und stellte seine Arbeiten bei Internationalen Kongressen in den letzten zehn Jahren der Öffentlichkeit vor.

Filmsatz und Offsetdruck: Ferdinand Berger & Söhne Gesellschaft m.·b. H.,
3580 Horn, Wiener Straße 80

ISBN 3 85 175 473 5

INHALTSVERZEICHNIS

Seite

Vorwort der Herausgeber 7

I. Zur Ohr-Akupunktur aus chinesischer Sicht 9

von MU Jian

A. Der Wandel der Ohr-Akupunktur im Laufe der Zeit 10
B. Neue Entwicklung der Ohr-Akupunktur 13
C. Die Ohr-Akupunktur außerhalb Chinas 16

II. Die Ohrmuschel 19

von CHEN Gongsun

A. Anatomie der Ohrmuschel 20
B. Knorpel, Muskeln, Blut- und Lymphgefäße der Ohrmuschel 22
C. Innervation der Ohrmuschel 24
D. Histologische Strukturen und Rezeptoren der Ohrmuschel 26
E. Formen der Ohrmuschel 27

III. Die Akupunktur-Punkte der Ohrmuschel 31

von XU Ruizheng und CHEN Gongsun

A. Allgemeines über die Akupunktur-Punkte der Ohrmuschel 32
B. Lage und Wirksamkeit der Ohr-Akupunktur-Punkte 34
C. Methoden zum Finden der Ohr-Akupunktur-Punkte 46
D. Grundsätzliches zu den Ohr-Punkten 47

IV. Allgemeines über die Heilmethode durch Ohr-Akupunktur 49

von XU Ruizheng

A. Besonderheit der Ohr-Akupunktur-Therapie 50
B. Indikationen und Kontraindikationen der Ohr-Akupunktur-Therapie 52
C. Häufige Reaktionen bei der Ohr-Akupunktur-Therapie 54
D. Nadel-Kollaps bei der Ohr-Akupunktur-Therapie 57
E. Methoden zur Vorbeugung und Behandlung von lokalen Infektionen der Ohrmuschel 59

V. Reizmethoden der Ohr-Akupunktur 63

von XU Ruizheng

A. Feinnadel-Methode 64
B. Elektrische Reiz-Methode (Elektrische Reizverstärkung oder Galvano-Akupunktur) 68
C. Punktinjektion (Wassernadel) 71

Seite

D. Dauernadel-Methode (Nadeldeponierung) . . . 73
E. Kugel-Druck-Methode . . . 75
F. Mikroaderlaß-Methode (Bluten-Lassen) . . . 77
G. Massagetherapie . . . 79
H. Magnettherapie . . . 80
I. Laser-Therapie . . . 82
Anhang: Klinische Anwendung der Laserreiz-Therapie bei Akupunkturindikationen (J. BAHN) . . . 88
J. Ohrklemme . . . 98

VI. Praktischer Teil: Anleitungen zur Ohr-Akupunktur-Therapie . . . 101

A. Allgemeinerkrankungen . . . 102

A.1. Kollaps (einfache Synkope), Nadelkollaps . . . 102
A.2. Nebenwirkungen von Medikamenten . . . 104
A.3. Postoperativer Wundschmerz . . . 105
A.4. Schmerzen bei Karzinom-Kranken . . . 107
A.5. Infusions- und Bluttransfusionsreaktionen . . . 109
A.6. Leukopenie . . . 111
A.7. Subjektive Beschwerden bei Diabetes mellitus . . . 113

B. Atmungstrakt . . . 115

B.1. Kurzatmigkeit, Atemnot (Asthma bronchiale) . . . 115
B.2. Entzündliche Erkrankungen der Lunge . . . 118
B.3. Bronchitis . . . 120

C. Augenkrankheiten . . . 123

C.1. Akute Konjunktivitis . . . 123
C.2. Elektrische Ophthalmie (Conjunctivitis photoelectrica, Schneeblindheit) . . . 125
C.3. Hordeolum . . . 126
C.4. Myopie . . . 128
C.5. Katarakt (seniler) . . . 131
C.6. Keratitis (traumatisch und entzündlich) . . . 133

D. Erkrankungen des Bewegungsapparates . . . 135

D.1. Zervikalsyndrom sowie Schmerzen im Schulter- und Ellbogenbereich . . . 135
D.2. Ischialgie, Lumbago, Knieschmerzen . . . 137
D.3. Akute Verrenkung und Prellung . . . 139
D.4. Coxalgien . . . 141

E. Gynäkologie und Geburtshilfe . . . 142

E.1. Dysmenorrhoe und Metrorrhagie . . . 142
E.2. Amenorrhoe . . . 144

Seite

E.3. Beschwerden in der Menopause 146
E.4. Leukorrhoe 148
E.5. Dysfunktionelle Uterusblutung (Metrorrhagie) 150
E.6. Laktationsschwäche post partum 153
E.7. Akute Mastitis 155
E.8. Einleitung der Geburt 157

F. Herz- und Kreislaufkrankheiten 160

F.1. Paroxysmale Tachykardie 160
F.2. Koronare Herzkrankheiten 162
F.3. Hypertonie 163
F.4. Hypotonie 166
F.5. Folgen zerebraler Gefäßprozesse 168
F.6. Erythromelalgie 171
F.7. Arterielle Durchblutungsstörungen, Morbus Raynaud, Thrombangitis, Aortenbogensyndrom, Arteriitiden u. a. 173

G. HNO-Krankheiten 176

G.1. Heiserkeit 176
G.2. Akute Tonsillitis 179
G.3. Globusgefühl 183
G.4. Sinusitis 186
G.5. Allergische Rhinitis 191
G.6. Ohrensausen und Schwerhörigkeit 194
G.7. Otitis media 197
G.8. Tubenkatarrh (und Mittelohrkatarrh) 200
G.9. Morbus Ménière 201
G.10. Hörsturz (Plötzliche Ertaubung) 202
G.11. Altersschwerhörigkeit 203
G.12. Fazialisparese 204

H. Hautkrankheiten 207

H.1. Flachwarzen (Verrucae planae) 207
H.2. Herpes zoster 209
H.3. Neurodermatitis, Ekzeme, Dermatitis 211
H.4. Pruritus 213
H.5. Urtikaria 215

I. Infekte – Immunschwäche 217

I.1. Malaria tertiana 217
I.2. Virushepatitis 219

Seite

K. Kinderkrankheiten ... 223

K.1. Dyspepsie im Kindesalter ... 223
K.2. Enuresis ... 225

L. Leber- und Gallekrankheiten ... 228

L.1. Einfache Cholezystitis und Cholelithiasis ... 228

M. Magen- und Darmkrankheiten ... 232

M.1. Akute Appendizitis ... 232
M.2. Chronische Gastritis ... 234
M.3. Akute Diarrhoe ... 236
M.4. Obstipation ... 238
M.5. Leichtere Form der Colitis mucosa, Colitis ulcerosa, Reizkolon ... 240
M.6. Singultus ... 242
M.7. Chylurie (bei Filariosis) ... 244

N. Nerven- und Geisteskrankheiten ... 245

N.1. Nervöses Erbrechen ... 246
N.2. Kopfschmerzen ... 247
N.3. Migräne ... 249
N.4. Neurasthenie ... 252
N.5. Phantomschmerz ... 255
N.6. Hysterie ... 256
N.7. Unterstützende Behandlung bei psychiatrischen Krankheiten ... 258

O. Nieren- und Harnwegserkrankungen ... 261

O.1. Nieren- und Harnleiterkolik ... 261
O.2. Harnverhaltung ... 263
O.3. Streß-Inkontinenz (Harninkontinenz) ... 264
O.4. Pollakisurie ... 266
O.5. Akute Orchitis und Epididymitis ... 268

P. Zahn- und Kieferkrankheiten ... 270

P.1. Zahnschmerzen ... 270
P.2. Kiefergelenksschmerzen ... 272

Q. Sucht ... 273

Q.1. Kritischer Kommentar zur Behandlung der Sucht mittels Akupunktur ... 273
Q.2. Nikotinabusus ... 279

Seite

Q.3. Übergewicht, Eßsucht, Fettsucht 280
Q.4. Aktuelle Beiträge chinesischer Autoren zur Suchtproblematik 284

VII. Ohrmuschel-Diagnose 291

von CHEN Gongsun

A. Inspektion „Sehen“ 293
B. Druckschmerz-Methode „Tasten“ 299
C. Elektrische Meßmethode 302
D. Analyse der Ursachen der Druckschmerzhaftigkeit und andere Untersuchungsmethoden 312
E. Faktoren, welche die positive Reaktion von Ohrmuschel-Stellen beeinflussen 314
F. Zur Entwicklung der Forschung über Ohr-Diagnose 318

VIII. Zur neurophysiologischen Erklärung der Ohr-Akupunktur 323

von XU Ruizheng

A. Die Ohr-Akupunktur und ihre nervale Beziehung zur Ohrmuschel 324
B. Ohr-Akupunktur und ihre Beziehung zu Neurotransmittern (Neuromodulatoren) 336
C. Die Beziehung zwischen Meridian-System JING LUO und den Akupunktur-Punkten der Ohrmuschel 339

IX. Zur Schmerzbehandlung mit Akupunktur 351

A. Vorwort der Herausgeber zum Mechanismus der Schmerzhemmung durch Akupunktur 352
B. Physiologische und neuro-chemische Mechanismen der kurzfristigen Schmerzhemmung durch Akupunktur (von HAN Jisheng) 355

X. Ganzheitliche Behandlung durch die chinesische Akupunktur und das Gesetz der bio-holographischen Wiederholung 373

von WANG Pingming

A. Die reguläre Verteilung der Punkte in der chinesischen Akupunktur 375
B. Beziehungen zwischen dem ganzen Körper und einzelnen Körperteilen bei physiologischen und pathologischen Veränderungen 382
C. Die Übereinstimmung des Gesamtorganismus mit seinen einzelnen Teilen hat für alle Lebewesen Gültigkeit 383
D. Wiederholung der holistischen Entwicklungsgeschichte der menschlichen Evolution durch biogenetische Vorgänge zur Entwicklung der voneinander unabhängigen Körperteile bei Lebewesen 387
E. Das Gesetz der bio-holographischen Wiederholung 390

Stichwortverzeichnis 393

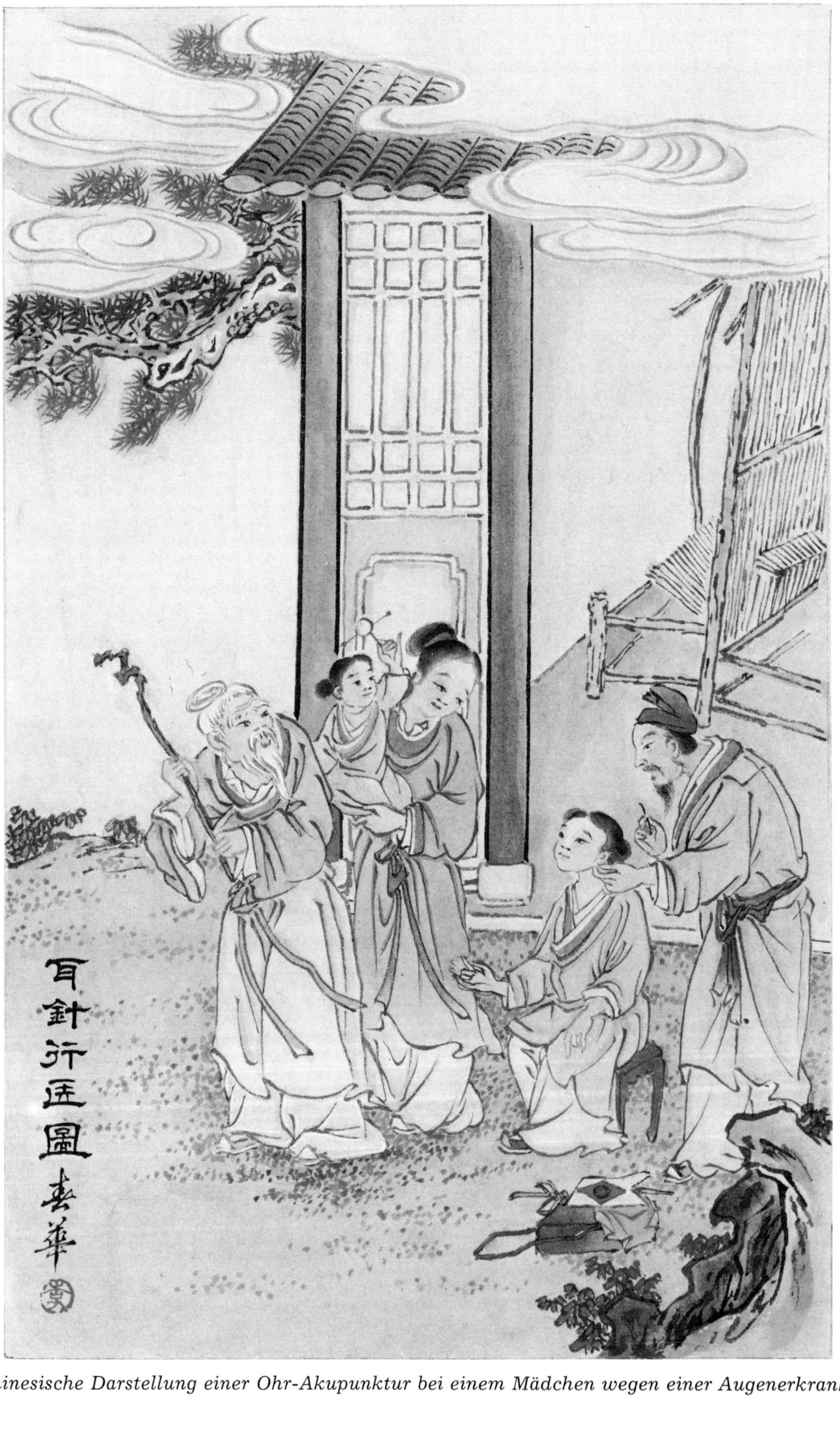

Altchinesische Darstellung einer Ohr-Akupunktur bei einem Mädchen wegen einer Augenerkrankung

Vorwort der Herausgeber

Die Ohrmuschel diente schon in vorgeschichtlicher Zeit der Therapie, Diagnose und Prophylaxe von Krankheiten und hatte in allen Erdteilen mystisch-magische Bedeutung.
Es kann daher keine Entdecker der Ohr-Akupunktur geben, wohl aber zwei Versuche, die Therapie über die Ohrmuschel zu systematisieren.
Während die französische Ohr-Akupunktur (NOGIER) die Nadelung (eine der vielen alt-chinesischen Reiztechniken) der Auricula nach den Diagnosen der modernen Medizin vorwiegend bei den sogenannten funktionellen Krankheiten einsetzt, geht die traditionell-chinesische Medizin hier einen Schritt weiter.
Die chinesische Ohr-Akupunktur ist hier auch nach der modernen Diagnose geordnet, aber zusätzlich werden die Langzeit-Erfahrungen auf der Grundlage des traditionell-chinesischen Medizin-Systems ebenfalls angeführt. Die zehn verschiedenen Reizmethoden sind – auch nach Erfahrung der Herausgeber – der alleinigen Nadelanwendung überlegen. Die richtige Indikation dazu folgt aus deren Medizintheorie. Für die Ohr-Akupunktur wurde sie hier zusätzlich angeführt – erstmals in deutscher Sprache.
Die Herausgeber verfaßten vor fünfzehn Jahren eine kleine „Einführung in die chinesische Ohr-Akupunktur", die in acht Auflagen erschien, und dazu eine „Wandtafel der chinesischen Ohr-Akupunktur" (vier Auflagen). Eine Reihe ähnlicher späterer Publikationen zeigte das wachsende Interesse an dieser Behandlungsart und deren Erfolge in der täglichen Praxis. Das neue Buch ist auf die anderen Bücher der Herausgeber abgestimmt, enthält jedoch die großen Fortschritte, die durch eine breite Anwendung der Ohr-Akupunktur in den Kliniken und Spitälern in China erzielt wurden. Mehrfach fragten wir unsere chinesischen Lehrer und Freunde nach dem derzeit besten chinesischen Buch über Ohr-Akupunktur und wurden immer wieder auf das Nanjinger Buch verwiesen. Wir wählten es umso lieber, denn Prof. CHEN Gongsun war während unseres Studiums 1976 an der Universität Nanjing einer unserer Lehrer. Das Buch hätte in deutscher Sprache über 1000 Seiten und wurde von den Autoren gekürzt. Diese Professoren des Akupunktur-Forschungsinstituts der Universität Nanjing für moderne Medizin wünschten viele Indikationen für schwere organische Krankheiten zu veröffentlichen, die bisher nur in China mit Ohr-Akupunktur behandelt wurden (Hepatitis, St.p. Apoplexie u.a.). Ob nun bei diesen schwer beeinflußbaren Leiden eine zusätzliche Ohr-Akupunktur nützt oder nicht, kann nur dann beurteilt und geprüft werden, wenn chinesische Angaben zugänglich sind.
Der größere Teil des Buches versucht, die Praxis so einfach als möglich mit Abbildungen leicht anwendbar darzustellen. Akupunktur ist aber nicht nur Empirie, wurde sie doch eben vom Obersten Sanitätsrat der Republik Österreich als wissenschaftliches Heilverfahren anerkannt und wird seit vielen Jahren an den drei österreichischen Universitäten gelesen. So haben wir den theoretischen Kapiteln der Autoren noch Beiträge über holographische Aspekte der Sonderformen der Akupunktur von WANG Pingming, Wuhan, und die neuen neurophysiologischen Grundlagen der Schmerzmodulation durch Akupunktur von HAN Jisheng, Beijing, beigefügt.
Die umstrittene Suchtbehandlung durch Akupunktur wurde in Europa bisher meist entweder blind geglaubt oder ohne Prüfung abgelehnt. Nun ist aber alleiniges „Glauben" oder „Nichtglauben" ein- und derselbe Aberglaube bzw. unwissenschaftlich. Nach einem kritischen Kommentar der Herausgeber stellen wir interessante (erste) chinesische Versuche über auch nichtpsychische Aspekte der Ohr-Akupunktur bei suchtähnlichem Verhalten vor.
Wir danken den (an anderer Stelle angeführten) Mitarbeitern und Übersetzern. Durch mehrfache Kontrollen versuchten wir die Übersetzungsfehler so klein wie möglich zu halten.

Wien, August 1987

Dr. Georg KÖNIG
Lehrbeauftragter für Akupunktur an der II. HNO-Klinik der Universität Wien

Dr. Ingrid WANCURA
Lehrbeauftragte für Akupunktur am Institut für Medizin. Physiologie der Universität Wien

I. Zur Ohr-Akupunktur aus chinesischer Sicht

von MU Jian

A. Der Wandel der Ohr-Akupunktur im Laufe der Zeit

B. Neue Entwicklung der Ohr-Akupunktur

C. Die Ohr-Akupunktur außerhalb Chinas

A. Der Wandel der Ohr-Akupunktur im Laufe der Zeit

Ursprung und Entwicklung der Ohr-Akupunktur

Die Ohr-Akupunktur ist ein Teilgebiet der Akupunktur und gehört wie diese zur traditionell-chinesischen Medizin, die seit Jahrtausenden in China angewendet wird.

Von der naturwissenschaftlichen Medizin wurden im Hinblick auf die Erforschung der Wirkungsmechanismen dieser Behandlungsmethode bereits große Fortschritte erzielt. Dennoch steht eine umfassende naturwissenschaftliche Erklärung noch aus. Weitere Forschungsergebnisse müssen abgewartet werden.

Im über 2100 Jahre alten Buch der traditionell-chinesischen Medizin, dem „HUANG DI NEI JING"*), finden sich bereits ausführliche Beschreibungen der Ohr-Punkte.

Neben der Verbindung des Ohres mit dem 3E-Hand-SHAO-YANG-Meridian werden auch die Verbindungen der Ohrmuschel mit den Haupt-Meridianen und deren Verbindungen beschrieben.

Vor allem das Buch „LING SHU" (Drehpunkt der Wunder) enthält einen Absatz, in dem die Hauptmeridiane genauestens besprochen werden:

– ein Zweig des Dünndarm-Meridians führt in das Ohrinnere,
– ein Zweig des 3E-Meridians verläuft entlang der Ohrmuschelrückseite nach oben zur Ohrspitze, entsendet einen Ast in das Ohrinnere und tritt an der vorderen Seite der Ohrmuschel wieder aus,
– ein Zweig des Gallenblasen-Meridians führt vom Ohrrücken zunächst einmal in das Ohrinnere, um dann an der Vorderseite des Ohres wieder auszutreten,
– ein Zweig des Dickdarm-Meridians führt eben-

**) Anmerkung des Übersetzers MA Jian:*

„HUANG DI NEI JING", der medizinische Kanon des Gelben Kaisers, abgekürzt „NEI JING", ist eines der wichtigsten Werke über traditionell-chinesische Medizin. Dieses Buch wurde zur Zeit der Streitenden Reichen (475–221 v. Chr.) fertiggestellt.

Das Buch besteht aus zwei Teilen:

„SU WEN" (Schlichte Fragen) faßt alle medizinischen Schulen der traditionell-chinesischen Medizin seiner Zeit auf theoretischer Basis zusammen und erklärt das Prinzip von:
– YIN-YANG,
– ZANG-XIANG (physiologische und pathologische Erscheinung der inneren Organe),
– JING-LUO (Meridiane),
– BING-YIN (Ursachen der Krankheit),
– BING-JI (Pathogenese),
– ZHEN-FA (Diagnostik) und
– ZHI-FA (Therapie).
Diese Prinzipien werden großteils noch heute in China in der klinischen Praxis angewendet.

„LING SHU" (Drehpunkt der Wunder), auch „ZHEN JING" (Kanon der Nadeltherapie) genannt, enthält die älteste überlieferte Abhandlung über Akupunktur und berichtet über:

– JING-LUO-FEN-BU (Verteilung der Meridiane),
– SHU-XUE-FEN-BU (Anordnung der Akupunktur-Punkte),
– ZANG-FU-SHEN-LI (Physiologie der inneren Organe),
– ZANG-FU-BING-JI (Pathogenese der inneren Organe), den Verlauf von
– YING, WEI, QI und XUE und die
– ZHEN-CI-FA (Nadel-Stich-Methoden).

– YING verläuft in den Meridianen, dient zur Beförderung der Nährstoffe in die inneren Organe und in die Gewebe.
– WEI verläuft hingegen außerhalb der Meridiane und beeinflußt die Funktionssteuerung der Haut, der Muskeln, COU-LI (Verbindung zwischen inneren Organen und der Haut, wobei QI den Austritt von körpereigenen Stoffen bewirkt) und der Schweißporen.

YING steuert die YIN-Seite und WEI steuert die YANG-Seite; beide stehen im harmonischen Gleichgewicht zueinander, schützen und nähren den Körper.

falls ins Ohrinnere, wo alle erwähnten Meridianäste aufeinandertreffen,
– der Magen-Meridian und der Blasen-Meridian verzweigen sich in der unmittelbaren Umgebung des Ohres.

Ferner berichtet das Buch ausführlich über die Beziehung zwischen der Ohrmuschel und den tendinomuskulären Meridianen des Magens, der Gallenblase, des 3E u. a.

Besonders betont wird auch die direkte, enge Beziehung der sechs YANG-Meridiane von Hand und Fuß mit der Ohrmuschel sowie die Tatsache, daß die sechs YIN-Meridiane nur indirekt, d. h. durch die entsprechenden YANG-Meridiane (YIN-YANG-Koppelung) mit der Ohrmuschel in Verbindung stehen.

Durch diese YIN-YANG-Koppelung stehen alle zwölf Meridiane mit den beiden Ohrmuscheln in Verbindung.

Das Buch „HUANG DI NEI JING" befaßt sich in insgesamt über 30 Stellen mit Prinzipien und Behandlungsmethoden der Ohr-Akupunktur.

Im selben Buch wird über die Akupunktur-Punkte TING-GONG (Hörpalast, Dü 19) und den Ohr-Punkt 83-Ohrmitte am Helixfuß berichtet und werden eine Reihe weiterer Ohr-Punkte bereits erwähnt.

Einige Beispiele von Behandlungen über die Ohrmuschel aus der altchinesischen Literatur werden für medizinhistorisch Interessierte im Folgenden angeführt:

GE Hong (281–341) hat in seinem Buch „ZHOU HOU BEI JI FANG" **(Handbuch der Maßnahmen bei Notfällen)** berichtet, daß das Einbringen verschiedener Kräuter in beide Ohren bei Apoplexie hilfreich sei.

Auch das Reizen der Ohrspitze mit verschiedenen pflanzlichen und tierischen Substanzen war bei Apoplexie-Patienten als Erste-Hilfe-Maßnahme durchaus nicht unüblich.

SUN Simiao (581–682) erwähnte in seinem Buch „BEI JI QIAN JIN YAO FANG" **(Tausend Goldstücke werte Maßnahmen für Notfälle)** die Moxibustion des Ohr-Punktes YANG WEI (Ohr-P. 111-Bewahrer des YANG) am Ohrrücken als wirksame Behandlungsmaßnahme bei Ohrensausen und Schwerhörigkeit.

Er war auch der Meinung, mit der Akupunktur von Ohr-P. 82-Zwerchfell wäre es möglich, Gelbsucht zu behandeln.

WANG Huaiyin (918–992) schrieb in seinem Buch zur Ohrbehandlung „TAI PING SHENG HUI FANG" **(Beruhigende, heilige und wohltätige Rezepte)** über das Zusammentreffen aller Meridiane im Ohr und darüber, daß nur bei ungestörter Funktion aller Meridiane auch die Funktion der Niere-SHEN gewährleistet sei und daß diese auch in Zusammenhang mit dem Hörvermögen stehe.

Er weist damit auf die enge Beziehung zwischen Ohrmuschel und Niere-SHEN bzw. deren Meridian hin.

WANG Kentang (1549–1613), der Verfasser des berühmten Buches „ZHENG ZHI ZHUN SHENG" **(Regeln der Diagnose und der Therapie)** des 16. Jahrhunderts, berichtete, daß Beschaffenheit und Größe der Ohrmuschel jener der Niere-SHEN entsprächen.

YANG Jizhou (1522–1620) verfaßte das Buch „ZHEN JIU DA CHENG" **(Große Vollendung der Nadel- und Moxa-Behandlung)**, eine Zusammenstellung der Lehren von Akupunktur und Moxibustion im Altertum. Diese Schrift enthält auch einen Artikel über die Behandlung von Augenkrankheiten (Hornhauttrübung) durch Moxibustion der Ohrspitze.

LI Shizhen (1518–1593) berichtete in einem enzyklopädisch-pharmakologischen Werk „BEN CAO GAN MU" **(Handbuch der Kräuter-Medizin)** über die Behandlung von Gelbsucht und Malaria mittels Einbringung von bestimmten Substanzen in die Ohrmuschel.

GONG Xin beschrieb im Buch „GU JIN YI JIAN“*) **(Sammlung der medizinischen Erfahrungen in der Vergangenheit und in der Gegenwart)** die Behandlung von Zahnschmerzen. Eine Mischung hautreizender Stoffe (getrockneter, pulverisierter Hausgecko und Pfeffer) wird bei Zahnschmerzen in die Ohrmuschel der Gegenseite eingebracht.

WU Shangxian (1806–1886) berichtete in seinem Buch „LI YUE PIAN WEN“ **(Lehrgedichte über neue Heilverfahren)** über die Behandlung der Schlaflosigkeit durch Massage der Ohrmuschel.

Auch in der chinesischen Volksmedizin findet sich eine Vielzahl von Erfahrungen in der Behandlung mittels Reiztherapie an der Ohrmuschel.

In der Tiermedizin wird schon seit dem Altertum das Blutenlassen am Ohrrücken angewendet, und diese Aderlaß-Therapie findet in ländlichen Gegenden bis zum heutigen Tag Verwendung.**)

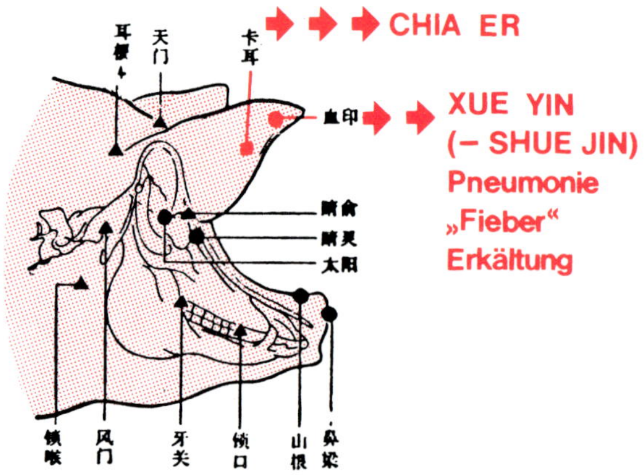

Abb. I–1 Die chinesische Ohrschnitt-Therapie verwendet in der Human- und Veterinärmedizin die gleiche Stelle der Ohrmuschel bei praktisch gleicher Indikation wie die Volks- und Veterinärmedizin der niederösterreichischen Bauern

---

**) Anmerkung des Übersetzers MA Jian:*

Weder das Buch noch der Autor konnte in einschlägigen Fachwerken gefunden werden. Es handelt sich vermutlich um einen Schreibfehler im Originaltext und heißt richtig „GU JIN YI TONG“ (Alte und moderne Medizin). Vgl.: Common Terms of Traditional Chinese Medicine in English, Beijing 1980, S. 490.

***) Anmerkung der Herausgeber:*

Auch die niederösterreichischen Bauern kennen den fiebersenkenden Effekt des Einschneidens der Ohrspitze bei fieberhaften Erkrankungen der Schweine und bedienen sich dessen seit Jahrhunderten.

(KÖNIG G./WANCURA I.: Einführung in die chinesische Ohrakupunktur, 8. Aufl. Haug Verlag, Heidelberg 1986
KÖNIG G./KOKOSCHINEGG P.: Neurophysiologische Grundlagen der Ohr-Akupunktur. Akupunktur – Theorie und Praxis 4 [1976] 126–132)

B. Neue Entwicklung der Ohr-Akupunktur

Schon vor der Gründung der Volksrepublik China im Jahre 1949 war die Anwendung der traditionell-chinesischen Medizin im Volk weit verbreitet.

Seit 1949 wird sie auch von immer mehr Ärzten angewendet. Das Indikationsspektrum hat sich erweitert; bis jetzt können wir mit Ohr-Akupunktur mehr als 150 Krankheiten erfolgreich behandeln.

Dabei handelt es sich jedoch nicht ausschließlich um häufige, leichtere Erkrankungen, wie beispielsweise Schmerzen, Neurasthenie, Singultus u. ä., sondern es konnten auch Asthma bronchiale, Malaria, Durchfälle, Appendizitis, Cholangie, Ascaridosis und akute Konjunktivitis, ja sogar schwere, seltene und schwierig zu behandelnde Krankheiten, wie Thrombophlebitis, arterielle Durchblutungsstörungen, Erythromelalgie, zentrale Chorioretinitis u. a., mit gutem Erfolg behandelt werden.

Die herkömmlichen Behandlungsmethoden
- mit dünner Nadel,
- Mikroaderlaß,
- Punktmassage und
- intrakutaner Dauernadel

wurden um einige Methoden erweitert:
- Elektronadel,
- Punktinjektion,
- Inzisionstherapie,
- Kugel-Druck-Methode,
- Magnettherapie und
- Bestrahlung mit Soft Laser.

Jede Methode hat ihre Besonderheiten und Vorzüge. So ist beispielsweise die Kugel-Druck-Methode nicht nur wirksam, sondern auch einfach und schmerzlos; sie wird von der Bevölkerung in breitem Maße angewendet.

Zur Ohr-Punkt-Diagnose haben die Wissenschaftler sowohl im Sinne der traditionell-chinesischen als auch der modernen Medizin experimentelle Untersuchungen angestellt (Pathologie, Genetik, Molekularbiologie).

In einer dieser Untersuchungen konnte die Beziehung zwischen Niere-SHEN und Ohrmuschel, wie sie im Abschnitt „Eingeweide" des Buches LING SHU beschrieben wird, bestätigt werden.*)

**) Anmerkung der Herausgeber:*

KÖNIG G./WANCURA I.: Ohr-Akupunktur in China. Akupunktur – Theorie und Praxis 6/3 (1978), 37–40.

Die Beziehung von Ohr-Akupunktur zu Organsystemen und Sinnesorganen

Die traditionelle Medizin nimmt eine Beziehung von der Lunge zur Haut und zur Nase (obere Luftwege), von der Leber zum Blut, zu den Muskeln und zum Auge, von der Niere zu den Knochen, zu Qi und zum Ohr usw. an.

Diese Vorstellung wurde schon oft in Zweifel gezogen. Sie wird aber in China beibehalten und auch auf die Ohrakupunktur übertragen. Auch ich beobachtete schon vor Jahren öfters ein kleines Ekzem im Ohrpunkt 101 (Lunge) und fand dann am Körper eine Hautkrankheit. (G. KÖNIG: Systematisierung der Ohrakupunktur: Akupunktur – Theorie und Praxis 3 (1975) 141–143.) Diese Hautveränderung in der Ohrmuschel besteht bei Hautkrankheiten oft, aber nicht immer.

1976 diskutierte ich mit Prof. Dr. CHEN gongsun über die Meinung einzelner europäischer Akupunkteure, daß diese zwischen dem Areal „Niere" im Ohr und Knochenerkrankungen keinen Zusammenhang gefunden hätten. Doch CHEN betonte mit Nachdruck, daß zwischen dem Nierenpunkt im Ohr und Knochenerkrankungen ein Konnex bestünde.

Nach den chinesischen Forschungsmethoden befragt, antwortete er, man bediene sich u. a. einer sehr kritischen und sofort auskunftgebenden Methode: Der Punkt oder die Punktkombination wird auf ihre analgetische Wirkung bei Operationen geprüft. Bei zahlreichen Operationen am Knochen wurde von verschiedenen Untersuchern immer wieder bestätigt, daß der

„Wenn die Ohren höher als normal am Kopf sind, werden auch die Nieren höher liegen als normal; sind die Ohren nach hinten eingesunken, werden die Nieren tiefer stehen als normal.
Ist die Ohrmuschel fest, wird die Funktion der Niere-SHEN gut sein, sind die Ohrmuscheln dünn und weich, so ist auch die Niere-SHEN anfällig.“

Diese alten Beobachtungen wurden durch moderne pathologisch-anatomische Befunde bestätigt.

Pathologen und Kinderärzte fanden bei Kindern mit beidseitiger Nierendystrophie auch einen niedrigen, nach vorne kippenden Ohrmuschelansatz und dystrophische Ohrknorpel.

Ohrpunkt 95 (Niere) von entscheidender Wirkung für den analgetischen Effekt sei.

Bekanntlich faßt die moderne Medizin die Störungen des Kalziumstoffwechsels als reno-ossäre Krankheiten zusammen (Lit. bei GANONG-AUERSWALD, NEUMANN u. v. a.).

Steuert doch die Niere im Tubulus Ausscheidung und Rückresorption von Kalzium, Vit. D., durch das pH die Menge des isolierten Kalziums und weiter durch die Magnesiumausscheidung auch das Kalzium. Hierher gehören häufige Krankheiten wie primäre und sekundäre Knochen-Tu., Osteoporose, Osteomalazie, Rachitis, chron. Niereninsuffizienz, Vit.-D-Störungen, Parathyreoideaerkrankungen, renale Osteopathie und Hyperkalziurie, Nephrolithiasis u. a.; weitere reno-ossäre Störungen beobachtet man bei der Therapie mit Fluor, Kortison, entwässernden Mitteln, bei Immobilisation (Trauma, Astronauten), Dialyse, Infusionen u. a. m. Ein Zusammenhang zwischen Niere und Knochen besteht also nicht nur in der altchinesischen Überlieferung und in der neuen chinesischen Ohrakupunktur, sondern auch in der modernen Medizin.

GANONG-AUERSWALD: Physiologie. Springer-Verlag, Berlin 1974.
Siehe auch BUCHHEIT H. in: Akupunktur – Theorie und Praxis Bd. 12 (1984), Bd. 13 (1985), Bd. 14 (1986).

Wie auch in Kapitel VII, Seite 293, erwähnt, sind bei Kindern mit kongenitaler Mukopolysaccharidose (Typ I)*) außer schwerfälliger Auffassungsgabe und steifem Gesichtsausdruck noch folgende Charakteristika wie Knochendysgenesie, Hörbehinderung und Lage des oberen Ohrmuschelrandes unterhalb der Lidspaltenebene zu beobachten.

Aus den letzten Jahren liegt eine Reihe von Berichten vor, denen zufolge bei der **Erkrankung innerer Organe** auch in der Ohrmuschel überempfindliche Punkte, Knötchen, Papeln und Stellen mit herabgesetztem elektrischen Hautwiderstand auftreten.

Untersuchungen in Beijing und Nanjing ergaben, daß die Schädigung tiefergelegener Gewebsschichten des Körpers oder die Erkrankung innerer Organe in ganz bestimmten Ohrmuschelarealen Verformungen, Verfärbungen, eine erhöhte Druckempfindlichkeit und einen veränderten Hautwiderstand hervorrufen können.

Auch während der Schwangerschaft – als einem physiologischen Zustand – läßt sich die Beziehung zwischen Körper und Ohrmuschel feststellen: Die Zahl der empfindlichen Ohrpunkte nimmt im Laufe der Schwangerschaft zu, vermindert sich nach der Geburt allmählich und normalisiert sich schließlich ganz.

Diese klinischen Beobachtungen zeigen die Richtigkeit der traditionell-chinesischen Theorien

---

**) Anmerkung von S. KIRCHER (Wien):*

Diese Typisierung ist unzureichend. Besagte Lage des Ohrmuschelrandes läßt sich bei folgenden Mukopolysaccharidosen feststellen:
MPS IH – Hurler, MPS IH/S – Hurler-Scheie-Compound, MPS II – Hunter, MPS VI – Maroteaux-Lamy und MPS VII – Sly-Disease.
Keine Anomalie hingegen konnte festgestellt werden bei MPS IS – Scheie, MPS III – Sanfilippo und MPS IV – Morquio.

KIRCHER S.: Diagnostik der Mukopolysaccharidosen. Berichte d. ÖGKC Jg. 8 (1985) 35–39
dies.: Der Phänotypus bei Mukopolysaccharidosen (in Druck)

über den engen Zusammenhang zwischen den inneren Organen und der Ohrmuschel, die somit nichts an Gültigkeit verloren haben; denn die klinischen Erfahrungen entbehren zum Teil nicht der physiologischen Basis.

Speziell die Ausübung der Akupunktur-Analgesie (Hypalgesie) hat Anlaß für den Fortschritt klinischer und experimenteller Untersuchungen gegeben. In weit über 100.000 Fällen wurden in ganz China die unterschiedlichsten Operationen mittels Ohr-Akupunktur-Analgesie vorgenommen.

In eigenen Untersuchungen haben wir bei 306 Freiwilligen **die schmerzstillende Wirkung der Ohr-Akupunktur** untersucht:

Dabei fanden wir, daß die Nadelung von
– Ohr-P. 55-SHEN MEN und
– Ohr-P. 101-Lunge
eine gute analgetische Wirkung im Bereich der gesamten Hautoberfläche hat. Die Wirkung setzt nach 20–30 Minuten ein.

Es bestehen keine großen Unterschiede in der analgetischen Wirksamkeit zwischen ein- oder beidseitiger Ohr-Akpunktur. Das Drehen der Nadel ist jedoch effektiver als das bloße Liegenlassen der Nadel ohne Manipulation.

Diese Ergebnisse unserer Untersuchungen entsprechen den Erfahrungen der klinischen Ohr-Akupunktur-Analgesie.*)

**) Anmerkung der Herausgeber:*

Die chinesischen Autoren legen auf die Feststellung, daß eine Reizung am Ohr-P. 55-SHEN MEN eine stark schmerzstillende Wirkung auslöst, großen Wert. Dies vermutlich deshalb, weil die Reizung dieses Punktes sich sogar bei operativen Eingriffen als schmerzstillende Methode vielfach bewährt hat.

Trotzdem aber wird von einigen europäischen Akupunktur-Ärzten dieser Punkt – ohne Angabe von Gründen – negiert.

Wir haben schon vor langer Zeit auf die Tatsache hingewiesen, daß dieser Punkt auf Grund seiner Lage in enger Beziehung zum sympathischen Geflecht der dort verlaufenden Arterie steht und vermutlich deshalb der wichtigste Punkt der Ohr-Akupunktur ist.

Eine ähnliche Beziehung findet man in der Körper-Akupunktur: Als die wichtigsten Punkte der Meridiane – insbesondere der YIN-Meridiane – gelten die Quell-YUAN-Punkte, welche an den Extremitäten jeweils an jenen Stellen liegen, an denen der periphere Gefäßnervenstrang ganz oberflächlich verläuft. Vielfach sind diese Stellen mit den Puls-Tast-Stellen identisch.

Der Ohr-P. 101-Lunge hat nach traditionell-chinesischer Medizintheorie Beziehung zur Haut und wird auf Grund dieser Annahme, die sich empirisch vielfach bestätigen ließ, deshalb gemeinsam mit Ohr-P. 55-SHEN MEN zur Analgesie (Hypalgesie) der Hautoberfläche verwendet.

Wie dieses Beispiel – stellvertretend für viele – zeigt, trachten die chinesischen Autoren, die Auswahl der Ohr-Akupunktur-Punkte ebenfalls entsprechend den alt-chinesischen Regeln dieser Medizintheorie anzustellen und durch die damit erzielten Erfolge diese experimentell und empirisch zu begründen.

C. Die Ohr-Akupunktur außerhalb Chinas

In Ägypten und im alten Griechenland war die Ohr-Akupunktur ebenfalls bekannt und wurde zur Behandlung verschiedener Krankheiten eingesetzt.

Hippokrates (460–355 v. Chr.) schrieb über die Besserung der durch langes Reiten verursachten Unterschenkelödeme mittels Inzision der Gefäße am Ohrrücken. Ferner beschrieb er Zusammenhänge zwischen Ohrmuschel und Depressionen.

Aus dem alten Ägypten existieren Überlieferungen über Empfängnisverhütung durch Reizung der Ohrmuschel.*)

Alte und neue Literatur östlicher und westlicher Herkunft beweist, daß in vielen Ländern – auch ohne Erfahrungsaustausch – die Zusammenhänge und die Wechselwirkungen zwischen Körper und Ohrmuschel bekannt waren, und alle diese Schriften wissen auch über Erfolge bei der Behandlung einzelner Krankheiten zu berichten.

Wir dürfen die Ohr-Akupunktur daher als wertvolles Erbe aus der Geschichte der Menschheit ansehen.

In jüngerer Zeit hat sich vor allem der französische Arzt Dr. Paul NOGIER (seit dem Jahr 1956) mit der Verteilung der Ohr-Punkte befaßt. Er stellte einen Vergleich mit dem menschlichen Embryo an, wie er, den Kopf nach unten, in der Gebärmutter liegt.

Er übernahm die aus chinesischen Quellen stammenden Punkte wie
- Ohr-P. 17-Durst,
- Ohr-P. 18-Hunger,
- Ohr-P. 28-Hypophyse,

und viele andere.

\) Anmerkung der Herausgeber:

Siehe auch KINDLER: Das Mysterium der menschlichen Ohrmuschel. Zschr. f. HNO-Heilkunde, zitiert in: KÖNIG G./WANCURA I: Einführung in die chinesische Ohr-Akupunktur, 8. Aufl. Haug Verlag, Heidelberg 1986

KÖNIG und WANCURA haben 1973 eine Übersetzung der chinesischen Ohr-Punkte und deren therapeutischer Anwendungsmöglichkeit bearbeitet und kommentiert und damit das erste deutschsprachige Buch über chinesische Ohr-Akupunktur verfaßt.

1975 beschrieben NOGIER und BOURDIOL die Projektion von Muskeln, Skelett, Nerven, Gefäßen, Eingeweiden etc. in bestimmte Punkte der Ohrmuschel.

JARRICOT hat mit Hilfe elektrischer Suchgeräte Ohr-Punkte gemessen und dabei angeblich Unterschiede zu NOGIERs Ergebnissen festgestellt.

In Frankreich, der Bundesrepublik Deutschland und anderen Ländern werden nicht nur die französischen Ohrkarten verwendet, sondern auch die graphischen Darstellungen der chinesischen Ohr-Punkte, die neben den tradierten altchinesischen Punkten auch die in jüngster Zeit gefundenen und überprüften Punkte enthalten.*)

Seit 1956 wird auch in Japan Ohr-Akupunktur angewendet; sie wurde dort erstmals gegen Tränensackentzündung eingesetzt.

Seit 1957 gibt es zahlreiche Übersetzungen von Literatur zum Thema Ohr-Akupunktur aus China, Frankreich, Österreich und der Bundesrepublik Deutschland.

Seither wurde auch in der UdSSR, in England, Spanien und vielen anderen Ländern die Ohr-Akupunktur bekannt und eingeführt.

Durch die 1971 publizierten Arbeiten über Akupunktur-Analgesie wurde die Verbreitung der Ohr-Akupunktur zusätzlich gefördert.

**) KÖNIG G./WANCURA I.: Ohr-Akupunktur-Tafel, 4. Aufl. Haug Verlag, Heidelberg 1985*

In zahlreichen Ländern bedienen sich Ärzte zunehmend der Ohr-Akupunktur als Therapie für verschiedene Krankheiten.

In Frankreich, BRD, Italien, USA, Kanada, Österreich, Dänemark, UdSSR, Polen, Rumänien, Spanien, Griechenland, Argentinien, Ägypten, Nigeria, Japan, Südkorea, Türkei, Indien, Sri Lanka, Vietnam, Burma, Thailand, Philippinen u. a. wird die Ohr-Akupunktur zur Schmerzstillung und zur Behandlung von Krankheiten verwendet.

Viele Ärzte aus aller Welt kommen entweder nach China oder haben die von der WHO organisierten Kurse besucht, im Zuge derer die chinesische Ohr-Akupunktur ebenfalls gelehrt wird.

Bücher sowie Daten zur Ohr-Akupunktur wurden in Frankreich, England, Japan, Deutschland, Österreich, Kanada und Hongkong publiziert.

1956 fanden die ersten internationalen Akupunktur-Kongresse mit Berichten über Ohr-Akupunktur statt; in den letzten Jahren wurden große internationale Kongresse in der BRD, Frankreich, Südamerika, Spanien und Rumänien abgehalten.

Über die Lokalisation der einzelnen Ohr-Punkte konnte von den einzelnen Ländern noch keine vollständige Übereinstimmung erzielt werden. Auch China und Frankreich haben hinsichtlich der Punktlokalisation teilweise sehr unterschiedliche Ansichten.

Das bedeutet einerseits, daß in jeder Lokalisationsmethode von Ohr-Punkten gewisse Erfahrungen stecken, daß aber andererseits bei den bisher existierenden Lokalisationsmethoden die physiologische und pathologische Grundlage noch unvollständig ist.

Dieses Nebeneinander gleicher und völlig gegensätzlicher Anschauungen sollte der Wissenschaft jedoch Ansporn zu weiteren Forschungen sein.

Außerhalb Chinas wird versucht, die Lokalisation der Ohr-Punkte einerseits auf der Basis anatomischer, physiologischer und embryologischer Kenntnisse zu erstellen und zu erklären und wird andererseits die Suche nach Reflexpunkten der inneren Organe fortgeführt.

Da die traditionell-chinesische und die westliche Medizin ungleiche Theorien haben, ist die Lokalisation der Ohr-Punkte zum Teil unterschiedlich. In der Behandlung erzielen beide Methoden Erfolge. Dies besagt auch, daß beide Methoden von gemeinsamen physiologischen und pathologischen Grundvoraussetzungen ausgehen.*)

Zur Erforschung der Wirkungsprinzipien der Ohr-Akupunktur wäre zu sagen, daß nach umfangreichen klinischen Beobachtungen und experimentellen Forschungen festgestellt wurde, daß die Ohr-Akupunktur die gleiche Wirkung von Schmerzstillung, Krankheits-Vorbeugung, Regulation der physiologischen Funktionen wie die Körper-Akupunktur erzielen kann.

Zu diesen Forschungen auf dem Gebiet der Meridiane-JING LUO, Nerven, Körperflüssigkeit und Embryonalentwicklung erschienen in den letzten Jahren zahlreiche Berichte, die auf modernen wissenschaftlichen Methoden basieren und die nicht zuletzt unsere Kenntnisse über die Ohrmuschel vertiefen.

**) Anmerkung der Herausgeber:*

Bei der Auswahl der Ohr-Akupunktur-Punkte und der Reizart haben wir die Ansicht unserer chinesischen Lehrer vertreten, wonach die Theorie der traditionell-chinesischen Medizin für die Auswahl der Akupunktur-Punkte, der Reizart und Reizintensität bestimmend ist.

So wählen wir

– Ohr-P. 97-Leber für Augenleiden und
– Ohr-P. 95-Niere zur Behandlung von Knochenkrankheiten und
– Ohr-P. 89-Dünndarm zur Behandlung von paroxysmaler Tachycardie,
– Ohr-P. 96-Pankreas-Gallenblase zur Migränebehandlung,
– Ohr-P. 101-Lunge zur Behandlung von Hautkrankheiten und zur Analgesie.

II. Die Ohrmuschel

von CHEN Gongsun

A. Anatomie der Ohrmuschel

B. Knorpel, Muskeln, Blut- und Lymphgefäße der Ohrmuschel

C. Innervation der Ohrmuschel

D. Histologie und Rezeptoren der Ohrmuschel

E. Formen der Ohrmuschel

A. Anatomie der Ohrmuschel

Die allgemein bekannte Anatomie mit lateinisch-griechischen und deutschen Namen wird anhand von Abbildungen kurz in Erinnerung gebracht.

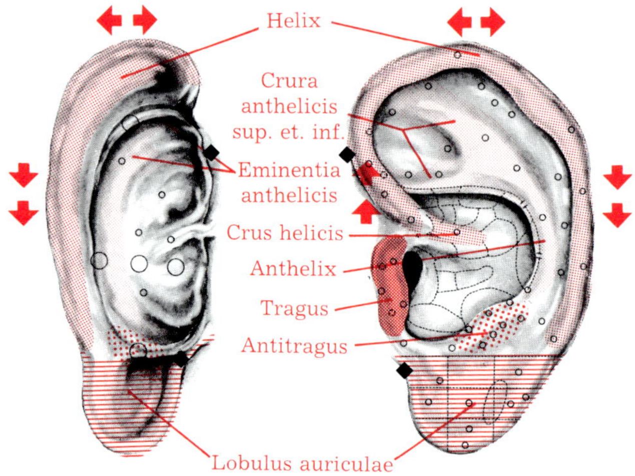

Abb. II–1 Anatomie des Ohres

1. Laterale oder Außenseite der Ohrmuschel (Abb. II-1)

– **Helix** oder Ohrmuschel-Rand

– **Crus helicis** oder Helixfuß, teilt die eigentliche Concha in zwei Teile:

– **Hemiconcha sup.** oder Cymba conchae,
– **Hemiconcha inf.** oder Fossa conchae.

– **Anthelix** oder Gegen-Helix, liegt der Helix gegenüber und teilt sich im oberen Teil der Ohrmuschel in zwei Äste:

– **Crus superior anthelicis** oder oberer Ast der Anthelix,
– **Crus inferior anthelicis** oder unterer Ast der Anthelix.

Beide Crus anthelicis umschließen die

– **Fossa triangularis** oder navicularis.

– **Tragus** (chin.: Ohr-Wind-Schirm), liegt zwischen Wange und Gehörgang. Der Tragus hat zwei Flächen, eine zur Wange und eine zum Gehörgang.

– **Antitragus**, hinter der Hemiconcha inferior; dieser geht über in die aufsteigende Anthelix. Zwischen beiden liegt die

– **Incisura intertragica,**

unterhalb dieser der

– **Lobulus auriculae,** das **Ohrläppchen**.

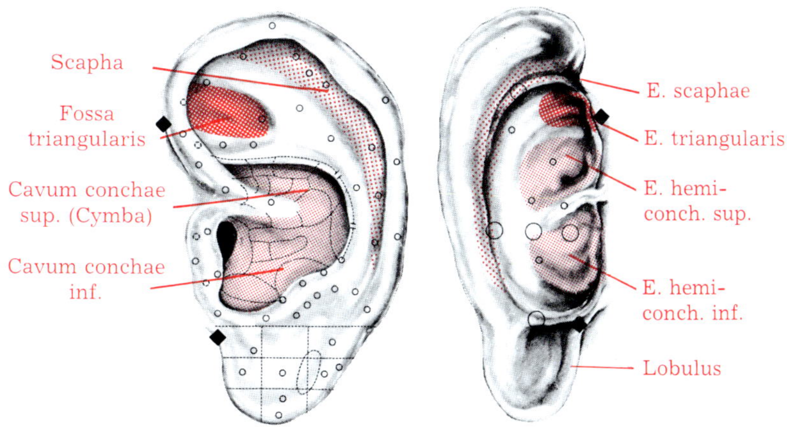

Abb. II–2a Anatomie des Ohres

2. Mediale oder Innenseite der Ohrmuschel
(Abb. II-2)

Dieser, auch Rückseite genannte Teil der Ohrmuschel hat grundsätzlich die gleichen Bezeichnungen wie die Vorderseite; nur entspricht im allgemeinen jeder Vorwölbung oder Eminentia der Vorderseite eine Vertiefung oder Fossa an der Rückseite.

Jeder Fossa oder Rinne der Vorderseite entspricht eine Vorwölbung oder Eminentia an der Rückseite.

Der obere Ansatz der Ohrmuschel ist
Ohr-P. 113,

der untere Ansatz ist
– Ohr-P. 114.

Beide dienen als Meßpunkte für den elektrischen Hautwiderstand.

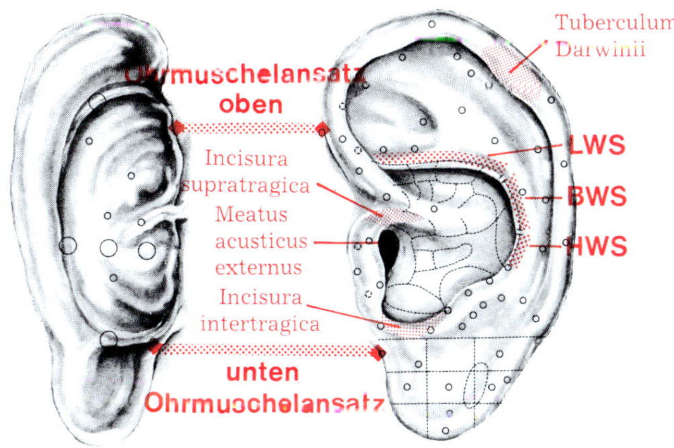

Abb. II–2b Anatomie des Ohres

B. Knorpel, Muskeln, Blut- und Lymphgefäße der Ohrmuschel

1. Knorpel und Muskeln der Ohrmuschel

Mit Ausnahme des Ohrläppchens bildet das Knorpelgewebe die Stütze der ganzen Ohrmuschel.

Die Muskulatur der Ohrmuschel umfaßt zwei Teile:

Die rudimentären Muskeln, die zwischen den Knorpeln der Ohrmuschel entspringen und ansetzen **(„innere" Muskeln)**, sowie

die Muskeln an der Außenfläche, d. h. Rück- oder Hinterseite, die vom Schädel zur Ohrmuschel ziehen **(„äußere" Muskeln)**.

Beim Menschen sind die Muskeln der Ohrmuschel in ihrer Funktion fast völlig zurückgebildet. Nur bei wenigen Menschen besitzen sie noch deutlich eine Fähigkeit zur Kontraktion, sodaß die Ohrmuschel bewegt werden kann.

Aus der Sicht der Morphologie sind viele Ohrpunkte, wie
- Ohr-P. 95-Niere,
- Ohr-P. 92-Harnblase,
- Ohr-P. 29-Occiput,
- Ohr-P. 113-Oberer Ohrmuschelansatz,
- Ohr-P. 105-Blutdrucksenkende Furche,
- Ohr-P. 111-Bewahrer des YANG*) u. a.,

auf diesen rudimentären Muskeln**) lokalisiert.

Beim Stechen oben genannter Punkte werden diese Muskeln gereizt. Die traditionell-chinesischen Ärzte sehen darin einen Zusammenhang mit der „Theorie über ihre Funktion".

**) Anmerkung der Herausgeber:*

Punkt am YANG-WEI-Meridian, der einer der „Acht zusätzlichen oder Wunder-Meridiane" ist. Er hat Verbindungsfunktion mit allen YANG-Meridianen.

***) Anmerkung der Herausgeber:*

Die Muskeln der Ohrmuschel werden bekanntlich vom VII. Hirnnerv – N. facialis – innerviert.

2. Blutgefäße der Ohrmuschel

Das arterielle Blut der Ohrmuschel stammt von Ästen der A. carotis externa, nämlich
- A. temporalis superficialis,
- A. auricularis profunda und
- A. auricularis posterior.

Diese Äste verteilen sich in der Ohrmuschel subkutan in der Knorpelhaut.

Am äußeren Gehörgang entspringen drei Äste aus der A. temporalis superior, nämlich oberer, mittlerer und unterer Ast, die hauptsächlich die Vorderseite der Ohrmuschel versorgen.

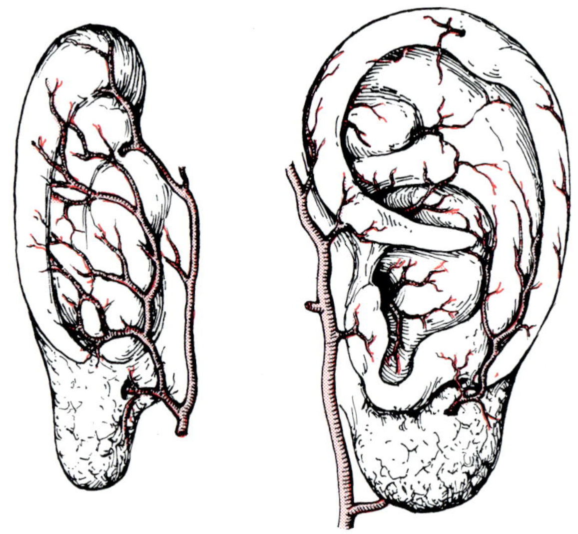

Abb. II–3 Arterielle Versorgung der Ohrmuschel

Die A. auricularis posterior läuft hinter der Ohrmuschel entlang der Ohrwurzel aufwärts. Während ihres Verlaufs auf der Rückseite entspringen auch drei Äste (oberer, mittlerer und unterer Ast), die die Rückseite der Ohrmuschel versorgen. Manchmal versorgt ein Ast (Ramus auricularis) der A. occipitalis aus der A. carotis externa auch das untere Drittel der Ohrmuschelrückseite.

Zwischen den Aa. temporalis superior, auricularis profunda, auricularis posterior und auch der A. occipitalis sind zahlreiche relativ große Anastomosen vorhanden, sodaß sich eine Verbindung der Blutversorgung zwischen der Vorderseite und der Rückseite der Ohrmuschel ergibt.

Ferner verlaufen alle Äste der Arterien stets von der Ohrwurzel und von der Nähe des äußeren Gehörgangs in Richtung Helix. Daher ist die Hauttemperatur der Ohrpunkte normalerweise umso höher, je näher sie an der Ohrwurzel gelegen sind (siehe Abb. II-3).

Alle Venen der Ohrmuschel haben ihren Ursprung unter der Hautoberfläche.

An der Vorderseite vereinigen sie sich zu zwei bis drei größeren Venen und fließen über die V. temporalis superficialis sowie die V. retromandibularis in die V. jugularis externa.

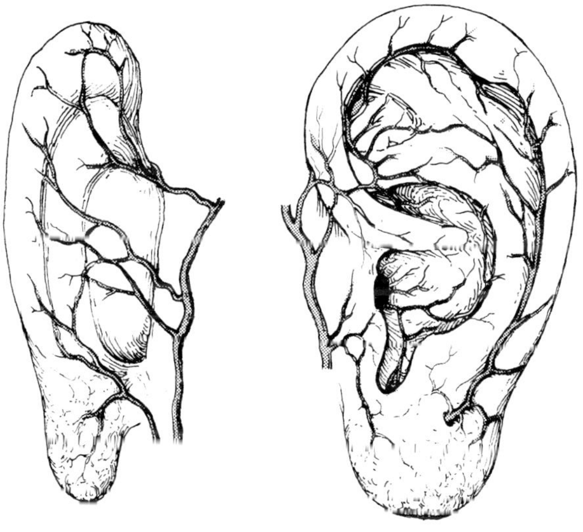

Abb. II–4 Venöser Rückfluß der Ohrmuschel

Auch an der Helix und am Ohrläppchen gibt es größere Anastomosen der Venen der Ohrmuschel.

An ihrer Rückseite fließen die kleinen Venen zu drei bis sechs Venen zusammen. Über die V. auricularis posterior münden sie auch in die V. jugularis externa.

Aufgrund einer solchen Verteilung der größeren Venen und ihrer Anastomosen wird die blutige Punktion, der Mikroaderlaß, die Methode des „Bluten-Lassens", in der Ohr-Akupunktur-Therapie oft an den Punkten an der Rückseite, an der Helix und am Ohrläppchen ausgeführt. (Siehe Abb. II-4.)

3. Lymphatische Zirkulation

Die Lymphflüssigkeit aus der Ohrmuschel mündet hauptsächlich in die um die Ohrmuschel herum gelegenen Lymphknoten.

Nach ihrer Fließrichtung wird die Lymphzirkulation in drei Gruppen unterteilt:

a) Die vordere Gruppe
Die Lymphflüssigkeit aus der Vorderseite der Ohrmuschel und der Oberwand des äußeren Gehörganges mündet in die vor dem Ohr gelegenen Lymphknoten (Noduli parotidei).

b) Die hintere Gruppe
Die Lymphflüssigkeit aus der Rückseite der Ohrmuschel mündet in die hinter dem Ohr auf dem Warzenfortsatz gelegenen Lymphknoten (Noduli retroauriculares).

c) Die untere Gruppe
Aus dem Ohrläppchen und der Unterwand des äußeren Gehörganges (sowie aus dem Hautbereich oberhalb des Unterkiefergelenks und der Ohrspeicheldrüse) fließt die Lymphe in die unter dem Ohr gelegenen Lymphknoten.

Die Lymphgefäße aus diesen drei Gruppen führen schließlich zu den Noduli cervicales profundi et superficiales.

C. Innervation der Ohrmuschel

Zahlreiche Nerven innervieren die Ohrmuschel.

Sie stammen
- zum Teil aus den Spinalnerven (C2, C3 und C4),
- zum Teil aus den Hirnnerven, die mit dem Hirnstamm Verbindungen haben (Medulla spinalis, Pars cervicalis), und
- zu einem anderen Teil aus den zervikalen sympathischen Ganglien sowie aus den parallel zu den Spinalnerven und Blutgefäßen verlaufenden sympathischen Nerven.

Der V., VII., IX. und X. Hirnnerv haben parasympathische Fasern.

Entsprechend anderer Literaturangaben sind die Nervenfasern aus dem N. facialis, dem N. glossopharyngeus und dem N. vagus auf der Ohrmuschel sensible Fasern, deren afferente Fasern in den Nucleus tractus spinalis des N. trigeminus münden. Es bedarf noch weiterer Forschungen, um festzustellen, ob dort parasympathische Fasern vorhanden sind.*)

Die Spinalnerven sind:
- N. auricularis magnus,
- N. occipitalis minor, vereinzelt auch
- N. occipitalis major.

Die Hirnnerven sind:
- N. trigeminus (V.),
- N. facialis (VII.),
- N. glossopharyngeus (IX.),
- N. vagus (X.).

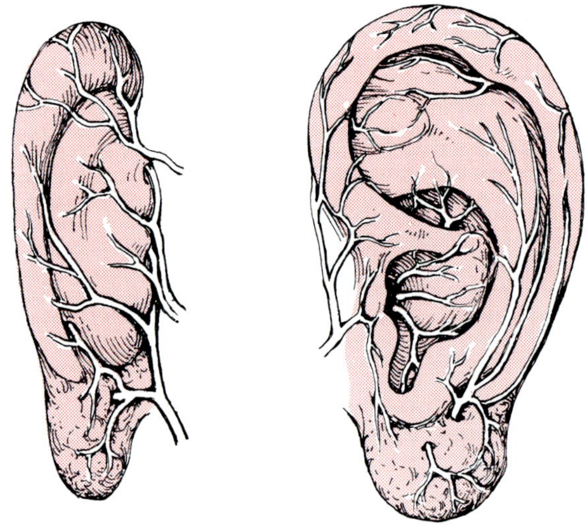

Abb. II–5 Wesentliche Nervenzweige der Ohrmuschel

**) Anmerkung des Übersetzers MA Jian:*

Im Originaltext werden die Ausdrücke „periphere Nerven“ und „Hirnnerven“ gebraucht. Im folgenden wird der Einfachheit wegen sowohl für Hirn- als auch für Spinalnerven der Begriff „Nerven“ verwendet.

Die Äste der vorhin beschriebenen Nerven kreuzen und vereinigen sich miteinander, bilden oft Geflechte und Bündel.

So überschneiden sich die Versorgungsbereiche der einzelnen Nerven, weshalb es schwierig ist, ihre genauen Grenzen festzulegen.*)

**) Anmerkung der Herausgeber:*

Da das Ohr an der Grenze des Innervationsgebietes von Plexus cervicalis und N. trigeminus liegt (PERNKOPF und SIEGLBAUER), haben beide an der Innervation des Ohres Anteil.

Der vordere, gesichtsseitige Anteil der Ohrmuschel wird vom 1. Kiemenbogennerv versorgt, also dem N. trigeminus (N. auriculotemporalis des N. mandibularis).

Der äußerste Teil der Ohrmuschel wird sensibel vom Plexus cervicalis, und zwar vom N. auricularis magnus versorgt.

In die Tiefe der Ohrmuschel zieht ein Ast des N. vagus (R. auricularis).

Die ausschließlich vom N. trigeminus versorgten Gebiete sind:
- *der aufsteigende Helixast,*
- *das Crus helicis,*
- *der Tragus,*
- *der gesichtsseitige Ansatz des Ohres.*

Die ausschließlich vom Plexus cervicalis innervierten Gebiete sind:
- *das mittlere Drittel des Helixkörpers,*
- *der Lobulus auriculae.*

Die einzelnen Innervationsfelder sind natürlich nicht streng voneinander getrennt. Der größte Anteil der Ohrmuschel wird vom Plexus cervicalis, vom Sympathicus und auch vom N. trigeminus versorgt. Diese Ansicht der Anatomen PERNKOPF und SIEGLBAUER wird von Physiologen und Embryologen und auch von Klinikern nicht geteilt.

D. Histologische Strukturen und Rezeptoren der Ohrmuschel

Die Ohrmuschel wird von elastischem Knorpel, Knorpelhaut, Bändern, rudimentären Ohrmuskeln und der aus Haut- und Unterhautgewebe zusammengesetzten Außenfläche geformt.

Die Haut an der Vorderseite der Ohrmuschel ist sehr dünn, hat wenig Subkutangewebe und ist ziemlich fest an der Knorpelhaut fixiert.

An der Rückseite ist sie etwas lockerer und enthält Haarbälge, Schweiß- und Talgdrüsen sowie Nerven, Blutgefäße und alle sonstigen Gewebe der Haut.

Die oberen zwei Drittel der Ohrmuschel werden durch den Knorpel gestützt. Das untere Drittel, das Ohrläppchen, ist frei von Knorpel und enthält reichlich Fettgewebe.

In der Knorpelsubstanz selbst sind keine Nervenfasern vorhanden. In der Knorpelhaut und im subkutanen Gewebe nahe dem Knorpel befinden sich reichlich Nervenfasern, die oft mit den Blutgefäßen zusammentreffen.

Die Nervenfasern und die Blutgefäße verjüngen sich in Richtung der Hautoberfläche und werden zum Schluß zu freien Nervenendigungen bzw. kleinen Haargefäßen.

Nach Forschungsergebnissen des chinesischen Forschers LEI Qi gibt es **mehr Nervenfasern,** Nervenbündel und Nervenendigungen **auf der Rückseite der Ohrmuschel als auf der Vorderseite.**

Auf der Vorderseite verteilt sich solches Nervengewebe vermehrt im Bereich der Fossa triangularis und Cymba conchae; besonders im Bereich des Cavum conchae befinden sich eindeutig mehr Nervenfasern und Nervenendigungen als anderswo auf der Vorderseite der Ohrmuschel.

Bei den von markhaltigen und marklosen Nervenfasern gebildeten freien Endigungen im Hautgewebe der Ohr-Punkte unterscheidet man folgende zwei Arten:

– die im Corium befindlichen astartigen freien Nervenendigungen (Meißnersche Tastkörperchen),

– die im Corium, in der Nähe von Haarwurzeln befindlichen korbartigen Körperchen (Haarwurzel-Körperchen).

Nach histologischen Untersuchungen der Ohrpunkte von LI Zhennian wurde inzwischen bestätigt, daß es außer den oben genannten zwei Arten der freien Nervenendigungen noch Lamellenkörperchen (Vater-Pacini-Körperchen) gibt. Auch in den Ohrpunkten, die in der Knorpelhaut liegen, sind solche Lamellenkörperchen vorhanden.

In der Ohrmuskulatur befinden sich außer den freien Nervenendigungen auch Golgi-Organe (Sehnenspindeln), Ruffini-Körperchen und Muskelspindeln.

Nach obiger Darstellung wird die Empfindung bei Nadelung der Ohrpunkte hauptsächlich durch die soeben genannten freien Nervenendigungen in der Haut, Knorpelhaut und Ohrmuskulatur hervorgerufen, mit Beteiligung der Muskelspindeln, der Lamellenkörperchen und anderer Rezeptoren.

E. Formen der Ohrmuschel

Wie bekannt, werden die Angaben über die oberflächliche Anatomie der Ohrmuschel als Kriterien zur Lokalisation der Ohr-Punkte benutzt.

Außerdem kann man durch Untersuchung der äußeren Merkmale der Ohrmuschel eine zusätzliche Hilfe zur Krankheitsdiagnose gewinnen. Tatsächlich kann man Veränderungen in Form und Färbung, Verdickung des Knorpels, Wölbungen und Versenkungen der Oberfläche, Hyperämie und Pigmentierung der Haut usw. entdecken.

Diese Veränderungen auf der Ohrmuschel können individuell und unterschiedlich durch Vererbung, Alter, Beruf, Verletzungen, durchgemachte Entzündungen und andere Hautkrankheiten bedingt sein.

Deshalb sollte man für eine Therapie mittels Ohr-Akupunktur nicht nur anatomische Kriterien bestimmen, sondern u. a. folgendes prüfen:
- die Druckschmerzempfindlichkeit,
- den elektrischen Hautwiderstand,
- Größe, Form und Maße,
- die Konsistenz oder Dellenbildung,
- die Hautfarbe, u.s.w.

Bei der Diagnose soll zwischen **zufallsbedingten** und **krankheitsbedingten** Veränderungen unterschieden werden. Sogenannte falsch positive Befunde, Zufallsveränderungen, wie sie durch kleine Verletzungen auftreten können, sind nicht als krankheitsbedingte Veränderungen anzusehen.

Im großen und ganzen sind die Formen der Ohrmuschel bei den Menschen gleich, von gewissen rassischen Unterschieden abgesehen.

Es gibt aber relativ deutliche individuelle Unterschiede. Selbst bei demselben Menschen ist die Form des Ohres links und rechts nicht völlig identisch. Dies ist auf Formung und Entwicklung der Ohrmuschel während des embryonalen Wachstums zurückzuführen.

Wir haben die Ohrmuschel-Form bei 500 Menschen untersucht und kamen zu folgenden Ergebnissen:

1. Ohrtragus:
Es gibt Tragi mit einem, zwei und drei Gipfeln; die meisten (96,6%) aber haben zwei Gipfel.

2. Aurikular-Anhang (ER ZU):
Dieser ist eine prä-aurikuläre Mißbildung, und zwar ein kleines, polypenähnliches Gebilde. Bei den 500 Untersuchten trat diese zweimal links und viermal rechts auf.

Eine familiäre Häufung ließ sich feststellen. Die Häufung des Auftretens dieses Aurikular-Anhanges beträgt $1{,}2 \pm 0{,}48\%$.

3. Fistel:
Von den 500 Untersuchten wurden bei acht Fällen auf dem linken Ohr und bei 20 Fällen auf dem rechten Ohr Fisteln entdeckt. Bei neun Fällen davon waren sie beidseitig vorhanden. Die Häufigkeit beträgt $7{,}2 \pm 1{,}16\%$.

Auf der Helixvorderseite und auf dem Übergang zum Gesicht treten die Fisteln gehäuft auf, vereinzelt im Bereich der Cymba und des Cavum conchae. In einem Fall entdeckte man Fisteln in drei Generationen der Familie (Mutter des Patienten, Patient selbst und Tochter des Patienten) mit identischer Lokalisation auf dem gleichseitigen Ohr. Dieses weist auf die Möglichkeit der Vererbung hin.

4. Spina helicis:
Diese war bei 87,2 ± 1,06% deutlich zu sehen (Abb. II-6).

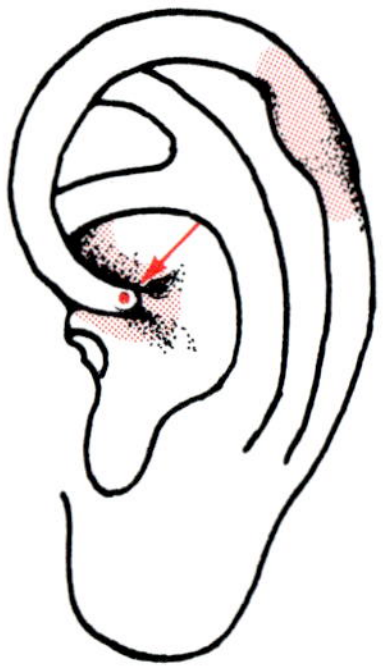

Abb. II–6 Helixfuß (Crus helicis) und Darwin'sches Knötchen

5. Tuberculum auriculae:
Dieses war bei 53,7 ± 1,58% der Untersuchten vorhanden. 26,7 ± 1,4% davon besitzen auf demselben Ohr zwei Knötchen (Abb. II-7).

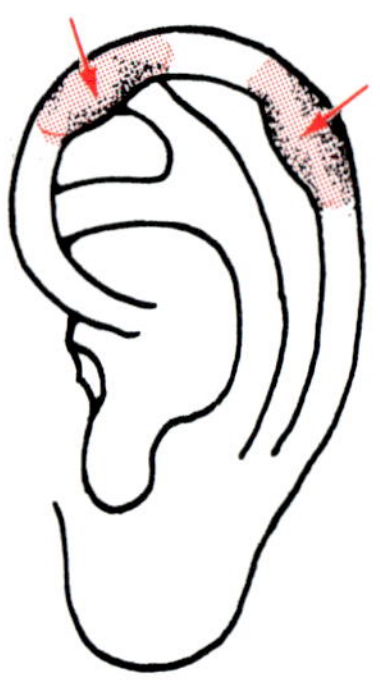

Abb. II–7 Ohrmuschel mit zwei Darwin'schen Knötchen

6. Übergang von Crus anthelicis inferior zur Anthelix:
Bei 79,5 ± 1,28% der Untersuchten war dieser Übergang deutlich sichtbar. Bei 8,9% davon geht das Verbindungsstück bis zum mittleren Teil der Anthelix über.

Vereinzelt fehlt das Crus anthelicis inferior ganz, sodaß dann die Fossa triangularis und die Fossa cymba zusammen eine große Grube bilden. (Siehe Abb. II-8 a, b, c)

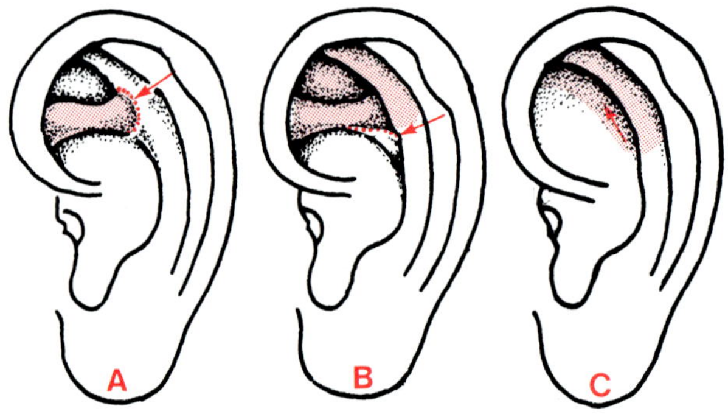

Abb. II–8
a) Deutlicher Übergang zwischen Crura anthelicis und Anthelix
b) Bis zu Mitte der Anthelix erstreckte Verbindung zwischen Crura anthelicis und Anthelix
c) Ohrmuschel ohne Crus ant. inf.

7. Trennung der Cymba conchae:
In ihrem mittleren Bereich, etwa an der Grenze zwischen
– Ohr-P. 95-Niere und
– Ohr-P. 92-Blase,
kann manchmal eine vertikale knorpelige Erhebung auftreten, sodaß die Cymba conchae in zwei Abschnitte geteilt wird. Die Häufigkeit beträgt 10,4 ± 1,37%.

Ergänzung der Herausgeber:

Die häufig auftretenden Mißbildungen der Ohrmuschel werden nach FÖRSTER eingeteilt in:
– Überschuß-Mißbildungen (Monstrum per excessum), wie Auricular-Anhänge, Makrotie u. a., und in
– Hemmungs-Mißbildungen (Monstrum per defectum), wie Fisteln, Mikrotie bis Fehlen der Ohrmuschel (Anotie).

Eine umfangreiche Literatur über nur leichte Abnormitäten bis hin zu schweren Mißbildungen, wie z. B. Darwinsches Spitzohr, Macacus-Ohr, Katzenohr, Cercopithecusohr, angewachsenes Ohrläppchen, doppelte Anthelix, fehlende Concha, abstehende und angewachsene Ohrmuschel u. a., entstand im 19. Jahrhundert. Damals hatte man diesen Abnormitäten besondere Wichtigkeit beigemessen und sie daher eingehend untersucht. Man nahm an, daß Anomalien der Ohrmuschel bei Geisteskranken und Verbrechern besonders häufig vorkämen (LOMPOSO, GRADENIGO u. a.). Es konnte jedoch kein statistisch gesicherter Zusammenhang gefunden werden.

Aus der Kulturgeschichte sind aber auch positive Bewertungen von Normabweichungen der Ohrmuschel bekannt.

Zeus und Buddha z. B. wurden mit besonders großen Ohrläppchen dargestellt, die Ausdruck einer besonderen geistigen Fähigkeit sein sollten.

Im asiatischen Kulturraum wurde der Ohrmuschel überhaupt eine sehr große symbolische Bedeutung zugemessen. Vermutlich wurde dem Ohr deshalb eine so große Beachtung geschenkt und wurden daher die geringsten Oberflächenveränderungen der Ohrmuschel registriert.

Im NEI JING – dem ältesten medizinischen Buch Chinas – wird schon berichtet, daß die Inspektion der „Öffnungen und Gänge des Körpers" besonders wichtig sei, da durch diese die Verbindung des Makrokosmos mit dem Mikrokosmos vermittelt werde.

Besonders in der tibetanisch-lamaistischen Medizin, in der Medizin des Buddhismus sah man im Ohr ein Symbol für die Entstehung des Menschen.

Die Ohrmuschel in ihrer embryonalen Entwicklung war für die Asiaten von besonderem Interesse: Der werdende Organismus schien den Asiaten aufgrund seiner vielen Kiemenspalten wie ein Fisch auszusehen, wegen seiner Schlundtaschen erinnerte er sie an eine vielköpfige Hydra.

Wie aus der Entwicklungslehre bekannt ist, bilden sich die Kiemenfurchen alle zurück, nur die oberste bleibt und wird zur Ohrmuschel. Die Schlundtaschen bilden sich zurück, nur die oberste hat Teil an der Bildung des Innenohres.

Nach buddhistischer, tibetanischer und auch alt-indischer Vorstellung ist das Ohr somit das Symbol der Menschwerdung schlechthin und erinnert an die Werdezeit des Organismus, an den Sieg des einköpfigen Menschen über die vielköpfige Hydra (KRASINSKI). Auch das Ohrläppchen war Symbol, und zwar für die Neu- und Wiedergeburt des Menschen – nach buddhistischer Vorstellung Symbol einer Wiedergeburt durch Meditation.

Ende des 18. Jahrhunderts schrieb LAYCOOK (zitiert bei KINDLER), daß die Form der Ohrmuschel in Beziehung zum Charakter und zur Intelligenz ihres Trägers stünde.

III. Die Akupunktur-Punkte der Ohrmuschel

von XU Ruizheng und CHEN Gongsun

A. Allgemeines über die Akupunktur-Punkte der Ohrmuschel

B. Lage und Wirksamkeit der Ohr-Akupunktur-Punkte

C. Methoden zum Finden der Ohr-Akupunktur-Punkte

D. Grundsätzliches zu den Ohr-Punkten

A. Allgemeines über die Akupunktur-Punkte der Ohrmuschel

Unter „**Ohr-Punkte**" versteht man die **besonderen Reizpunkte der Ohrmuschel**.

Sind innere Organe oder Teile der Körperoberfläche erkrankt, so zeigt sich häufig in bestimmten Bereichen der Ohrmuschel
- eine erhöhte Druckempfindlichkeit,
- eine Änderung des elektrischen Widerstandes der Haut sowie
- eine Änderung der Beschaffenheit und der Farbe der Haut.

Diese Phänomene können für den Arzt eine wertvolle ergänzende diagnostische Hilfe darstellen. An den betreffenden veränderten Stellen kann mittels einer Reizung ein therapeutischer Effekt erzielt werden, um Krankheiten entweder vorzubeugen oder bereits bestehende Erkrankungen zu behandeln.

Man nennt diese Reizpunkte auch
- Reaktionspunkte,
- Druckpunkte,
- gute Leitungspunkte,
- Reflexpunkte oder
- Behandlungspunkte.

Wir werden diese Punkte unter dem Terminus Ohr-Punkte, abgekürzt „Ohr-P.", im folgenden besprechen.

Schon in den alten Aufzeichnungen der traditionell-chinesischen Medizin werden Ohr-Punkte beschrieben. Auch in der Volksmedizin werden einige Krankheiten durch Reizung von Ohrmuschelabschnitten behandelt.

Nachdem 1958 die Ohr-Punkt-Tafeln des Franzosen P. NOGIER nach China gekommen waren, unterzogen wir die von den Franzosen gefundenen Ohr-Punkte einer Überprüfung, Auswahl, Korrektur und Ergänzung.

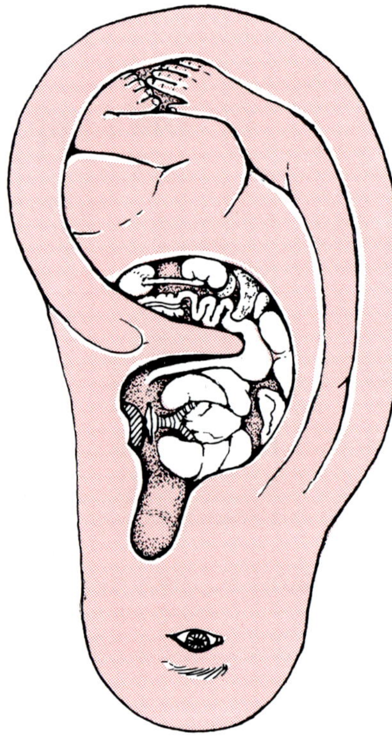

Abb. III–1 Verteilung(sgesetz) der Ohr-Punkte

Gleichzeitig jedoch fuhren wir fort, unsere alten Erfahrungen von der Verwendung der Ohr-Punkte in Diagnose und Therapie zu verwerten, auszubauen und zu ergänzen.

So entwickelten wir, basierend auf den altchinesischen Erfahrungen und zum Teil modifiziert durch außerchinesische Quellen (Tibet, Indien, Frankreich), unsere chinesischen Ohr-Punkt-Tafeln.

In den letzten Jahrzehnten wurden sowohl im Inals auch im Ausland einige hundert neue Ohr-Punkte gefunden, wodurch sich das Wissen über die Ohr-Akupunktur – trotz unterschiedlichster Ansichten, z. B. bezüglich der Lokalisation der Punkte – vermehren konnte.

Die Ohr-Punkte scheinen bei flüchtiger Betrachtung wahllos über die Ohrmuschel verteilt.

Eine systematische Analyse der Lage der Punkte erlaubt jedoch die Annahme einer gewissen Ordnung in den scheinbar wahllos angeordneten Akupunktur-Punkten. Die so gefundene Ordnung ergibt bestimmte Regeln.

Zur Gedächtnisstütze sei daher folgendes vorgeschlagen:

Ganz allgemein kann gesagt werden, daß die
– mit dem **Kopf- und Gesichtsbereich** korrespondierenden Punkte am **Ohrläppchen** liegen,

– mit der **oberen Extremität** korrespondierenden Punkte in der **Helixrinne** oder Scapha liegen,

– mit dem **Rumpf** und den **unteren Extremitäten** korrespondierenden Punkte sich auf der **Anthelix** und am **oberen** und **unteren Crus anthelicis** befinden,

– Punkte, die mit den **inneren Organen** korrespondieren, meistens in der **Cymba conchae und dem Cavum conchae** liegen. (Siehe Abb. III-1.)

B. Lage und Wirksamkeit der Ohr-Akupunktur-Punkte

Am Crus helicis, dem Helixfuß, liegt
– Ohr-P. 82-Zwerchfell.

Am aufsteigenden Helixast liegen
– Ohr-P. 81-Rektum,
– Ohr-P. 80-Urethra,
– Ohr-P. 79-Äußere Genitalien und
– Ohr-P. 78-Ohrspitze.

An der Helix liegen die Punkte
– Ohr-P. 1–6-Helix.

Die Scapha, die Helixrinne oder Fossa scaphoidea, korrespondiert mit der **oberen Extremität**.

Die Anthelix korrespondiert mit **Rumpf und unteren Extremitäten**. Die höchste Erhebung zwischen Helix und Cavum conchae, also die „Bergkuppe“ der Anthelix, repräsentiert die Wirbelsäule.

Außen am Tragus befinden sich
– Ohr-P. 12-Tragusgipfel,
– Ohr-P. 13-Nebenniere,
– Ohr-P. 17-Durstpunkt,
– Ohr-P. 18-Hungerpunkt.

An der Tragusinnenseite befinden sich
– Ohr-P. 15-Larynx-Pharynx,
– Ohr-P. 16-Innere Nase.

Auf der Antitragus-Außenseite ist die Projektion des Schädels. Dort liegen die Punkte
– Ohr-P. 33-Stirne,
– Ohr-P. 29-Occiput.

Am höchsten Punkt des Antitragus liegt
– Ohr-P. 31-Dyspnoe.

Am Kreuzungspunkt von Anthelix und Antitragus befindet sich
– Ohr-P. 25-Hirnstamm.

Zwischen Ohr-P. 25 und 31 liegt
– Ohr-P. 28-Hypophyse.

Auf der Antitragus-Innenseite liegen
– Ohr-P. 34-Graue Substanz,
– Ohr-P. 32-Testis bzw.
– Ohr-P. 23(32)-Ovar.

Am Boden der Incisura intertragica liegt
– Ohr-P. 22-Endokrinium.

Unterhalb dieser Inzisur liegen die Punkte
– Ohr-P. 24/1 und 24/2-Auge, dazwischen
– Ohr-P. 24/3-Hypertonie.

In der Fossa triangularis befinden sich die Punkte
– Ohr-P. 55-SHEN MEN,
– Ohr-P. 58-Uterus (bei der Frau),
-Samenblase (beim Mann),
– Ohr-P. 51-Vegetativum.

In der Cymba conchae (Hemiconcha sup.) und **dem Cavum conchae** (Hemiconcha inf.) befinden sich die mit den **inneren Organen** korrespondierenden Bereiche.

Im Cavum conchae liegt der
– Ohr-P. 100-Herz.

Hufeisenförmig um diesen Punkt herum findet sich das mit der Lunge korrespondierende Areal
– Ohr-P. 101-Lunge.

Zwischen Ohr-P. 100 und Ohr-P. 84 liegt
– Ohr-P. 103-Trachea.

Zwischen den Ohr-P. 84, 22, 34 und dem Lungenareal liegt
– Ohr-P. 104-3E.

Genau in der Mitte des Ohrläppchens liegt
– Ohr-P. 8-Auge.

Lateral davon befindet sich
– Ohr-P. 9-Innenohr,
unmittelbar unter Ohr-P. 8 liegt
– Ohr-P. 10-Tonsille.

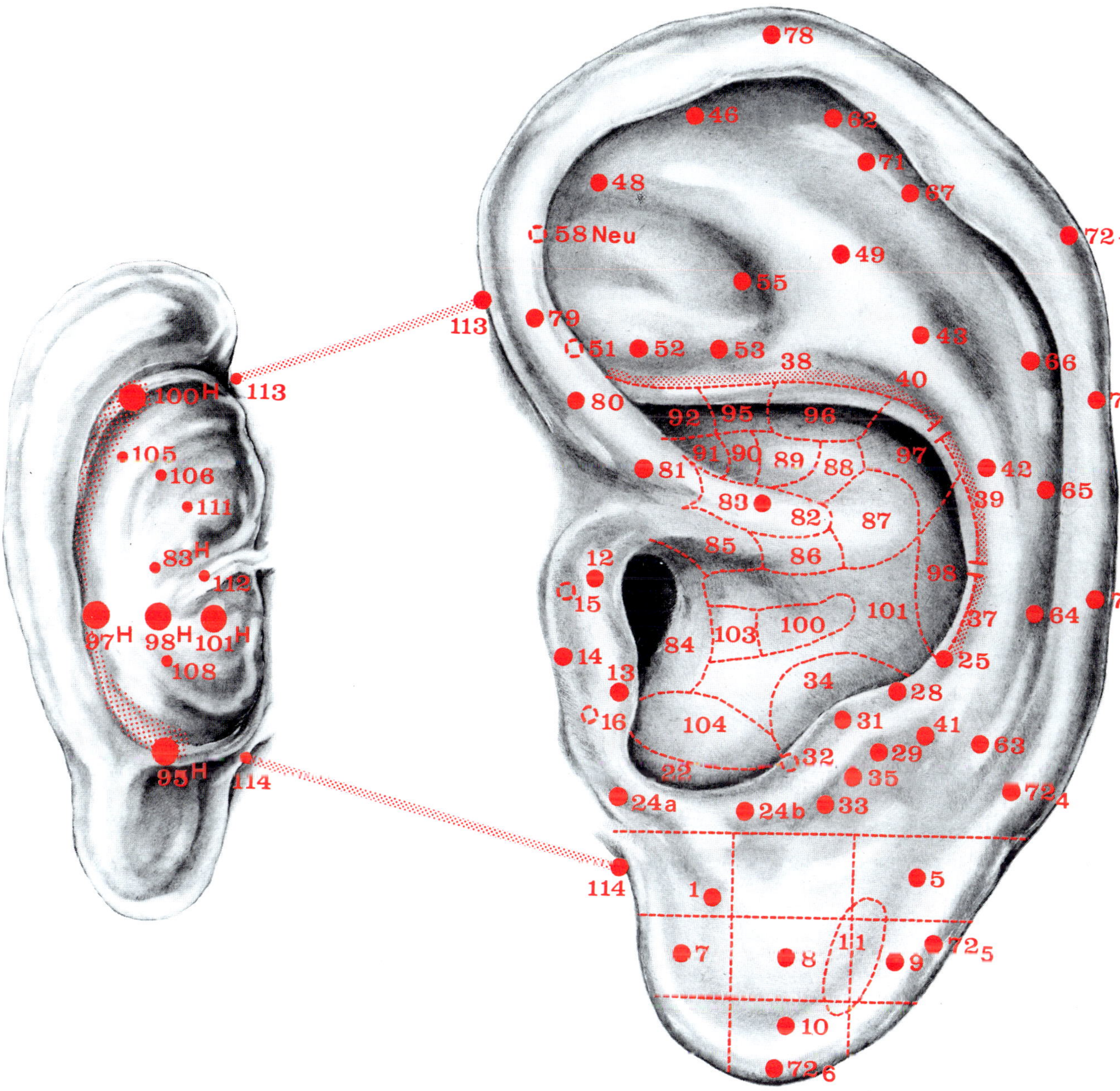

Abb. III–2 Häufig gebrauchte Ohr-Punkte
Nicht sichtbare Ohr-Punkte

Um das Crus helicis herum lagert sich der dem **Verdauungstrakt** entsprechende Bereich an.

Hinter dem äußeren Gehörgang sind die mit dem Mund und dem Verdauungstrakt korrespondierenden Punkte gelegen:
- Ohr-P. 83e-Verzweigungspunkt
- Ohr-P. 83N-0-Punkt
- Ohr-P. 84-Mund,
- Ohr-P. 85-Ösophagus,
- Ohr-P. 86-Kardia,
- Ohr-P. 87-Magen,
- Ohr-P. 88-Duodenum,
- Ohr-P. 89-Dünndarm,
- Ohr-P. 90-Appendix und
- Ohr-P. 91-Kolon.

In Höhe des Crus helicis liegt
- Ohr-P. 87-Magen, dahinter
- Ohr-P. 88-Duodenum bzw.
- Ohr-P. 97-Leber.

Oberhalb von Ohr-P. 89 befindet sich
- Ohr-P. 95-Niere,

oberhalb von Ohr-P. 91
- Ohr-P. 82-Zwerchfell.

Zwischen Ohr-P. 95 und 97 liegt
- Ohr-P. 96-Pankreas.

Unterhalb von 97, dicht am Rand der Anthelix, befindet sich
- Ohr-P. 98-Milz.

Auf der Ohrmuschel-Rückseite liegen
- Ohr-P. 105-Bewahrer des YANG (siehe Anm. S. 22)
- Ohr-P. 95^{H}-Niere,
- Ohr-P. 97^{H}-Leber,
- Ohr-P. 98^{H}-Milz,
- Ohr-P. 100^{H}-Herz,
- Ohr-P. 101^{H}-Lunge und
- Ohr-P. 112-R. n. vagi.

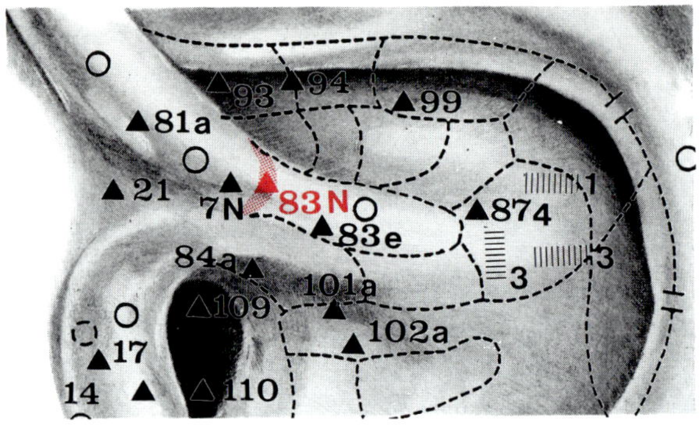

Abb. III–3a Helixfuß mit Ohr-P. 83N in der Incisura helicis

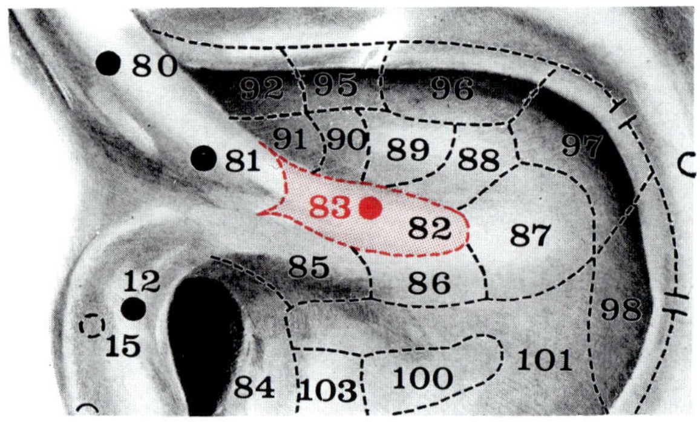

Abb. III–3b Helixfuß mit Ohr-P. 83

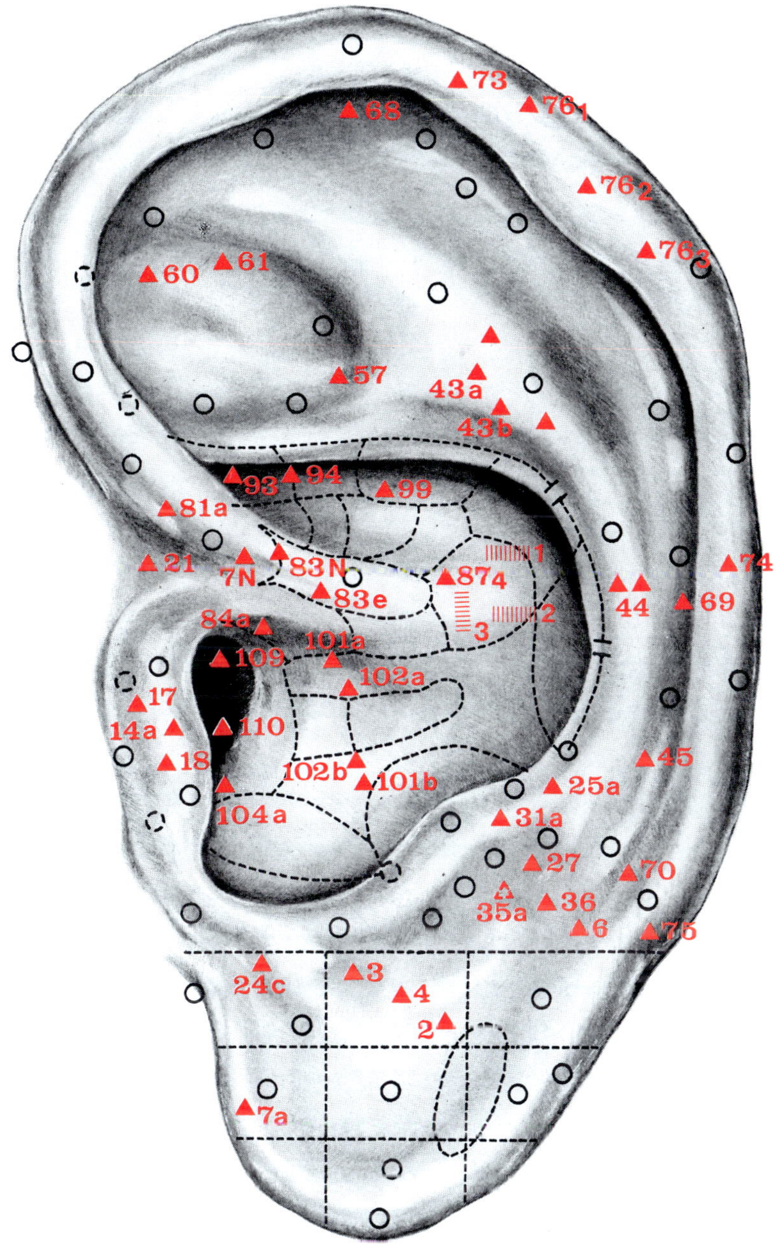

Abb. III–4 Selten gebrauchte Ohr-Punkte

Lage der häufig benutzten Ohr-Punkte und Anwendungsbeispiele

Die folgende Tabelle gibt Aufschluß über die Lage und das Anwendungsgebiet der häufig benutzten Ohr-Punkte. (Siehe dazu auch Abb. III-2 und 4: Verteilung der häufig [●] und der selten gebrauchten [▲] Ohr-Punkte.)

Nr.	Deutsche Bezeichnung	Pinyin Umschrift	Punktlokalisation	Indikationen
1	Narkosepunkt bei Zahnextraktionen (Zahnschmerzpunkt)	YA-TONG-DIAN	Hintere-untere Ecke des 1. Quadranten des Ohrläppchens	Zahnschmerzen, Narkosepunkt bei Zahnextraktionen
2	Gaumen	SHANG-E	Am unteren Viertel d. hinteren Linie des 2. Quadranten des Ohrläppchens	Stomatitis, Parodontitis
3	Mundboden	XIA-E	An der oberen Linie nahe dem vorderen Drittel des 2. Quadranten des Ohrläppchens	Stomatitis, Parodontitis
4	Zunge	SHE	In der Mitte des 2. Quadranten des Ohrläppchens (zwischen den Punkten Gaumen u. Mundboden)	Glossitis, Stomatitis
5	Oberkiefer	HE-GUAN-JIE	In der Mitte des 2. Quadranten des Ohrläppchens	Kiefergelenksentzündung, Zahnschmerzen bei Zahnextraktionen
6	Unterkiefer	KE	Unterer Abschnitt der Anthelix, nahe dem Ohrläppchen	Parotitis, Zahnschmerzen bei Zahnextraktionen
7	Narkosepunkt bei Zahnextraktionen (Zahnschmerzpunkt)	YA-TONG-DIAN	In der Mitte des 4. Quadranten des Ohrläppchens	Zahnschmerzen, Peridentitis bei Zahnextraktionen
7^A	Neurastheniepunkt	SHEN-JING-SHUAI-RUO-DIAN	Am inneren-unteren Abschnitt des 4. Quadranten des Ohrläppchens	Neurasthenie, Schlaflosigkeit, traumreicher Schlaf
7^N	Neurosepunkt	SHEN-JING-GUAN-NENG-ZHENG-DIAN		
8	Auge	YAN	In der Mitte des 5. Quadranten des Ohrläppchens	Konjunktivitis, Fazialisparese
9	Innenohr	NEI-ER	In der Mitte des 6. Quadranten des Ohrläppchens	Tinnitis, Schwindelgefühl
10	Tonsille	BIAN-TAO-TI	In der Mitte des 8. Quadranten des Ohrläppchens	Tonsillitis
11	Wange	MIAN-JIA-QU	An der Grenze zwischen 5. u. 6. Quadranten des Ohrläppchens	Fazialisparese, Gesichtsmuskelspasmus

Nr.	Deutsche Bezeichnung	Pinyin Umschrift	Punktlokalisation	Indikationen
12	Tragusgipfel	PING-JIAN	Am oberen Teil des seitlichen Tragusrandes	Zahnschmerzen, Strabismus
13	Nebenniere	SHEN-SHANG-XIAN	Am unteren Abschnitt des seitlichen Tragusrandes	fiebersenkend, antiphlogistisch, antiallergisch, antirheumatisch, bei Pulslosigkeit, Schock, Asthma bronchiale, Hautkrankheit
14	Äußere Nase	WAI-BI	In der Mitte der Tragusaußenseite	Furunkulose, Acne vulgaris
14^{A}	Nase-Auge-Reinheit	BI-YAN-JING	Etwas über der Mitte der Tragusaußenseite	Konjunktivitis, Rhinitis
15	Larynx-Pharynx	YAN-HOU	An der oberen Hälfte der Tragusinnenseite	Akute und chronische Pharyngitis und Tonsillitis
16	Innere Nase	NEI-BI	An der unteren Hälfte der Tragusinnenseite	Allergische Rhinitis, Sinusitis maxillaris, Epistaxis
17	Durstpunkt	KE-DIAN	Unterhalb von Punkt 12	Mundtrockenheit, Diabetes, Polydipsie
18	Hungerpunkt	JI-DIAN	Oberhalb von Punkt 13	Mundtrockenheit, Diabetes, Polydipsie
21	Herzpunkt	XIN-ZANG-DIAN	Unterhalb von Punkt 20	Arrhythmie, paroxysmale Tachycardie, Koronarkrankheiten
22	Endokrinium	NEI-FEN-MI	Am hinteren-unteren Abschnitt der Öffnung des äußeren Gehörganges, nahe der Incisura intertragica	Dysmenorrhoe, unregelmäßige Menstruation, gestörte Sexualfunktion, Menopausen-Syndrom, Hyperthyreoidismus
24_{a}	Auge 1	MU 1	Am vorderen-unteren Teil der Incisura intertragica	Glaukom, Pseudomyopie, Hordeolum
24_{b}	Auge 2	MU 2	Am hinteren-unteren Teil der Incisura intertragica	wie 24_{a}
24_{c}	Bluthochdruck	SHENG-YA-DIAN	Zwischen Punkt 24_{a} und 24_{b}	Hypertonie, Neurasthenie, Schwindelgefühl
25	Hirnstamm	NAO-GAN	Am Mittelpunkt des Einschnittes zwischen Anthelix und Antitragus	Kopfschmerzen, Vertigo, Folgekrankheiten nach Meningitis, Mißbildung des Gehirns
25^{A}	Schwindelpunkt	YUN-DIAN	Ein wenig oberhalb Punkt 25	Vertigo, Erbrechen, Morbus Ménière
26	Zahnschmerzpunkt	YA-TONG-DIAN		Zahnschmerzen, Parodontitis, kann auch als Anästhesie bei Zahnextraktion verwendet werden
27	Larynx u. Zahn	HOU-YA	Am seitlichen unteren Abschnitt von Punkt 25	Zahnschmerzen, Halsschmerzen
28	Hypophyse (Hirnpunkt)	NAO-DIAN	In der Mitte zwischen Punkt 25 und 31	Enuresis nocturna, Schlaflosigkeit, Mißbildung des Gehirns, Neurasthenie, Psychostreß

Nr.	Deutsche Bezeichnung	Pinyin Umschrift	Punktlokalisation	Indikationen
29	Occiput (Polster)	ZHEN	Am hinteren-unteren Abschnitt der Seitenfläche des Antitragus	Kopfschmerzen, Neurasthenie, Epilepsie, Asthma bronchiale
31	Dyspnoepunkt	PING-CHUAN	An der Spitze des Antitragus	Asthma bronchiale, Dyspnoe, Beklemmungsgefühl am Thorax, Parotitis
31^{A}	Hustenreizstillender Punkt	ZHEN-KE-DIAN	Unmittelbar neben dem Punkt 25	
32	Hoden bzw. Ovarium	GAO-WAN bzw. LUAN-CHAO	Neben Punkt 34, am vorderen-unteren Rand der inneren Antitraguswand	Epididymitis, Oligospermie, unregelmäßige Menstruation, Menopausensyndrom
33	Stirn	E	Am vorderen-unteren Rand der Außenseite des Antitragus	Kopfschmerzen, Schwindel, Schlaflosigkeit
34	Subcortex (Graue Substanz)	PI-ZHI-XIA	An der Innenwand des Antitragus	beruhigend, schmerzstillend, entzündungshemmend, Epilepsie, Melancholie
35	Sonne	TAI-YANG	In der Mitte der Verbindungslinie zwischen Punkt 29 und 33	Kopfschmerzen, Schwindel, Migräne
35^{A}	Erregungspunkt	XING-FEN-DIAN	Zwischen Cavum conchae und Antitragus	Somnolenz, Enuresis
36	Dach (Scheitel)	DING	Seitlich von Punkt 29	Kopfschmerzen, Schwindel, Schweregefühl im Kopf, Schmerzen im korrespondierenden Abschnitt am Körper, Zervikalsyndrom, Lumbago, Interkostalneuralgie
37	HWS	JING-ZHUI	Eine Reihe von Punkten der Wirbelsäule entlang des geschwungenen Randes des Cavum conchae auf der Anthelix	Schmerzen und Bewegungseinschränkung im Nacken, Hexenschuß
38	Kreuz- und Steißbeinwirbel	YAO-DI-ZHUI	Auf der Anthelix in Höhe der Vereinigung beider Crura	Lumbalgien, Interkostalneuralgie
39	BWS	XIONG-ZHUI	Mittlerer Abschnitt der Anthelix zwischen HWS und LWS	Interkostalneuralgie
40	LWS	WEI-ZHUI	Auf der Anthelix in der Höhe der Hemiconcha superior	Lumbalgien
41	Hals	JING	Am Einschnitt zwischen Anthelix und Antitragus nahe der Scapha	Steifer Nacken, Zervikalsyndrom
42	Thorax	XIONG	Auf der Anthelix in derselben Höhe mit der Incisura supratragica	Beklemmungsgefühl am vorderen Thorax, Interkostalneuralgie, Herpes zoster, Perichondritis der Rippen, Mastitis

Nr.	Deutsche Bezeichnung	Pinyin Umschrift	Punktlokalisation	Indikationen
43	Abdomen	FU	Auf der Anthelix auf derselben Höhe mit dem Anthelixfuß	zusätzlicher Punkt bei Erkrankungen der Bauchhöhle und des Beckens
43A	Hitzepunkt	RE-XUE	Seitlich und unterhalb von Punkt 43	Hitzegefühl
43B	Lumbagopunkt	YAO-TONG-DIAN	Etwas unterhalb von Punkt 43A	Schmerzen im unteren Rücken
44	Mamma	RI-XIAN	Auf der Anthelix in Höhe des Helixfußes	Mastitis, Mastodynie, Laktationsschwäche
45	Thyreoidea	JIA-ZHUANG-XIAN	Vor und oberhalb von Punkt 37	Hyperthyreose, Hypothyreose
46	Zehe	ZHI	Auf der seitlich-oberen Ecke des Crus sup. anthelicis	Zehenschmerzen, Paronychia, Bewegungseinschränkung
48	Knöchel	HUAI	Innere-obere Ecke des Crus sup. anthelicis	Schmerzen des Knöchels, Bewegungseinschränkung
49	Knie	QI	Am Ursprung des Crus sup. anthelicis	Schmerzen im Knie, Bewegungseinschränkung
51	Vegetativum	JIAO-GAN	Am Schnittpunkt des Crus inferius mit dem aufsteigenden Helixast	schmerzstillend und krampflösend für innere Organe, häufig verwendeter Narkose-P. bei Eingeweideoperationen
52	N. ischiadicus	ZUO-GU	Etwa in der Mitte des Crus inferius	Ischias
53	Gesäß	TUN	Im lateralen Drittel des Crus inferius	Ischias
55	Tor der Götter	SHEN MEN	An der Gabelung der Crura anthelicis	beruhigend, entzündungshemmend, schmerzstillend, juckreizmindernd, antiallergisch, bei traumreichem Schlaf, bei Schlaflosigkeit, Hysterie, Asthma bronchiale, schmerzstillender Punkt bei Ohr-Akup.-Anästhesie
57	Hüfte (Hüftgelenk)	GU-GUAN-JIE	Am Ende der Fossa triangularis, vor und unterhalb von Punkt 55	Schmerzen in der Hüfte und im Becken
58	Uterus	ZI-GONG	Helix-nahe in der Fossa triangularis (von außen nicht sichtbar)	Dysmenorrhoe, Leukorrhoe, funktionelle Uterusblutung, zur Geburtserleichterung, Spermatorrhoe, Impotenz
60	Dyspnoepunkt	CHUAN-DIAN	Lateral und kaudal von Punkt 58	Dyspnoe
61	Hepatitis	GAN-YAN-DIAN		Hepatitis, Schmerzen in der Lebergegend, Rheumatismus, Schulterschmerzen
62	Finger	ZHI	Auf der Scapha über dem Bereich des Tuberculums	Schmerzen im Bereich der Finger, Bewegungseinschränkung

Nr.	Deutsche Bezeichnung	Pinyin Umschrift	Punktlokalisation	Indikationen
63	Klavikula	SUO-GU	In der Scapha, etwa in Höhe von Punkt 100	Pulslosigkeit (oder Aortenbogensyndrom)
64	Schultergelenk	JIAN-GUAN-JIE	In der Scapha, in Höhe des äußeren Randes des Gehörganges	Periarthritis humeroscapularis, Lähmung der oberen Extremität
65	Schulter	JIAN	In der Scapha, in Höhe der Incisura supratragica	Nackensteife, Periarthritis humeroscapularis
66	Ellbogen	ZHOU	In der Scapha, in Höhe des Crus inf. anthelicis	Schmerzen und Bewegungseinschränkung im Ellbogen-Bereich
67	Handwurzel (Handgelenk)	WAN	In der Scapha, in Höhe des Tuberculums	Schmerzen im Bereich der Handwurzel
68	Appendix I	LAN-WEI-DIAN 1	Am kranialen Ende der Scapha, in Höhe von Punkt 62	Akute Appendizitis, allergische Kolitis
69	Appendix II	LAN-WEI-DIAN 2	In der Scapha auf gleicher Höhe mit dem Helixfuß	Akute und chronische Appendizitis, Schulterschmerzen
70	Appendix III	LAN-WEI-DIAN 3	Am kranialen Ende der Scapha, nahe Punkt 63	Akute und chronische Appendizitis, Schulterschmerzen
71	Urtikaria	QIAN-MA-ZHEN-DIAN	Zwischen Punkt 62 und 67	gegen Juckreiz
72	Helix 1 bis 6	LUN 1,2,3,4,5,6	In sechs gleichen Abständen, beginnend vom Tuberculum der Helix gegen die Mitte des unteren Ohrläppchenrandes (nahe dem seitlichen Teil von Punkt 78 auf der Ohrspitze)	Entzündungshemmung, Fieber, bei Infektionen der oberen Atemwege
73	Tonsillen I	BIAN-TAO-TI 1	Nahe dem seitlichen Teil von Punkt 78 an der Ohrspitze	Akute und chronische Tonsillitis
74	Tonsillen II	BIAN-TAO-TI 2	Auf der Helix in gleicher Höhe mit dem Helixfuß	wie 73
75	Tonsillen III	BIAN-TAO-TI 3	Nahe dem Helixende	wie 73
76–1	Leber YANG I	GAN-YANG 1	Im oberen Teil des Tuberculum helicis	Chronische Hepatitis
76–2	Leber YANG II	GAN-YANG 2	Im mittleren Teil des Tuberculum helicis	wie 76–1
76–3	Leber YANG III	GAN-YANG 3	Im unteren Teil des Tuberculum helicis	wie 76–1
78	Ohr-Spitze	ER-JIAN	Am oberen Teil der Helix gegenüber dem Endabschnitt des Crus sup. der Anthelix	Fieber, Hypertonie, Konjunktivitis, Parotitis

Nr.	Deutsche Bezeichnung	Pinyin Umschrift	Punktlokalisation	Indikationen
79	Äußere Genitalien	WAI-SHENG-ZHI-QI	Am aufsteigenden Helixast, in Höhe des Crus inf. der Anthelix	Orchitis, Kolpitis, Impotenz, Anorgasmie, Ekzem im Perineumbereich
80	Urethra	NIAO-DAO	Am aufsteigenden Helixast, in Höhe des unteren Randes des Crus inf. der Anthelix	Enuresis nocturna, Pollakisurie, Harnverhaltung, Urethritis
81	Rektum	ZHI-CHANG-XIA-DUAN	Am Ursprung des Helixfußes nahe dem Einschnitt der Incisura supratragica	Obstipation, Tenesmen, Diarrhoe, Analprolaps
81^{A}	Antidiarrhoe	ZHI-XIE	Zwischen Punkt 80 und 81	Diarrhoe, allergische Kolitis
82	Zwerchfell	GE	Am Helixfuß (das ganze Areal des Crus helicis)	Singultus, Hautkrankheiten, Ikterus, hämorrhagische Krankheiten
83	Ohr-Mitte	ER-ZHONG	Im Zentrum des Helixfußes	wie 82
83^{N}	Nullpunkt	LING-DIAN	In der Incisura zwischen Helix und Helixfuß	
83^{H}	Mittlerer Ohrrücken	ZHONG-ER-BEI	Auf dem Vorsprung des mittleren Ohrrückens	Lumbago, Hautkrankheit
83^{E}	Verzweigungs-punkt	ZHI-DIAN	Vorderer Teil von Punkt 83^{H}	Enuresis
84	Mund	KOU	In der Hemichoncha inf. oberhalb der Öffnung des äußeren Gehörganges	Fazialisparese, Parodontitis
85	Ösophagus	SHI-DAO	Lateral von Punkt 84	Dysphagie, Ösophagitis, Globusgefühl
86	Kardia	PEN-MEN	Lateral von Punkt 85	Übelkeit, Vomitus, Kardiospasmus, Dyspepsie
87	Magen	WEI	Am Übergang des Helixfußes in der Concha	Akute und chronische Gastritis, Inappetenz, Fettsucht, Dyspepsie
87–1	Linke Leber	ZUO-GAN-ZHONG-DI-QU	Knapp neben Punkt 87	Anorexie, Hepatopathie
87–2	Rechte Leber	YOU-GAN-ZHONG-DA-QU	Knapp unterhalb von Punkt 87	wie 87–1
87–3	Hepatitis-Zone	GAN-YAN-QU	Unmittelbar dort, wo der Helixfuß verschwindet und eine kurze, längsverlaufende Linie ist	Akute und chron. Hepatitis, Anorexie, bitterer Mundgeschmack, Schmerzen im Hypochondrium, Ulcus duodeni, Pylorospasmus, chronische Cholezystitis
87–4	Eingeweidesenkung	XIA-CHUI-DIAN		Gastroptose
88	Duodenum	SHI-ER-ZHI-CHANG	In der Hemiconcha sup. im lat. Drittel über dem Helixfuß	Ulcus duodeni, Pylorospasmus, chronische Cholezystitis

Nr.	Deutsche Bezeichnung	Pinyin Umschrift	Punktlokalisation	Indikationen
89	Dünndarm	XIAO-CHANG	Auf dem oberen und mittleren Abschnitt des Helixfußes	Palpitationen, Dyspepsie, Bauchschmerzen, Meteorismus
90	Appendix IV	LAN-WEI 4	Zwischen Punkt 89 u. 91	Akute einfache Appendizitis
91	Dickdarm	DA-CHANG	In der Hemiconcha sup. ungefähr ein Drittel der Länge des Helixfußes	Diarrhoe, Obstipation
92	Blase	PANG-GUANG	In der Hemiconcha sup. in der Nähe vom unteren Rand des Crus inf. der Anthelix, oberhalb von Punkt 91	Enuresis nocturna, Harnverhaltung, Zystitis, Inkontinenz, Lumbalgie
93	Prostata	QIAN-LIE-XIAN	Vor Punkt 92	Harnverhaltung, Harninkontinenz, Prostatitis
94	Ureter	SHU-NIAO-GUAN	Zwischen Punkt 92 u. 95	Uretersteine, Harnwegsinfektion
95	Niere	SHEN	In der Mitte der Hemiconcha sup.	Lumbago, Tinnitus, Impotenz, Hörverminderung, Haarausfall, Spermatorrhoe, Menopausen-Syndrom
95[H]	Niere	SHEN	Am untersten Abschnitt des Ohrrückens	Kopfschmerzen, Dysmenorrhoe, Schlaflosigkeit, Vertigo
96	Pankreas Gallenblase	YI-DAN	Zwischen Punkt 95 u.97	Dyspepsie, Cholangiopathie, Diabetes mellitus, Pankreatitis
97	Leber	GAN	Lateral von Punkt 87	Augenkrankheiten, Rippenschmerzen, Cholezystitis, Ikterus, Hypertonie
97[H]	Leber	GAN	Im hinteren-mittleren Abschnitt des Ohrrückens	Gelenkschmerzen, Lumbalgie, Beklemmungsgefühl im Thorax
98	Milz	PI	Unterhalb von Punkt 97 nahe dem Rand der Anthelix	Meteorismus, Dyspepsie, Gastroptose, Incontinentia urinae
98[H]	Milz	PI	Im mittleren Abschnitt des Ohrrückens	Meteorismus, Diarrhoe, Dyspepsie
99	Aszitespunkt	FU-SHUI-DIAN	Neben Punkt 96	Leberzirrhose, Nephrose
100	Herz	XIN	Im Mittelpunkt des Cavum conche	Hysterie, Palpitationen, Angina pectoris, Hypotonie, Neurasthenie
100[H]	Herz	XIN	Am oberen Abschnitt des Ohrrückens	Glossitis, Furunkulose, Schlaflosigkeit, traumreicher Schlaf, Hypertonie, Kopfschmerzen
101	Lunge	FEI	Den Punkt 100 hufeisenfömig umgebend	Asthma bronchiale, Hautkrankheiten, Hauptpunkt bei der Ohr-Akup.-Anästhesie
101[H]	Lunge	FEI	In der Mitte des Ohrrückens	Fieber, Asthma bronchiale, Hautkrankheiten

Nr.	Deutsche Bezeichnung	Pinyin Umschrift	Punktlokalisation	Indikationen
101[Br]	Bronchiektasie	ZHI-QI-GUAN-KUO-ZHANG-DIAN	Oberhalb von Punkt 101 neben Punkt 85	Husten, Asthma bronchiale, Bronchiektasien
102	Bronchus	ZHI-QI-GUAN	Es gibt zwei Punkte: einen oberhalb und einen unterhalb von Punkt 100	Akute und chronische Bronchitis
103	Trachea	QI-GUAN	Nahe beim hinteren Rand der Öffnung des äußeren Gehörganges	Asthma bronchiale, Bronchitis
104	3E	SAN JIAO	In der Hemiconcha inf. zwischen den Punkten 101 u. 34	Obstipation, Ödeme, Zystitis, chronische Nephritis
104[A]	Zahnschmerzpunkt	YA-TONG-QIXUE	Unmittelbar am unteren Rand der Öffnung des äußeren Gehörganges	Zahnschmerzen
105	Blutdrucksenkende Furche	JIANG-YA-GOU	Am Ohrrücken in der Furche entsprechend dem Crus inf. der Anthelix	Hypertonie
106	Oberer Ohrrücken	SHANG-ER-BEI	An der Spitze des Höckers, hinter der Hemichoncha sup.	Lumbalgie, Hautkrankheiten
107	Mittlerer Ohrrücken	ZHONG-ER-BEI	An der Spitze des Höckers, hinter der Hemiconcha inf.	wie 106
108	Unterer Ohrrücken	XIA-ER-BEI	Am oberen Rand der Öffnung des äußeren Gehörganges	wie 106
109	Punkt über dem Gehörgang	ER-DAO-SHANG-XUE	Am oberen Rand der Öffnung des äußeren Gehörganges	Tinnitus, Schwerhörigkeit
110	Punkt unter dem Gehörgang	ER-DAO-XIA-XUE	Am unteren Rand der Öffnung des äußeren Gehörganges	wie 109
111	Bewahrer des YANG	YANG-WEI	Oberhalb von Punkt 112	Tinnitus, Schwerhörigkeit
112	R. n. vagi	ER-MI-GEN	In der Höhe des Helixfußes an der Grenzlinie der Ohrwurzel zwischen dem Processus mastoideus und dem Ohrrücken	Kopfschmerz, verstopfte Nase, Cholangien, Asthma bronchiale
113	Oberer Ohrmuschelansatz	SHANG-ER-GEN	Am oberen Rand des Ohrrückens	Kopfschmerz, Bauchschmerz, Asthma bronchiale, Lähmungen u. a.
114	Unterer Ohrmuschelansatz	XIA-ER-GEN		wie 113

C. Methoden zum Finden der Ohr-Akupunktur-Punkte

Einfaches Finden der Punkte

Wenn ein Teil des Organismus erkrankt ist, zeigen sich häufig in den mit ihm korrespondierenden Bereichen der Ohrmuschel Reaktionen. So z. B. können bei Magenerkrankungen in der Concha, dort, wo sich das Crus helicis abflacht, Hautveränderungen auftreten.

Allgemein wird angenommen, daß die Reizung dieser Reaktionspunkte relativ gute Heilerfolge erwarten läßt.

Die Lage der einzelnen Reaktionspunkte innerhalb eines – einem bestimmten Organ zugeordneten – Bereiches ist allerdings von Patient zu Patient verschieden, und sogar bei ein- und demselben Fall können sich die Reaktionspunkte im Laufe der Krankheit verlagern und verändern.

Da die menschliche Ohrmuschel hinsichtlich Form und Größe sehr unterschiedlich ausgebildet ist, genügt für die praktische Anwendung der Ohr-Akupunktur nicht das bloße Studium der Ohr-Punkt-Tafeln, sondern es muß die Lage der Ohr-Punkte von Fall zu Fall bestimmt und überprüft werden, um einen sicheren Heilerfolg zu gewährleisten.

Folgende Überprüfungsmethoden werden häufig angewendet:

a) „Sehen"

b) „Tasten"

c) Elektrische Überprüfungsmethode

a) „Sehen": Prüfung mit dem bloßen Auge

Das Hauptaugenmerk wird auf sichtbare Form- und Farbveränderungen der Ohrmuschel, wie Schuppen, Blasen, Papeln, Verhärtungen, Vorwölbungen, Pigmentierung, sowie Veränderungen von Form und Farbe der Blutgefäße gerichtet.

b) „Tasten": Prüfung der Druckempfindlichkeit

Mit Hilfe einer Federsonde wird der mit dem erkrankten Organ korrespondierende Bereich gleichmäßigem Druck ausgesetzt und so die gesamte Ohrmuschel allmählich von peripher nach zentral und von oben nach unten auf ihre Druckempfindlichkeit hin überprüft.

Vor Beginn dieser Untersuchung wird der Patient aufgefordert, darauf zu achten, welche Punkte besonders empfindlich sind und diese rechtzeitig anzugeben.

c) Elektrische Überprüfungsmethode

Mit eigens für diesen Zweck entwickelten Geräten werden Veränderungen des Hautwiderstandes, des Potentials und der Kapazität der Ohr-Punkte gemessen. Konstruktion und Handhabung der einzelnen Gerätetypen sind deren Bedienungsanleitungen zu entnehmen.

Zur Messung des elektrischen Hautwiderstandes wird derzeit häufig ein „Meßgerät für gute Leitungspunkte" benutzt, das die Reaktionspunkte mit herabgesetztem Hautwiderstand mittels eines aufleuchtenden Lämpchens, eines akustischen Signals oder auf der Instrumenten-Anzeige mittels Zeiger oder Lichtanzeige angibt.

D. Grundsätzliches zu den Ohr-Punkten

Bei den in diesem Kapitel namentlich angeführten Punkten und ihrer Lage handelt es sich vor allem um Punkte, die in unserem Land relativ häufig therapeutisch angewendet werden.

Die Lehre von den Ohr-Punkten wurde in unserem Land unter anderen historischen Voraussetzungen entwickelt als in Frankreich.

Wohl haben wir einige Punkte aus der französischen Ohr-Akupunktur nach deren Überprüfung in unsere Ohr-Punkt-Tafeln aufgenommen, erklären jedoch die Funktion und Wirksamkeit der Ohr-Punkte im Sinn der traditionell-chinesischen Medizin.

Die französischen Ärzte haben versucht, die Punkte aus deren anatomischer Lage zu erklären und in einem System zusammenzufassen, indem sie den embryonalen Organismus verkehrt, d. h. mit dem Kopf nach unten, in die Ohrmuschel projizieren.

So unterschiedlich diese Theorien auch sind, so erzielen sie doch beide in der Praxis gewisse Erfolge. Daher sollte mittels vielseitiger Praxis auch der gegenseitige Erkenntnisaustausch verstärkt werden; man sollte voneinander lernen und gemeinsam bestrebt sein, das Wissensniveau anzuheben.

Die Ohr-Punkte wurden empirisch gefunden. Seit mehr als 20 Jahren ist die Ohr-Akupunktur in unserem Land weit verbreitet, unablässig werden neue Ohr-Punkte gefunden.

Auch im Ausland, so z. B. in Japan und Frankreich, wurden zahlreiche neue Ohr-Punkte entdeckt.

Diese neuen Punkte entbehren zwar noch jeglicher gesicherten theoretischen Basis, ja, sie widersprechen einander sogar zum Teil. Dennoch repräsentieren sie eine Reihe wertvoller Erfahrungen, bereichern unsere Erkenntnisse in der Ohr-Akupunktur hinsichtlich der praktischen Anwendung, wodurch ein Fortschritt in der Forschung ermöglicht wird.

Wir müssen die tierexperimentellen Untersuchungen zur Wirkungsweise der Ohr-Akupunktur hervorheben, denen wir eine Reihe von Erkenntnissen – vor allem die spezifischen Funktionen der Ohr-Punkte betreffend – verdanken. Damit ein neu gefundener Ohr-Punkt international anerkannt werden kann, sollte man daher stets mit vollständigen Tierexperimenten und ausreichenden klinischen Erfahrungen an die Öffentlichkeit treten.

IV. Allgemeines über die Heilmethode durch Ohr-Akupunktur

von XU Ruizheng

A. Besonderheit der Ohr-Akupunktur-Therapie

B. Indikationen und Kontraindikationen der Ohr-Akupunktur-Therapie

C. Häufige Reaktionen bei der Ohr-Akupunktur-Therapie

D. Nadel-Kollaps bei der Ohr-Akupunktur-Therapie

E. Methoden zur Vorbeugung und Behandlung von lokalen Infektionen der Ohrmuschel

A. Besonderheit der Ohr-Akupunktur-Therapie

In den letzten Jahren wurde der Ohr-Akupunktur im In- und Ausland immer größerer Wert beigemessen. Aufgrund ihrer therapeutischen Effizienz konnte sie sich als therapeutische Methode rasch verbreiten.

1. Indikationen mit gutem Effekt

Die Ohr-Akupunktur hat folgende Funktionen:

Sie wirkt auf das Nervensystem harmonisierend und hat eine
- beruhigende,
- schmerzstillende,
- juckreizhemmende,
- antiallergische

Wirkung.

Nach traditionell-chinesischer Medizintheorie beeinflußt sie QI und Blut-XUE, kräftigt Niere-SHEN, macht die Meridiane durchgängig und stärkt die Hirnfunktionen.

Mit Ohr-Akupunktur können einige
- innere Krankheiten,
- Erkrankungen des Bewegungsapparates,
- Frauen- und
- Kinderkrankheiten,
- Nervenkrankheiten,
- HNO-Krankheiten und
- Augen-Krankheiten

behandelt werden.

Sie kann nicht nur funktionelle Störungen, wie z. B. Neurasthenie, vegetative Dystonie etc., sondern auch echte organische Krankheiten heilen; ebenso können Infektionskrankheiten, durch Viren, Bakterien oder Protozoen verursacht, geheilt werden.

Bisher wurden über 200 Krankheiten mittels Ohr-Akupunktur behandelt.

Bei 14.886 Patienten, die mit Ohr-Akupunktur behandelt wurden, konnte ein Behandlungseffekt von 90,1% erzielt werden. Davon sind bei mehr als 40 Krankheiten beachtliche Behandlungseffekte (d. h. über 90%ige Besserung) oder sogar Heilungen erzielt worden.

Bei den akuten Erkrankungen, wie z. B. Verrenkungen, Verstauchungen, Myalgien, Kopfschmerzen u. v. a., wurde oft ein sofortiger Effekt erzielt, sobald die Nadelsensation (DE QI) ausgelöst wurde.

Auch bei manchen chronischen Erkrankungen konnten Behandlungseffekte unterschiedlichen Grades oft sofort erreicht werden.

2. Vorteile der Ohr-Akupunktur

Die Ohr-Akupunktur ist leicht erlernbar, leicht anwendbar und hat geringe Anschaffungskosten.

Da die meisten Namen der Ohr-Punkte mit jenen Krankheiten, die sie beeinflussen können, in Beziehung stehen und die Verteilung der Ohr-Punkte ein bestimmtes System hat, ist die Ohr-Akupunktur auch leicht zu lernen und leicht zu merken.

Durch ein relativ kurzes theoretisches und praktisches Studium können Ärzte die häufig angewendeten Ohr-Punkte, Behandlungsmethoden und Behandlungstechniken erlernen.

Einige Techniken, wie die Feinnadel-Methode, Mikroaderlaß-Methode, Kugel-Druck-Methode u. a., benötigen keine speziellen Geräte und sind daher kostengünstig.

3. Geringe Nebenwirkungen

Die Ohr-Akupunktur ist eine relativ risikoarme Behandlungsmethode, da Verletzungen innerer Organe, das Abbrechen von Nadeln und Schwierigkeiten beim Entfernen der Nadeln de facto nie auftreten.

Nebenwirkungen wie Infektionen der Ohrmuschel oder ein Nadelkollaps sind vermeidbar, wenn die Nadeln lege artis sterilisiert werden und die Anamnese der Patienten exakt erhoben wird.

Obwohl die Ohr-Akupunktur sehr viele Eigenschaften und ein breites Indikationsgebiet hat, soll man nicht annehmen, daß **alle** Krankheiten mit Ohr-Akupunktur zu behandeln wären („10.000 Krankheiten mit einer Nadel zu heilen“).

Die Ohr-Akupunktur ist ein Teil der Akupunktur und Moxibustion. Sie hat wie diese jedoch ihre eigene Besonderheit. Wenn man beide kombiniert anwendet, so ist ein einander ergänzendes und förderndes Ergebnis zu erzielen.

B. Indikationen und Kontraindikationen der Ohr-Akupunktur-Therapie

Aus der fachwissenschaftlichen Literatur und auch aus unserer eigenen klinischen Erfahrung können wir zusammenfassend folgende Indikationen und Kontraindikationen für die Ohr-Akupunktur anführen.

1. Indikationen der Ohr-Akupunktur

a) Schmerzhafte Krankheiten:

Verrenkungen, Verstauchungen, Prellungen, Schnittverletzungen, Knochenbrüche, Luxationen, Myalgien, Verbrennungen, postoperative Wundschmerzen, Narbenschmerzen, Phantomschmerzen, Hexenschuß, neuralgische Schmerzen, Kopfschmerzen, Migräne, Trigeminusneuralgie, Interkostalneuralgie, Ischias, Karzinomschmerzen.

Mit Hilfe der Ohr-Akupunktur kann die Menge der schmerzstillenden Medikamente teilweise oder größtenteils reduziert werden.

b) Entzündliche Krankheiten:

Die Ohr-Akupunktur hat sowohl eine entzündungshemmende als auch eine schmerzstillende Wirkung. Sie kann daher bei folgenden entzündlichen Prozessen angewendet werden:

Akute Konjunktivitis, herpetische Keratitis, Parodontitis, eitrige Pulpitis, Mittelohr-Entzündung, Pharyngitis, Tonsillitis, Bronchitis, Pleuritis, Gastritis, Enteritis, Cholezystitis, Entzündungen im Becken, Orchitis, Epididymitis, rheumatische Gelenkserkrankungen, Neuritis n. facialis, u. a.

c) Krankheiten mit funktionellen Störungen:

Die Ohr-Akupunktur hat eine regulierende Funktion für das Nervensystem. Dadurch können Krankheitserscheinungen gemildert oder geheilt werden.

So z. B. tritt eine Heilung oder Besserung auf bei: Schwindelsyndrom, Herzrhythmusstörungen, bei hohem Blutdruck, bei Neigung zu Schweißausbruch, bei Störungen der Darmfunktion, bei unregelmäßiger Menstruation, Neurasthenie und sexuellen Funktionsstörungen.

d) Allergische Krankheiten:

Krankheiten wie allergische Rhinitis, allergisches Asthma bronchiale, allergische Hautveränderungen, allergischer Schock, Erythema nodosum, aber auch Rheumatismus und Arzneimittel-Allergie können durch Ohr-Akupunktur beeinflußt werden.

Die Ohr-Akupunktur erhöht die Konzentration der Nebennierenrinden-Hormone, sodaß ihre entzündungshemmende, antiallergische Wirkung auf diese Weise verständlich werden könnte.

e) Hormonelle und Stoffwechsel-Störungen:

Die Ohr-Akupunktur kann bei folgenden Krankheiten zum Teil Medikamente einsparen helfen bzw. eine therapeutische Möglichkeit sein, und zwar bei:

Hyperthyreose, Hypothyreose mit Kropfbildung, Diabetes mellitus, Menopausensyndrom, u. a.

f) Infektionskrankheiten:

Bei Krankheiten wie Grippe, Keuchhusten, Scharlach, Malaria, Lungentuberkulose, bakterielle Ruhr, Hepatitis, Enzephalitis und Meningitis sowie bei jugendlichen Flachwarzen kann die Ohr-Akupunktur eine beruhigende, fiebersenkende, krampflösende, hustenreizstillende Wirkung entfalten und durch gleichzeitige Kräftigung der Immunlage des Körpers den Heilungsprozeß beschleunigen.

g) Chronische Krankheiten:

Auch bei chronischen Beschwerden wie Lenden- und Kreuzschmerzen, Schulterarmschmerzen, Verdauungsstörungen usw. kann die Ohr-Akupunktur eine Besserung bis langanhaltende Beschwerdefreiheit erzielen, sodaß sich weitere therapeutische Maßnahmen erübrigen und Medikamente eingespart werden können.

2. Kontraindikationen der Ohr-Akupunktur

Schwere Herzkrankheiten sollen nicht mit Ohr-Akupunktur behandelt werden. Vor allem ist eine zu intensive Reizung zu vermeiden.

Schwere organische Krankheiten, insbesondere eine hochgradige Anämie, sollen ebenfalls nicht mit Ohr-Akupunktur behandelt werden.

Auch bei Entzündungen der Ohrmuschel, bei Ekzemen, Erfrierungen oder Geschwüren soll Ohr-Akupunktur unterbleiben.

Während der Schwangerschaft, insbesondere bei Neigung zu habituellem Abort, soll Ohr-Akupunktur unterbleiben.

Aus der Literatur wissen wir, daß Ohr-Akupunktur während der Menstruation nicht angewendet werden soll. Wir haben jedoch über viele Jahre Frauen behandelt, ohne auf die Menstruation Rücksicht zu nehmen und konnten niemals eine ungünstige Beeinflussung des Menstruationszyklus beobachten. Nur in seltenen Fällen war der Menstruationszyklus verkürzt.

C. Häufige Reaktionen bei der Ohr-Akupunktur-Therapie

„Das Ohr ist der Platz, wo alle Meridiane zusammentreffen."

Diese Annahme der traditionell-chinesischen Ärzte wird zur Erklärung der Ohr-Akupunktur herangezogen. Wenn Krankheiten im Körperinneren auftreten, so können nicht nur im Bereich des ganzen Körpers bzw. an dessen Oberfläche, sondern auch an einzelnen Abschnitten der Ohrmuschel Reaktionen auftreten. Die im folgenden beschriebenen Reaktionen sind häufig zu beobachten.

1. Reaktionen der Ohrmuschel

Die meisten Patienten haben bei der Anwendung der Ohr-Akupunktur ein mehr oder weniger intensives Schmerzgefühl. Manchmal tritt auch ein Gefühl des Wundseins, des Anschwellens oder ein Kältegefühl auf.

Nach einigen Minuten tritt in der Ohrmuschel entweder umschrieben oder in ihrem ganzen Bereich ein Wärmegefühl und eine allmähliche Hyperämie auf.

Dies alles sind Zeichen einer DE QI-Reaktion im Rahmen der Ohr-Akupunktur. Wenn diese auftritt, so kann man einen guten Erfolg prognostizieren.

2. Reaktionen an den erkrankten Stellen

Nach der Anwendung der Ohr-Akupunktur treten bestimmte Sensationen in jenen Körperabschnitten auf, welche der Krankheit zugeordnet sind.

In den erkrankten inneren Organen kann auch das Gefühl eines „angenehmen Wärmestromes" auftreten. Manchmal kommt es zu einem unwillkürlichen Muskelzucken im entsprechenden Areal am Körper.

Auch bei der Behandlung von Fazialisparesen kann ein Zittern der Wangenmuskulatur des Patienten beobachtet werden.

Ebenso können die Augen- und Stirnmuskeln zu fibrillieren beginnen.

Bei einem Prolaps des Rektums oder des Uterus kann der Patient bei der Nadelung der Ohr-Punkte eine deutliche Empfindung von „hebender und kontrahierender" Wirkung haben.

3. Reaktion an den Meridianen

Entsprechend dem Verlauf der zwölf Meridiane können mit gewisser Regelmäßigkeit auftretende Empfindungen bei der Anwendung der Ohr-Akupunktur beobachtet werden.

Die Patienten beschreiben streifenförmig ausstrahlende Sensationen oder ein Gefühl des Wundseins oder Empfindungen eines leichten Schmerzes, einer Hypästhesie und eines Kribbelns.

Nach unserer klinischen Erfahrung ist diese Reaktion mit dem Meridianverlauf in Verbindung zu bringen und von der Reizart abhängig.

Besonders deutliche und besonders häufig auftretende Reaktionen wurden am Blasenmeridian (Fuß-TAI YANG) und am Magenmeridian (Fuß-YANG MING) beobachtet.

Bei starker Reizung werden diese Reaktionen häufiger beobachtet als bei schwacher Reizung. Aber auch bei Patienten, die eine Dauernadel-Therapie oder eine Kugel-Druck-Therapie erhalten, können streifenförmig dem Meridian entsprechende Ausstrahlungen auftreten.

Dies wird als Beweis angesehen, daß Ohr- und Körper-Akupunktur zueinander in Beziehung stehen.

Wenn derartige Empfindungen auftreten, so spricht das für eine günstige therapeutische Prognose mittels Ohr-Akupunktur.

4. Allgemeine Reaktionen

Bei manchen Patienten tritt während oder auch nach der Ohr-Akupunktur eine vermehrte Speichelsekretion auf.

Auch Hungergefühl oder eine verstärkte Peristaltik des Magen-Darm-Traktes werden beobachtet.

Patienten mit Hautkrankheiten haben nach der Anwendung der Ohr-Akupunktur am ganzen Körper oft ein angenehm warmes oder angenehm kühles Gefühl.

Manche Patienten werden schläfrig und entspannt.

Manchmal kann nach der Ohr-Akupunktur eine Einschränkung der Drehbewegung des Kopfes auftreten.

Auch Schwellungen im Kiefergelenk können auftreten und die Kaufunktion vorübergehend beeinträchtigen. Dies ist besonders bei tiefem Stechen im Bereich des Ohres bzw. des Ohransatzes auslösbar. Wenn man in diesen Fällen die Nadel vorsichtig und mit langsamen Drehbewegungen herauszieht, dann verschwindet diese Reaktion sofort.

5. Reaktionen ähnlich einem Sekundenphänomen

Wenn ein Ohr-Punkt gestochen wird, so kann ähnlich einem Sekundenphänomen in der Neuraltherapie eine sofortige Reaktion auftreten. Dies wird von den Patienten oft folgendermaßen beschrieben: „Es ist, als ob eine elektrische Klingel mit dem erkrankten Körperteil in Verbindung stünde.“

Die Symptome können sogleich gebessert oder sogar vollständig zum Verschwinden gebracht werden.

Dies ist relativ häufig bei Kopf- und Zahnschmerzen und Muskelverspannungen zu beobachten.

6. Positive Nebenreaktionen
(wörtlich: Kettenreaktion)

Wenn Krankheiten mit Ohr-Akupunktur behandelt werden, so können auch andere, gleichzeitig vorhandene Krankheiten gebessert werden.

So z. B. kann bei der Behandlung der Neurasthenie eine Neurodermatitis oder eine Herzrhythmusstörung gleichzeitig gebessert werden.

Bei Behandlung einer Stomatitis aphthosa kann auch eine Gastritis, eine Enteritis oder eine Hautkrankheit gebessert werden.

7. Spätreaktionen

Während einer Akupunkturbehandlung oder unmittelbar nachher kann – in seltenen Fällen – kein unmittelbarer Erfolg auftreten. Jedoch zeigt sich einige Zeit nach der Behandlung eine Besserung der Symptome.

8. Nachlassender Effekt bei späteren Behandlungen oder Behandlungswiederholung

Manche Patienten haben am Beginn der Behandlung eine merkbare Besserung ihrer Beschwerden, mit der Zeit jedoch tritt eine abschwächende Wirkung der Ohr-Akupunktur-Therapie auf. Nach einigen Behandlungen wird dann eine weitere Besserung der Krankheitssymptomatik nicht mehr erzielbar sein.

9. Wirkungslose Behandlungen

(fehlende Reaktionen)

Manche Patienten verspüren in der Ohrmuschel keine überempfindlichen Stellen oder zeigen überhaupt keine Reaktionen, d. h. es tritt keine Nadelsensation auf, wenn eine Behandlung mit Ohr-Akpunktur erfolgt. Es kommt auch zu keinerlei Besserung der Beschwerden. Dies ist häufig dann der Fall, wenn die Patienten unter schweren Krankheiten leiden.

10. Verschlechterungsreaktionen

durch die Behandlung

Bei der Ohr-Akupunktur tritt bei einzelnen Patienten eine Verschlechterung der Beschwerden auf.

Die zu behandelnden Symptome wie Schwindelgefühl, Herzklopfen, Schlafstörungen werden nicht gebessert, sondern – im Gegenteil – verschlechtert. Dies wird meist durch psychische und physische Überbeanspruchung des Patienten verursacht.

Es kann aber auch durch eine **zu große Anzahl von Nadeln** bzw. eine **zu intensive Reizung** der Ohr-Punkte ausgelöst werden.

Im allgemeinen ist eine Verschlechterung der Beschwerden nur als eine vorübergehende Reaktion zu betrachten, die zu einer kurzzeitigen Unterbrechung der Behandlungsserie führt. Nur dann, wenn eine Verringerung der Reizstärke bzw. eine Verlängerung der Behandlungsabstände die auftretende Verschlimmerungsreaktion nicht abschwächt, soll die Behandlung endgültig abgebrochen werden.

D. Nadel-Kollaps bei der Ohr-Akupunktur-Therapie

Bei der Ohr-Akupunktur kann es – ebenso wie bei der Körper-Akupunktur – in manchen Fällen zu einem Kollaps kommen. Es besteht jedoch kein gesetzmäßiger Zusammenhang zwischen einem Kollaps nach einer Ohr- und einem Kollaps nach einer Körper-Akupunktur. Patienten, die nach der Körper-Akupunktur mit einem Kollaps reagieren, müssen nicht ebenfalls einen Kollaps bei der Ohr-Akupunktur erwarten und umgekehrt.

Es wurde schon darauf hingewiesen, daß die auslösenden Ursachen für einen Kollaps bei der Ohr-Akupunktur nicht immer die gleichen sein müssen. Ein Kollaps tritt nicht nur bei Reizung mit einer dünnen Nadel auf, sondern kann auch bei anderen Reizmethoden vorkommen.

1. Ursachen des Nadelkollaps

Die psychische Verfassung des Patienten kann einen Nadelkollaps dann verursachen, wenn die Patienten bei der erstmaligen Ohr-Akupunktur besonders ängstlich, nervos und verspannt sind.

In folgenden Fällen kann ein Nadelkollaps auftreten:
- bei sehr schwachen, körperlich extrem erschöpften Patienten,
- bei übermäßigem Hunger, niedrigem Nüchternblutzucker und vorübergehenden Gesundheitsstörungen,
- bei zu tiefem Einstich und zu starker Stimulation,
- bei falscher Auswahl der Akupunktur-Punkte bzw. zu großer Zahl von Nadeln.

2. Symptome des Nadelkollaps

Beim Stechen der Akupunktur-Nadel oder während des Belassens der Nadel können sehr rasch die Symptome eines Nadelkollaps auftreten.

Je nach deren Schwere teilt man sie in drei Grade ein:

a) leichte Form: Der Patient klagt während der Behandlung über Schwindelgefühl und Druckgefühl im Thorax, während die Atmung und der Puls normal bleiben.

b) mittelgradige Form: Der Patient bekommt starkes Herzklopfen, Übelkeit und Brechreiz. Die Gesichtsfarbe wird blaß, es kommt zum Schweißausbruch, die Extremitäten werden kalt, der Puls wird fadenförmig.

c) schwere Form: Der Patient hat kalte Extremitäten, kalten Schweiß, der Puls ist kaum mehr tastbar, es kommt zu einer fahl-blassen Hautverfärbung und zum Kollaps.

Nach unseren langjährigen Erfahrungen haben wir bei Ohr-Akupunktur-Therapie aber nur in etwa maximal 1 Prozent der behandelten Patienten einen leichten oder mittleren Nadelkollaps beobachten können, niemals jedoch eine schwere Form.

3. Behandlung des Nadelkollaps

a) Bei leichter Form:

Hier ist es nicht notwendig, die Ohrnadeln zu entfernen, vorausgesetzt, man läßt den Patienten bequem gelagert und gibt ihm warmes Zuckerwasser zu trinken, wodurch sich der Patient psychisch entspannt und beruhigt. Nach einigen Minuten fühlt er sich dann wieder in Ordnung.

b) Bei mittlerer oder schwerer Form:

Hier müssen die Ohrnadeln sofort herausgenommen und der Patient flach gelagert werden, d. h. der Kopf tief, die Beine hoch, Halskragen und Gürtel der Bekleidung müssen gelockert werden. Auf einen ausreichenden Wärmeschutz in der kalten Jahreszeit ist zu achten.

Natürlich müssen entsprechende Möglichkeiten aus der Schulmedizin zur Verfügung stehen.

Aus der Sicht der Ohr-Akupunktur kann mit Hilfe einer subkutanen Injektion von kreislaufstimulierenden Mitteln (Adrenalin) im
- Ohr-P. 34-Graue Substanz und im
- Ohr-P. 95-Niere

unmittelbare Hilfe geleistet werden.

4. Vorbeugung des Nadelkollaps

Der Arzt muß dem Patienten insbesondere bei der ersten Ohr-Akupunktur eine entsprechende Aufklärung bieten, d. h. ihn auf den eventuell schmerzenden Stich der Nadel, auf die veränderte Durchblutung und ein eventuell auftretendes Wärmegefühl im Kopf aufmerksam machen und ihm so die Angst vor den bei der Ohr-Akupunktur auftretenden Sensationen nehmen. Der Arzt muß den Patienten fragen, ob bei vorangegangenen Behandlungen mit Akupunktur bereits einmal ein Nadelkollaps aufgetreten ist. Bei besonders schwachen Patienten muß die Behandlung im Liegen durchgeführt werden.*)

Weiters sollen zur Vermeidung des Nadelkollaps eine
- nicht zu starke Stimulation erzeugt werden,
- nicht zu viele Punkte ausgewählt werden,
- nicht zu tief und
- nicht zu grob gestochen werden.

Insbesondere die folgenden Ohr-Punkte dürfen nicht zu tief gestochen werden:
- Ohr-P. 100-Herz,
- Ohr-P. 51-Vegetativum,
- Ohr-P. 28-Hypophyse,
- Ohr-P. 104-3 E und
- Ohr-P. 22-Endokrinium.

Dicke und stumpfe Nadeln sollen nicht verwendet werden, sondern möglichst zarte und dünne.

**) Anmerkung der Herausgeber:*

Wir empfehlen grundsätzlich, die Ohr-Akupunktur immer am liegenden Patienten durchzuführen (zumindest die ersten Behandlungen).

E. Methoden zur Vorbeugung und Behandlung von lokalen Infektionen der Ohrmuschel

1. Vorbeugung von Infektionen

Bei unzureichender Desinfektion der Nadeln kann an der Ohrmuschel eine Infektion entstehen.

Aufgrund der schlechten Durchblutung des Ohrknorpels kann sich eine einmal aufgetretene Infektion relativ rasch ausbreiten und deren Behandlung dann sehr schwierig gestalten.

Daher sind eine **sorgfältige Desinfektion der Haut** und eine **exakte Sterilisierung der Nadel** unabdingbare Voraussetzungen für eine Akupunktur-Behandlung.

Blutende Ohr-Stellen soll man mit steriler Watte betupfen und drücken und nach der Blutstillung nochmals mit einem Desinfektionsmittel bestreichen.

Bei schwerkranken Patienten kann, wenn die vorgeschriebene Sterilität außer acht gelassen wird, die Ohrmuschel anschwellen, der Ohrknorpel nekrotisch werden oder atrophisch degenerieren.

2. Behandlung von Infektionen

Bei ungenügender Desinfektion der Nadeln oder der Haut der Ohrmuschel oder bei zu langem Liegenlassen einer Dauernadel, bei zu intensivem Drücken im Rahmen einer Kugel-Druck-Methode kann die Haut in dem betreffenden Areal der Ohrmuschel eine lokale Rötung und Irritation entwickeln.

In diesem Fall ist die gereizte Stelle mit einem Desinfektionsmittel dreimal täglich zu bestreichen und wird gleichzeitig empfohlen,

- Ohr-P. 13-Nebenniere,
- Ohr-P. 55-SHEN MEN und
- Ohr-P. 101-Lunge

einmal täglich zu behandeln.

Auch mit lokaler Laser-Therapie (He-Ne-Laser) kann einmal täglich für 5–10 Minuten eine Behandlung durchgeführt werden. Damit ist im allgemeinen binnen drei Tagen ein guter entzündungshemmender Effekt zu erwarten.

Wenn eine Infektion der Haut im Bereich der Ohrmuschel nicht rechtzeitig behandelt wird, kann die Entzündung auf den Ohrknorpel übergreifen und eine Perichondritis entstehen. Die Symptome sind Rötung, Schwellung, Schmerz.

Sollte trotz der angegebenen vorbeugenden Maßnahmen doch eine Perichondritis auftreten, so sind folgende Maßnahmen zu treffen:
- Vermeidung jeder weiteren Traumatisierung,
- Entfernung aller Dauernadeln und
- Gabe von lokalen Antibiotika.

Da der Knorpel des Ohres jedoch eine besondere Affinität zu Pseudomonas aeruginosa hat, ist mit Antibiotika oft kein befriedigender Effekt zu erzielen. Daher sollte man in solchen Fällen zusätzlich auch die Laser-Therapie oder traditionell-chinesische Medikamente anwenden.

Über der entzündeten Stelle können auch Magnetpflaster in der Größe von 8×2 mm bis 20×2 mm (2000–2500 Gauß) im vorderen und hinteren Teil der Ohrmuschel eingeklebt werden. Die Größe der Magnetpflaster soll der Ausbreitung der Entzündung entsprechen.

Einem anderen Bericht zufolge, soll die Stärke der magnetischen Felder nur 1500 Gauß sein, da zu starke magnetische Feldkraft und mechanischer Druck eine Zirkulationsstörung im Bereich der Ohrmuschel hervorrufen können.

Wenn der Patient Schmerzen hat, dann muß entweder ein Körper mit kleinerer Magnetfeldstärke genommen werden oder eine dickere Umhüllung mit Watte erfolgen, damit der Knorpel nicht mechanisch durch Kompression beschädigt wird.

Anfangs ist jeden zweiten oder jeden dritten Tag zu kontrollieren, nach einer Woche genügt eine wöchentliche Kontrolle.

Nach experimentellen Untersuchungen konnte man feststellen, daß das Wachstum von Staphylokokken, Ruhrbazillen und Pseudomonas aeruginosa in Nährböden durch eine Magnetfeldkraft von 1000–1700 Gauß gehemmt wird.

Dies soll ein Hinweis sein auf die entzündungshemmende Wirkung der Magnet-Therapie.

Mit Moxibustion kann das entzündete Gebiet erwärmt werden. Die Wärme muß vom Patienten subjektiv angenehm empfunden werden, soll 10–15 Minuten dauern und zwei- bis dreimal täglich erfolgen.

Im wesentlichen gilt, daß bei Verdacht auf Perichondritis der Patient in jedem Fall einer fachärztlichen HNO-Behandlung zugeführt werden muß, damit mit Hilfe von Antibiotika bzw. chirurgischen Maßnahmen eine entsprechende Behandlung gesichert ist.

Literatur zu den Kapiteln I, II, III, IV

BRAEMER Ch., Diagnostik mit Hilfe der Auriculomedizin. Akupunktur – Theorie und Praxis 9/3 (1981) 117–127

CECCHERELLI F., Versagen einer hochfrequenten aurikularen Elektrostimulation bei Analgesie nach Cholezystektomien. Keine besseren Ergebnisse durch Blutproteinhemmer (Doppelblindversuch). Dtsch. Z. Akupunktur 28/4 (1985) 87–92

CHUN S., HEATHER A. J., Auriculotherapy Microcurrent application on the external ear – clinical analysis of a pilot study on 57 chronic pain syndroms. Am. Journ. Chin. Med. 2 (1974) 399–405

CRAIG J. B., Electro-Acupuncture in postoperative pain relief. In: Akupunktur – Theorie und Praxis 14/4 (1986) 267

FILSHIE J., Acupuncture for malignant pain problems. In: Akupunktur – Theorie und Praxis 14/4 (1986) 267

HUANG XIAN MING, Clinical Study of Acupuncture for Treatment of Diabetic Pathological Change of Urinary Bladder. Akupunktur – Theorie und Praxis 12/3 (1984) 127–140

KÖNIG G., WANCURA I., Einführung in die chinesische Ohr-Akupunktur, 8. Aufl. Haug Verlag, Heidelberg 1984

diess.: Wandtafel der Ohr-Akupunktur, 3. Aufl. Haug Verlag, Heidelberg 1981

diess.: Praxis und Theorie der Neuen Chinesischen Akupunktur, Bd. I: Konstitutionslehre, Krankheitslehre, Bewegungsapparat. Maudrich Verlag, Wien 1979; Bd. II: Kopfschmerzen, Vegetative Störungen, Innere Krankheiten. Maudrich Verlag, Wien 1981

diess.: Neue Chinesische Akupunktur, 4. Aufl. Maudrich Verlag, Wien 1985

KÖNIG G., WANCURA I., Konstitution und Kondition in der traditionell-chinesischen Medizin. Akupunktur – Theorie und Praxis 6/4 (1978) 163–167

KÖNIG G., Theoretische Grundlage der Ohrakupunktur. Akupunktur – Theorie und Praxis 3/4 (1975) 180–184

KÖNIG G., Ohrakupunktur – Therapie und Operationsanalgesie von der Ohrmuschel aus. Österr. Ärztezeitung 18 (1973) 1002

KÖNIG G., Akupunktur – Abgrenzung der Randgebiete der Therapie. Akupunktur – Theorie und Praxis 9/1 (1981) 10–15

KÖNIG G., Der neue chinesische „internationale Code" für Akupunkturpunkte. Akupunktur – Theorie und Praxis 11/2 (1983) 87–101

KÖNIG G., Analyse von Akupunktur und Hypnose durch Ergebnisse des Computer-EEG. Akupunktur – Theorie und Praxis 3/4 (1975) 173–174

KOZMA A., Acupuncture, a means for the prevention and the treatment of general toxic accidents, determined by loco-regional anesthesia. Rev. Chir. 33/3 (1986) 197–404

LECKIE R. S., Uses of acupuncture for pain relief. Hosp. Pract. 21 (12) 36/I, 36/O-36/P, 41 (1986)

LEITNER R. von, Die Entwicklung der Akupunktur in Deutschland. Akupunktur 2 (1973) 42–45

LEITNER R. von, Die Behandlung des Herpes zoster Dtsch. Zschr. f. Akupunktur 1/2 (1957)

LEUNG C. Y., SPOEREL W. E., Effect of auriculoacupuncture on pain. Am. Journ. Chin. Med. 2 (1974) 247–260

MASTROIANNI A., The treatment of postoperative pain wih the use of semipermanent auricular needles. Panminerva Med. 27/1 (1985) 39–42

MELZAK R., et al.: Auriculotherapy fails to relieve chronic pain. A controlled crossover study

NICOSIA F., La stimolazione elettrica auricolare a scopo antalgico in chirurgia generale, considerazioni teoriche e analisi di 170 casi. Minerva Anestesiol. 50/11 (1984) 587–591

NOGIER P., Auriculomedizin nach Nogier. Akupunktur – Theorie und Praxis 11/1 (1983) 5–8

NOGIER P., Die Lokalisation in der Auriculotherapie. Akupunktur – Theorie und Praxis 11/4 (1983) 185–194

PAULAIN Ph., Electro-acupuncture (ESA) versus narcotic analgesia during the per and post operative period – a randomized study on 250 patients undergoing major surgery. In: Akupunktur – Theorie und Praxis 14/4 (1986) 266

PESIKOV Ia. S., New method of ear acupuncture in the treatment of chronic and protracted diseases. Ter. Arkh. 54/1 (1982) 114–116

PILLONI C., EEG evaluation of patients undergoing extracorporeal circulation under analgesia and electrohypalgesia with auricular acupuncture. Minerva Anestesiol. 46/3 (1980) 371–386

POTHMAN R., Transcutaneous electrical nerve stimulation (TENS) in Children. In: Akupunktur – Theorie und Praxis 14/4 (1986) 267

RODRIGUEZ, Kombinierte Anästhesie durch Ohrreizung und Herabsetzung der Erregbarkeit des Zentralnervensystems zur Kontrolle postoperativer Schmerzen. Int. Akupunktur-Kongreß Mainz, Bd. 1, 2, 6, 1981

SODIPO J., Acupuncture and intractable pain. In: Akupunktur – Theorie und Praxis 14/4 (1986) 267

THOMA H. et al., Über die Anwendung elektrischer Stimulationsströme bei Operationen – Konzept einer klinisch verwendbaren Anordnung. Anästhesist (Berl.) 25/5 (1976) 239–245

V. Reizmethoden der Ohr-Akupunktur

von XU Ruizheng

A. Feinnadel-Methode

B. Elektrische Reiz-Methode

C. Punktinjektion (Wassernadel)

D. Dauernadel-Methode (Nadeldeponierung)

E. Kugel-Druck-Methode

F. Mikroaderlaß-Methode (Bluten-Lassen)

G. Massagetherapie

H. Magnettherapie

I. Laser-Therapie

J. Ohrklemme

Die Reizmethoden der Ohr-Akupunktur haben sich analog zum Fortschritt der modernen Wissenschaft und Technik weiterentwickelt. In diesem Kapitel werden einige der am häufigsten gebrauchten Reizmethoden besprochen.

A. Feinnadel-Methode

Unter der Feinnadel-Methode versteht man das Einstechen einer Nadel in die Akupunktur-Punkte der Ohrmuschel. Dies ist die häufigste und gebräuchlichste Methode zur Behandlung mit Ohr-Akupunktur.

1. Auffinden der empfindlichsten Punkte und Desinfektion

Aufgrund der Diagnose nach traditionell-chinesischer und naturwissenschaftlicher Medizin stellt man ein vorläufiges Programm der Akupunktur-Punkte zusammen.

Dann werden mit einem Punktsuchgerät oder einer Knopfsonde die empfindlichsten Punkte im Ohr gesucht.

Wenn diese druckempfindlichen Punkte auch in die Umgebung schmerzhaft ausstrahlen, dann werden von diesen zuerst jene Punkte gewählt, die zu dem Krankheitsbild in Beziehung stehen (Krankheitsort, Organbildtheorie u. a.).

Mit einer Knopfsonde wird ein leichter Druck auf die Ohr-Punkte ausgeübt, sodaß ein hyperämischer Punkt entsteht, der dann ganz exakt gestochen werden kann.

2. Lagerung des Patienten und Reizmethode (das Einstechen der Nadeln)

Der Patient kann liegend oder sitzend eine Behandlung bekommen. Wenn der Patient bei der Erstbehandlung besonders ängstlich oder nervös oder in einem reduzierten körperlichen Allgemeinzustand ist, so soll er liegend behandelt werden.

Bei robusten gesunden Patienten können jedoch, wenn die vorangegangenen Nadelungen gut vertragen wurden, die Akupunktursitzungen später auch im Sitzen durchgeführt werden.*)

Zuerst werden rostfreie Nadeln, u. zw. Nr. 26–30 (in China ist Nr. 30 die feinste Nadel), in einer Länge von 0,3 bis 1 cun**) ausgewählt. Die am häufigsten gebrauchte Nadel ist Nr. 28 mit einer Länge von 0,5 cun.

Manche Ärzte in Europa verwenden auch Gold- und Silbernadeln, weil sie der Meinung sind, daß diese Materialien unterschiedliche elektrische Potentiale hervorrufen, mit denen man eine tonisierende oder sedierende Wirkung erzielen kann.***)

Laut Angaben der chinesischen Professoren in Nanjing hat die unterschiedliche Materialqualität keine Einwirkung auf das ausgelöste Resultat hinsichtlich „Tonisierung und Sedierung" – richtig als zuführende Methode BU-FA bzw. reduzierende Methode XIE-FA bezeichnet.

Beim Einstechen der Nadel hält der Arzt mit linkem Daumen und Zeigefinger das Ohrläppchen und hebt mit dem Mittelfinger das zu stechende Areal nach vor.

**) Anmerkung der Herausgeber:*

Wie bereits erwähnt, empfehlen wir jedoch, die ersten Behandlungen grundsätzlich immer am liegenden Patienten durchzuführen, um einen Nadelkollaps zu vermeiden.

***) Anmerkung des Übersetzers MA Jian:*

1 cun = 33,3 mm.

****) Anmerkung der Herausgeber:*

Ein ans Unseriöse grenzender Fehler bei der Anwendung von Gold- und Silbernadeln war sicherlich jener, daß Gold und Silber eine oligodynamische Wirkung zugeschrieben wurde, weshalb manche ältere Ärzte empfohlen hatten, diese Gold- und Silbernadeln nicht zu sterilisieren.

Dadurch wird das zu behandelnde Gebiet gespannt. So kann man die Einstichtiefe genau kontrollieren und den Schmerz beim Einstechen reduzieren.

Mit rechtem Daumen, Zeige- und Mittelfinger wird die Nadel gehalten und in den hyperämischen Punkt eingestochen.

3. Stichtechniken

Es gibt zwei Stichtechniken, und zwar eine schnelle und eine langsame Einstichmethode.

a) Schnellstich-Methode:

Ein erfahrener, in der Akupunktur geübter Arzt wird mit dieser Methode arbeiten: das heißt, er wird in einen bereits exakt bestimmten Punkt die Nadel durch drehendes Einsenken in die Ohrmuschel einstechen.

Bevor man jedoch die Nadel einsticht, wird empfohlen, daß der Patient mit offenem Mund tief einatmet und daß dann, während der Ausatmung, die Nadel eingestochen wird. Dadurch läßt sich der Schmerz des Einstiches verringern.

Das Stechen soll kurz, schnell und an exakter Stelle durchgeführt werden.

b) Langsamstich-Methode

Die Nadel wird am Akupunktur-Punkt angesetzt und dann mit langsamer, leicht drehender Bewegung eingestochen.

Das Einstechen mit dieser Methode soll mit gleichbleibender Intensität erfolgen. Während des Einstechens sollte mit dem Patienten über das Schmerzempfinden, das dadurch ausgelöst wird, gesprochen werden.

Die Nadel wird bis zur vorgesehenen Tiefe eingestochen, während an den Patienten die Frage zu richten ist, ob die bestehenden Beschwerden, deretwegen die Behandlung erfolgt, sich verändern.

In manchen Fällen können nämlich akute Schmerzen, vor allem am Bewegungsapparat, eine sofortige Besserung zeigen.

Wenn die Nadel die vorgesehene Tiefe erreicht hat, braucht keine weitere Stimulation durch Drehen der Nadel erfolgen.

In den meisten Fällen werden die Ohr-Akupunktur-Punkte senkrecht gestochen, in manchen Fällen, z. B. bei
- Ohr-P. 51-Vegetativum und
- Ohr-P. 112-R. n. vagi,

kann die Nadel auch schräg vorgeschoben werden.

Wenn zwei Punkte mit einer einzigen Nadel gereizt werden sollen, z. B.
- Ohr-P. 33-Stirne und
- Ohr-P. 29-Occiput,

dann soll die Nadel vorsichtig subkutan vorgeschoben werden.*)

3. Reizstärke und Handhabung (Technik)

Man unterscheidet drei Arten von Reizstärke:

a) XIE-FA – reduzierende Methode
starke Reizung

Diese Reizmethode ist indiziert:
- bei kräftigen Patienten vom Fülle-SHI-Typ,
- bei akuten, stark schmerzenden Erkrankungen, bei Erkrankungen vom Fülle-SHI-Typ und
- bei Erkrankungen mit der Symptomatik von Blut-Stop YU XUE.

**) Anmerkung der Herausgeber:*

Wir haben dies als „Senkrecht-Stich“ und „Schräg-Stich“ bezeichnet; letztere Methode ist auch dann angezeigt, wenn eine elektrische Reizung erfolgen soll, weil nur dann die Nadel so fest im Gewebe sitzt, daß sie durch ein elektrisches Kabel nicht wieder herausgezogen werden kann.

b) BU-FA – zuführende Methode
schwache Reizung

Diese Reizmethode ist indiziert:
- bei schwachen Patienten vom Leere-XU-Typ,
- bei schwacher Konstitution,
- bei Kälte-HAN- und Leere-XU-Krankheiten und
- bei chronischen Erkrankungen.

c) Kombinationsmethode von XIE-FA und BU-FA – reduzierende und zuführende Methode
mittelstarke Reizung

Diese Methode ist indiziert:
- bei einfachen Erkrankungen,
- bei unkomplizierten Schmerzen am Bewegungsapparat,
- bei Schmerzen, die den Ort rasch wechseln, und
- bei unkomplizierten Schmerzen innerer Organe.

Die drei am häufigsten gebrauchten Methoden der Ohr-Akpunktur-Technik sind folgende:

Einfaches Stechen – DAN CI FA

Stechen und Drehen – NIAN ZHUAN FA

Heben und Senken bei gleichzeitigem Drehen – TI DAO FA

a) Einfaches Stechen – DAN CI FA

Die Nadel wird nur eingestochen und verbleibt ohne weitere Reizung an dieser Stelle.

Diese Methode verwendet man bei alten, schwachen, chronisch Kranken und bei Kindern.

b) Stechen und Drehen – NIAN ZHUAN FA

Diese Reizart ist eine mittelstarke Reiztechnik.

Nach Einstechen der Nadel wird diese durch Drehung gereizt, wobei die Drehung im Uhrzeigersinn betont wird.

Diese Reizart soll nur 1–2 Minuten dauern und vor allem bei chronischen Krankheiten angewendet werden.

Wenn bei dieser Methode eine Verschlechterung der Krankheitssymptomatik auftritt, so soll in die entgegengesetzte Richtung gedreht werden.

c) Heben und Senken bei gleichzeitigem Drehen
– TI DAO FA

Nach dem Einstechen der Nadel in den Akupunktur-Punkt wird die Nadel vom Therapeuten 1–2 Minuten lang unter leichtem Drehen gehoben und gesenkt.

Diese Reizmethode wird bei akuten und stark schmerzhaften Erkrankungen angewendet.

Zusammenfassung:

Reizart, Reizintensität und Reizdauer muß der Arzt je nach dem Krankheitsbild der traditionell-chinesischen Medizintheorie bestimmen, d. h. beurteilen, ob
- Leere-XU oder
- Fülle-SHI

bei Patient oder Krankheit vorherrscht.*)

4. Stichtiefe

Die Stichtiefe richtet sich nach dem Krankheits- und Allgemeinzustand des Patienten sowie nach der Stärke der Ohrmuschel.

Im allgemeinen wird eine Tiefe von 2–3 mm notwendig sein. Die Nadel soll den Knorpel nicht durchdringen.

Nur im Ausnahmefall kann die Nadel auch durch den Knorpel durchgestochen werden. Der therapeutische Effekt ist jedoch nicht von der Tiefe des Einstiches abhängig, sondern vom Erreichen einer lokalen oder allgemeinen Reaktion des Patienten auf den Stichreiz.

Nach dem Einstechen soll eine Besserung der Beschwerden erzielt werden – dies gilt vor allem für die Schmerzen am Bewegungsapparat.

**) Anmerkung der Herausgeber:*

Bei Fülle-SHI-Patienten und -Krankheiten erfolgt eine reduzierende Methode XIE-FA – starke Reizung,

bei Leere-XU-Patienten und -Krankheiten erfolgt eine zuführende Methode BU-FA – schwache Reizung.

Wenn jedoch keine lokale Reaktion, wie das Gefühl einer Schwellung, Rötung, Wärme, eines stromartigen, ziehenden Gefühls auftritt, dann sollte die Richtung der eingestochenen Nadel geändert werden, und zwar so lange, bis der Patient das oben beschriebene DE QI-Gefühl empfindet.

5. Nadelbelassen

Bei dieser Methode, welche vor allem bei Kindern und alten Menschen sowie bei chronischen und mit geringen Schmerzen verbundenen Beschwerden angewendet wird, soll die Nadel 20 bis 30 Minuten im Ohr verbleiben. Man kann die Verweildauer aber bei stark schmerzhaften Krankheiten verlängern.

Grundsätzlich gilt:
Je älter und schwächer der Patient, desto kürzer sollen die Nadeln im Ohr verweilen.

Während die Nadeln im Ohr stecken, kann man etwa alle 10 Minuten diese manuell reizen, und zwar durch leichtes Hin- und Herdrehen, um auf diese Weise den therapeutischen Effekt zu intensivieren.

6. Entfernen der Nadel

Das Ende der Behandlung ist das Entfernen der Nadel. Dabei wird mit der linken Hand das Ohr des Patienten mit Daumen, Zeige- und Mittelfinger gehalten und mit der rechten Hand die Nadel entfernt.

Beim Entfernen gibt es zwei Methoden:

– Die Nadel wird rasch in senkrechter Richtung herausgezogen. Diese Methode ist nicht schmerzhaft.

– Die Nadel wird in drehender, gleichmäßiger Bewegung entfernt. Durch diese Drehung wird noch einmal ein Reiz gesetzt, wodurch die therapeutische Wirkung noch verbessert werden kann. Diese Methode erfolgt, wenn man keine merkbare Besserung während der Nadelung erzielt hatte.

Nach dem Entfernen der Nadel soll die im Ohr gereizte Stelle mit einem Tupfer komprimiert werden, um ein Nachbluten zu verhindern. Abschließend soll die Haut nochmals desinfiziert werden.

B. Elektrische Reiz-Methode (Elektrische Reizverstärkung oder Galvano-Akupunktur)

Die elektrische Stimulations-Methode ist eine kombinierte Behandlungsmethode der Feinnadel-Methode mit einer durch elektrische Impulse bewirkten Reizung. Mit Hilfe von elektrischen Impulsen kann der therapeutische Effekt gebessert werden.

Krankheiten, die mit Ohr-Akpunktur-Therapie zu behandeln sind, können – nach Meinung der chinesischen Autoren – alle auch durch elektrische Reizverstärkung behandelt werden.

Nach deren klinischer Erfahrung ist die Behandlung mit elektrischer Reizverstärkung vor allem bei Krankheiten des Nervensystems und kolikartigen Zuständen innerer Organe günstig.

Auch die Analgesie (Hypalgesie) durch Ohr-Akupunktur wird fast immer mit elektrischer Reizverstärkung durchgeführt.

1. Auswahl der Wellenform des Impulses

Die elektrische Reizung kann durch mehrere Arten von Impulsserien erfolgen.

Es werden vor allem Impulsfolgen

- mit kontinuierlicher Wellenform (Abb. V-1),
- mit alternierend kontinuierlich-intermittierender Wellenform (Abb. V-2),
- mit intermittierender Wellenform (Abb. V-3)

angewendet.

a) Die kontinuierliche Wellenform

Sie zeigt eine Kurve mit bidirektionaler Impulsspitze, in regelmäßigen Abständen auftretend und mit kontinuierlichem Verlauf (Abb. V-1). Die Frequenz dieser Wellenform liegt zwischen 160–5000/Min.

Impulse mit kontinuierlicher Wellenform und einer Frequenz unter 30/Sek. können Muskelkrämpfe und starke Reaktionen hervorrufen, wodurch Nerven- und Muskelfunktionen gebessert und der Tonus der Muskulatur verstärkt werden kann.

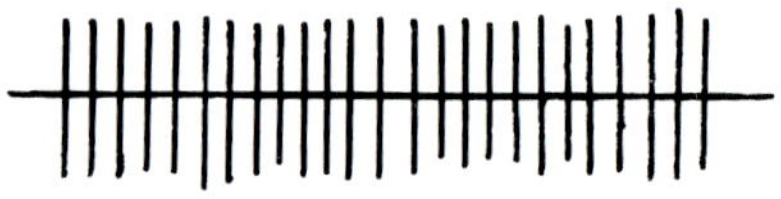

Abb. V–1 Kontinuierliche Impulswelle

Mit dieser Methode kann aber auch leicht eine Erschöpfungsreaktion der Muskelaktivität auftreten.

Die Impulse mit hochfrequenter kontinuierlicher Wellenform können die Reaktivität (wörtl.: Erneuerungsfähigkeit) der Nerven überschreiten und das Gewebe für weitere Reizungen weniger empfindlich machen.

Es tritt bei dieser Methode eine sofortige schmerzstillende Wirkung auf, weshalb diese bei der Akupunktur-Analgesie (-Hypalgesie) häufig angewendet wird.

Da die kontinuierliche Impulsform monoton wirkt, tritt oft eine Verminderung des Effektes durch die lokale Anpassung des Gewebes an den Reiz auf.

b) Die alternierend kontinuierlich-intermittierende Wellenform

Sie ist eine Kurve mit unregelmäßig periodisch auftretenden Abständen. Je ein Intervall mit engem Abstand und ein Intervall mit weitem Abstand bilden eine Kurven- oder Wellenperiode (Abb. V-2). Die Frequenz beträgt 14–26/Min.

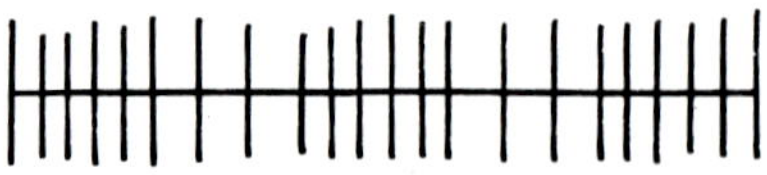

Abb. V–2 Alternierend kontinuierlich-intermittierende Impulswelle

Die periodische Kontraktion bzw. Entspannung der Muskulatur bei dieser Reizart fördert die Blutzirkulation im lokalen Gewebe und die Ernährung des Gewebes und stellt somit die Funktion wieder her. Sie steigert somit das therapeutische Endresultat.

Die schmerzstillende Wirkung jedoch ist in diesem Fall, d. h. mit dieser Methode nicht so günstig wie mit der intermittierenden Wellenform.

c) Die intermittierende Wellenform

Die unterbrochene intermittierende Impulswelle ist charakterisiert durch ein bestimmtes Pausenintervall zwischen regelmäßig auftretenden kontinuierlichen Impulsintervallen, deren Frequenz etwa 14–26/Min. beträgt (siehe Abb. V-3).

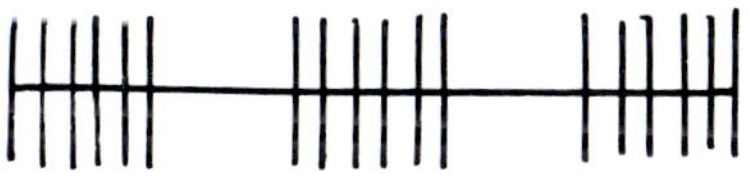

Abb. V–3 Intermittierende Impulswelle

Für den Fall, daß ein Pausenintervall zwischen der intermittierenden Pulswelle liegt, kann eine Anpassung im lokalen Gewebe schwerer entstehen als bei den anderen beiden Wellenformen.

Deshalb löst diese Impulswelle einen relativ konstanten Reiz im menschlichen Körper aus und bewirkt auch einen deutlichen Effekt für die Steigerung des Muskel- und Nervenstimulus. Diese Impulswelle wurde in der klinischen Behandlung sehr oft verwendet.

Beim Tierexperiment und bei der klinischen Beobachtung konnte man damit die beste schmerzreduzierende Wirkung erzielen.

Die schmerzstillende Wirkung hängt von der elektrischen Spannung des Impulses ab. Ist die elektrische Spannung zu niedrig, so verschwindet die schmerzstillende Wirkung.

Trotz der Veränderung der elektrischen Reizung oder Erhöhung der Frequenz der Impulse kann eine günstige Wirkung dann nicht mehr erreicht werden.

Der effektive Spannungswert von oberer zu unterer Spitze (positiv und negativ) beim Behandlungsgerät G 6805 wurde im Leerlauf zwischen 85 und 90 Volt gemessen.

Die Stärke der Reizung durch verschiedene Wellen soll nur von der Toleranz des Patienten abhängen, d. h. die Spannung soll je nach der Verträglichkeit des Patienten sukzessiv erhöht werden.

Nach der klinischen Beobachtung besteht kein besonderer Zusammenhang zwischen der notwendigen elektrischen Spannung und der körperlichen Konstitution des Patienten, das heißt, ein dicker Patient benötigt nicht unbedingt auch eine höhere Spannung als ein dünner Patient.

2. Behandlungsmethode

Je eine dünne Nadel wird in die ausgewählten Punkte am Ohr eingestochen. Der elektrische Apparat zur Reizung der Nadeln sollte vor seiner Anwendung stets überprüft werden.

Bei der Durchführung dieser Methode soll der Patient leicht parästhetische Empfindungen haben.

Je nach dem Krankheitszustand wählt man die entsprechende Wellenform und -frequenz aus.

Man muß bei Nullstellung des Potentiometers beginnen und startet erst dann den Potentialregler, wenn der positive bzw. negative Pol des elektrischen Apparates an je 2 Feinnadeln angeschlossen ist.

Die elektrische Reizung soll im allgemeinen 10–20 Minuten dauern.

Wenn die Intensität verstärkt werden soll, soll dies jedoch nur allmählich geschehen, so daß der Patient nicht erschrickt.

Nach Ablauf der Therapie soll zuerst das elektrische Potential auf den Nullpunkt gestellt, dann die Drähte entfernt und schließlich die Nadel nach ein paar leicht hin- und herdrehenden Bewegungen herausgenommen werden.

Die Reizstärke der Galvano-Akupunktur-Therapie wird je nach dem Krankheitszustand festgelegt.

Bei intensiven Schmerzen oder lange Zeit bestehenden Schmerzen soll diese Reizstärke vergrößert werden. Dabei soll man jedoch sehr vorsichtig vorgehen, um einen Nadelkollaps zu vermeiden.

Elektrische Anode und Kathode sollen stets im selben Ohr an zwei Nadeln eingesetzt werden.

Bei der Galvano-Akupunktur-Therapie soll jede Nadel von der anderen durch trockene Watte getrennt werden. Auf diese Weise kann man einen Kurzschluß vermeiden.

Die Nadeln müssen natürlich rostfrei sein. Beschädigte oder abgenützte Nadeln sollen nicht mehr verwendet werden.

Nach unserer praktischen Erfahrung treten bei der Kathodennadel keine elektrolysierenden Korrosionen auf. Deshalb sollen Nadeln aus normalem Material möglichst als Kathodennadeln verwendet werden. Hingegen soll die Anodennadel unbedingt aus korrosionsfreiem Material bestehen.

Wenn aber die Haut wie eine Elektrode wirkt und den Strom leitet, treten häufig umgekehrte Effekte ein.

Tritt beim Stromaustritt eine Unterbrechung oder Störung auf – ausgenommen bei der intermittierenden Wellenform –, so ist mit einem Wackelkontakt zu rechnen und dies durch entsprechende Reparatur zu beheben.

Wenn die elektrischen Behandlungsgeräte mit Gleichstrom betrieben werden, soll man die Batterien regelmäßig austauschen.

Weiters ist zu beachten, daß die Pole der Batterien nicht vertauscht werden, damit die Korrosion der Bestandteile der Behandlungsgeräte vermieden wird, um so die Einsatzbereitschaft der Geräte ständig zu gewährleisten.

C. Punktinjektion (Wassernadel)

mit Insulinspritzen

Unter Punktinjektion versteht man
– **die „Injektion bestimmter Arzneimittel in die Ohrpunkte"**,
das heißt, es erfolgt eine Injektion mit niedrig dosierten Medikamenten in die Ohr-Akupunktur-Punkte. Dadurch tritt nicht nur eine lokale Reizung dieser Akupunktur-Punkte auf und wird eine Nadelsensation ausgelöst, sondern es wird auch eine medikamentöse lokale Reizung durchgeführt.

Wird als Injektionsmittel Novocain oder Xylocain verwendet, so kann man dies auch als eine Infiltration der Ohr-Akupunktur-Punkte betrachten. Dies ist eine Kombination von traditionell-chinesischer und westlicher Medizin und ist zur Zeit in der klinischen Praxis weit verbreitet.

An der Medizinischen Hochschule Fujian wurden 179 Patienten mit verschiedenen Schmerzarten mit dieser Methode behandelt. Davon waren nach einer Behandlungsserie 150 Patienten völlig schmerzfrei, das sind 83,8%.

Die verwendeten Pharmaka sollen
– leicht resorbierbar sein,
– keine Nebenwirkungen haben,
– beim subkutanen Infiltrieren keine Hautreizung auslösen (d. h. sie sind mit physiologischer NaCl Lösung zu verdünnen).
– Das Lösungsmittel darf nicht reizen, das Medikament darf nicht ausfallen.

Häufig verwendete Medikamente sind:

– Lokalanästhetika: Novocain, Xylocain
– Vitamine: B_1, B_{12}, H, E
– Sedativa: Natrium-Luminal, Chlorpromazin
– Analgetika: Pethidin
– Antiasthmatika: Aminophyllin
– Spasmolytika: Atropin
– zentrale Stimulantien: Strychnin
– Hormone: Insulin
– antihämorrhagische Mittel: Vitamin K_3
– Eiweißpräparate: plazentare Gewebsflüssigkeit
– traditionell-chinesische Kräutermedizin: Astraglus, Angelica sinensis, Salvia miltiorrhiza
andere Mittel: destilliertes Wasser, physiologische Kochsalzlösung.

Behandlungsmethoden

Entsprechend der traditionell-chinesischen Diagnose werden die Akupunktur-Punkte ausgewählt – pro Behandlung ein bis zwei Ohr-Punkte – und die entsprechenden Pharmaka festgelegt.

Die Haut der Ohrmuschel soll vor der Infiltration desinfiziert werden.

Zuerst erfaßt man die Ohrmuschel mit Daumen und Zeigefinger, drückt mit dem Mittelfinger vom Ohrrücken her zur Fixierung der Ohrmuschel und der ausgewählten Punkte und injiziert mit der rechten Hand das Lösungsmittel in die Akupunktur-Punkte.

Es soll intrakutan oder subkutan injiziert werden, die Injektionsmenge soll 0,1 bis 0,5 ml nicht überschreiten.

Bei der Infiltration tritt eine kleine, bohnen- bis erbsengroße Anschwellung auf, die sofort Rötung, Wärme und Schmerz an der Ohrmuschel erzeugt.

Nach der Injektion kann aus dem Akupunktur-Punkt ein Teil der injizierten Lösung eventuell mit blutiger Beimengung wieder zurückfließen. In diesem Fall drückt man mit trockener steriler Watte auf die Infiltrationsstelle. Es soll jedoch kein allzu fester Druck oder eine Massage durchgeführt werden, sondern man soll die normale natürliche Resorption des Medikamentes ermöglichen.

Man verwendet das der Erkrankung entsprechende – also das homolaterale – Ohr zur Infiltration. Es kann aber auch abwechselnd einmal das linke und einmal das rechte Ohr verwendet werden.

Jeden zweiten Tag wird einmal behandelt, zehn Sitzungen bilden eine Behandlungsserie.

Bei chronischen Erkrankungen kann nach einer Behandlungsserie und einer einwöchigen Pause eine weitere Behandlung erfolgen. Es kann aber auch ohne Unterbrechung weiterbehandelt werden, wenn dies notwendig sein sollte.

Die zur Infiltration verwendete Menge beträgt etwa ein Fünftel bis ein Zehntel der üblicherweise subkutan oder intramuskulär gegebenen Injektionsmenge. Trotzdem kann die Infiltration in die Ohr-Akupunktur-Punkte eine sehr gute und dauerhafte Wirkung haben.

Natürlich muß zur Vermeidung von Infektionen des Ohrknorpels eine gute Hautdesinfektion erfolgen, und müssen Medikamente, die eventuell eine Allergie auslösen könnten, vorher einem Hauttest unterzogen werden. Erst bei negativem Ergebnis darf eine Behandlung mit diesen Präparaten erfolgen.

Bevor man ein Präparat injiziert, sollte man sich genau über Wirkung und Nebenwirkung dieses Mittels informieren. Stark hautreizende Präparate dürfen nur mit besonderer Vorsicht verwendet werden.

Bei alten oder geschwächten Patienten sollten bei der ersten Behandlung nur wenige Akupunktur-Punkte am Ohr infiltriert werden (nach Prof. XU meist nur zwei bis drei Punkte).

Bei wiederholten Injektionen soll man die Injektionsstellen – also die Ohr-Akupunktur-Punkte – abwechselnd verwenden.

D. Dauernadel-Methode (Nadeldeponierung)

Bei dieser Methode wird eine intrakutane Nadel in die Ohr-Akupunktur-Punkte eingebracht und verweilt maximal drei bis fünf Tage an dieser Stelle.

Der Wirkungsmechanismus besteht in einer schwachen, aber langdauernden Reizung der Rezeptoren der Nervenendigungen der Haut durch die Nadel.

Vor allem **bei schmerzhaften und chronischen Krankheiten** wird diese Methode in China angewendet.

Als Dauernadeln verwendet man reißnagelähnliche kleine Nadeln.*) (Abb. V-4)

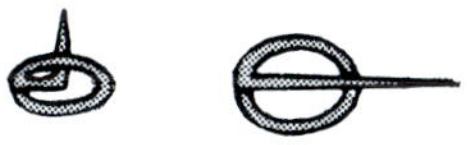

Abb. V–4 Dauernadel für „unter der Haut" (links) und „in die Haut" (rechts)

Behandlungsmethode

Zuerst soll die Ohrmuschel nach druckempfindlichen Punkten genau abgetastet bzw. mit elektrischen Meßgeräten der verringerte elektrische Hautwiderstand kontrolliert werden und dann sollen die entsprechenden Punkte durch einen kurzdauernden Druck markiert werden.

Nach einer entsprechenden Desinfektion der Haut soll die Ohrmuschel mit der linken Hand festgehalten und der Ohrrücken gespannt werden, während die rechte Hand mit Hilfe einer Pinzette die Dauernadeln an den ausgewählten Ohr-Akupunktur-Punkten appliziert.

Im allgemeinen soll die Nadelung nur zwei Drittel der sonst bei der Akupunktur üblichen Tiefe erreichen. Die Nadel wird mit einem Klebestreifen fixiert. Man kann aber auch den Nadelring der zu deponierenden Dauernadel vorher auf ein kleines Pflaster aufkleben und dann mit Hilfe einer Pinzette das Pflaster samt der Nadel auf dem Ohrpunkt anbringen. Anschließend wird durch Druck an der Außenseite des Pflasters die Nadel am Ohr deponiert.

Die Dauernadel wird im allgemeinen nur auf der homolateralen Seite fixiert. So z. B. wird bei Schulterschmerzen rechts die Dauernadel im rechten Ohr appliziert. Zur Reizverstärkung kann aber auch an beiden Ohren eine Dauernadel angebracht werden.

Die Patienten sollte man anweisen, dreimal täglich die Nadel selbst zu drücken, um auf diese Weise den Punkt zu reizen. Wie erwähnt, bleiben die Nadeln normalerweise drei bis fünf Tage im Ohr. Zehn Behandlungen bilden eine Serie.

Jede spontan schmerzhafte Reizung im Bereich der Dauernadel sollte ein Hinweis sein, die Nadel zu entfernen und nach einiger Zeit erst wieder an anderer Stelle zu implantieren.

Auch wenn der Schlaf des Patienten durch die Dauernadel beeinträchtigt wird, soll diese entfernt bzw. die Tiefe des Nadelstichs geändert werden.

**) Anmerkung der Herausgeber:*

Da die Gefahr einer Perichondritis doch besteht, würden wir von derartigen Behandlungsmethoden eher abraten; unter anderem auch deshalb, weil die Perichondritis eine zwar seltene, aber dennoch mögliche Komplikation ist, deren Auftreten bei den Kritikern der Akupunktur als Vorwand genommen würde, die Akupunktur generell abzulehnen.

Die Applikationsstelle der Dauernadel darf beim Waschen nicht naß oder – besonders während der heißen Jahreszeit – durch das Schwitzen feucht werden, da es sonst sehr leicht zu einer lokalen Infektion kommen könnte.

Sollte eine Schwellung, Rötung oder schmerzhafte Reaktion im Bereich der Ohr-Punkte auftreten, soll die Behandlung mit der Dauernadel sofort unterbrochen und eine lokale He-Ne-Laser-Bestrahlung oder eine entzündungshemmende Behandlung angewendet werden.

Gereizte oder gerötete Hautstellen bzw. Stellen, die Erfrierungszeichen oder sonstige Schädigungen aufweisen, dürfen nicht mit Dauernadeln behandelt werden.

Kontraindiziert ist die Dauernadel

- bei allen infektgefährdeten Patienten, wie z. B. Diabetikern,
- bei Patienten mit immunsuppressiver Therapie,
- bei Leukopenie-Patienten sowie
- bei unverläßlichen bzw. nicht zurechnungsfähigen Patienten.

E. Kugel-Druck-Methode

Diese Behandlungsmethode ist eine überaus einfache, aber wirksame Methode, bei der Infektionsgefahren, wie sie mit der Dauernadel drohen, weitgehend vermieden werden können.

Anstelle einer Dauernadel wird ein aus **traditionell-chinesischen Medikamenten bestehendes Kügelchen** von ca. 1 mm Durchmesser auf dem entsprechenden Ohr-Akupunktur-Punkt mit einem Pflaster aufgeklebt.

Die Kugel-Druck-Methode wird von Patienten, die sehr schmerzempfindlich sind, und von Kindern vorgezogen.

Da sich ebenfalls gute Erfolge erzielen lassen, die Methode vorteilhaft und billig ist, die Anwendung fast schmerz- und nebenwirkungsfrei ist, kann sie sehr empfohlen werden.

Da eine Perichondritis bei dieser Methode praktisch nicht entstehen kann, ist sie besonders bei älteren Patienten und bei Kindern günstig anzuwenden.

Durch den Druck auf das Kügelchen wird ein kontinuierlicher Reiz an den Ohr-Akupunktur-Punkten ausgelöst. Der Patient kann das angeklebte Kügelchen jederzeit selbst drücken und auf diese Weise eine Reizung und damit Therapie bewirken. Dies erweist sich besonders bei chronischen Krankheiten wie z. B. der Bronchitis alter Menschen, bei Hypertonie, bei Enuresis u. v. a. als günstig.

Im Sommer sollte die Kugel-Druck-Methode wegen der vermehrten Schweißbildung in dieser Zeit nicht zu lange angewendet werden, aber auch im Winter sollte man die der Kälteeinwirkung ausgesetzte Ohrmuschel nicht zu lange Zeit mit der Kugel-Druck-Methode behandeln.

Falls beim Schlafen Schmerzen durch diese Behandlungsmethode entstehen, sollte man das Kügelchen entfernen.

Auch Schwangere können mit der Kugel-Druck-Methode behandelt werden, dürfen jedoch nur eine sehr leichte Reizung erhalten. Frauen mit Neigung zu habituellem Abort sollten nur sehr vorsichtig oder gar nicht behandelt werden.

1. Vorbereitung der Kügelchen

Man nimmt den Samen von Vaccaria pyramidata (WANG BU LIU XING ZI) als Kügelchen für die Kugel-Druck-Methode. Diese Pflanze bzw. ihr Samen wird deshalb verwendet, weil er eine sehr glatte Oberfläche hat und die Größe und Härte des Samens genau den Forderungen für diese Methode entspricht. Natürlich können aber auch alle anderen Kügelchen in passender Größe verwendet werden.

Man verwendet das schwarze, reife Samenkügelchen mit einem Durchmesser von etwa 1–1,5 mm, welches vorher mit abgekochtem Wasser etwa zwei Minuten lang gespült und mit 75%igem Alkohol fünf Minuten lang desinfiziert wurde. Nach dem Spülen soll es trocknen und dann in einer sterilen Flasche aufbewahrt werden.

Man kann dieses Kügelchen auf ein Pflaster aufkleben, welches etwa die Größe von 6×6 mm hat und auf diese Weise mehrere kleine Pflaster auf einer sterilen Fläche zur Behandlung vorbereiten.*)

**) Anmerkung der Herausgeber:*

Im Handel sind steril verpackte und aufgeklebte Einmal-Dauernadeln und auch verschiedene Kügelchen oder Magnet-Kügelchen erhältlich.

2. Behandlungsmethode

Man soll zuerst die Ohrmuschel exakt nach eventuell vorhandenen druckempfindlichen Punkten absuchen, bzw. mit einem Meßgerät die Stellen erniedrigten elektrischen Hautwiderstandes aufsuchen, oder diese Punkte mit einer Sonde durch Druck markieren.

Die linke Hand des Arztes hält die Ohrmuschel fest, die rechte Hand verklebt mit Hilfe einer Pinzette das am Pflaster angeklebte Kügelchen am entsprechend ausgewählten Ohr-Akupunktur-Punkt.

Einige Minuten lang soll dieses Kügelchen gedrückt werden, um festzustellen, ob ein gewisser Effekt sofort eintritt, d. h. ob eine gewisse Schmerzreduzierung am entsprechenden Krankheitsort feststellbar ist.

Wenn der Patient in dieser Zeit keine subjektive Besserung spürt – diese aber eigentlich zu erwarten wäre –, sollten noch andere Ohr-Akupunktur-Punkte ausgewählt und in dieser Form gereizt werden. Es kann aber auch der gleiche Punkt am anderen Ohr behandelt werden.

Wir in Nanjing verwenden meist transparente und elastische Heftpflaster. Sie sind kosmetisch vorteilhafter und erlauben wegen ihrer Durchsichtigkeit auch ein genaueres Aufbringen auf den Punkt.

3. Reizarten und Behandlungsserien

Die Reizstärke soll
– abhängig vom Krankheitszustand und
– abhängig von der Kondition und Konstitution des Patienten festgelegt werden.

Bei Kindern, Älteren und Neurasthenikern wie auch bei Schwangeren soll nur ein leichter Druck ausgeübt werden.

Bei akuten Krankheiten soll eine starke Reizung erfolgen.

Bei chronischen Erkrankungen eine schwache bis mittelschwache Reizung durch Druck.

Der Patient kann das angeklebte Kügelchen dreimal täglich selbst drücken, wobei jeder Punkt jedesmal ein bis zwei Minuten lang massiert wird.

Nach drei bis sieben Tagen soll man nachprüfen, ob die angeklebten Pflaster noch am ursprünglichen Ort vorhanden sind. Fünf Behandlungen bilden eine Serie. Wenn notwendig, kann mit oder ohne Pause eine zweite Serie angeschlossen werden.*)

Man soll das Anfeuchten des Pflasters beim Waschen vermeiden und an entzündeten Hautstellen niemals ein solches anbringen.

Falls die Patienten eine Überempfindlichkeitsreaktion gegen jede Art von Hautpflaster zeigen, d. h. auf die Pflaster-Applikation mit einer lokalen Rötung und Bläschenbildung reagieren oder starken Juckreiz bekommen, kann der
– Ohr-P. 13-Nebenniere
behandelt werden. Notfalls können auch antiallergische Medikamente verabreicht werden.

**) Anmerkung der Herausgeber:*

Der Patient soll nur drücken, nicht jedoch die Kugel hin- und herbewegen, weil dadurch das Pflaster abgelöst wird.

Der Arzt oder eine Krankenschwester müssen dem Patienten die richtige Handhabung vorführen.

F. Mikroaderlaß-Methode (Bluten-Lassen)

Diese Methode wird mit Hilfe einer **Dreikantnadel** oder mit Hilfe eines **feinen Skalpells** durchgeführt.

Die Ohr-Akupunktur-Punkte oder die oberflächlichen Venen am Ohr können auch mit Hilfe einer sogenannten **Ohrschnitt-Therapie** zum Bluten gebracht werden.

Entsprechend der traditionell-chinesischen Diagnose sollen insbesondere jene Patienten, die der Symptomatik Blut-Stop YU XUE zugeordnet werden können, einen Mikroaderlaß erhalten.

Insbesondere Kopfschmerzen, die bei dieser Symptomatik häufig auftreten, können mit der Mikroaderlaß-Methode günstig beeinflußt werden.

Auch Symptome von Hitze-RE und dadurch eventuell ausgelöste Fieberkrämpfe bei Kindern können mit Mikroaderlaß beeinflußt werden.

Bei Überwiegen des Leber-YANG bzw. Aufsteigen des Leber-YANG (GAN YANG SHANG KANG) und dadurch ausgelöstem Schwindelgefühl bzw. einer Konjunktiva-Reizung nach Einwirkung der äußeren Faktoren Feuchtigkeit-Hitze SHI-RE, kann mit Mikroaderlaß ein guter Erfolg erzielt werden (vaskulärer Vertigo, akute Konjunktivitis u. a.).

Behandlungsmethode

Man soll durch vorangehende Massage der Ohrmuschel diese hyperämisieren.

Die entsprechenden Ohr-Akupunktur-Punkte sind nach Hautdesinfektion mit steriler Watte wieder trocken zu tupfen.

Man hält zuerst mit der linken Hand die Ohrmuschel fest und sticht dann mit der rechten Hand mit Hilfe der Dreikantnadel bzw. mit Hilfe eines kleinen, zarten Skalpells die entsprechenden Ohr-Punkte an, bzw. ritzt man die Venen an der Rückseite des Ohres.

Je nach Krankheitszustand, Kondition und Konstitution des Patienten sollen fünf bis zehn Tropfen Blut jeden zweiten Tag abgelassen werden. Bei akuten Erkrankungen kann jedoch auch zweimal täglich ein Mikroaderlaß durchgeführt werden.

Der Schnitt soll nur 1 mm tief sein. Nach dem Einschneiden soll die Wunde mit trockener steriler Watte oder Pflaster verklebt werden, um Sekundärinfektionen zu vermeiden.

Wie bereits erwähnt, dient die Hyperämisierung vor Anwendung eines Mikroaderlasses einem besseren Effekt.

Das austretende Blut kann bei manchen Krankheitszuständen dunkelviolett bis violett sein, wobei sich nach Besserung der Beschwerden die ursprünglich dunkelviolette Farbe des Blutes in eine normal rote verwandelt.

Wenn die Venen am Ohrrücken mehrmals eingeschnitten wurden, so sollte der Ort der Inzision gewechselt werden. Man soll jeweils am distalen Ende der Ohrvenen beginnen und schrittweise zum Zentrum hin die Mikroaderlaß-Methode fortsetzen, nicht aber umgekehrt, vom Zentrum aus zur Peripherie fortschreitend.

Die eröffnete Wunde sollte mit einer Watte nur sanft gedrückt, nicht aber gerieben werden, da sich sonst ein subkutanes Hämatom bilden kann. Dieses könnte den Wirkungseffekt des Mikroaderlasses beeinträchtigen und auch die Gefahr einer Infektion beinhalten.

Die Stelle, an der ein Mikroaderlaß gemacht wird, ist nach den Regeln der traditionell-chinesischen Medizin auszuwählen.

Bei akuten Verrenkungen z. B. oder bei einer Konjunktivitis wird am
- Ohr-P. 78-Ohrspitze

ein Mikroaderlaß gemacht und die „entsprechende Stelle" am Ohr ebenfalls mit Mikroaderlaß behandelt.

Bei Hypertonie wird am
- Ohr-P. 105-Blutdrucksenkende Furche, am
- Ohr-P. 78-Ohrspitze und am
- Ohr-P. 76 und 77-Leber-YANG 1 und 2

ein Aderlaß gemacht.

Bei Ekzemen bei Kindern und bei Neurodermatitis zeigen sich am Ohrrücken oft deutlich hyperämische Stellen.

Bei schwachen Patienten mit reduziertem Allgemeinzustand sind nur einige wenige Tropfen Blut abzulassen.

Bei Schwangeren und bei Patienten mit Blutgerinnungsstörungen ist ein Mikroaderlaß verboten.*)

**) Anmerkung der Herausgeber:*

Die steril verpackten Einmal-Lanzetten, die zur Blutabnahme aus der Fingerbeere verwendet werden, sind für die Mikroaderlaß-Methode ein einfaches, billiges und für diesen Zweck ausreichendes Instrument.

Die Einmal-Skalpelle mit ihrer spitzen dreieckigen Klinge sind jedoch besser, weil sie nur ein ganz geringes Schmerzgefühl bei der Aderlaß-Methode verursachen.

G. Massagetherapie

An verschiedenen Stellen der Ohrmuschel kann man mit beiden Händen eine Massage ausüben. Diese Therapiemethode ist wirkungsvoll, aber schmerzlos und daher bei den Patienten sehr beliebt.

Es ist damit eine zusätzliche Wirkung bei der Therapie von Kopfschmerzen, Neurasthenie, Hypertonie usw. möglich, wenn täglich morgens und abends längere Zeit hindurch die entsprechenden Areale massiert werden, um auf diese Weise in den Meridianen JING LUO die Zirkulation von QI und Blut-XUE zu fördern.

Behandlungsmethoden

a) Massage der ganzen Ohrmuschel:

Durch Reiben beider Hände sollen diese erwärmt werden, um anschließend die Ohrmuschel und den Ohrrücken einige Minuten so lange zu massieren, bis beide Ohren gut durchblutet sind.

b) Massage des Ohrrandes (Helix-Massage):

In der traditionell chinesischen Medizinliteratur wurde schon vor langer Zeit berichtet, daß man den Ohrrand häufig mit den Händen massieren soll, um auf diese Weise das QI von Niere SHEN zu stimulieren und dadurch der Schwerhörigkeit vorzubeugen.

Diese Methode wird vom Patienten oft auch selbst angewendet, wenn Schlafstörungen bestehen.

Die beiden Hände sollen mit ihren Daumen und Zeigefingern längs der äußeren Helix von oben nach unten und wieder zurück geführt werden, bis es zur Erwärmung und lokalen Durchblutung kommt. (Abb. V-5)

c) Massage des Ohrläppchens:

Der Patient kann sich selbst mit beiden Händen die Ohrläppchen massieren, wobei das Ohrläppchen leicht angehoben wird und unter steigendem Druck jedesmal drei bis fünf Minuten zweimal täglich (morgens und abends) massiert wird.

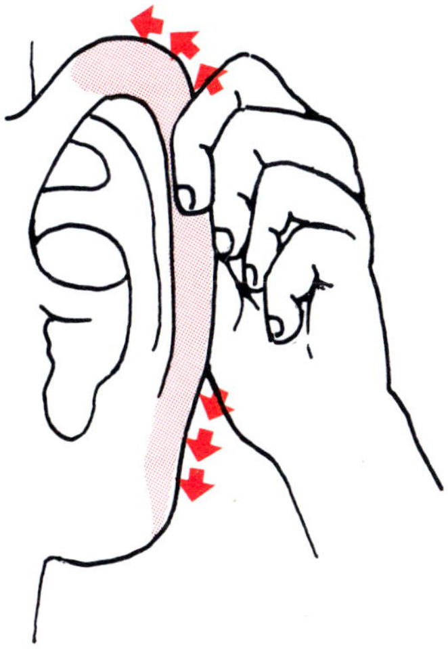

Abb. V–5 Massage an der Helix (Ohrmuschelrand)

Diese Methode wird bei der Behandlung von Kopfschmerzen, Schwindelgefühl, Fieberkrämpfen im Kindesalter oft durchgeführt. Dadurch soll es nach Angaben der chinesischen Autoren auch möglich sein, Erkältungen vorzubeugen bzw. sogar zu verhindern. (Abb. V-6)

Wenn die Ohrmuschel entzündet ist oder Folgen von Erfrierungen aufweist, darf keine Massage angewendet werden.

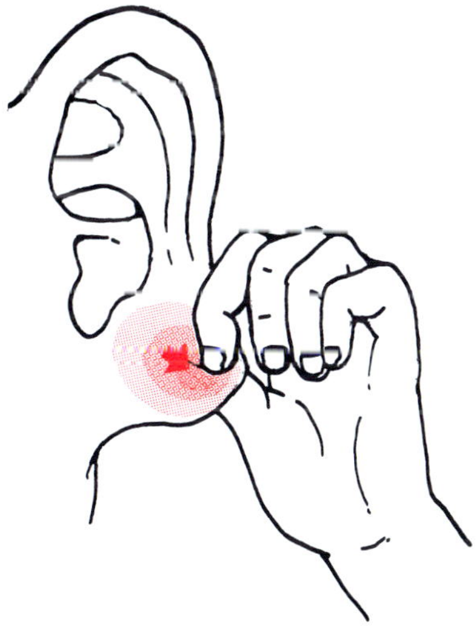

Abb. V–6 Ziehen und Pressen (oder Drücken) des Ohrläppchens

H. Magnettherapie

Diese Methode soll nach Meinung der chinesischen Autoren deshalb einen therapeutischen Effekt bewirken können, weil durch magnetische Felder über den Ohr-Punkten verschiedene Krankheiten beeinflußt werden können.

Aus rein theoretischen Überlegungen kam man zu der Annahme, daß die Ohr-Punkte vielleicht konzentrierte Punkte einer magnetischen Feldkraft seien und die Meridiane JING LUO die Auswirkung eines elektromagnetischen Feldes.

Demnach würde die Magnettherapie darauf beruhen, daß die magnetischen Kraftlinien in den Magnetkörper der Meridiane eindringen. Soviel zu den theoretischen Überlegungen.

Unabhängig davon wissen wir aus der Praxis, daß die Magnettherapie eine besonders gute schmerzreduzierende und juckreizstillende Wirkung bringt und daß sie einen sedativen und vegetativ regulierenden Effekt hat.

Behandlungsmethoden

a) Direkte Behandlung:

Zuerst wird mit einem Stabmagnet an den ausgewählten, überempfindlichen Punkten ein leichter Druck ausgeübt, und zwar so lange, bis diese Punkte etwas hyperämisch werden und somit als die zu behandelnden Punkte markiert sind. Dann klebt man ein Pflaster auf, in dessen Mitte ein magnetisches Kügelchen angebracht wurde. Das Magnetkügelchen soll möglichst exakt auf dem ausgewählten Punkt zu liegen kommen.

Man kann auch auf den entsprechenden Punkt vorne oder an der Ohrrückseite magnetische Kügelchen anbringen, um so die magnetischen Kraftlinien von beiden Seiten auf den Ohr-Punkt einwirken zu lassen und auf diese Weise einen rascheren und besseren Erfolg zu erreichen. (Abb. V-7 und 8)

Man kann auch beide Ohren abwechselnd behandeln.

Die Magnete sollen nicht mehr als zwei, die magnetischen Kügelchen nicht mehr als vier Punkte erfassen.

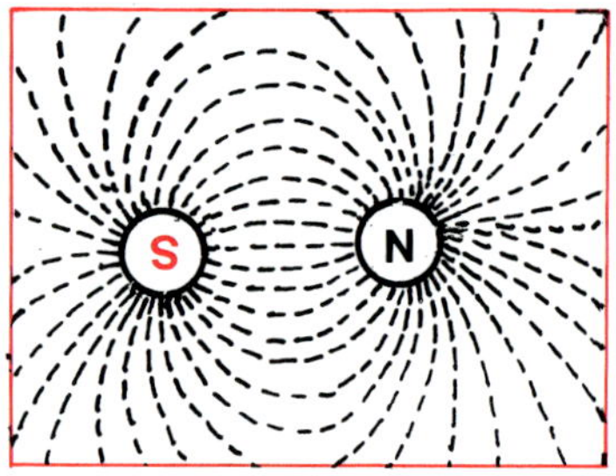

Abb. V–7 Magnetisches Feld (zwischen zwei Polen)

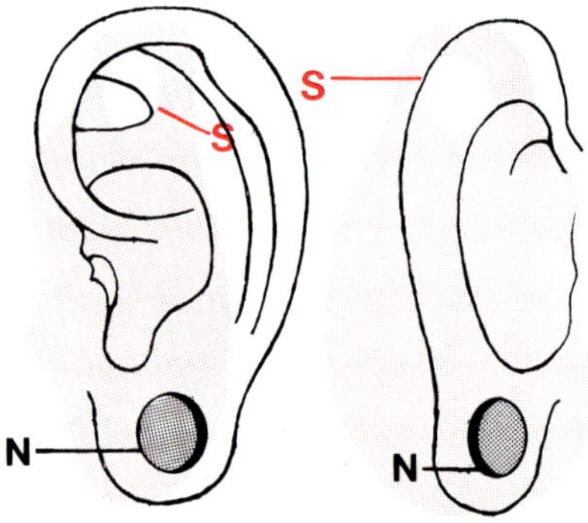

Abb. V–8 Anbringung des Magnets am Ohr

b) Indirekte Behandlungsmethode:

Man kann mit einer dünnen Watteschicht umhüllte magnetische Kügelchen an die Ohr-Punkte kleben, um auf diese Weise eine direkte, eventuell durch Druck oder durch das Metall an den Hautstellen entstehende schädigende Wirkung zu verhindern.

c) Elektromagnetische Methode:

Die Magnetflächen oder -kügelchen (über 1000 Gauß) werden an elektrische Pole, also Anode und Kathode, gelötet und dann an die überempfindlichen Ohr-Punkte herangebracht.

Durch den elektrischen Apparat und dessen Stromstöße reguliert man allmählich die Stromstärke bzw. das magnetische Kraftfeld bis zu jenem Grad, den der Patient subjektiv gerade noch toleriert.

Diese Behandlung soll an beiden Ohren abwechselnd durchgeführt werden, d. h. eine Anode und eine Kathode soll jeweils an einem Ohr sein, die Therapie jedesmal 15–20 Minuten dauern, wobei jeden zweiten Tag eine Behandlung gemacht wird. Diese Methode ist schmerzstillend und beruhigend.

Nach Berichten aus Beijing und der Provinz Hunan hat **die Magnetbehandlung jedoch bei 5–10% der Patienten Nebenwirkungen.** Es sind dies z. B. Schwindelgefühl, Übelkeit, Kraftlosigkeit, körperliche und geistige Schwächung usw.

Auch können lokal an der Ohrmuschel Erwärmung, Juckreiz, Bläschenbildung oder lokale Kapillarblutungen auftreten. Bei manchen Patienten kann auch Herzklopfen, Reizbarkeit oder Schlafstörung ausgelöst werden.

Alle diese Nebenwirkungen sind jedoch relativ leicht und können spätestens binnen weniger Tage wieder verschwinden.

Etwa 1% der Patienten haben diese Symptome und zeigen eine sofortige Besserung dieser Beschwerden, wenn die Magnete oder magnetischen Kügelchen entfernt werden.

Bei der Magnettherapie sollen die Magnete nicht zu groß sein, und man soll auch nicht zu viele Magnete verwenden.

Je nach dem Krankheitszustand sollen verschiedene Behandlungsmethoden ausgewählt werden, es können aber auch mehrere Magnetbehandlungsmethoden kombiniert verwendet werden.

Manche Krankheiten, z. B. Hypertonie und Neurasthenie, sollen, wenn überhaupt, behandelt werden, indem die Magnete mit einem Pflaster am Ohr angeklebt werden.

Auch wenn die Symptome nach der Behandlung gebessert oder verschwunden sind, eine Dauerheilung jedoch nicht anzunehmen ist, sollte die Behandlung weitergeführt werden, um Rezidive zu verhindern.

Wir verwenden häufig eine Kobaltlegierung mit dem Durchmesser von 1–3 mm als **magnetische Kügelchen,** deren magnetische Induktion ca. 500 Gauß beträgt.

Die **magnetischen Flächen** haben einen Durchmesser von 6–8 mm und eine Dicke von 2 mm. Die magnetische Induktion entspricht etwa 1000–2000 Gauß.

I. Laser-Therapie*)

Die Laser-Akupunktur ist eine neue Behandlungsmethode, die traditionelle Ohr-Akupunktur mit moderner Laser-Technik kombiniert.

Um gute Behandlungseffekte zu erzielen, wird die mechanische Energie, die durch die herkömmlichen dünnen Nadeln am Ohrgewebe entsteht, durch jenen Reizeffekt ersetzt, der durch Laserbestrahlung am Ohr ausgelöst wird.

Laser-Geräte, die für klinische Laser-Akupunktur Anwendung finden, sind hauptsächlich Gas-Laser wie z. B. He-Ne-, He-Cd- und CO_2-Gas-Laser. Die Leistung beträgt zwischen einigen bis zu einigen Dutzend Milliwatt.

Die Ärzte in der Bundesrepublik Deutschland bestrahlen die Ohr-Punkte oft nur wenige Sekunden mit 1 Milliwatt aus einem He-Ne-Gas-Laser. Wir verwenden Laser-Apparate mit 3 bis 25 Milliwatt Leistung. (Abb. V-9)

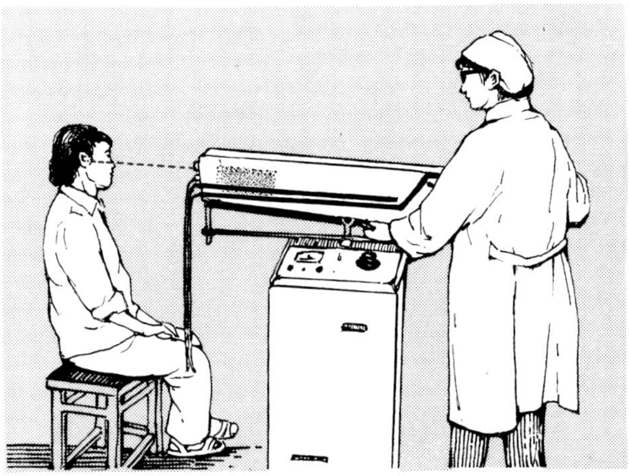

Abb. V–9 Behandlung mit He-Ne-Laser

1. Behandlungseffekte

Mittels Laser-Akupunktur können bei kleinen Energiemengen (3–25 mW) folgende Ergebnisse erwartet werden.

a) Nach traditionell-chinesischer Medizin:

– Die Funktionen der Meridiane JING LUO werden gefördert, QI und Blut-XUE werden zum Zirkulieren gebracht.

b) Nach moderner Medizin:

– Der Zellstoffwechsel wird beschleunigt und aktiviert,
– die Blutkapillaren im Gewebe werden erweitert und die Mikrozirkulation beschleunigt,
– die Phagozyten des Körpers werden aktiviert und die Phagozytose verstärkt;
– dadurch werden Entzündungen gehemmt und entzündliche Schwellungen im Gewebe besser und rascher resorbiert.
– Die Schmerzschwelle in Haut und Schleimhaut wird durch Laser erhöht, woraus eine schmerzstillende Wirkung resultiert.
– Die Neubildung der Erythrozyten wird gefördert.
– Die Bewegung der Darmzotten wird vermehrt.
– Das Haarwachstum wird beschleunigt.
– Die Regeneration der Haut bei Wunden, Ulcera, Verbrennungen wird gefördert.
– Die Heilung von Frakturen wird beschleunigt.
– Die Regeneration nach traumatischen Nervenläsionen wird gebessert.
– Der Stoffwechsel der Nebennierenrinde wird aktiviert.

**) Anmerkung der Herausgeber:*

Dieses Kapitel wird auf Wunsch der chinesischen Autoren gebracht, obwohl wir uns nicht mit allem darin Geschriebenen identifizieren können.

In China werden derzeit meist He-Ne-Gas-Laser verwendet, deren kohärentes Licht mittels Lichtleitern an den Applikationsort geleitet wird.

Laser mit stärkerer Leistung übt eine entzündungshemmende Wirkung aus.

Nach Beobachtungen sowohl im Tierexperiment als auch bei Patienten stellte man fest, daß Laser mit einer höheren Leistung eine deutliche Erhöhung der Leukozyten bewirkt.

Bezüglich der Berichte über die Wirkung auf die Erythrozyten und auf die Transaminasen, also die Leberfunktion, herrscht nach wie vor Uneinigkeit.

Die biologische Wirkung und der Mikromechanismus vom Ohr-Punkt, zwischen Ohr-Punkten und Meridianen JING-LUO, zwischen Nerven und Körperflüssigkeit, zwischen Zellen und Molekülen, welche von der Laser-Akupunktur ausgelöst werden, müssen noch weiter erforscht werden.

2. Anwendung der Laser-Akupunktur

Die Laser-Therapie wird hauptsächlich bei folgenden Erkrankungen angewendet:

Hypertonie, Asthma bronchiale, Herz-Rhythmusstörungen, Dysmenorrhoe, Enuresis, Zystitis, Neurasthenie, Fazialis-Lähmung, Trigeminus-Neuralgie, Interkostal-Neuralgie, Herpes zoster, Rippenfellentzündung, Urtikaria, allergische Rhinitis, Stomatitis aphthosa, Zahnschmerzen, Kiefergelenksbeschwerden u. a.

Die Auswahl der Punkte erfolgt in der Laser-Therapie genauso wie bei der Ohr-Akupunktur-Therapie. Die Ohr-Akupunktur-Therapie mit Laserstrahl kombiniert läßt bessere Erfolge erwarten. Der Laserstrahl ist schmerzfrei und deshalb für die Behandlung von Kindern oder besonders schmerzempfindlichen Patienten besonders günstig. Bei Laser-Therapie besteht kein Risiko einer Infektion.

Allerdings ist die Handhabung des Lasergerätes komplizierter als jene der althergebrachten Feinnadel-Methode. Die Laser-Therapie benötigt spezielle Anlagen, deren Kosten sehr hoch sind.

Laser-Akupunktur kann eine Nadel-Therapie nicht völlig ersetzen.

3. Behandlungsmethoden

Vor der Behandlung ist der Laser auf Funktionstüchtigkeit zu überprüfen, und die Laser-Spitze wird auf den zu behandelnden Punkt aufgesetzt. Dies gilt besonders für das unsichtbare Licht des Infrarot-Lasers.

Die Laser-Behandlung wird täglich oder jeden zweiten Tag einmal durchgeführt; an jedem Ohr-Punkt drei bis fünf Minuten. Je nach dem Krankheitszustand kann man beide Ohren gleichzeitig oder abwechselnd bestrahlen.

Zehn Behandlungen bilden eine Serie. Nach einer Woche Pause kann man eine neue Serie beginnen.

Aus klinischer Beobachtung wissen wir, daß die Reizwirkung eine parabolische Erscheinungsform aufweist, wenn man die x-Achse mit der Häufigkeit der Reizung und die y-Achse mit der Wirkungsintensität bezeichnet. Das heißt, mit Erhöhung der Häufigkeit der Reizung steigt die Wirkungsintensität sukzessiv bis zu einer bestimmten Höhe.

Jede weitere Erhöhung bewirkt allerdings ein eindeutiges Absinken der Wirkungsintensität. Deshalb sind die Anzahl, der Abstand und die Intensität der einzelnen Behandlungen abhängig vom Patienten und seiner Krankheit zu bestimmen.

Aufgrund der individuellen Körperkonstitution und der unterschiedlichen Verträglichkeit der Gewebe läßt die Anwendung der Laser-Energie noch keine allgemeingültige Aussage zu, weshalb es noch weiterer klinischer Beobachtungen und Forschungen bedarf.

Im Behandlungszimmer sollen möglichst wenige reflektierende Gegenstände stehen.*)

Zwar ist im allgemeinen die Möglichkeit, die Augen des Patienten mit dem Laserstrahl zu treffen, sehr gering und läßt sich leicht vermeiden. Es wird aber oft übersehen, daß über eine reflektierende Fläche die Augen getroffen werden können. Da die Augen gegen Laser überaus empfindlich sind, ist größtmögliche Vorsicht angezeigt. Direktes Schauen in den Laserstrahl ist auf jeden Fall zu vermeiden.

Das Zimmer soll hell beleuchtet sein, damit die Pupillen möglichst verengt sind und damit die Möglichkeit, durch Zufall über eine Reflexfläche mit dem Laserstrahl ins Auge zu treffen, vermindert wird. Die Wände sollen am besten mit matter Farbe gestrichen werden, um Reflexionen zu vermeiden.

Diese Maßnahmen dienen zur Sicherheit. Noch sicherer allerdings ist das Tragen einer Schutzbrille. Das ärztliche Personal soll weiße Mäntel und Kopfbedeckung tragen.

Der Laser-Apparat unterliegt zwar keinem Verbrauch, aber der Arzt ist für sein Funktionieren verantwortlich. Daher ist der Apparat stets auf seine Funktionstüchtigkeit zu überprüfen bzw. warten zu lassen und je nach Betriebsanleitung zu kontrollieren. TÜV - Med GV

---

*) *Anmerkung der Herausgeber:*

Diese Vorsichtsmaßnahmen gelten für die in China üblichen langen Behandlungszeiten mit einer starken Laser-Apparatur (25 mW, siehe Abb. V-9).

Literatur zum Abschnitt **Laser-Therapie**

ABELA G. S. et al., In vitro effects of argon laser radiation on blood: quantitative and morphologic analysis. Journ. Am. Coll. Cardiol. 5/2 Pt 1 (1983) 231–237

BAHN J., Laser- und Infrarotstrahlen in der Akupunktur. Haug Verlag, Heidelberg 1982

BARNES J. F., Electronic acupuncture and cold laser therapy as adjuncts to pain treatment. Journ. Craniomandibular Pract. 2/2 (1984) 148–152

BELLINA J. H. et al., Analysis of electronically pulsed versus quasi-continuous wave carbon dioxide lasers in an animal model. Am. Journ. Obstet. Gynecol. 150/8 (1984) 934–940

BENEDICENTI A. et al., Evaluation of the analgesic effect of 904 nm light laser in 2 cases of essential trigeminal neuralgia using telethermographic imaging. Parodontol. Stomatol. (Nuova) 23/2 (1984) 91–97

BURKE L. P. et al., Evoked responses and the laser. Neurosurgery 15/4 (1984) 608–609

BURYI A. N. et al., Clinico-morphological aspects of the endoscopic laser therapy of stomach ulcers. Klin. Khir. 8 (1985) 23–25

CORIANI S. et al., Therapy of apical periodontitis using electropharmacophoresis and a 904 nm laser. Parodontol. Stomatol. (Nuova) 23/2 (1984) 135–138

DECKELBAUM L. I. et al., Reduction of laser-induced pathologic tissue injury using pulsed energy delivery. Am. Journ. Cardiol. 56/10 (1985) 662–667

DUDENKO G. I. et al., Laser therapy of diseases of veins of the lower limbs. Klin. Khir. 7 (1985) 48–50

DUNCAVAGE J. A. et al., Injuries to the bronchi and lungs caused by laser ignited endotracheal tube fires. Otolaryngol. Head. Neck. Surg. 92/6 (1984) 639–643

DURINIAN R. A. et al., Laser therapy of peripheral nerve diseases. Sov. Med. 8 (1984) 100–104

Anmerkung der Herausgeber:

Wegen der zunehmenden Bedeutung des Lasers in der Medizin und zu seinen Wirkungsprinzien geben wir Literaturhinweise.

DUTERLOO H. S. et al., Holographic and cephalometric study of the relationship between craniofacial morphology and the initial reactions to high-pull headgear traction. Am. Journ. Orthod. 88/4 (1985) 297–302

FRISCHAUF H., Gesundheitsschäden durch Strahlen, Acta Med. Austriaca 11/5 (1984) 143–149

FUJIMOTO K. et al., Mechanisms of maxillary expansion using laser holographic interferometry methods. Josia Shika Daigaku Kiyo 15/1 (1986) 23–30

GALANKIN V. N., BOTSMANOV K. V., Healing patterns of wounds inflicted by a carbon dioxide laser. Arkh. Patol. 46/9 (1984) 48–56

GOLDMANN G., Laser in Medicine. Gorden Breach Inc., New York-London 1971

GORBASHKO A. I. et al., Use of the laser in the combined treatment of suppurative diseases and complications. Vestn. Khir. 133/10 (1984) 72–75

GORCHAKOVA L. A. et al., Electrophysiological studies of the nervous system in patients with kraurosis vulvae after laser therapy. Akush. Ginekol. (Mosk) 11 (1984) 65–66

GRASSER H., Laser als Fortschritt in der zahnärztlichen Chirurgie. Zahnärztl. Prax. 21 (1977) 492–493

HALL R. R., The healing of tissues incided by a carbondioxid laser. Brit. Journ. Surg. 58 (1971) 222

HOGAN R. E., GILMARTIN B., The choice of laser speckle exposure duration in the measurement of tonic accommodation. Ophthalmic Physiol. Opt. 4/4 (1984) 365–368

HUBACEK J. et al., Experience with the He-Ne laser in otorhinolaryngology. Cesk Otolaryngol. 33/3 (1984) 135–139

HULSBERGEN-HENNING J. P. et al., Clinical and histological evaluation of portwine stain treatment with a microsecond-pulsed dye-laser at 577 nm. Lasers Surg. Med. 4/4 (1984) 375–380

KAPLAN A., The carbon dioxid laser in clinical surgery. Israel Journ. Med. Sciences 9 (1973) 79

KARDUCK A., Laser-Chirurgie des Stimmbandes. Laryng. 54 (1976) 144

KASAI T. et al., Experimental studies on photoradiation therapy by hematoporphyrin derivative (HpD) and argon dye laser. Nippon Sanka Fujinko Gakkai Zasshi 36/12 (1984) 2533–2541

KAUFFMANN H. F. et al., Immunologic studies in bronchoalveolar fluid in a patient with allergic bronchopulmonary aspergillosis. Journ. Allergy Clin. Immunol. 74/6 (1984) 835–840

KESSLER F., Laser therapy is cost-effective. Letter in Gastrointest. Endosc. 31/5 (1985) 349–350

KINTRAIA P. I. et al., Treatment of endocervicitis and chronic inflammation of the adnexa uteri by helium-neon laser irradiation. Akush. Ginekol. (Mosk) 7 (1985) 34–35

KIRSCHNER R. A. et al., An introduction to dye lasers and photoradiation therapy. Surg. Clin. North Am. 64/5 (1984) 939–940

KOCIJANCIC M., Injuries due to laser rays in workers in the graphics industry. Arh. Hig. Rada. Tosikol. 35/2 (1984) 181–185

KOKOSCHINEGG P., Grundlage der Laserbehandlung und der bioelektrischen Meßtechnik. Erfahrungsheilkunde 7 (1979)

KOLIADENKO V. G. et al., Treatment of erosive-ulcerative processes in the skin with a low-intensity helium-neon laser. Vrach. Delo. 10 (1984) 98–100

KRÖTLINGER M., Zum Einsatz des Lasers in der Akupunktur. Dtsch. Ztschr. Akup. 20/4 (1977) 98–102

KUBASOVA T. et al., Biological effect to He-Ne laser: investigation on functional and micromorphological alternations of cell membranes in vitro. Lasers Surg. Med. 4/4 (1984) 381–388

LAPRUN I. B. et al., Comparative study of the optical properties of biological tissues in exposure to helium-neon and helium-cadmium laser radiation. Vopr. Kurortol. Fizioter. Lech. Fiz. Kult. 4 (1984) 50–52

LAUFER G. et al., Measurement of the laser exposure levels for burn threshold in biological tissue. 106/3 (1984) 283–284

LENZ P. et al., Morphologische Untersuchungen zur Wirkung der Laserstrahlung auf Pulpa und Mundschleimhäute. Dtsch. Zahnärztl. Ztschr. 32 (1977) 508–511

MAAREK M. et al., A simulation method for the study of laser transillumination of biological tissues. Ann. Biomed. Eng. 12/3 (1984) 281–304

MACKETY C., Trends in laser therapy. Todays Or Nurse 6/12 (1984) 34–35

MAKINSON O. F., Soft lasers and dentistry – Current note No. 63. Aust. Dent. Journ. 31/2 (1986) 139

MATSUMURA M. et al., Laser diffraction patterns during isometric and auxotonic contractions in frog skeletal muscle. Jpn. Journ. Physiol. 35/2 (1985) 343–354

MEZENTSEV G. D. et al., Helium-neon lasers in the treatment of suppurative-inflammatory diseases in children. Vestn. Khir. 135/7 (1985) 85–87

MORIMOTO T. et al., A He-Ne Laser position-detector for recording jaw movements: principle of operation and application in animal experiments. Journ. Neurosci. Methods 11/3 (1984) 193–198

MOSKALIK K. G. et al., Einfluß der schwachen Laserstrahlung auf die Zellproliferation beim Ehrlich-Aszitestumor. Radiobiol. Radiother. (Berl) 25/6 (1984) 863

MULLARKY M. B. et al., The efficacy of the CO_2 laser in the sterilization of skin seeded with bacteria: survival at the skin surface and in the plume emissions. 95/2 (1985) 186–187

OSADA K. et al., Laser in dentistry – 3. Protection against Nd-YAG lasers. Shikai Tenbo 63/6 (1984) 1365

OTERO HUERTA C. et al., Anesthesia and laser. Letter in Rev. Esp. Anestesiol. Reanim. 31/6 (1984) 256

PICARD B., The laser: indications and limits in dentistry: has it found its place in daily practice in 1983? II. other lasers. Rev. Odontostomatol. (Paris) 13/4 (1984) 270–276

SAMOKHVALOV V. I. et al., Use of low-energy laser irradiation in the complex treatment of non-healing wounds of soft tissues. Voen. Med. Zh. 1 (1985) 58

SHI B. P. et al., The radiation of the He-Ne Laser on acupoints in treatment of infantile chronic diarrhea in 93 cases. Journ. Tradi. Chin. Med. 5/2 (1985) 89–91

SHIBUYA M. et al., Laser acupuncture therapy for pain and vague complaints in neurosurgery. No Shinlei Geka 13/6 (1985) 607–612

SOLOVIEV V. A., Morphological characteristics of skeletal muscle after damage by a laser scalpel. Arkh. Patol. 47/1 (1985) 24–29

STEWARD L., Hydroxyapatite attached by laser: a potential sealant for pits and fissures. Oper. Dent. 10/1 (1985) 2–5

TAIEB A. et al., Soft Laser treatment of warts: a sophisticated placebo. Letter in Dermatologica 172/6 (1986) 329

TERNOVOI K. S., Analgesic laser therapy of patients with post-traumatic and involutional lesions of the musculoskeletal system. Ortop. Traumatol. Protez. 7 (1984) 1–7

URAZALIN Zh. B. et al., Electromyographic characteristics of the masticatory muscles during the treatment of uncomplicated mandibular fractures by helium-neon laser radiation. Stomatologiia (Mosk) 63/6 (1984) 66–68

WOLFE J. A., Laser accidents. Letter in Arch. Ophthalmol. 103/2 (1985) 174–175

YAMAMOTO H., Lasers in dentistry. Shiyo 31/1 (1983) 13–17

ANHANG

Klinische Anwendung der Laserreiz-Therapie bei Akupunkturindikationen*)

von J. BAHN

Zweifellos stellt die Erfindung des Lasers eine der größten geistigen Leistungen dieses Jahrhunderts dar.

Die grundlegenden Arbeiten für die Quantenelektronik veröffentlichte EINSTEIN in seinen Arbeiten bereits im Jahre 1916 und 1917: „Strahlung und Absorption der Strahlung nach der Quantentheorie" und „Zur Quantentheorie der Strahlung".

Jahrzehnte mußten allerdings vergehen bis die Forschung erkannte, daß diese Strahlung nicht nur wirklich existiert, sondern auch Medizin und Technik revolutionieren würde.

„Eine Erfindung auf der Suche nach Anwendungsmöglichkeiten", schrieben amerikanische Journalisten, als der erste Laser 1960 vorgestellt wurde, den Wert dieser neuen Technik für die Wissenschaft noch nicht erkennend.

Auf die Medizin bezogen meinte Terry FULLER, Vorstand des größten Laserlaboratoriums in den USA: „Die Zahl der Dinge, die medizinische Laser in Zukunft tun werden, übersteigt bei weitem unsere Vorstellungskraft."

Die physikalische Grundlage des Lasers basiert auf dem Prinzip, daß geeignete Atome, Ionen und Moleküle in einem elektromagnetischen Strahlungsfeld Energie aufnehmen, indem sie Lichtteilchen, sogenannte Photonen, absorbieren. Dadurch wird kurzfristig ein höherer Energiezustand erreicht.

Jedes physikalische System ist aber bestrebt, wieder zum Ausgangszustand zurückzukehren, wobei Strahlung ausgesandt wird, die sogenannte „spontane Emission". Die Lichtteilchen im Strahlungsfeld bewirken aber außerdem eine Emission, die sogenannte „induzierte Emission", die das Strahlungsfeld verstärkt. Beim Übergang des Atoms auf ein höheres Energieniveau werden also Lichtquanten absorbiert, beim Übergang auf ein niedrigeres Photonen abgestrahlt.

Abhängig vom Verwendungszweck stehen uns verschiedene Laserarten zur Verfügung:
- Powerlaser, die im Wattbereich arbeiten,
- MID-Laser (middle-power-Laser) und
- Softlaser im Milliwattbereich.

Erstere finden im chirurgischen Bereich Verwendung, letztere dienen der Biostimulation.

---

*) *Anmerkung der Herausgeber:*

Die chinesischen Autoren gaben eine sehr kurze Beschreibung der Akupunktur mittels Laser-Therapie und ihrer theoretischen Grundlagen, deren Übersetzung auch gute Übersetzer ohne Spezialkenntnisse teilweise überforderte.

Wir glauben daher, unsere Leser über dieses Behandlungsverfahren besser zu informieren, wenn wir einen Artikel von Prof. Dr. J. BAHN wiedergeben. Er ist ein international anerkannter Fachmann für Laser-Therapie und für Akupunktur.

Prof. Dr. J. BAHN hat umfangreiche persönliche praktische Erfahrungen und hat sich intensiv mit den theoretischen Problemen des Soft-Lasers beschäftigt. Viele Studienreisen führten ihn nicht nur nach Amerika, sondern vor allem auch zu den russischen Forschungszentren.

Prof. Dr. J. BAHN ist vielen unserer Leser durch seine praxisnahen Kurse als Dozent der Österreichischen wissenschaftlichen Ärzte-Gesellschaft für Akupunktur (Präs. Dr. Kollmer) bestens bekannt.

Von vielen Autoren wurde festgestellt, daß der Laser einen Bioregulationseffekt hat. Er aktiviert die Blutbildung im Knochenmark, stimuliert die Funktion der Nebennieren, beschleunigt die Gewebsregeneration und Revaskularisierung, das Anwachsen der Autotransplantate, hat eine viruzide Wirkung und kann die Widerstands- und Anpassungsfähigkeit des Organismus erhöhen.

Als Ausdruck dieses Lichtvitamineffektes fand man eine Absenkung der Autoimmunglobuline, eine Erhöhung der Neurotransmittertätigkeit (GOLDMANN), eine Aktivierung der Kollagensynthese, ebenso der Immun- und Makroglobuline im Wundsekret (MESTER), eine Erhöhung der Cytochromoxydase (RACHICHEV) usw.

Laserphotonen können durch den sogenannten Comptoneffekt – durch die Bewegung der Elektronen – den physischen Zustand des Milieus und damit die dielektrische Konstante verändern.

Soft- und MID-Laser beschleunigen die Transformation von proinflammatorischen Prostaglandinen zu antiinflammatorischen Prostaglandinen und Prostazyklinen und stellen daher das Gleichgewicht im osmotischen Druck wieder her, beschleunigen die Blutzirkulation, haben also eine antiödematöse und antiinflammatorische Wirkung und bewirken dadurch eine Reduktion der Schmerzsymptome.

Über die Wirkung des Soft- und MID-Lasers wurde eine Hypothese erarbeitet, die besagt, daß durch Laserwirkung eine Beschleunigung der Umwandlung von ADP zu ATP bewirkt wird, wahrscheinlich durch Zufuhr von Energie zur Bildung hochenergetischer Phosphorverbindungen.

Nach dieser Hypothese wurde die Stimulierung des endoplasmatischen Retikulums zu einer Vermehrung der Proteinsynthese führen und somit zu Kollagen, das für den Repairprozeß unentbehrlich ist.

Den ersten großen Schritt auf dem Weg zur modernen Analysierung lebender Systeme machte Alexander GURVICH bereits 1923.

Als Biologe mit Zellkulturen arbeitend, bemerkte er, daß in der Teilungsphase befindliche Zellen die Vermehrung anderer Zellkulturen induzierten, obwohl sie von ersteren isoliert waren. Er nannte diese Erscheinung biologische Induktion, die als mitogenetische Strahlung bekannt ist.

Bei Fortsetzung der Erforschung dieses Phänomens fand er, daß, wenn man eine Glaswand zwischen die Kulturen stellt, die Induktion nicht erfolgt, jedoch bei Benützung einer Quarzbarriere diese sehr wohl stattfindet. Die Information konnte nur durch UV-Licht übertragen worden sein, da Quarz für UV-Licht durchgängig ist, Glas jedoch nicht.

Diese Beobachtungen des Biologen GURVICH wurden erst 1960 durch die Erfindung von Photomultiplikatoren nachgewiesen, die auch extrem schwache Strahlungsintensitäten registrieren konnten.

Weitere Forschungen in der UdSSR bewiesen, daß biologische Nachrichten nicht nur im UV-Bereich möglich sind, sondern auch – und dies ist für den Soft-Laser entscheidend – im Bereich des sichtbaren roten und infraroten Lichtes.

Laserlicht einer bestimmten Wellenlänge und Stärke beschleunigt oder verlangsamt biologische Prozesse in Abhängigkeit von ihrem Ausgangszustand. Bei Hyperfunktion kommt es zu einem Abfall, bei Hypofunktion zu einem Anstieg der Reaktion. Elektromagnetische Wellen sind eine Urform der Informationsübertragung, und dieses System ist älter als das neurale System, wobei bei letzterem die Information mittels elektrischer Impulse weiterbefordert wird. Es ist auch älter als das chemische Informationssystem, bei welchem die Information an Hormone, Enzyme und DNS gebunden ist.

Mikrobiologen erklären den Mechanismus der Wirksamkeit durch Ionen-Diffusion, wobei das elektrochemische Potential der Membranen verändert und die Diffusion ermöglicht wird.

Membranen können Signale wie Licht oder Druck in elektrische Impulse umwandeln. Diese Impulse steuern biochemische Reaktionen im Inneren der Zelle. Modulierte Schall- und Lichtwellen vermitteln nach POPP als Biosignale die Kommunikation.

Wenn man bedenkt, daß in der Sekunde 10 Millionen Zellen zugrunde gehen, ist eine ultraschnelle Information notwendig. Durch Laserstrahlen werden keine neuen Prozesse initiiert, sondern bereits bestehende abgeschwächt oder verstärkt.

KLIMA vom Atominstitut der Österreichischen Universitäten beschreibt in einer Arbeit über biophysikalische Aspekte von Lasertherapien den Laser als eine Quelle geordneten Lichtes, als Träger und Speicher von Information im Hologramm.

Der Laser unterscheidet sich durch eine Reihe von Phänomenen und Gesetzmäßigkeiten von den bisher bekannten physikalischen Systemen. Man nennt solche Klassen offene Systeme und zählt den lebenden Organismus als lebendes offenes System dazu.

Was diese offenen Systeme auszeichnet, ist eine völlig neue Ordnungsstruktur, die über Phasenübergänge an Stellen schwacher Stabilität entsteht.

Aus unseren bisherigen Erkenntnissen über diese Vorgänge an offenen physikalischen, chemischen und biologischen Systemen, die sich im Zustand des thermodynamischen Fließgleichgewichtes befinden, geht hervor, daß der Wechsel von Ordnungsstrukturen schon durch geringste Einflüsse ausgelöst werden kann.

Heute ist die Emission von Licht geringer Intensität bei der Immunabwehr durch Phagozyten ein besonders eindrucksvolles Beispiel für Licht aus lebenden Systemen, das hinsichtlich Wellenlängenabhängigkeit, Intensität und Ordnungsgrad stimulierend auf offene lebende Systeme wirken kann.

Der Einsatz des roten Neonlichtes in Licht- und Laser-Therapien sowie bei der Laser-Akupunktur ist bemerkenswert, weil er besonders erfolgreich bei Wundheilung, bei Immunschwächen bzw. Autoimmunkrankheiten angewendet wird, und zweitens aber die Wellenlänge jenes roten Neon-Heliumlichtes mit der Wellenlänge übereinstimmt, die bei der Immunabwehr durch Phagozyten am intensivsten auftritt.

Es hat sich herausgestellt, daß Singulett-Sauerstoff die Quelle oder wenigstens ein Mediator des Lichtes bei der Immunabwehr ist. Aus dieser Sicht findet man ausgezeichnete Wellenlängen, die immer spontan während der Phagozytose auftreten und vermutlich seit undenklichen Zeiten eine regulierende Funktion im Organismus haben. Darauf weisen Experimente und phänomenologische Erfahrungen mit Licht als Stimulans hin.

Betrachtet man aber die bisher verwendeten Laser in bezug auf ihre Wellenlängen genauer, so findet man eine verblüffende Analogie hinsichtlich jener Wellenlängen, die ohnehin immer im Organismus während der Immunabwehr vorhanden sind, und außerdem haben gerade diese Wellenlängen eine besonders heilende Wirkung.

Akupunktur ist eine Reiztherapie, bei der eine Immunstimulierung beobachtet wurde. Dabei wird Licht erzeugt, das simulierend und stimulierend auf das Blut und das Lymphsystem wirkt.

Ersetzt man die Nadel durch ein geeignetes Licht – eventuell durch Laserlicht –, ist eine analoge Wirkung zu erwarten. Es werden synergistische Wirkungen diskutiert, die man im Zusammenwirken von Lasern mit traditionellen Methoden vermuten kann.

1963 wurde an der Kazach-Universität in Alma Ata ein Projektor installiert, der ein starkes Rotlicht emittierte. Man glaubte, je stärker die Bestrahlung, umso effektiver wäre der Behandlungserfolg. Es zeigte sich jedoch sehr bald, daß der Effekt der Bestrahlung nicht von der Intensität, sondern von der Qualität des Lichtes abhängt. Als man später den Projektor durch einen Laser ersetzte, fand man, daß die Wellenlänge für den kurativen Effekt von entscheidender Bedeutung ist.

„Wir versuchen, eine elektromagnetische Oszillation in lebenden Zellen zu induzieren", erklärte INJUSHIN, der Leiter des biophysikalischen Instituts.

„Die Zelle wird durch einen Laserstrahl stimuliert, der elektromagnetische Wellen einer bestimmten Frequenz zuführt. Diese elektromagnetische Oszillierung geht allmählich auf die Zelle über.

Dieses Phänomen erinnert an ein Beispiel aus einem Schulbuch: Eine Brücke gerät unter dem Marschtritt einer militärischen Kolonne ins Schwingen und der Gleichschritt der Soldaten bringt die Brücke zum Einsturz.

Auch eine Zelle kann in Schwingungen versetzt werden. Sie gerät in Erregung und chemische Prozesse, die letzten Endes Lebensvorgänge regulieren, werden intensiviert.

Die aber weitaus interessantere Tatsache ist, daß die Zelle selbst Licht emittiert, sobald die Resonanz einsetzt. Die Zelle selbst erzeugt Strahlen wie der Laser."

INJUSHIN und seine Kollegen haben diese Lumineszenz an der Wurzel einer Frühlingszwiebel beobachtet. Die Arbeit in den Laboratorien wurde nun mit den alten Methoden der Akupunktur und den neuesten Methoden und Techniken der Laserreflex-Therapie verbunden.

„Die Zahl der Erkrankungen, die durch Laserbehandlungen geheilt werden, wächst von Jahr zu Jahr", stellte INJUSHIN fest.

Aber nicht nur in medizinischen Bereichen wird der Laser eingesetzt, auch biologische und landwirtschaftliche Bereiche ziehen daraus Nutzen.

Seit Jahren werden in Ost-Kasachstan Weizen-, Mais- und Gemüsesamen mit Laserstrahlen behandelt. Früchte reifen Tage früher und die Produktivität ist um 20% höher als die der nicht bestrahlten. Rüben, mit rotem Licht behandelt, haben mehr Zucker, andere Gemüse mehr Vitamin C.

Bisher existierten einige Hypothesen über die Wirkungsweise der Lasertherapie.

Die Hypothese von INJUSHIN und TSCHEKUROV aus dem Jahre 1975 basiert auf der Existenz zelleigener elektromagnetischer Felder und Ladungen, die unter dem Einfluß von Laserstrahlen verändert werden.

Zur Zeit erscheint jene Hypothese sehr plausibel, wonach ein besonderes, photoregulatives System die biostimulierende Wirkung des Soft-Lasers bedingt. Es besteht eine gewisse Ähnlichkeit mit der Wirkung der Laserstrahlen auf die Haut und mit dem Photoregulationssystem von Pflanzen und einigen Mikroorganismen.

Helium-Neon-Laser einer Wellenlänge von 632,8 nm werden seit mehr als zehn Jahren in der Akupunktur verwendet. Dazu kamen in den letzten Jahren auch Infrarot-Laser einer Wellenlänge von 904 (905) nm.

„Die östliche Heilkunst durch Nadelstimulation von Akupunkturpunkten oder Stimulation durch Moxa war Behandlung für viele Erkrankungen. Augenblicklich ist jedoch die modernste Art zu behandeln die Behandlung mit dem Laserstrahl. Zum Unterschied von Akupunktur, Moxa und Elektrostimulation bringt die Behandlung mit dem Laserstrahl eine Reihe von Vorteilen:

Schmerzfreiheit, Sterilität, Wirksamkeit und laserspezifische Eigenschaften.

Die Laser-Akupunktur wurde an der Kazakh-Universität in ‚S. M. Kirov' und an einigen Republikanischen Kliniken sowie an der medizinischen Fakultät in Alma Ata erstmals gelehrt und angewandt.

Diese neue Methode besteht in der Verwendung des Laserlichtes im Bereich des roten Spektrums über Akupunktur-Punkte mit Hilfe von Lichtleitern, wobei ein Wärmeeffekt praktisch nicht vorhanden ist", erklärte INJUSHIN.

Laser geringer Leistung bieten eine Fülle von Möglichkeiten; auch Ärzten, die sich nicht mit Akupunktur beschäftigen. Schlecht heilende Wunden verschiedenster Genese, Defektheilungen nach Operationen, selbst durch Röntgenstrahlen verursachte Hautschäden, Dekubitus und Verbrennungen sind einer lokalen Behandlung zugänglich und bringen gute Resultate. Auch die überschießende Wundheilung, die sich in Form von Narbenkeloiden äußert, ist eine Indikation für den Laser.

Ein weiteres Anwendungsgebiet sind Entzündungen der Mundschleimhaut, Aphthen, Druckgeschwüre bei Prothesenträgern, Zahnungsschwierigkeiten und Schmerzen nach Zahnextraktion und Tonsillektomien. Die Rezidivhäufigkeit des Herpes labialis und genitalis kann drastisch herabgesetzt und der Heilungsverlauf beschleunigt werden. Dies gilt auch für den Herpes zoster.

Verletzungen, wie sie im täglichen Leben und beim Sport auftreten, eignen sich für die Laseranwendung. Hämatome bilden sich rascher zurück, schmerzhafte Schwellungen, Tendovaginitiden, durch Überbeanspruchung verursachte schmerzhafte Sehnenansätze wie die Adduktoren in inguinae und im Bereich der Achillessehne lassen sich gut therapieren; auch Zerrungen und entzündliche Infiltrate sowie Myalgien und Myositiden und der so häufige Tennis-Ellbogen.

Bei Hautübertragungen wird die Heilung beschleunigt. Dies gilt auch für die Wiederherstellung durchtrennter Nerven.

Laser kommt wie die Infiltration mit Procain bei der Störfeldbehandlung zur Anwendung, und Pierre RICHAND berichtet, daß Störungen, die auf Laser-Therapien nicht reagieren, auch mit klassischer Neuraltherapie keine positiven Resultate bringen.

Neben der lokalen Bestrahlung machen wir uns die reflektorischen Beziehungen einzelner Körperteile zueinander zunutze, die Wechselwirkung zwischen Körperoberfläche und inneren Organen, die von chinesischen Ärzten außerordentlich genau beobachtet wurde.

So eignen sich für eine Laser-Behandlung jene Indikationen, die 1979 von der WHO in Beijing für die Akupunktur empfohlen wurden:
- Migräne und Kopfschmerzen,
- Entzündungen der Nebenhöhlen,
- Trigeminusneuralgien,
- Schwindelzustände,
- Schlafstörungen,
- Magen- und Zwölffingerdarmgeschwüre,
- Durchblutungsstörungen,
- Schwangerschafts-Erbrechen,
- Dickdarmentzündungen,
- Asthma und Bronchitis (besonders bei Kindern),
- Regelbeschwerden.

Über eine große Zahl von Fällen, die an der Dermatologie in Sofia mit Laser behandelt wurden, berichtet E. ILIEV.

Dermatosen, Akne und selbst kosmetische Störungen reagierten gut auf diese Behandlung. Erstaunlich sind auch die Erfolge bei Erkrankungen des Bewegungsapparates, und zwar von akuten und chronischen Fällen. Selbst degenerative Veränderungen, wie die Gonarthrose, erbringen mit Laserpunktur bessere Resultate als Injektionen, Tabletten, Einreibungen oder Badeaufenthalte. Auch andere Gelenke eignen sich für diese Therapie, wenn man von zu weit fortgeschrittenen Stadien wie z. B. Knorpeldestruktion bei Hüftgelenksarthrosen absieht.

MACHERET von der Universität Kiew empfiehlt bei Spondylarthrosen und Osteochondrosen der Wirbelsäule die Laser-Akupunktur. Dabei wird der Laserstrahl durch eine Kanüle an den Erkrankungsherd herangeführt.

Diese Methode erbringt bessere Resultate als die Laserpunktur. Dies gilt auch für Ischialgien, bei denen Nadeln, kombiniert mit Elektrostimulation und Laser, die Ergebnisse verbessern. Besserungen des Zustandsbildes sieht man auch beim Morbus Bechterew.

Ausgezeichnete Resultate ergibt die Laser-Therapie bei Morbus Sudeck. Durch lokales Bestreichen der befallenen Region und durch gezielte Behandlung von biologisch aktiven Punkten kommt es schon nach wenigen Behandlungen zu einem Abklingen von Schwellungen und Schmerzen.

Auch der Phantomschmerz ist einer Behandlung zugänglich. Diese persistierenden, oft therapieresistenten Schmerzen werden über korrespondierende Stellen der vorhandenen Extremität sowie über Ohr-Punkte behandelt.

Der Laser geringer Leistung hat sich also in der Schmerzbehandlung als günstig erwiesen, und zwar zur Behandlung schmerzhafter Zustände von Gelenken, Sehnen und Muskeln, sowohl in der Human- wie auch in der Veterinärmedizin. Die Behandlung komplementiert und harmonisiert mit Akupunktur und transkutaner Nervenstimulation.

Schmerz kann sowohl seelischen als auch körperlichen Ursprungs sein. Niemand kann mit Sicherheit sagen, ob schmerzhafte Muskelspasmen des Nackens und Rückens organischen Ursprungs sind oder ob die Schmerzen durch Angst oder Depressionen ausgelöst werden. Nicht selten ist es ein Zusammenwirken beider Umstände.

Der Schmerz ist ein Weltproblem. Er führt zu vermehrter Medikation mit schmerzstillenden Mitteln und oft dadurch verursachte Beschwerden von seiten innerer Organe, zu Abhängigkeit sowie verlängerter Arbeitsunfähigkeit.

Schmerz kann nur als eine tiefgreifende Störung der Harmonie des Körpers verstanden werden, oft auf eine drohende Gefahr für das Leben hinweisend (z. B. bei einer koronaren Herzattacke), manchmal nur eine unbedeutende Belästigung unterschiedlichen Grades – immer jedoch störend und demoralisierend.

Überraschend gute Ergebnisse zeigen sich bei Gefäßerkrankungen, z. B. bei koronaren Erkrankungen, wenn über Ohr- und Körper-Punkte behandelt wurde. Dieselben Punkte verwendet man auch bei funktionellen Herzstörungen. Auch zerebrale und periphere Durchblutungsstörungen können so therapiert werden.

Grundsätzlich scheint es wichtig, Ohr-Punkte in die Behandlung einzubeziehen, die sich bei der Exploration als pathologisch manifestieren.

Über ausgezeichnete Erfolge bei Gefäßstörungen berichten russische Kollegen wie ANISCHENKOW, KOCHETKOV und SAMSYGIN. Auch diese Autoren stellen die Notwendigkeit der individuellen Wahl der Parameter (Dauer, Intensität und Punktewahl) fest, wobei sich in den meisten Fällen die Effektivität mit der höheren Leistung verbesserte und optimal bei 30 Sekunden bei Körper-Punkten und maximal 15 Sekunden bei Ohr-Punkten lag.

Bei Erkrankungen des Bewegungsapparates, wie bei der chronischen Polyarthritis rheumatica, wurden nicht nur Körper- und Ohr-Punkte, sondern auch die erkrankten Gelenke selbst in die Behandlung einbezogen. Nach drei oder vier Behandlungen kam es jedoch häufig zu einer negativen Reaktion, zu einer Zunahme der Schmerzen und Schwellung, zu erhöhter Temperatur und Blutsenkung. Nach den folgenden Behandlungen besserte sich der Zustand, Schmerzen und Ödeme reduzierten sich, das Ausmaß der schmerzfreien Beweglichkeit der Gelenke wurde größer.

Bronchialasthma-Erkrankungen, die mit Steroiden behandelt wurden, zeigten mit Laser-Behandlung in vielen Fällen keine Wirkung und mußten mit Nadeln zusätzlich behandelt werden. Man beobachtete aber auch, daß bei Asthmaerkrankungen, wenn die Nadel keine Wirkung zeigte, die zusätzliche Bestrahlung Anfälle zu mindern vermochte.

Die Laser-Therapie stellt eine Bereicherung der therapeutischen Möglichkeiten im HNO-Bereich dar. BUCEK, SEITHEL u. a. berichten ausführlich über Erfahrungen, die durchaus positiv sind. So ist die Behandlung der schmerzhaften Otitis media sehr überzeugend.

Durch Bestrahlung von Punkten um das Ohr und von Fernpunkten sowie Bestrahlung des Trommelfelles durch den Meatus acusticus externus kommt es rasch zu einem Sistieren der Schmerzen, sodaß nicht selten Antibiotika überflüssig werden.

Die Lichtnadel erlaubt eine völlig schmerzfreie, aseptische Behandlung mit geringsten Energiemengen im kybernetischen Sinn und eignet sich daher hervorragend zur Behandlung von Erkrankungen im Kindesalter. Angst vor Injektionen und Nadeln belastet oft das Verhältnis der kleinen Patienten zum Arzt.

Es ist jedoch wichtig – dies gilt natürlich auch beim Erwachsenen –, die Bestrahlung der Augen und von Knochendefekten im Bereich des Schädels – beim Kind wegen offener Fontanellen – zu vermeiden. Schon geringe Reize genügen beim kindlichen Organismus, um Umstimmungen zu erzielen, denn der Flüssigkeitsanteil im kindlichen Gewebe ist wesentlich höher als beim Erwachsenen. Der Ionenaustasch ist daher entsprechend intensiver.

Die Akupunktur des behinderten Kindes mit Laser ist in unserem Land bereits ein fester Bestandteil des Therapieplanes neben Physiotherapie, Logopädie und Beschäftigungstherapie.

Die Therapie mit Laser ermöglicht eine Tonisierung des gesamten Organismus, eine gezielte Behandlung pathologischer Symptome und Bewegungsmuster.

Die Behandlung erfolgt dabei täglich oder zweibis dreimal pro Woche, wobei nach zehn bis fünfzehn Behandlungen eine Pause von einer Woche eingelegt wird. Behandlungsziel ist ein direkter Einfluß auf die Motorik.

Bei Zerebralparesen bessern sich die Bewegungsmuster. Dies geschieht durch eine Regulierung des Muskeltonus und Regulation des vegetativen Nervensystems. Es kommt zu einer Lösung der Spasmen an den Fingern und Zehen, einer Besserung der Blutzirkulation und des Appetites, von Verdauung und Schlafrhythmus und zeigt einen deutlichen Effekt auf die Feinmotorik.

Die immunstimulierende Wirkung mindert die Infektanfälligkeit, es kommt zu einer Regulierung der Antriebsschwäche und Hyperaktivität sowie einer verlängerten Ausdauer bei allen Übungen.

TENK, HAIDVOGL und BRISCH geben im „Akupunkturpraktikum des behinderten Kindes“ wertvolle Hinweise über diese Behandlungsmöglichkeit.

Procaininfiltrationen über Ganglien, wie z. B. die Ganglion-stellatum-Blockade, bergen oft eine Reihe von Gefahren.

BENCE ersetzt die Infiltration durch eine Bestrahlung mit Infrarot-Laser. Dabei tritt allerdings kein Horner-Syndrom auf – das klassische Kriterium der Ganglionblockade –, es findet sich jedoch in der Mehrzahl der Fälle eine Erwärmung des Armes und der homolateralen Gesichtshälfte als Beweis für die Wirksamkeit des Laserstrahles. Die angewandte Technik ist dabei einfach, die erhaltenen Resultate waren bei Asthma und Bronchitis ermutigend.

SUN Shu Ling, New York, berichtet von Laser-Anwendung über dem Ganglion-Spheno-Palatinum. Dabei ist es möglich, eine Reihe von Symptomen von hauptsächlich spastischem Typ – Schmerzen im Bereich des Nackens, im Schulterbereich, im Bereich der unteren Lendenwirbelsäule usw. – zu behandeln. Laser ersetzt in diesem Fall das Procain, das Kokain oder andere Anaesthetika, die zur Behandlung verwendet wurden.

Eine interessante Arbeit veröffentlichte A. KARPUKHINA (Kiew, UdSSR) über die Eignung von Laser-Therapie bei Benützung von Akupunktur-Punkten zur Prüfung und Leistungsoptimierung des psycho-physiologischen Status (PPS) des Menschen.

Mittels Soft-Laser wird dabei versucht, den PPS des Menschen zu korrigieren. Berechnungen elektrischer Indices ermöglichen es, Energiedefizite in Subsystemen aufzudecken und geben damit die Möglichkeit, durch Akupunktur-Kombinationen regulierenden Einfluß zu nehmen.

Dabei erwies sich **die Anwendung von Laserpunktur individuell ausgewählter Akupunktur-Punkte um ein Vielfaches wirksamer als standardisierte Punktkombinationen.** Eine Ausarbeitung komplexer Methoden unter Einbeziehung von Computern für umfassende Berechnungen und gezielte Regulierung des menschlichen PPS sind geplant.

Bisher glaubten wir, der Laser eigne sich nicht für Anästhesie. WENG Yaojing, Direktor des Akupunktur- und Laser-Laboratoriums in Chongquing, berichtete jedoch bei einem Akupunktur-Kongreß 1983 in Wien über die Möglichkeit einer Laser-Akupunktur-Anästhesie.

Dabei wurden Hunderte von Tieren mit dieser Methode anästhesiert, aber auch bei Hunderten von Patienten, bei denen chirurgische Eingriffe durchgeführt wurden, gelang in 90 Prozent der Fälle die Anästhesie mit Laser. Dabei wurden Helium-Neon-Laser einer Stärke von 2–6 mW verwendet. Der analgetische Mechanismus geht dabei Hand in Hand mit der Produktion von Neuromediatoren des Organismus.

Diese Methode verursacht keine schädlichen Nebenwirkungen wie sie mit Medikamenten vorkommen, keine Unruhezustände und bringt eine bessere Muskelentspannung als die Akupunktur-Analgesie mittels Nadeln.

Und nun zu den **Nebenwirkungen und Gefahren** durch Laserstrahlen:

Bei Verwendung von Strahlen denkt man zunächst an die Möglichkeit einer kanzerogenen Wirkung.

MESTERs Versuche an Mäusen verliefen zunächst in dieser Richtung. Er konnte jedoch an depilierten Tieren eine krebserzeugende Wirkung ausschließen.

Auch EHLERS und FLORIAN fanden gemeinsam mit ROTHE und SCHAIRER in Tier-Kurz- und -Langzeitversuchen keine laserinduzierte Karzinogenese epidermaler Zellen, weder histologisch noch Feulgen-zytophotometrisch.

Nach GOLDMANN sind folgende Faktoren von Wichtigkeit:

Farbe der Haut (hell oder dunkel), das Vorhandensein von Hyperkeratosen, die Art des Lasers, die Wellenlänge der Strahlungsquelle und die Behandlungsdauer.

Helle Haut ist wesentlich widerstandsfähiger als dunkle, das gilt vor allem für die Haut der Handflächen und Fußsohlen. Selbst eine Stärke von 50 Joule pro cm^2 verursacht kaum Schäden bei Hellhäutigen.

Mit dem sichtbaren Helium-Neon-Licht geringer Leistung konnten – bei Vermeidung der Bestrahlung von Augen, offener Fontanellen sowie Knochendefekten des Schädels – außer Müdigkeit, Schlafbedürfnis und gelegentlichen Schweißausbrüchen keine Nebenwirkungen beobachtet werden.

Dies sind meine Erfahrungen bei 80.000 Behandlungen während der letzten mehr als zehn Jahre. Gewisse Vorsicht ist allerdings bei Verwendung des unsichtbaren Infrarot-Lichtes einer Wellenlänge von 904 nm zu beachten.

In diesem Fall ist es zweckmäßig, reflektierende Gegenstände aus den Behandlungsräumen zu entfernen. Die meisten Autoren empfehlen die Behandlung in abgedunkelten Räumen und das Tragen von Schutzbrillen. Man muß berücksichtigen, daß der größte Teil der Laserstrahlen von der Haut absorbiert wird, ein gewisser Teil jedoch reflektierend Augen und Haut des Behandlers trifft.

Es existieren Veröffentlichungen über den schädlichen Einfluß des Lasers auf die Sehkraft und von vorübergehenden Adaptationsschwierigkeiten in der Dunkelheit.

Manche Kollegen, die tagtäglich und über einen längeren Zeitraum mit Laserlicht arbeiten, klagen über allgemeine Erscheinungen wie Müdigkeit und Schlaflosigkeit.

Ein Teil dieser Beschwerden kann jedoch mit Sicherheit vermieden werden, wenn statt der Verwendung von Frequenzen, die oft einem Flackerlicht gleichkommen, der Dauerstrahl verwendet wird, wobei mit letzterem die Behandlungsergebnisse kaum schlechter sind.

Folgende Vorsichtsmaßnahmen sollten eingehalten werden:

1. Sicherung einer ausreichenden Belüftung der Behandlungsräume.

2. Nicht ohne Schutzbrille arbeiten.

3. Den Raum verlassen, wenn die Bestrahlung mehr als 5–10 Minuten oder noch länger dauert; dies gilt vor allem für die Verwendung von MID-Lasern im Infrarotbereich.

4. Adaptierung des eigenen Organismus über einen längeren Zeitraum an die Arbeit mit dem Laser. Dabei ist zu empfehlen, in der Freizeit Sport zu betreiben oder längere Spaziergänge in der frischen Luft zu machen.

Wenn wir um die Gesundheit unserer Patienten besorgt sind, sollten wir auch ernsthaft auf unsere eigene Gesundheit achten.

Die biologische Forschung beschränkte sich bisher auf drei Dimensionen:

- den makroskopischen Bereich,
- die mikroskopische und
- die molekulare Ebene.

Die auch mit dem Soft-Laser erreichbare und beeinflußbare 4. Dimension, der submolekulare Bereich, d. h. die Elektronen-Dimension, war für den Arzt deshalb so schwer erfaßbar, weil sie nur mit Hilfe der Mathematik und Quantenmechanik durch die Physik erklärt werden konnte. Während die Biologie der Physik in die Bereiche der ersten drei Ebenen folgen konnte, vernachlässigte die Grundlagenforschung die 4. Dimension.

Aber gerade die Erforschung der submolekularen elektromagnetischen Welt wird notwendig sein, um manche Probleme der modernen Medizin lösen zu können.

„Rundet man die Beobachtungen um die Akupunktur ab", meint KELLNER vom Institut für Histologie der Medizinischen Fakultät der Universität Wien, „und nimmt man noch jene Therapieformen, die sich auch außerhalb der Nadel abspielen, dazu, dann muß man sagen, daß die ernsthafte Beschäftigung mit der Akupunktur und der Regulationstherapie noch viele positive Ergebnisse für die Medizin bringen wird und schon gebracht hat.

Eines darf man allerdings nicht: Man darf sich vor nichts verschließen. Man muß sich auch von der Vergangenheit und vielen Dingen, die man gelernt hat, lösen.

Beschäftigung mit Akupunktur und Laser-Therapie heißt Beschäftigung mit dem neuesten Teil der medizinischen Forschung, die nicht allein der Akupunktur, sondern der gesamten Medizin nützt. Allerdings muß man damit rechnen, daß es noch eine Generation währen wird, bis Regulation und Kybernetik ihren gebührenden Platz bekommen werden."

Zusammenfassung

Die überzeugendsten Resultate klinischer Laseranwendung finden wir bei Behandlung schlecht heilender Wunden, trophischer Ulcera und anderer lokaler Erkrankungen.

Immer häufiger werden jedoch in den letzten Jahren auch Laser geringer Leistung zur Stimulierung von Akupunktur-Punkten verwendet.

Vorteile dieser neuen kybernetischen Behandlungsart sind Schmerzfreiheit, Sterilität und laserspezifische Eigenschaften.

Indikationen und Nebenwirkungen werden aufgezeigt. Über neuere Forschungsergebnisse wird berichtet.

Literatur zum Beitrag von J. BAHN

ALZINA A., Biologische Effekte des Laser. Symposium, Madrid 1985

BAHN J., Akupunktur und Laserstrahlen. Informatio pro Medico 4/81

BAHN J., Laser und Infrarotstrahlen in der Akupunktur. Haug Verlag, Heidelberg 1984

BAHN J., Soft Laser und Kybernetik. Laser-Symposium, München 1986

BERGSMANN O., Analyse der Laserwirkung mit dem bioelektrischen Funktionsdecoder-LHK. Erfahrungsheilkunde 25/3 (1976)

BUCEK R., Lasertherapie in HNO. Vorträge Laser-Symposium, München 1986

EHLERS G., Beruflich und therapeutisch bedingte Schäden durch Laserstrahlen. Histologische und cytophotometrische Untersuchungen. Hefte zur Unfallheilkunde 121 (1975)

FLORIAN H. G., EHLERS G., Vorstellungen zur gesundheitlichen Überwachung beim Umgang mit Laserlicht. Berufsgen. 1975

FUNKE L. A., Laser-Akupunktur, eine Alternative in der Schmerztherapie. Akupunktur – Theorie und Praxis 4 (1986)

GLEDITSCH J. H., Biophysikalische Behandlung von Rhinitis und Sinusitis mit Laser. Vortrag, Tokio 1976

ILIEV E., Laser in der Dermatologie. Laser-Symposium, München 1986

INJUSHIN A., Fortschritte der Laser-Akupunktur in der UdSSR. Vortrag Biophysikalisches Institut, Alma Ata 1978

KLEBER J., Akupunktur-Therapie mit MID-Laser. Akupunkturbriefe 20

KLIMA, Biophysikalische Aspekte von Laserstrahlen. Vortrag Laser-Symposium, Salzburg 1986

KRYSPIN J., Schmerzbehandlung durch Laser. Vorlesung, Universität Toronto 1985

KRÖTLINGER M., Zum Einsatz des Lasers in der Akupunktur. Deutsche Zeitschrift für Akupunktur 4 (1977)

LIERTZER H., OPPOLZER, Laser-Akupunktur bei juvenilen Asthmatikern. Biomed 7–8 (1979)

MACHERET E., Laserakupunktur bei der Behandlung der Neuralgien. Neue Behandlung der russischen Schule. Laser Symposium, München 1986

MESTER E., Laser-induced Stimulation of the Vascularisation of the healing wound. Separatum exper. 30 (1974)

MESTER E., The Biostimulative-Effect of Laser-Beams. Symposium Optica 80

RACHICHEV A., Biologische Wirkung der Laserstrahlen. Alma Ata 1976

SCHJELDERUP W., Historische und theoretische Grundlagen der Lasertherapie. Vortrag, Laser-Symposium, München 1986

TENK-HAIDVOGL-BRISCH, Akupunktur-Praktikum des behinderten Kindes. Verlag W. Maudrich, Wien-München-Bern 1983

VESTER F., Neuland des Denkens – Das kybernetische Zeitalter. S. Fischer, Hamburg 1984

J. Ohrklemme

Diese Behandlungsmethode ersetzt die Feinnadel-Methode durch den elektrischen Reiz, der über eine Ohrklemme erfolgt. Die Ohrklemme ist eine Form der transkutanen Elektrostimulation. Da die Haut nicht verletzt wird, entfällt die Gefahr einer Infektion.

1. Vorteile der Ohrklemme gegenüber der Feinnadel

Sie ist einfach, sicher, weniger schmerzhaft und bei all jenen Krankheiten anwendbar, bei denen eine elektrische Reizverstärkung empfohlen wird.

2. Herstellung der Ohrklemme

Es wird dafür rostfreier Draht mit einem Durchmesser von 0,8–0,9 mm verwendet. Ein Schlauch aus Kunststoff mit 1 mm Innendurchmesser wird zur Isolierung über den Draht gezogen. Ein Stück Plastikschlauch mit 1 mm Innendurchmesser und 2 mm Wanddicke dient als Einstellhilfe für den Abstand zwischen Klemmenspitze und Hülsenrand. Eine Stütze aus Polyäthylen wird auf der Ohrklemme befestigt.

Man unterscheidet drei Arten von Ohrklemmen:

a) Gewöhnliche Klemme (Abb. V-10)

Diese Ohrklemme wird meistens für Ohr-Punkte verwendet, die am Rand und an der Außenseite der Ohrmuschel liegen, so z. B. an
- Ohr-P. 55-SHEN MEN,
- Ohr-P. 96-Pankreas,
- Ohr-P. 97-Leber,
- Ohr-P. 95-Niere usw.

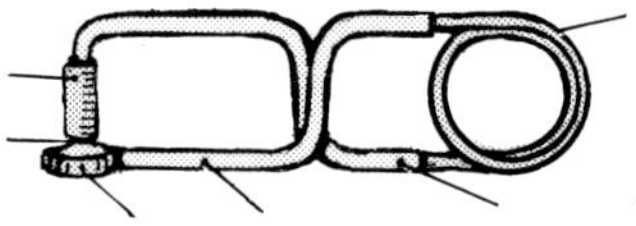

Abb. V–10 Herkömmliche Ohrklemme

b) Klemme mit langem Arm (Abb. V-11)

Diese Klemme verwendet man bei Ohr-Punkten, die an der Innenseite des Ohres liegen. So z. B. an
- Ohr-P. 58-Uterus,
- Ohr-P. 52-Ischiadikus

und jenen Ohr-Punkten, die im Bereich der Cymba conchae und des Cavum conchae liegen. Die Armlängen dieser Ohrklemmen betragen 0,5–1,5 cm.

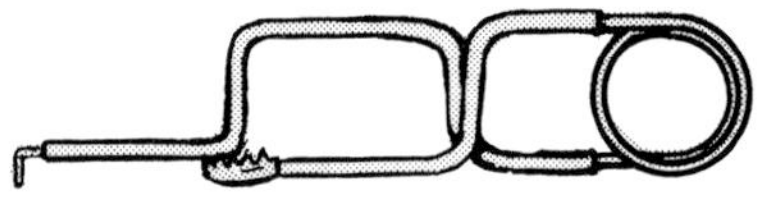

Abb. V–11 Ohrklemme mit langem Arm

c) Klemme mit Spitze (Abb. V-12)

Diese Klemme ist zum gleichzeitigen Einsatz an Ohr-Punkten auf beiden Seiten der Ohrmuschel geeignet, so z. B.
- Ohr-P. 13-Nebenniere,
- Ohr-P. 16-Innere Nase,
- Ohr-P. 55-SHEN MEN und
- Ohr-P. 105-Blutdrucksenkende Furche.

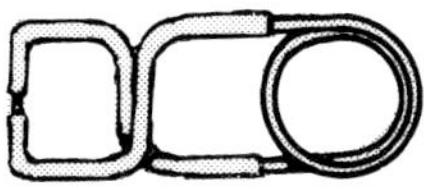

Abb. V–12 Ohrklemme mit Gegenspitze

3. Handhabung der Ohrklemme

Die Ohrklemme wird genau auf dem ausgewählten Punkt befestigt (Abb. V-13). Man wählt eine bestimmte Wellenform des elektrischen Impulses. Die Stromstärke wird von schwach beginnend langsam gesteigert und richtet sich nach der Verträglichkeit des Patienten.

Die elektrische Stimulation soll jedesmal 20–30 Minuten dauern. Zehn Behandlungen bilden eine Serie. Nach fünf bis sieben Tagen Pause kann eine neue Serie beginnen.

Die Haut soll im Bereich der Klemme mit etwas physiologischer NaCl-Lösung befeuchtet werden, um so die elektrische Leitfähigkeit zu verbessern.

Um die Möglichkeit einer Infektion zu vermeiden, sollen die Klemmen vor der Verwendung 15–20 Minuten in eine desinfizierende Lösung eingelegt werden bzw. den jeweiligen Vorschriften entsprechend desinfiziert werden.

Sind die Klemmen längere Zeit in Verwendung, so tritt möglicherweise elektrische Korrosion an den Kontaktpunkten auf. Sie können jedoch weiter verwendet werden, wenn die Kontaktpunkte mit Sandpapier abgeschliffen werden.

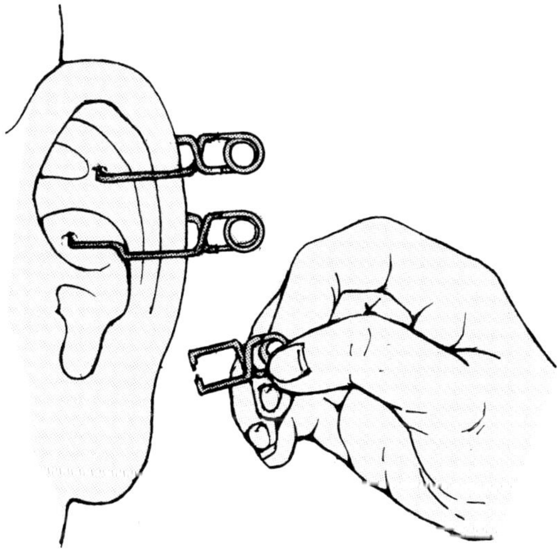

Abb. V–13 Verwendung der Ohrklemme

Wenn die Behandlungszeit zu lange dauert oder die Stromstärke zu stark ist, kann es zu Schädigungen der Haut durch den elektrischen Strom kommen. Es können schwarz verfärbte Hautstellen auftreten, die aber nach drei bis fünf Tagen verschwinden. Durch entsprechende Kontrolle ist dies vermeidbar.

Wenn der elektrische Reiz im Laufe der Behandlung von dem Patienten nicht oder kaum mehr verspürt wird, ist die Stromstärke vom Arzt (oder vom vorher instruierten Patienten) langsam zu erhöhen.

VI. Praktischer Teil

Anleitungen zur Ohr-Akupunktur-Therapie

A. Allgemeinerkrankungen

B. Atmungstrakt

C. Augenkrankheiten

D. Erkrankungen des Bewegungsapparates

E. Gynäkologie und Geburtshilfe

F. Herz- und Kreislaufkrankheiten

G. HNO-Krankheiten

H. Hautkrankheiten

I. Infekte – Immunschwäche

K. Kinderkrankheiten

L. Leber- und Gallekrankheiten

M. Magen- und Darmkrankheiten

N. Nerven- und Geisteskrankheiten

O. Nieren- und Harnwegserkrankungen

P. Zahn- und Kieferkrankheiten

Q. Sucht

A. Allgemeinerkrankungen

A.1. Kollaps (einfache Synkope), Nadelkollaps

Auswahl der Punkte und Reizart

Ohr 13 – Nebenniere
Ohr 100 – Herz
Ohr 34 – Graue Substanz
Ohr 97 – Leber

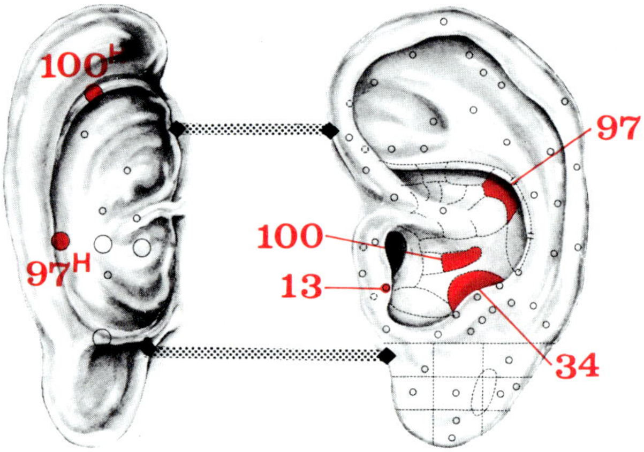

VI/A–1 Kollaps

Die Punkte werden stark gereizt. Die Nadeln bleiben 30 Minuten liegen und sind in dieser Zeit ein- bis zweimal zu drehen.

Allgemeine und persönliche Erfahrungen

❶ Der Patient soll vor Beginn der Ohr-Akupunktur ruhig liegen. Während die oben angeführten Punkte stark gereizt werden, soll der Patient beruhigt werden. Um die Erholung zu beschleunigen, erhält der Patient Glukoselösung zum Trinken.

❷ Die durch Körper-Akupunktur verursachten Synkopen werden mit obigen Punkten mit gutem Erfolg behandelt, während durch Ohr-Akupunktur hervorgerufene Synkopen mit

KS 6 – NEIGUAN und
M 36 – ZUSANLI

gut beeinflußbar sind.

❸ **Nach Ansicht der trad. chin. Medizin** entsteht Kollaps durch eine Zirkulationsstörung von QI, weshalb YANG und QI nicht in die Peripherie – nämlich Kopf und Extremitäten – gelangen. Dies wird „Blockierungssyndrom“ (YU ZHENG) genannt.

Nach trad. chin. Medizintheorie teilt man den Kollaps in zwei Typen:

a) Leere-XU-Typ:

Die Atmung ist kurz, der Mund ist geöffnet, Arme und Beine sind kalt, die Gesichtsfarbe ist weiß; meist kalter Schweißausbruch; Puls tief und fadenförmig.

Der Leere-XU-Typ kommt häufig beim einfachen Kollaps, beim Sonnenstich und bei hypoglykämischem und kardiogenem Schock vor.

Behandlungsprinzip:

Stärke die QI-Funktion und hole das YANG zurück.

Ohr-Akupunktur: Ohr 100 – Herz
Ohr 13 – Nebenniere

Bei Leere-XU von Blut-XUE wird zusätzlich noch

Ohr 97 – Leber

mittelstark gereizt.

b) Fülle-SHI-Typ

Die Atmung ist beschleunigt und rauh, die Gliedmaßen sind starr und steif, beide Hände sind verkrampft, der Mund ist geschlossen; Puls kräftig.

Der Fülle-SHI-Typ kommt häufig bei Hysterie und zerebralen Durchblutungsstörungen vor.

Behandlungsprinzip:

Löse die Blockierung der QI-Funktion und fördere das Rückholen des YANG.

Ohr-Akupunktur: Ohr 13 – Nebenniere,
Ohr 100 – Herz,
Ohr 97 – Leber und

zusätzlich an

Ohr 78 – Ohrspitze

Mikroaderlaß.

❹ Nach der Ohr-Akupunktur, wenn der Patient wieder bei Bewußtsein ist, soll er warmen Tee oder Kaffee trinken, um sich schneller zu erholen.

Fallbeispiel

Ein 18jähriger Student, der von frühmorgens bis mittags am Sportplatz in der Sonne gesessen war, verspürte starkes Schwindelgefühl verbunden mit Übelkeit und fiel beim Aufstehen in Ohnmacht.

Die Gesichtsfarbe war weißgrau, kalter Schweißausbruch, Puls fadenförmig und tachykard, Blutdruck 90/60 mmHg.

Ohr-Akupunktur: Ohr 13 – Nebenniere
Ohr 34 – Graue Substanz
Ohr 100 – Herz
Ohr 22 – Endokrinium

Diese Punkte wurden mittelstark gereizt.

Unmittelbar nach der Behandlung verbesserte sich die Gesichtsfarbe, der kalte Schweißausbruch verschwand, die Pulsfrequenz und der Blutdruck normalisierten sich.

A.2. Nebenwirkungen von Medikamenten (wie z. B. Übelkeit, Kopfschmerzen, u. a.)

Auswahl der Punkte und Reizart

Hauptpunkte: Ohr 34 – Graue Substanz

Nebenpunkte: Ohr 33 – Stirne
Ohr 29 – Polster
Ohr 100 – Herz
Ohr 87 – Magen
Ohr 51 – Vegetativum

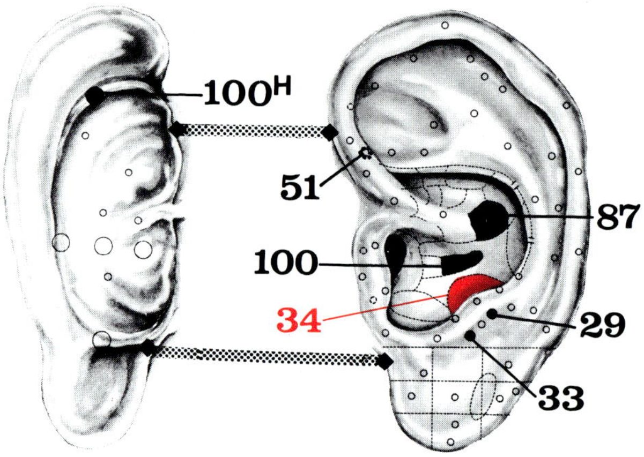

VI/A–2 Nebenwirkungen von Medikamenten

Es wird einmal täglich behandelt, und die Nadeln bleiben eine Stunde liegen.

Drei Behandlungen bilden eine Serie. Wird anfangs kein Effekt erzielt, so kann die Weiterbehandlung doch noch erfolgreich sein.

Allgemeine und persönliche Erfahrungen*)

353 Patienten, die wegen Schistosomiasis medikamentös behandelt wurden, litten unter Nebenwirkungen wie Schwindelgefühl, Kopfschmerzen, Übelkeit, Appetitlosigkeit, Schlaflosigkeit.

Die Behandlung mit Ohr-Akupunktur war bei 90% erfolgreich, und zwar waren

101 Patienten nach einer Behandlung beschwerdefrei, bei
46 Patienten waren nach zwei Behandlungen die Symptome gebessert und
58 Patienten nach drei Behandlungen ebenfalls beschwerdefrei.

**) Kommentar der Herausgeber:*

Diese Behandlung ist unabhängig von dem, die Nebenwirkung auslösenden Medikament.

Sie kann zu einer Besserung der Beschwerden auch dann führen, wenn die mit Nebenwirkungen verbundene medikamentöse Therapie fortgesetzt werden muß (z. B. Zytostatika).

A.3. Postoperativer Wundschmerz

Auswahl der Punkte und Reizart

1. Ohr 34 – Graue Substanz
   Ohr 55 – SHEN MEN
   Ohr 101 – Lunge und
   das der OP-Wunde entsprechende Gebiet

ein- bis zweimal täglich stark reizen. Die Nadeln bleiben ein bis zwei Stunden liegen.

2. Reizung der gesamten Ohrwurzel: Dazu werden mit einer 3cun-Körpernadel subkutan, und zwar parallel zum gesichtsseitigen Ohransatz die folgenden Ohr-Punkte von oben nach unten „aufgefädelt":

Ohr 79 – Äußere Genitalien von oben nach unten durch bis
Ohr 80 – Urethra, und eventuell weiter bis

Ohr 14 – Äußere Nase bis
Ohr 24 a, b – Auge 1 und 2

Durch Heben und Senken sowie durch Rotieren der Nadel werden die Punkte so stark gereizt, daß der Patient heftige Parästhesien, ein Spannungs- bzw. Schmerzgefühl bekommt.

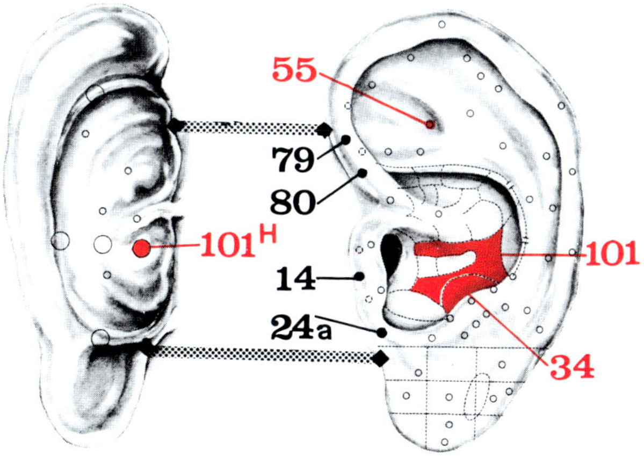

VI/A–3 Schmerzen – postoperativ

Allgemeine und persönliche Erfahrungen

❶ An der chirurgischen Station wurden 21 Patienten mit verschiedenen Arten von Inzisionsschmerzen nach der erstbeschriebenen Methode behandelt.

Behandlungsergebnis:

14 Patienten bedeutende Besserung
4 Patienten Besserung
3 Patienten kein Effekt

Dazu folgende Tabelle:

Arten der Inzision	Pat.-zahl	bedeut. Bess.	Bess.	keine Bess.
Mitte d. Oberbauches	12	8	2	2
Mitte d. Unterbauches	4	3	1	–
Appendix	3	1	1	1
Mammabereich	2	2	–	–
insgesamt	21	14	4	3

Nach unseren Erfahrungen wirkt die Ohr-Akupunktur bei Oberflächenschmerzen gut, bei tiefer gelegenen Wundschmerzen und bei Spannungsschmerzen in der Bauchhöhle hat sie nur eine sehr geringe Wirkung.

❷ Erstes Volksspital, SHANGHAI:

Es wurden 14 Patienten mit Narbenschmerzen mittels Ohr-Akupunktur behandelt.

Behandlungsergebnis:

6 Patienten deutliche Besserung
7 Patienten Besserung
1 Patient kein Effekt

❸ ZUN-YI-Medizinische Hochschule, Provinz GUI-ZHOU:

Es wurden 20 Patienten mit Wundschmerzen nach orthopädischen oder urologischen Operationen und auch nach Brustdrüsenoperation sowie Brustkorbplastik mit Ohr-Akupunktur behandelt.

Hier wurde die Erfahrung gemacht, daß sowohl einseitige als auch beidseitige Ohr-Akupunktur im Ohrwurzelbereich – wobei eine 3cun-Körpernadel parallel zum gesichtsseitigen Ohrwurzelbereich subkutan von oben nach unten vorgeschoben wird – gute Erfolge erzielt.

Fallbeispiel

Eine 13jährige Schülerin klagte 13 Stunden nach der Appendektomie über starken, oberflächlichen Wundschmerz, aber nicht über Spannungsschmerz.

Behandlung mit Ohr-Akupunktur beidseits in

Ohr 34 – Graue Substanz,
Ohr 68 – Appendix und
Ohr 43 – Abdomen.

Die Schmerzen gingen sofort nach der Ohr-Akupunktur zurück.

Kommentar der Herausgeber:

Ergänzend fügen wir eine Punktekombination an, die sich beim postoperativen Schmerz nach Hüftgelenksoperationen besonders bewährt hat; sie kann aber auch bei Coxalgien schmerzlindernd sein.

Ohr 57 – Hüftgelenk
Ohr 55 – SHEN MEN
Ohr 53 – Gesäß

Es kann die Feinnadel-Methode oder Kugel-Druck-Methode zur Anwendung kommen, es kann aber auch eine Injektion von 0,1 ml 1%igem Procain in die Punkte infiltriert werden.

In NANJING werden noch während der Narkose bei totaler Endoprothese-Operation je 5 mg Dolantin mit Procain in diese Ohrpunkte infiltriert.

Siehe dazu auch Seite 141.

A.4. Schmerzen bei Karzinom-Kranken

Auswahl der Punkte und Reizart

Hauptpunkte: Ohr 34 – Graue Substanz
Ohr 100 – Herz
Ohr 78 – Ohrspitze und dem erkrankten Organ entsprechende Punkte der Ohrmuschel

Nebenpunkte: Ohr 51 – Vegetativum
Ohr 97 – Leber
Ohr 55 – SHEN MEN

Reizart:

Es werden jedesmal vier bis sechs Punkte ausgewählt und mit dünner Nadel oder elektrischer Reizung abwechselnd das linke bzw. rechte Ohr ein- bis zweimal täglich stimuliert.

Man kann auch mit physiologischer Kochsalzlösung den Ohrmuschelansatz umspritzen bzw. umkreisend injizieren wie die Abbildung VI/A-4b zeigt; möglich ist auch die Injektion niedriger Dosen Dolantin oder Novocain in die obgenannten Ohrpunkte. Es werden jeweils drei bis vier Punkte ausgewählt und beide Ohren abwechselnd behandelt.

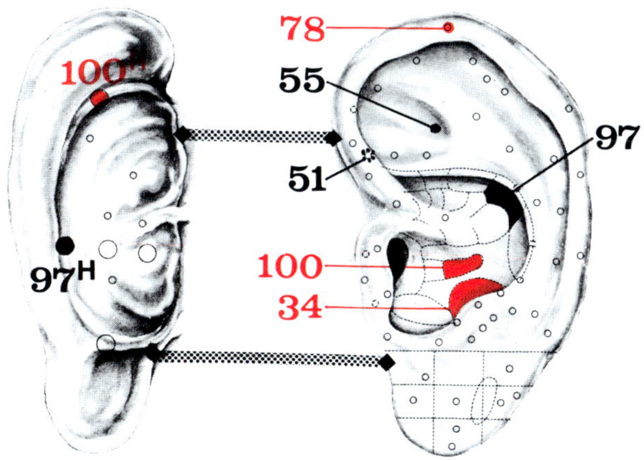

VI/A–4a Schmerzen bei Karzinom

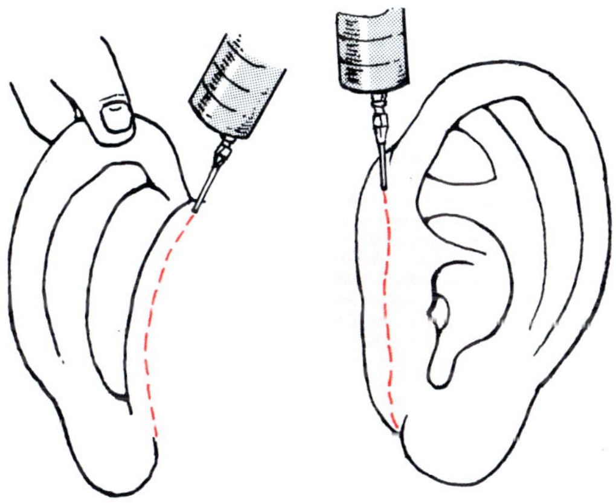

VI/A–4b (Rund-)Injektion am Ohrmuschelansatz

Allgemeine und persönliche Erfahrungen

❶ ZHU ZHOU-Spital: Es wird über die Behandlung von 40 Patienten mit Metastasen von Lungen-, Leber- und Gehirnkarzinom berichtet.

Behandlungsmethode:

Injektion von 20–30 ml physiologischer Kochsalzlösung im Umkreis der gesamten Ohrwurzel oder etwa 1 – 5 mgr Dolantin (eventuell steigernd bis 10 mgr Dolantin) in

Ohr 55 – SHEN MEN.

Nach vorne unten schräg subkutan stechen und die Spritze langsam herausziehen, damit die Lösung nicht herausfließen kann.

Meist tritt 10 Minuten nach der Injektion eine Schmerzreduktion auf.

❷ Ein noch besserer Effekt kann erzielt werden, wenn diese Behandlungsmethode kombiniert wird mit dem Ankleben eines Magnetpflasters (1000 Gauß) an der Körperhaut im Gebiet des Tumors (z. B. am Rippenbogen bei Leberkarzinom).

❸ **Nach trad. chin. Medizintheorie** kann diese Krankheit ausgelöst werden, wenn traurige Verstimmung und unterdrückter Ärger den Kranken lange Zeit belasten und eine Störung vom QI der Leber-GAN und des Magen-WEI verursachen. Dadurch wird die Verdauungsfunktion gestört und die schlecht verdaute Nahrung verweilt zu lange im Magen, wodurch es zur Bildung von Hitze-RE kommt.

Weil die Ausscheidungsfunktion von Leber-GAN versagt und die Verdauungsfunktion geschwächt ist, kommt es auch zu einer Schwächung der Abwehrkraft und zu einer Zirkulationsstörung von QI und Blut-XUE, die im Spätstadium der Krankheit oft schon verbraucht sind.

Fülle-SHI- und Leere-XU-Symptome sind bei Karzinomkrankheit häufig gemischt und gleichzeitig vorhanden.

Behandlungsprinzip:

Ohr-Akupunktur kombiniert mit anderen Behandlungen.

Ohr-Akupunktur: Ohr 87 – Magen
Ohr 97 – Leber
Ohr 95 – Niere

mit Kugel-Druck-Methode.

Beim „Blut-Stop“, der YU XUE-Symptomatik (zyanotische Flecken und livide Gefäßzeichnung an Zunge), soll noch ein Mikro-Aderlaß an

Ohr 78 – Ohrspitze

vorgenommen werden.

Fallbeispiel

Ein 35jähriger Arbeiter litt an Lebervergrößerung mit anfallsweise auftretenden Bauchschmerzen. Die durch Szintigraphie mit kolloidalem Au 198 gesicherte Diagnose lautete: Leberkarzinom.

Bei der Laparotomie zeigte sich eine diffuse Metastasierung, weshalb die Operation unterblieb.

Der Patient klagte über heftige Bauchschmerzen. Damit die Schmerzen etwas nachlassen, erhielt der Patient vorerst Dolantin 50 bis 100 mg/die injiziert.

Später erfolgte Ohr-Akupunktur – nur rechtes Ohr – in

Ohr 97 – Leber und
Ohr 55 – SHEN MEN,

wobei in jeden Punkt 5 mgr Dolantin injiziert wurden. Zusätzlich wurden 5 Magnete (1 500 Gauß) im rechten Oberbauch in der rechten Lebergegend aufgeklebt.

Bereits nach zwei Behandlungen mit Ohr-Akupunktur waren die früher unerträglichen Schmerzen so gebessert, daß der Patient vorerst in häusliche Pflege entlassen werden konnte.

A.5. Infusions- und Bluttransfusionsreaktionen

Auswahl der Punkte und Reizart

Ohr 55 – SHEN MEN
Ohr 13 – Nebenniere
Ohr 34 – Graue Substanz

Diese Punkte werden stark gereizt und die Nadeln auch nach Aufhören des Schüttelfrostes noch weitere 30 Minuten belassen.

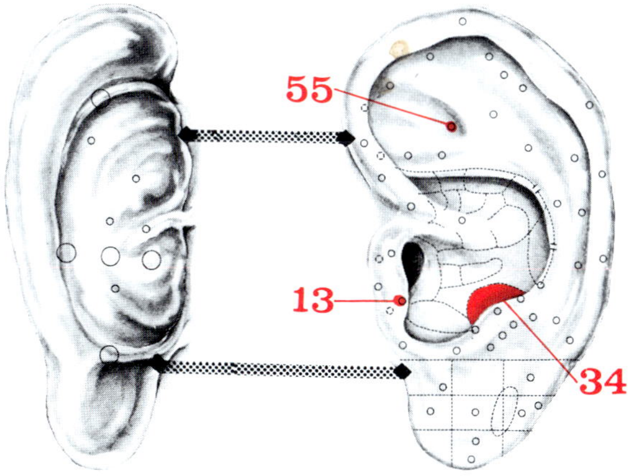

VI/A–5 Infusions- und Transfusionsreaktionen

Allgemeine und persönliche Erfahrungen

❶ Wir beobachteten 20 Patienten, bei denen Infusionen zu Schüttelfrost und Fieber führten. Fünf Minuten nach der Ohr-Akupunktur hörte der Schüttelfrost auf und bei manchen Patienten auch das Fieber. Bei manchen Patienten waren die Symptome schnell unter Kontrolle, sodaß die Infusion langsam fortgesetzt werden konnte.

❷ Manche Ärzte behandeln schon vor der Infusion oder Bluttransfusion mit Ohr-Akupunktur, auch mit der Kugel-Druck-Methode, um so bereits prophylaktisch Nebenwirkungen zu verhindern. Dies ist einfach, erfolgreich und ohne Nebenwirkungen.

HAINAN Hospital, Provinz GUANG DONG:

1974 wurden Nebenwirkungen bei 21,4% der Infusionen beobachtet.

1976 konnte durch prophylaktische Ohr-Akupunktur nach der Kugel-Druck-Methode die Häufigkeit auf 4% gesenkt werden.

HOPEI-Provinz-Spital:

Es wurden vor der Infusion 96 Patienten routinemäßig mit Ohr-Akupunktur einseitig in

Ohr 87 – Magen,
Ohr 13 – Nebenniere und
Ohr 55 – SHEN MEN

behandelt. Nur bei 6 (= geringer als 7%) traten Infusionsreaktionen auf.

Fallbeispiel 1

Ein 60jähriger Mann bekam am ersten postoperativen Tag nach einer Nephrektomie Schüttelfrost während einer Infusion. Er erhielt Ohr-Akupunktur beidseits in

Ohr 13 – Nebenniere,
Ohr 55 – SHEN MEN und
Ohr 34 – Graue Substanz.

Zwei Minuten nach Setzen der Nadeln hörte der Schüttelfrost auf. Nach Entfernen der Nadeln schlief der Patient ein. Die Infusion konnte fortgesetzt werden.

Fallbeispiel 2

Ein Student bekam wegen Leukämie mehrmalig Bluttransfusionen. Einmal kam es 30 Minuten nach Beendigung der Bluttransfusion zu beträchtlichen Reaktionen mit Tachypnoe, Hautjuckreiz und disseminierten Ausschlägen, weshalb er sofort eine Tablette eines Antiallergikums und intravenös 10 ml 10%iges Kalziumglukonat injiziert erhielt, was zum Abklingen der Beschwerden führte.

Eine Stunde später wurde wieder eine Bluttransfusion mit 10 Tropfen/Min. angehängt, aber nach 20 Minuten kam es erneut zu Hautjucken und Hautexanthem.

Diesmal wurde gleich mit Ohr-Akupunktur linksseitig in

Ohr 101 – Lunge und
Ohr 22 – Endokrinium

behandelt. Der Juckreiz hörte sofort auf und das Hautexanthem blaßte auch ab. Die Geschwindigkeit der Bluttransfusion konnte auf 24 Tropfen/Min. gesteigert werden.

Die Nadeln blieben bis zum Ende der Bluttransfusion liegen und es kam zu keiner Reaktion mehr.

A.6. Leukopenie

Auswahl der Punkte und Reizart

1. Ohr 13 – Nebenniere
   Ohr 55 – SHEN MEN
   Ohr 95 – Niere
   Ohr 98 – Milz

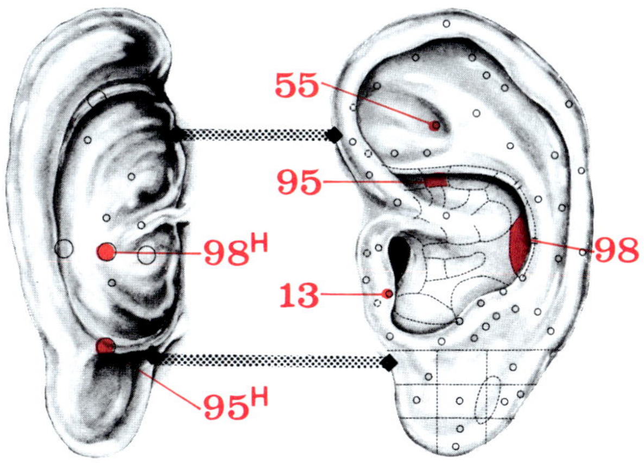

VI/A-6 Leukopenie

Die Nadeln in jedem Punkt werden nacheinander durch jeweils fünf Minuten, also insgesamt 20 Minuten gedreht. Die Behandlung erfolgt einmal täglich.

Zehn Behandlungen bilden eine Serie.

Es wurden 24 Patienten nach dieser Methode behandelt.

Behandlungsergebnis:

19 Patienten mit positivem Effekt, d. h. mit deutlicher Vermehrung der Leukozyten; davon

13 Patienten nach einer Behandlungsserie,
3 Patienten nach zwei Behandlungsserien und
3 Patienten nach drei bis vier Behandlungsserien.

Anmerkung: Es fehlen konkrete Zahlen der Zunahme.

2. Ohr 98 – Milz

Die einmal täglich beidseits gesetzten Nadeln bleiben fünfzehn Minuten liegen.

Bei manchen Patienten wird zusätzlich

M 36 ZUSANLI

genadelt, die Nadel wird aber sofort bei Eintreten des DE QI (Nadelsensation) entfernt.

Drei Behandlungen bilden eine Serie.

Allgemeine und persönliche Erfahrungen

❶ Nach unseren Erfahrungen hat die Ohr-Akupunktur eine regulierende, d. h. normalisierende Wirkung auf die Anzahl der Leukozyten.

Bei Patienten mit akuter Entzündung wird die Leukozytenzahl mit Besserung der Krankheit vermindert, hingegen wird bei einer durch Chemotherapeutika oder Röntgenbestrahlung verursachten Leukopenie die Leukozytenzahl durch die Ohr-Akupunktur vermehrt.

❷ Medizinische Hochschule SHANGHAI:

Es wurden tierexperimentelle Untersuchungen an 10 Kaninchen vorgenommen.

Vor der Ohr-Akupunktur lag die Leukozytenzahl zwischen 8 000 und 15 000/mm^3.

30 Minuten und auch noch eine Stunde nach der Ohr-Akupunktur nahm die Leukozytenzahl weiter zu, aber zwei Stunden nach der Ohr-Akupunktur näherte sich die Leukozytenzahl allmählich der Norm.

Vier Stunden nach der Ohr-Akupunktur war die Leukozytenzahl höher als vorher, und zwar waren die neutrophilen und mononuklearen Leukozyten sowie der phagozytäre Index deutlich vermehrt.

Fallbeispiel

Ein 60jähriger Mann wurde wegen Ösophaguskarzinom mit Chemotherapeutika behandelt. Die Leukozytenzahl war auf 2 400/mm^3 reduziert.

Nach einer Behandlung mit Ohr-Akupunktur war die Leukozytenzahl auf 4 100/mm^3 gestiegen.

Kommentar der Herausgeber:

Auf die Fragen, wie lange der Effekt angehalten hat bzw. wie oft so etwas zu beobachten ist, haben wir leider keine Antwort erhalten.

A.7. Subjektive Beschwerden bei Diabetes mellitus

Auswahl der Punkte und Reizart

Hauptpunkte: Ohr 96 – Pankreas-Gallenblase
Ohr 22 – Endokrinium

Nebenpunkte: Ohr 95 – Niere
Ohr 104 – 3 E
Ohr 112 – R. n. vagi
Ohr 55 – SHEN MEN
Ohr 100 – Herz
Ohr 97 – Leber
Ohr 92 – Blase
Ohr 87 – Magen

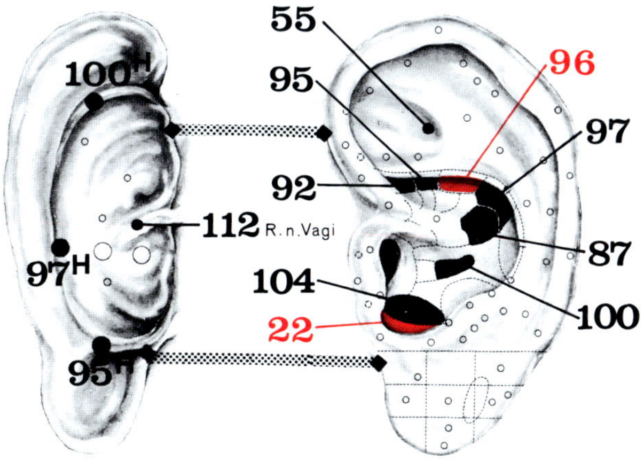

VI/A–7 Subjektive Beschwerden bei Diabetes mellitus

Reizart:

Es werden

– mit dünner Nadel jeden zweiten Tag einmal,
– mit Kugel-Druck-Methode jeden dritten Tag einmal

jeweils vier bis fünf Punkte gereizt.

Allgemeine und persönliche Erfahrungen

❶ Die Ohr-Akupunktur kann die subjektiven Beschwerden dieser Krankheit bessern, etwa den starken Durst und die Austrocknung der Haut verringern, sowie körperliche Schwäche und Schwindelgefühl bessern. Auch die häufig bei Diabetes mellitus auftretenden Komplikationen wie Follikulitis und Hautjucken werden mit gutem Effekt behandelt.

Bei leichtem Diabetes verringerte sich nach fünf- bis zehnmaliger Behandlung der Harnzucker allmählich und es zeigte sich ein Absinken des Blutzuckers. Der Nüchtern-Blutzucker wurde weiter laufend kontrolliert.

Bei schwerem Diabetes ist die Ohr-Akupunktur auch bezüglich der subjektiven Beschwerden wirkungslos.

❷ Erhalten die Patienten zusätzlich zur Ohr-Akupunktur eine Behandlung mit niedriger Insulindosis, so ist diese kombinierte Therapie effektvoll.

❸ Punktinjektion: Die Injektion von Insulinpräparaten in Ohr-Punkte ist im Stadium der Untersuchung. Ob und wieweit damit die Dosierung von Insulin und die Intervalle zwischen den Insulinbehandlungen verringert werden können, ist späteren Publikationen vorbehalten.

❹ **Die trad. chin. Medizin** hat schon in alter Zeit über diese Krankheit berichtet und nennt diese XIAO-KE (übermäßige Verdauung und starker Durst).

Das altchinesische Buch HUANG-DI NEI-JING berichtet:

„Diese Krankheit steht in Verbindung mit Schwäche der Niere-SHEN und Leere-XU des YIN."

So behandelt man an

Ohr 22 – Endokrinium und
Ohr 95 – Niere.

Oberer XIAO-Typ:

Starker Durst und übermäßiges Trinken, das dem im oberen Körperbereich lokalisierten Speicherorgan Lunge-FEI entspricht, weshalb man auch

Ohr 101 – Lunge

sticht.

Mittlerer XIAO-Typ:

Übermäßiges Essen und starkes Hungergefühl stehen als Hauptsymptom im Vordergrund und entsprechen den in der Körpermitte befindlichen Organen Magen-WEI und Milz-PI, sodaß man auch

Ohr 87 – Magen

behandelt.

Unterer XIAO-Typ:

Häufiges und reichliches Wasserlassen gehört zum unteren Speicherorgan Niere-SHEN und man behandelt auch an

Ohr 92 – Blase,
Ohr 95 – Niere und
Ohr 104 – 3 E.

Auch nach unserer klinischen Erfahrung in NANJING haben wir oft diese drei verschiedenen Typen beobachtet und es bewährte sich, je nach dem betreffenden Krankheitsbild die entsprechenden Punkte auszuwählen.

❺ Der Patient ist anzuhalten, Alkohol, scharf gewürzte, fette und gebratene Nahrung zu meiden.

Außerdem muß sich der Patient vor übermäßigen psychischen Reizen hüten, da sonst die Zirkulation von QI im Körper behindert wird und es sich in Feuer umwandeln kann, welches die Körperflüssigkeit verbraucht und die Erholung des Patienten ungünstig beeinflußt.

Kommentar der Herausgeber:

Das komplizierte Kapitel Diabetes ist hier sehr sporadisch behandelt.

Einzelheiten über Grad, Schwere des Diabetes, Diätanweisungen, etc. wurden uns von den chinesischen Autoren nicht angegeben.

Diabetes, das heißt „süßer Harn", war auch den altchinesischen Ärzten bekannt und sie unterschieden je nach den vorherrschenden subjektiven Symptomen drei Haupttypen:

großer Durst – oberer 3 E
viel Essen – mittlerer 3 E
viel Harnausscheidung – unterer 3 E.

Die Behandlung der Polyphagie, also des Vielessens bei Diabetes, erfolgt in der Ohr-Akupunktur über die Punkte Mund, Magen, Milz, Pankreas, also dem mittleren Abschnitt des Körpers oder dem mittleren 3 E entsprechend.

B. Atmungstrakt

B.1. Kurzatmigkeit, Atemnot (z. B. Asthma bronchiale)*)

Auswahl der Punkte und Reizart

Hauptpunkte: Ohr 101 – Lunge
Ohr 103 – Trachea
Ohr 13 – Nebenniere
Ohr 31 – Asthma
Ohr 55 – SHEN MEN

Nebenpunkte: Ohr 98 – Milz
Ohr 95 – Niere
Ohr 104 – 3 E
Ohr 91 – Kolon
Ohr 111 – Bewahrer des YANG
Ohr 60 – Dyspnoe

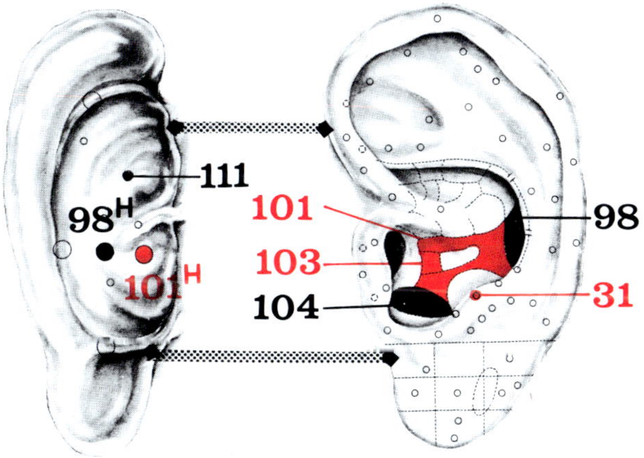

VI/B–1a Kurzatmigkeit (Dyspnoe) 1

Die Abbildungen zeigen zwei verschiedene Behandlungsprogramme, die abwechselnd zu geben sind.

Reizart:

Dünne Nadel, Nadel zur elektrischen Reizung oder Laserreizung der Punkte.

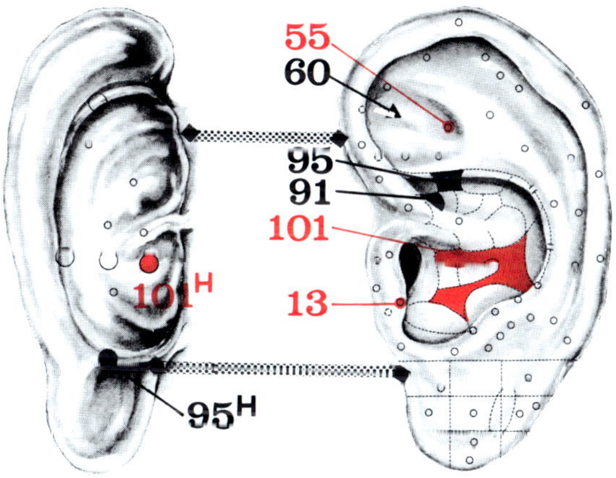

VI/B–1b Kurzatmigkeit (Dyspnoe) 2

---

*) *Anmerkung der Herausgeber:*

Wiederholt wurden wir von den trad. chin. Ärzten aufmerksam gemacht, daß diesem Krankheitsbild nicht ausschließlich das Asthma bronchiale entspricht – wie vielfach übersetzt wurde. Man muß vielmehr darunter Kurzatmigkeit oder Gefühl der Atemnot ganz allgemein verstehen, wie sie auch bei Bronchitis, bei Belastung u. a. auftreten.

Atemnot wird nach CHAMPELL und HOWELL definiert als „die Wahrnehmung einer reflexvermittelnden Notwendigkeit, die Atmung zu steigern". Als auslösend werden die im Vagus verlaufenden intrapulmonalen Rezeptoren diskutiert (LANCET I, 8486/1986, pp 891–892).

Erwähnenswert ist in diesem Zusammenhang die Lage des Ohr-Punktes Lunge: er liegt im Vagus-innervierten Teil der Ohrmuschel.

Beim akuten Anfall werden täglich einmal von den obigen Punkten 4–5 Punkte ausgewählt, und zwar entweder auf beiden Ohren gleichzeitig oder alternierend. Bei Nadelakupunktur sollten die Nadeln bis zu 30 Minuten belassen werden.

Bei Nachlassen der Beschwerden kann jeden 2. Tag behandelt werden. In der Rekonvaleszenz ist auch die Kugel-Druck-Methode möglich.

Allgemeine und persönliche Erfahrungen

❶ Traditionell-chinesische Medizin:

Nach trad. chin. Medizintheorie entsteht diese Krankheit, wenn in Milz-PI und Lunge-FEI eine YANG-Schwäche vorhanden ist (PI FEI YANG XU). Diese verursacht eine verminderte Zirkulation der Körperflüssigkeit (JIN YE), welche in der Folge in der Lunge-FEI zu Schleim-TAN umgewandelt wird. Gelangen nun zusätzlich Kälte-HAN und Feuchtigkeit-SHI in den Körper oder überanstrengt sich der Patient, so bricht diese Krankheit aus.

Das Behandlungsprinzip nach dieser Medizintheorie trachtet, TAN zu entfernen, QI und den Körper zu kräftigen.

Je nachdem, welches Symptom im Vordergrund steht, werden folgende Ohr-Punkte gereizt:

Bei Husten:
Ohr 101 – Lunge
Ohr 103 – Trachea
Ohr 91 – Kolon
Ohr 22 – Endokrinium

Bei Dyspnoe:
Ohr 101 – Lunge
Ohr 95 – Niere
Ohr 55 – SHEN MEN
Ohr 31 – Asthma

Bei hohem Fieber:
Ohr 78 – Ohrspitze (Mikroaderlaß)
Ohr 34 – Graue Substanz

Bei allergischer Komponente:
Ohr 13 – Nebenniere
Ohr 29 – Polster
Ohr 55 – SHEN MEN

Stärkung des QI:
Ohr 104 – 3 E
Ohr 101 – Lunge
Ohr 98 – Milz
Ohr 95 – Niere
Ohr 22 – Endokrinium

❷ Dr. XIA Chun-mao (Provinz KIANGSU):

Bei langjährig therapieresistenten Patienten wurden an beiden Ohren folgende Punkte gestochen:

Ohr 101 – Lunge bzw.
Ohr 15 – Larynx-Pharynx
Ohr 100 – Herz

In jeden Punkt wurde zweimal pro Woche 1 ml 0,3%ige Novocain-Lösung injiziert. Nach zehnmaliger Behandlung waren die Patienten beschwerdefrei.

❸ Der Autor XU selbst hat 106 Patienten behandelt. Bei 28 Patienten wurde eine bedeutende Besserung erreicht. 77 Patienten wurden gebessert, 1 Patient blieb ohne Behandlungserfolg. Es wurde die Herz- und Atemfrequenz bei elektrischer Reizung folgender Punkte beider Ohren vor und nach der Ohr-Akupunktur beobachtet:

Ohr 102 – Bronchus,
Ohr 101 – Lunge,
Ohr 55 – SHEN MEN,
Ohr 31 – Asthma.

Obwohl Asthmapatienten individuell ganz verschieden reagieren, fanden wir bei der elektrischen Reizung dieser Punkte bei ca. der Hälfte der Patienten eine deutliche Verlangsamung der Herz- und Atemfrequenz, d. h. einen guten regulatorischen, beruhigenden Effekt.

Dies war besonders bei Leere-XU-Typen mit Kälte-HAN-Symptomatik zu beobachten. Wenn die Ohrmuschelgefäße durch die Ohr-Akupunktur hyperämisch wurden, kam es zu einem wahrscheinlich zentralreflektorisch bedingten spasmolytischen Effekt in den Bronchien. Die Schleimsekretion verringerte sich und die ventilatorischen Störungen der Lunge sowie die Sauerstoffmangelsymptome wurden fallweise gebessert.

Fallbeispiel

Eine 23jährige ledige Arbeiterin litt seit drei Jahren an Asthma, das durch Einatmung von Reizstoffen ausgelöst wurde, die beim elektrischen Schweißen entstanden. In den letzten Jahren kam es trotz eines Arbeitswechsels weiterhin vermehrt zu Anfällen, und zwar besonders am frühen Morgen und am Abend. Es zeigten sich typische Anfallssymptome, die mit Medikamenten nur vorübergehend gebessert werden konnten.

Untersuchung:

Gesicht blaß, Lippen trocken und leichtgradig zyanotisch, in beiden Lungen typische Pfeifgeräusche, Herzfrequenz 92/Min.

Behandlung:

Ohr-Akupunktur an beiden Ohren, und zwar

Ohr 101 – Lunge;

überempfindliche Punkte

Ohr 13 – Nebenniere,
Ohr 55 – SHEN MEN,
Ohr 112 – R. n. vagi,

tief stechen. Die Nadel wird 0,5 cun subkutan vorgeschoben und mit schwachen elektrischen Reizen stimuliert.

Nach 5 Minuten wird die Atmung allmählich verlangsamt, das Pfeifgeräusch bedeutend vermindert, Herzfrequenz 90/Min.

Behandlung jeden 2. Tag einmal; nach dreimaliger Behandlung wurden die Anfälle seltener. Es wird mit Kugel-Druck-Methode fortgesetzt.

Ohr-Akupunktur: Ohr 101 – Lunge
Ohr 95 – Niere
Ohr 22 – Endokrinium
Ohr 55 – SHEN MEN

einmal pro Woche; nach 2 Wochen verschwanden die Anfälle; noch dreimal weiterbehandelt.

Kontrolle nach 3 Monaten:
beschwerdefrei, kein Rezidiv.

B.2. Entzündliche Erkrankungen der Lunge

Allgemeine und persönliche Erfahrungen*)

Die trad. chin. Medizin nennt heute die Lungentuberkulose nach ihrem Krankheitserreger LAO-Tuberkelbazillus FEI LAO (= Lungentuberkulose) oder im Volksmund LAO BING. Die Krankheitsursache ist eine YIN-Schwäche der Lunge FEI YIN XU. Daher müssen das YIN und die Lunge-FEI gekräftigt (BU FEI, BU YIN) und die allgemeine Abwehrkraft WEI QI gestärkt werden.

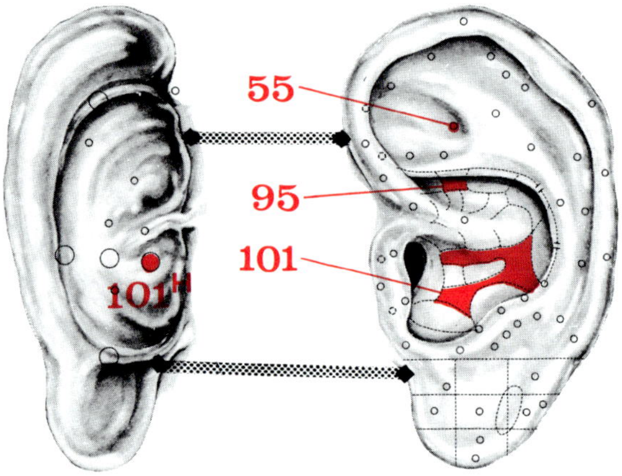

VI/B–2 Entzündliche Erkrankungen der Lunge einschließlich Tuberkulose

Je nach Krankheitszustand wird der Patient nach den Prinzipien der trad. chin. Medizin behandelt:

❶ Mangelzustand durch YIN-Leere-XU der Lunge-FEI:

Trockener Husten, wenig schleimig-weißlicher Sputumauswurf, gerötete Wangen am Abend, Beklemmungsgefühl, leichtgradige Schmerzen im Brustkorb, Müdigkeit, Appetitlosigkeit,

Zunge – Zungenspitze und Zungenränder gerötet, dünner Zungenbelag,

Puls fein und schnell.

Behandlungsprinzip:

Kräftige den YIN-Leere-XU-Zustand und die Lunge-FEI.

Ohr-Akupunktur: Ohr 101 – Lunge
Ohr 95 – Niere
Ohr 55 – SHEN MEN

---

*) *Kommentar der Herausgeber:*

Die trad. chin. Ärzte behandeln vor allem nach klinischen Symptomen und nicht nach bakteriologischen Diagnosen.

Die chin. Autoren geben zu der heute auch in China üblichen modernen Medizin-Therapie zusätzliche Behandlungsvorschläge nach der trad. chin. Medizin. Dies trifft für viral-bakterielle und tuberkulös bedingte Lungenerkrankungen zu.

Die Wirkung der Ohr-Akupunktur führt rascher als die übliche Behandlung mit Medikamenten zu einer zunächst nur subjektiven Besserung.

❷ Hyperaktivität des YIN-Feuers infolge YIN-Leere-XU (YIN XU YOU RE):

Dyspnoe, gelbliches Sputum, Blutspucken oder mit Blut vermischter Schleim, Wärmegefühl an Handflächen und Fußsohlen, Nachtschweiß, Thoraxschmerzen, Erregungszustände, Schlaflosigkeit, gestörte Periodenblutung, Zunge gerötet, Puls beschleunigt.

Ohr-Akupunktur: Ohr 101 – Lunge
Ohr 100 – Herz
Ohr 55 – SHEN MEN
Ohr 22 – Endokrinium

Man kann auch an
Ohr 78 – Ohrspitze und
an den unteren Venen des Ohrrückens
einen Mikroaderlaß durchführen;
jedesmal 5–10 Tropfen.*)

*) *Kommentar der Herausgeber:*

Aderlaß bei YIN-Schwäche scheint zunächst inkonsequent, da YIN und Blut-XUE einander entsprechen. Ein Mikroaderlaß bei YIN-Schwäche muß daher – wie Prof. XU bemerkt – einem homöopathischen Reiz entsprechen.

❸ Leere-XU-Zustand von QI und YIN:

Husten und Dyspnoe, dünn-weißliches Sputum oder Sputum mit blutigen Beimengungen, Schweißausbrüche und Nachtschweiß, Meteorismus, Appetitlosigkeit, blasse Gesichtsfarbe, ungeformter Stuhl, dünner Schleim, weißer Zungenbelag bei hellem Zungenkörper, trockener, schwacher, beschleunigter, kraftloser Puls.

Zugluft, Wind, Nässe oder Hitze meiden.

Solche Patienten sollten nicht mit Ohr-Akupunktur alleine behandelt werden, sondern mit einer Kombination von modernen westlichen Medikamenten mit entsprechender Ernährung.

B.3. Bronchitis

Auswahl der Punkte und Reizart

Akute Bronchitis

Hauptpunkte: Ohr 101 – Lunge
Ohr 103 – Trachea
Ohr 55 – SHEN MEN

Nebenpunkte: Ohr 29 – Occiput
Ohr 13 – Nebenniere
Ohr 102 – Bronchus
Ohr 98 (98 H) – Milz

Reizart:

Feinnadel-Methode oder Laser. Die Behandlung soll täglich oder jeden zweiten Tag durchgeführt werden. Bei jeder Sitzung werden vier Punkte ausgesucht. Beide Ohren werden abwechselnd behandelt.

Reizart – XIE FA.

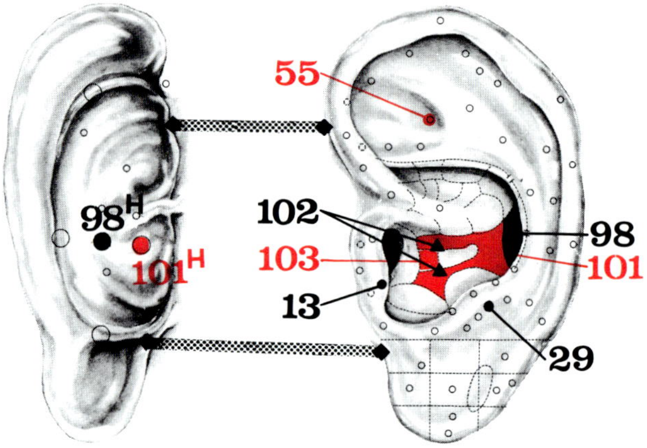

VI/B–3a Akute Bronchitis

Chronische Bronchitis

Hauptpunkte: Ohr 101 (101 H) – Lunge
Ohr 103 – Trachea
Ohr 55 – SHEN MEN
Ohr 98 (98 H) – Milz
Ohr 95 (95 H) – Niere

Nebenpunkte: Ohr 31 – Dyspnoe (Asthma)
Ohr 91 – Kolon
Ohr 102 – Bronchus

Reizart:

Kugel-Druck-Methode oder Laser. Die Kugel-Druck-Methode wird zweimal täglich durchgeführt. Die Behandlung mit Laser erfolgt jeden zweiten Tag. Bei jeder Sitzung werden vier bis fünf Punkte ausgewählt.

Reizart – hauptsächlich BU FA.

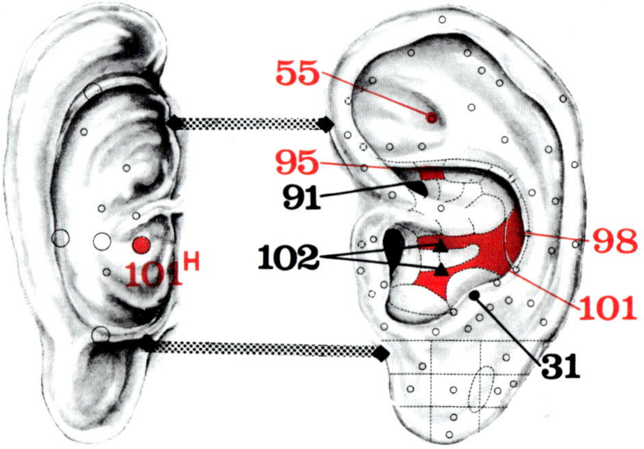

VI/B–3b Chronische Bronchitis

Allgemeine und persönliche Erfahrungen

❶ Da die Ursache der akuten Bronchitis hauptsächlich in einer Infektion der Atemwege durch Bakterien und Viren oder physische bzw. chemische Reizung liegt, sind die Erkrankungen auch relativ leicht unter Kontrolle zu bringen. Die Heilungsquote ist daher auch entsprechend hoch.

Die chronische Bronchitis tritt bei wiederholter Einwirkung der Krankheitsursachen auf und wird von den trad. chin. Ärzten als „Husten mit inneren Verletzungen" bezeichnet. Bei langjähriger Erkrankung bzw. bei älteren Patienten ist – nach dieser Medizintheorie – das QI der Lunge-FEI oft nicht mehr ausreichend. Diese Störung verursacht auch eine Schwäche-XU von Milz-PI und Niere-SHEN. Daher ist die Behandlung bei akuter Bronchitis und bei chronischer Bronchitis unterschiedlich.

❷ Bei der Behandlung von Patienten mit Frösteln und innerem Fieber*) kann eine Kombination mit der Mikroaderlaß-Methode an der Ohr-Spitze oder unterhalb des Ohr-Rückens erfolgen, und zwar soll man jedes Mal fünf bis zehn Tropfen Blut auslassen.

Bei Patienten, die Husten mit schwer sich lösendem Auswurf haben, werden die Ohr-Punkte

Ohr 13 – Nebenniere,
Ohr 91 – Kolon und
Ohr 98 (98 H) – Milz

gewählt.

---

*) *Kommentar des Übersetzers MA JIAN:*

Inneres Fieber ist ein im Chinesischen gängiger Begriff, der eine Art Unwohlsein bedeutet. Es kann hiebei nicht einmal erhöhte Temperatur oder sonst ein Krankheitsbild festgestellt werden, wohl aber manifestiert sich inneres Fieber in verschiedenen Erscheinungsformen, die im Westen noch nicht unbedingt als Ausdruck einer Krankheit gesehen werden, wie z. B. Verstopfung, Fieberblasen, Aphthen, u. a.

Bei Patienten mit Atemnot und Nervosität werden die Ohr-Punkte

Ohr 31 – Dyspnoe (Asthma) und
Ohr 100 (100 H) Herz

behandelt.

Bei Patienten mit Durchfall, Appetitlosigkeit, Frösteln und Kurzatmigkeit, Störungen der Sexualfunktion und seit langem bestehendem Husten erfolgt eine langdauernde Therapie.

Die therapeutische Wirkung ist nicht so gut wie bei der Behandlung einer akuten Bronchitis. Neben ausgewählten Ohr-Punkten können

Ohr 95 (95 H) – Niere und
Ohr 98 (98 H) – Milz

zusätzlich gereizt werden.

Patienten, die Raucher sind, sollen sich das Rauchen abgewöhnen; bei der Behandlung wählt man dafür

Ohr 55 – SHEN MEN,
Ohr 101 (101 H) – Lunge und
Ohr 84 – Mund.

❸ In einem Militärkrankenhaus wurde folgende Behandlungsmethode praktiziert:

50%igen Alkohol, täglich jeweils 2–3 Tropfen drei- bis sechsmal, jedes Mal abwechselnd in das Ohr tropfen. Der Alkohol soll das Trommelfell erreichen und einige Minuten im Ohr bleiben. Einen Monat dauert eine Therapieserie. Nachdem der Alkohol in das Ohr getropft wurde, empfindet der Patient ein kühles oder heißes Gefühl im Ohr, manchmal ein kühles und erleichterndes Gefühl im Halsbereich und im Thorax.

Mit dieser Methode wurden

280 Patienten mit einfacher Bronchitis und
192 Patienten mit Atemschwierigkeiten

behandelt. Nach ein bis zwei Therapieserien erzielte man bei

73,8% der Patienten eine therapeutische Wirkung;
39,2% empfanden eine deutliche Besserung.

Bei den meisten Patienten konnte ein positiver Effekt innerhalb von 10 Tagen erzielt werden; bei manchen sogar innerhalb von 3 Tagen. Bei wenigen Patienten erzielte man erst nach 30 Tagen einen Effekt.

Kontraindiziert sind bei dieser Methode Entzündungen im äußeren Gehörgang und im Mittelohr, Trommelfellperforation und Schwindelsyndrom.

❹ Die Bestrahlung mit He-Ne-Laser eignet sich zur Besserung von Krankheitszuständen und besonders zur Behandlung von Erkrankungen bei Kindern.

Fallbeispiel

Ein 57jähriger, verheirateter Beamter hustete seit mehr als drei Jahren, wobei dies verstärkt im Herbst und Winter sowie bei Wetteränderungen auftrat. Morgens und abends führte der Husten zu reichlichem dicken Auswurf.

Die häufigen Anfälle wurden mit Hustensaft und Antibiotika behandelt, blieben jedoch ohne wesentliche Besserung. In letzter Zeit hatte er ein beklemmendes Gefühl im Thorax, Kurzatmigkeit, fehlende Geschmacksempfindung, weißen und schleimigen Zungenbelag, „rutschigen Puls" 94/Min. Außer rauhen Atemtönen waren auskultatorisch keine krankhaften Veränderungen feststellbar.

Röntgenbefund: Vermehrung der Lungen-Streifen, Erhöhung der Lichtdurchlässigkeit.

Behandlungsablauf:

Zur Hustenhemmung und Minderung des Hustenauswurfes erfolgte Feinnadel-Akupunktur in

Ohr 101 (101 H) – Lunge,
Ohr 98 (98 H) – Milz,
Ohr 91 – Kolon,
Ohr 55 – SHEN MEN und
Ohr 51 – Vegetativum.

Nach der ersten Behandlung wurde der Hustenauswurf deutlich verringert; der Husten blieb aber unverändert. Nach der achten Sitzung waren alle Beschwerden und Erscheinungen verschwunden.

Während der Behandlung mit Ohr-Akupunktur wurden keine pharmazeutischen Medikamente genommen.

Literatur zum Abschnitt **Atmungsorgane**

BAHR F., Asthma bronchiale und Ohr-Akupunktur. Prax. Klin. Pneumol. 33/1 (1979) 689–694

MAKSIMOV N. I., The helium-neon laser in bronchial asthma and chronic obstructive bronchitis. Sov. Med. 9 (1986) 103–105

MITROFANOVA N. I. et al., Auriculotherapy in the treatment of bronchial asthma. Ter. Arkh. 49/3 (1977) 127–129

OGAI B. Ch. et al., Effectiveness of acupuncture and berotec aerosol in bronchial asthma. Sov. Med. 9 (1986) 98–100

WANG Y. H., The Ear Point Probe in General Survey for Silicosis and Caol Silicosis. Chin. Acup. a. Mox. 6/4 (1986) 28–31

C. Augenkrankheiten

C.1. Akute Konjunktivitis

Auswahl der Punkte und Reizart

1. Mikroaderlaß an den Venen der Ohrspitze oder am Ohrrücken 1 bis 2mal täglich.

2. *Hauptpunkte:* Ohr 8 – Auge
Ohr 55 – SHEN MEN
Ohr 78 – Ohrspitze

Nach dem Stechen sind die Nadeln 30 Min. zu belassen.

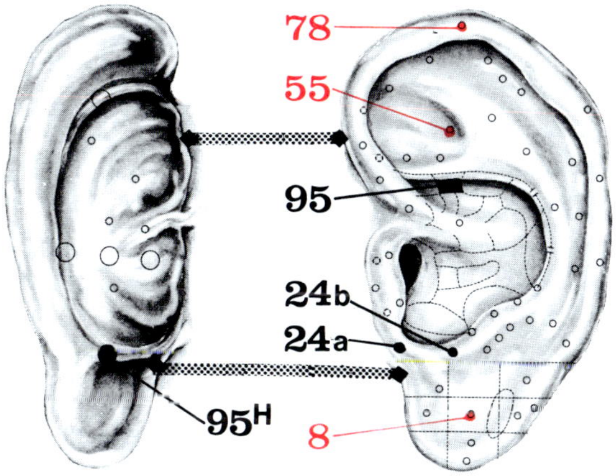

VI/C–1 Akute Konjunktivitis

Allgemeine und persönliche Erfahrungen

❶ Die Ohr-Akupunktur kann die Symptome dieser Erkrankung verhältnismäßig rasch kontrollieren. Die Symptome werden nach einem Mikroaderlaß oder nach ein- bis zweimaliger Ohr-Akupunktur bedeutend gebessert. Manche Patienten konnten bereits eine halbe Stunde nach der Ohr-Akupunktur die Augen offen halten. Das Fremdkörpergefühl war verschwunden und die Hyperämie der Konjunktiva war vermindert.

❷ Bei manchen Patienten konnten nach Besserung der Augensymptome auch die Behinderung der Nasenatmung und der Kopfschmerz gebessert werden.

❸ Während der Zeit dieser Behandlung sind bestimmte Nahrungsmittel zu meiden, unter anderem scharfe und bittere Speisen, Knoblauch und Alkohol. Diese gehören zu den „hitzenden RE-DE"-Speisen, die man bei Hitze-RE-Krankheiten, z. B. bei Konjunktivitis, meiden muß.

❹ HAIMEN-Spital, Provinz KIANG-SU:

Es wurden 65 Patienten mit Blutenlassen der Ohrspitze behandelt. 59 Patienten (= 93,6%) waren innerhalb von drei Tagen geheilt.

❺ Betriebsspital, Provinz HONAN:

Es wurden 486 Patienten mit Ohr-Akupunktur behandelt, wobei

375 Patienten (= 77%) nach ein bis zwei und 111 Patienten (= 23%) nach drei bis vier Sitzungen geheilt waren.

❻ Werksspital in TAN-SAN, Provinz HOPEI:

Es wurden 100 Patienten mit kombinierter Methode behandelt, d. h. mit Chloromycetin-Augentropfen und zusätzlich Ohr-Akupunktur in

Ohr 24 – Auge 1 und 2, sowie
Ohr 97 – Leber
Ohr 95 – Niere

einmal täglich beidseits, wobei die Nadeln 20 bis 60 Minuten liegen blieben.

Nach ein bis vier Behandlungen waren die Patienten vollständig geheilt.

❼ **In der trad. chin. Medizin** heißt diese Krankheit „rote Augen“ oder „Feueraugen“ und wird als Ansammlung von Wärme, Wind und Hitze in den Augen angesehen.

Werden die Symptome durch Wind-FENG und Hitze-RE hervorgerufen, so ist die Wirkung der Ohr-Akupunktur recht gut. Bei manchen Patienten mit stark entzündeter Bindehaut finden sich eine diffuse Rötung und sogar petechiale Blutungen in der Konjunktiva. Die Augenlider sind geschwollen und mit reichlich gelbem Sekret verklebt.

Es soll ein- bis zweimal täglich mit Mikroaderlaß am

Ohr 78 – Ohrspitze oder
am unteren Ende des Ohrrückens

behandelt werden.

Die Symptome können relativ rasch abklingen. Die Wirkung der Ohr-Akupunktur ist besser als die übliche medikamentöse Therapie.

C.2. Elektrische Ophthalmie (Conjunctivitis photoelectrica, Schneeblindheit)

Auswahl der Punkte und Reizart

1. Ohr 8 – Auge

stark reizen und die Nadel 15–30 Minuten belassen. Während des Liegenlassens wird die Nadel ein- bis zweimal gedreht.

2. Ohr 8 – Auge
   Ohr 97 – Leber
   Ohr 95 – Niere

werden mit Elektronadel durch 15–20 Minuten gereizt.

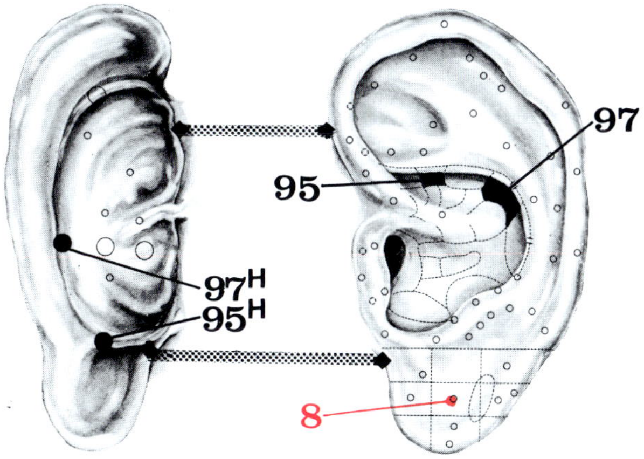

VI/C–2 Photoelektrische Ophthalmie (Schneeblindheit)

Allgemeine und persönliche Erfahrungen

❶ Die Ohr-Akupunktur erzielte bessere Erfolge als andere Behandlungsmethoden. Bei manchen Patienten trat schon während der Behandlung Schmerzfreiheit ein, die auch anhielt. Andere Patienten allerdings bekamen bereits nach relativ kurzer Zeit wieder Schmerzen.

Nach Abklingen der Schmerzen durch die Ohr-Akupunktur sollten die Patienten zum Schutz der Hornhaut Sonnenbrillen tragen, mehrmals täglich entzündungshemmende Augentropfen oder – wie dies in China oft empfohlen wird – sterilisierte Milch in die Augen tropfen.

Wir behandelten sechs Patienten, wobei fünf Patienten bereits nach nur einer Behandlung geheilt waren. Bei einem Patienten konnte zwar sofortige Schmerzfreiheit erzielt werden, doch trat der Schmerz nach seiner Ankunft zu Hause wieder auf. Nach einer zweiten Behandlung war auch dieser Patient geheilt.

❷ NAN-YANG-Spital, SHANGHAI:

Es wurden 112 Patienten mit Ohr-Akupunktur behandelt, wobei die Schmerzpunkte im Bereich des Ohrläppchens gereizt wurden.

Nach diesem Bericht haben leicht und mittelschwer erkrankte Patienten bessere Erfolge als die Patienten mit punktförmiger Desquamation, mit positiver Fluoreszenzverfärbung und sichtbarer Veränderung der Hornhaut.

C.3. Hordeolum

Auswahl der Punkte und Reizart

1. Ohr 78 – Ohrspitze
   Ohr 8 – Auge
   Ohr 97 – Leber
   Ohr 98 – Milz

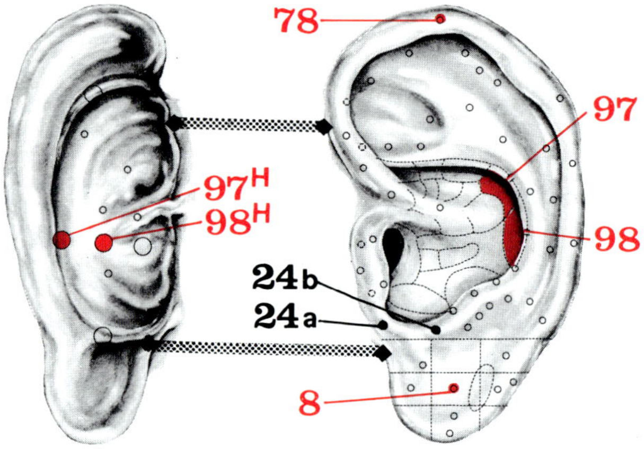

VI/C–3 Hordeolum

Es werden ein- bis zweimal täglich 1–2 Punkte ausgewählt und stark gereizt. Die Nadeln bleiben 20 bis 30 Minuten liegen.

2. Ohr 24 a, b – Auge 1 und 2
   Ohr 97 – Leber
   Ohr 98 – Milz

Die Punkte der kranken Seite werden täglich einmal durch 15 bis 20 Minuten mit der Elektronadel gereizt.

3. An der erkrankten Seite läßt man

   Ohr 78 – Ohrspitze und die
   Venen am Ohrrücken

täglich einmal bluten.

Allgemeine und persönliche Erfahrungen

❶ Beim beginnenden Hordeolum erzielt die Ohr-Akupunktur bessere Erfolge. Bereits ein bis zwei Stunden nach der Behandlung verminderten sich bei den meisten Patienten Rötung und Schwellung. Bei manchen Patienten trat der Erfolg erst nach drei- bis viermaliger Behandlung ein.

❷ Hospital, SHANGHAI:

Es wurden 100 Patienten mit

   Ohr 24 a, b – Auge 1 und 2 und
   Ohr 8 – Auge

behandelt, wobei die Nadeln 30 Minuten liegen blieben.

Behandlungsergebnis:

94% Erfolgsrate, und zwar waren
76% in 2–3 Tagen und
18% in 4–5 Tagen geheilt.

❸ Maschinenfabriksspital, Innere Mongolei:

Es wurden 69 Patienten mit einem Mikroaderlaß an den Venen am Ohrrücken behandelt. 65 Patienten waren schon nach einmaliger Behandlung geheilt.

❹ Die Ohr-Akupunktur kann nicht nur zur Behandlung, sondern auch zur Rezidivverhütung mit gutem Erfolg angewandt werden. Der Effekt ist bei Vereiterung aber wesentlich schlechter als im Anfangsstadium.

❺ **Nach der trad. chin. Medizin** erzielt die Behandlung des Hordeolums mit Ohr-Akupunktur beim

- Ödem-Typ guten und beim
- Knoten-Typ keinen Effekt.

❻ Erfolgt zusätzlich zur Ohr-Akupunktur einige Male täglich Wärmeapplikation von jeweils zehn Minuten Dauer, so kann dies die vorzeitige Resorption fördern.

❼ **Die traditionell-chinesisiche Medizin** bezeichnet das Hordeolum als „Nadel-Auge“, hervorgerufen durch den äußeren Krankheitsfaktor Wind-FENG, der zu Feuchtigkeit-Hitze SHI-RE im Magen-Meridian umgewandelt wird. Ober- und Unter-Lid sind dem Magen-Meridian zugeordnet.

Fallbeispiel

Eine 28jährige Frau verspürte seit einem Tag im linken Unterlid ein Fremdkörpergefühl.

Es fand sich ein streichholzgroßer geröteter Knoten am linken Unterlid, der schmerzhaft beim Tasten, aber ohne Sekretausfluß war. Die Patientin gab an, alle paar Monate daran zu erkranken.

Die Diagnose war gesichert, und es wurde mit Ohr-Akupunktur einmal täglich durch drei Tage in

Ohr 8 – Auge,
Ohr 97 – Leber und
Ohr 98 – Milz

behandelt.

C.4. Myopie*)

Auswahl der Punkte und Reizart

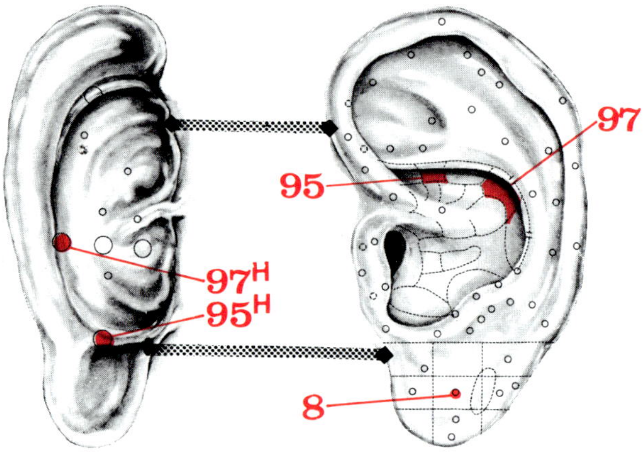

VI/C–4 Myopie

1. Ohr 8 – Auge
   Ohr 97 – Leber
   Ohr 95 – Niere

Jeden zweiten Tag einmal werden jeweils zwei Punkte ausgewählt und die Nadeln für 30 Minuten belassen.

10 Behandlungen bilden eine Serie.

2. Die obigen Punkte werden einmal in der Woche mit der Kugel-Druck-Methode behandelt, und zwar durch drei bis fünf Wochen.

3. Die Schmerzpunkte am Tragus suchen und einmal täglich mit einer sogenannten Ohrklemme, einem kleinen, schraubstockähnlichen Gerät, ca. 50 Minuten einen mäßig starken Druck am Tragus-Punkt Ohr 12 ausüben.

10 Behandlungen bilden eine Serie.

4. Ohr 8 – Auge

erhält einmal wöchentlich 0,5 bis 1 ml Placentaextrakt injiziert.

4 Behandlungen bilden eine Serie.

Allgemeine und persönliche Erfahrungen

❶ Wir haben Mittelschüler mit Myopie in 4 Gruppen – insgesamt 92 Augen – in einer Pilotstudie mit folgenden Methoden behandelt:

a) Ohr-Akupunktur jeden 2. Tag einmal:
   Ohr 8 – Auge, Ohr 97 – Leber

b) Novocain-Injektion einmal wöchentlich:
   Ohr 8 – Auge, Ohr 97 – Leber

**) Kommentar der Herausgeber:*

Auf ausdrücklichen Wunsch der chinesischen Autoren soll dieses Kapitel publiziert werden.

c) Injektion mit Lösung von Placentaextrakt einmal wöchentlich:
   Ohr 8 – Auge, Ohr 97 – Leber

d) Placentaextraktinjektion einmal wöchentlich:
   Ohr 8 – Auge, Ohr 97 – Leber

Alle vier Patientengruppen wurden ein- bis sechsmal behandelt.

Die Sehstärke war bei 52 Augen (56,5%) um ein bis zwei Reihen gebessert.

Im Vergleich mit den anderen Gruppen erzielte die Gruppe d) mit einer verbesserten Sehschärfe bei 23 von 28 Augen den besten Erfolg. Auch bei der Nachuntersuchung einen Monat später wies diese Gruppe wieder einen guten Effekt auf.

❷ Die jugendlichen Myopie-Patienten gaben meistens an, daß sich ihre Sehkraft ½ bis 1 Stunde nach der Behandlung gebessert hatte, aber bei der Nachuntersuchung einen Tag später wieder schlechter war.

Bei anderen Patienten, die nach Behandlungsserien deutlich Besserung zeigten, verschlechterte sich zehn Tage nach Absetzen der Behandlung wieder die Sehkraft, woraus man folgern kann, daß bei den meisten Patienten mit Hilfe der Ohr-Akupunktur kein dauerhafter Effekt erzielt werden kann.

Bei schielenden Kindern, die ebenso, d. h. nach der oben erwähnten Methode mit Ohrklemme bzw. Infiltrationen behandelt wurden, konnte jedoch ein guter Erfolg erzielt werden.

❸ Dr. QIAN Ruixiang, Provinz KIANGSU, hat 10 Kinder mit Myopie längere Zeit durch Ohrklemme im Ohrtragus behandelt. Bei 8 Kindern konnte das Sehvermögen gebessert werden.

❹ Erste Kassenambulanz, SHANGHAI:

Es wurden 353 Patienten mit Myopie durch Ohrklemme im Ohrtragus, etwas hinter Dü 19 – TING GONG, jeden zweiten Tag einmal behandelt.

Die Ohrklemme wurde jeweils 40 Minuten belassen.

3 Monate Behandlung bildeten eine Serie.

Bei insgesamt 294 dieser Patienten wurde erfolgreich behandelt, davon

35,8% mit deutlicher Besserung und
47,6% mit Besserung.

Weiters wird berichtet, daß das Sehvermögen innerhalb von fünf Minuten gebessert werden konnte, wenn während des Nadelbelassens die Nadeln mit subjektiv gerade noch spürbarem, elektrischem Strom beschickt wurden.

❺ Nach den bisherigen Erfahrungen erzielt die Ohr-Akupunktur bei der Brechungsmyopie sicherlich gewisse Erfolge. Es muß jedoch weiter nach effizienten Ohr-Punkten zur Behandlung der Myopie geforscht werden.

Fallbeispiel 1

Eine 16jährige Schülerin litt seit zwei Jahren an Myopie.

Untersuchungsergebnis der Ambulanz:
Sehstärke rechts 0,1 D, links 0,1 D.*)

Die Patientin erhielt einmal in der Woche in

Ohr 8 – Auge

Placentaextrakt injiziert.

**) Kommentar der Herausgeber:*

Diese Visusbezeichnung ist bei uns unüblich; leider erhielten wir keine weitere Erläuterung.

Nachuntersuchung

in der 2. Woche: Sehstärke rechts 0,3 D, links 0,4 D;

in der 3. Woche: Sehstärke beidseits 0,3 D;

in der 4. Woche: Sehstärke rechts 0,4 D, links 0,5 D;

in der 5. Woche: Sehstärke beidseits 0,4 D.

Die Nachuntersuchung einen Monat nach der Behandlung zeigte wieder beidseits 0,4 D.

Fallbeispiel 2

Ein 18jähriger Student litt seit mehr als einem Jahr an relativ stark herabgesetztem Sehvermögen.

Untersuchungsergebnis vor Behandlungsbeginn: rechts 0,4 D, links 0,3 + 2.

Nach Beginn der Behandlung mit Ohr-Akupunktur besserte sich die Sehstärke zunehmend. Der Patient wurde insgesamt achtmal behandelt: Sehstärke beidseits 0,9 D.

Die Veränderungen der Sehstärke vor und nach der Behandlung zeigt die folgende Tabelle:

A	B	C	D	E	F
12. 11.	0,5	0,3	Ohr 8 – Auge Ohr 95 – Niere Ohr 97 – Leber	0,7	$0,6^{+3}$
14. 11.	0,6	0,7	Ohr 24 – Auge	0,7	0,8
16. 11.	$0,7^{+2}$	0,7	Ohr 8 – Auge Ohr 97 – Leber Ohr 95 – Niere	0,7	$0,7^{+2}$
19. 11.	0,8	0,9	Ohr 24 – Auge	0,8	0,9
21. 11.	0,8	$0,8^{+3}$	Ohr 8 – Auge Ohr 97 – Leber Ohr 95 – Niere	$0,8^{+4}$	1,0
26. 11.	0,9	$0,8^{+3}$	Ohr 24 – Auge	1,0	1,0
28. 11.	$0,9^{+3}$	0,9	G 20 FENG SHI PaM 9 TAI YANG	1,0	1,0
30. 11.	$0,9^{+3}$	0,9	B 1 JING MIN PaM 6 YU YAO	$1,0^{+2}$	$1,0^{+2}$

A = Datum
B = Sehstärke vor der Behandlung rechts
C = Sehstärke vor der Behandlung links
D = Ohr-Akupunktur
E = Sehstärke nach der Behandlung rechts
F = Sehstärke nach der Behandlung links

C.5. Katarakt (seniler)

Auswahl der Punkte und Reizart

1. Ohr 8 – Auge

wird einmal täglich oder jeden zweiten Tag einmal behandelt, wobei die Nadel 15 bis 30 Minuten liegen bleibt. 20 Behandlungen bilden eine Serie.

2. Man sucht die überempfindlichen Punkte:

Ohr 8 – Auge
Ohr 97 – Leber
Ohr 95 – Niere
Ohr 13 – Nebenniere
Ohr 100 – Herz
Ohr 51 – Vegetativum

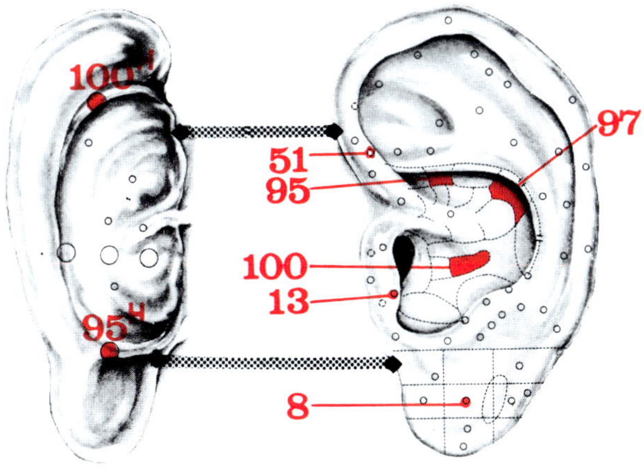

VI/C–5 Katarakt

Jedesmal werden zwei bis drei Punkte ausgewählt und mit der Dauernadel-Methode – wobei die Dauernadeln alle drei bis fünf Tage zu wechseln sind – oder mit der Kugel-Druck-Methode behandelt.

Allgemeine und persönliche Erfahrungen

❶ Durch die Behandlung mit Ohr Akupunktur konnte bei den meisten Patienten die Sehkraft leicht gebessert (etwa um das 0,2fache) oder aber eine Verschlechterung verhindert werden. Es konnte aber nicht festgestellt werden, ob die Linsentrübung verringert wird oder nicht.

❷ Nur im Anfangsstadium und unreifen Stadium können mit der Ohr-Akupunktur gute Erfolge erzielt werden, nicht jedoch im reifen und überreifen Stadium.

❸ Bezirksspital PU-TO, SHANGHAI:

Es wurden 45 Patienten (80 Augen) mit folgendem Ergebnis behandelt:

Bedeutende Besserung bei
7 von 80 Augen = 8,8% – Sehstärke über 3 Reihen gebessert.

Mäßige Besserung bei
24 von 80 Augen = 30% – Sehstärke 2 bis 3 Reihen gebessert.

Leichte Besserung bei
33 von 80 Augen = 1,2% – Sehstärke leicht gebessert.

Besserung insgesamt: 80%

❹ **In der trad. chin. Medizin** wird diese Krankheit als „Rundliche Trübung“ bezeichnet.

Durch die Schwäche der beiden Meridiane Leber-GAN und Niere-SHEN wird die QI-Funktion vermindert, sodaß die beiden Meridiane die Augen nicht ernähren können. So tritt diese Krankheit besonders im Alter auf.

Bei der Ohr-Akupunktur sollen

Ohr 97 – Leber und
Ohr 95 – Niere

mit der zuführenden Methode BU FA behandelt werden.

Kommentar der Herausgeber:

Die Akupunktur-Behandlung des Kataraktes ist unserer Erfahrung nach vor allem dann zu versuchen, wenn eine Kontraindikation für die Operation besteht.

Über die Erfolge einer Akupunktur-Behandlung bei dieser Krankheit liegen bedauerlicherweise keine Mitteilungen vor.

C.6. Keratitis (traumatisch und entzündlich)

Auswahl der Punkte und Reizart

1. Ohr 8 – Auge,

und eventuell auftretende Schmerzpunkte in der Umgebung dieses Punktes stechen, die Nadeln 20 bis 30 Minuten belassen und während dieser Zeit diese zwei- bis dreimal durch Drehen reizen.

2. Einmal täglich Mikroaderlaß an der Ohrspitze durch drei bis fünf Tage.

3. Täglich jeweils 10 bis 15 Min. Moxibustion an der Ohrspitze durch fünf bis sieben Tage.

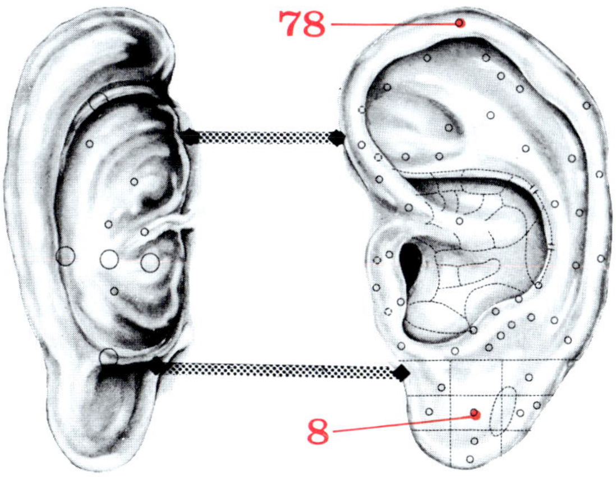

VI/C 6 Keratitis

Kommentar Prof. XU:

Moxibustion bei einer Hitze-RE-Krankheit, wie es die Keratitis nach der trad. chin. Medizintheorie ist, sollte nur der Arzt anwenden, der über sehr große Erfahrung in dieser Technik verfügt.

Allgemeine und persönliche Erfahrungen

❶ NAN-KAI-Spital in TIAN-JIN:

Mit Ohr-Akupunktur wurden behandelt:

16 Patienten mit Keratitis, von denen
 11 Patienten nach durchschnittlich 3,4 Sitzungen geheilt waren, und

9 Patienten mit Hornhautulkus, von denen
 4 Patienten geheilt und
 5 Patienten deutlich gebessert werden konnten, nach durchschnittlich 5,7 Sitzungen.

❷ Dr. WANG Pingming hat 178 Patienten mit allergischer Keratitis mit Ohr-Akupunktur, Sulfathiazol-Augentropfen und pupillenerweiternden Medikamenten behandelt. Die Symptome waren zwei bis fünf Minuten nach der Behandlung deutlich vermindert und die Patienten innerhalb von drei Tagen geheilt.

Zum Vergleich wurden von Dr. WANG dieser Patientengruppe früher behandelte Fälle in folgender Tabelle gegenübergestellt:

Patienten	26	178
Behandlung mit	Penicillin und Sulfathiazol und pupillenerweiternden Medikamenten	Ohr-Akupunktur und Sulfathiazol und pupillenerweiternden Medikamenten
durchschnittl. Zeit bis zur Schmerzfreiheit	4 Stunden	2–5 Minuten
durchschnittl. Anzahl der Tage bis zum Abklingen der Entzündung	4,5 Tage	2,5 Tage
Rezidive	15,4%	11,6%

Kommentar der Herausgeber:

Nach Ansicht der chin. Autoren ist aus dieser Aufstellung die schmerzstillende Wirkung wie auch die um 50% verkürzte Entzündungsdauer bei Anwendung dieser Methode ersichtlich.

❸ **In der trad. chin. Medizin** nennt man diese Krankheit „eitrige Keratitis" oder „Keratitis mit Punkten". Sie wird durch Feuer-RE und Wind-FENG hervorgerufen.

Die Krankheitsursache nach dieser Medizintheorie ist der äußere Faktor Wind-FENG, worunter auch der trad. chin. Arzt im 20. Jhdt. das „Wind-Übel" FENG-XIE versteht, nämlich eine durch aerogenen (Wind-FENG) Übertragungsmodus hervorgerufene Erkrankung. Dazu zählen u. a. Viruskrankheiten, Pollenallergien, etc.

Literatur zum Abschnitt **Augen**

ERCOLANI M. et al., Acupuncture, auriculotherapy and craniopuncture in the treatment of functional amblyopia in children. Minerva Med. 74/42 (1983) 2537

ZHANG H. et al., Treatment of 153 cases of Senile Cataract by ear Acupuncture. Chin. Acup. a. Mox. 4/5 (1984) 19

D. Erkrankungen des Bewegungsapparates

D.1. Zervikalsyndrom sowie Schmerzen im Schulter- und Ellbogenbereich

Auswahl der Punkte und Reizart

Ohr 41 – Hals
Ohr 37 – HWS

Zusätzlich sind die schmerzhaftesten Druckpunkte der Ohrmuschel zu stechen und stark zu reizen.

Die Nadeln sind bis zu 60 Minuten zu belassen.

Behandlung einmal täglich.

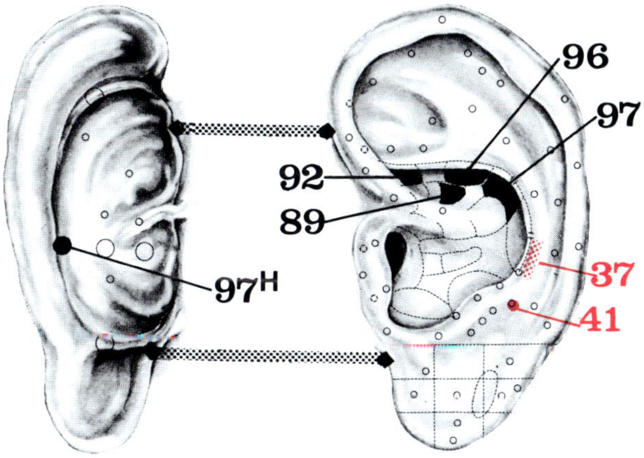

VI/D–1 Nackenverspannung (Zervikalsyndrom)

Allgemeine und persönliche Erfahrungen

❶ Die Symptome wurden während der Nadelung oder während des Liegenlassens der Nadeln deutlich gebessert.

Der Erfolg dieser Therapie kann noch gesteigert werden, wenn Ohr und Körperakupunktur gemeinsam angewendet werden und vor allem auch die Locus dolendi (A SHI)-Punkte am Körper genadelt werden bzw. eine Moxibustion erhalten.

❷ Wenn die Beschwerden seitlich ausstrahlen, also den SHAO YANG, die Meridiane Gallenblase und 3 E, betreffen und die Drehbewegung eingeschränkt ist, so werden zusätzlich noch

Ohr 96 – Bauchspeicheldrüse, Gallenblase und
Ohr 97 – Leber

gesetzt.

Ist der TAI-YANG, also die Meridiane Dünndarm und Blase betroffen (paravertebrales Ausstrahlen, Beuge- und Streckbewegung eingeschränkt), so wird zusätzlich noch

Ohr 92 – Blase oder Ohr 89 – Dünndarm

verwendet.

❸ Die Nadeln sollten längere Zeit liegen bleiben, insbesondere wenn Patienten nach dem Einstechen der Nadeln keine wesentliche Besserung des Schmerzes bzw. der Beweglichkeit feststellen können. Werden die Nadeln zu früh entfernt, kommen die Beschwerden oft wieder.

❹ **Behandlungserfolge:**

a) In NANJING wurden 17 Patienten behandelt. Davon waren schon nach einer einmaligen Sitzung 4 Patienten beschwerdefrei, 11 Patienten erreichten nach der 2. Sitzung volle Symptomfreiheit und 2 Fälle waren nach der 3. Sitzung geheilt. Bei den zwei letzten Patientengruppen konnte aber bereits nach der ersten Sitzung eine gewisse Besserung erzielt werden.

b) Volksspital SHANGHAI: Es wurden 23 Patienten behandelt, wobei 16 geheilt und 7 gebessert werden konnten.

c) In einem Spital in KANTON wurden die druckempfindlichsten Punkte im Schulter-Nakkenbereich der Ohrmuschel gestochen. Dauer der Sitzung: 15 Minuten; nach je 5 Minuten werden die Nadeln mehrmals gedreht und dadurch eine intensive Reizung erzielt (XIE FA). In dieser Zeit soll der Patient die Halswirbelsäule oft bewegen.

Von insgesamt 33 Patienten mit Nackensteife und Occipitalneuralgien trat bei 31 Patienten bereits nach einer einmaligen Behandlung mit Ohr-Akupunktur eine deutliche Besserung ein. Zur Erreichung völliger Beschwerdefreiheit genügten zumeist drei Behandlungen.

Fallbeispiel

Ein 8jähriges Kind verspürte beim Aufstehen Nackenschmerzen und konnte den Kopf nicht nach links drehen. Die orthopädische Untersuchung ergab eine rechtsseitige Muskelverkrampfung im Nackenbereich.

Ohr-Akupunktur:

Ohr 41 – Hals beidseits;

die Nadeln blieben 20 Minuten liegen.

Die Nackenschmerzen waren sofort verschwunden und der Patient konnte den Hals wieder frei bewegen. Kein Rezidiv.

Ergänzung der Herausgeber:

Für die Behandlung der Beschwerden bei Periarthritis humeroscapularis wurde uns folgende Punktekombination empfohlen, die wir ergänzend anführen, da im Originalmanuskript für diese Beschwerden keine Akupunkturtherapie enthalten war:

Ohr 65 – Schulter
Ohr 64 – Schultergelenk
Ohr 97 – Leber
Ohr 98 – Milz
Ohr 13 – Nebenniere

Wenn eine ausgeprägte Kälte-HAN-Symptomatik vorliegt, so soll an den Punkten

Ohr 65 – Schulter
Ohr 64 – Schultergelenk

eine Moxibustion durchgeführt werden.

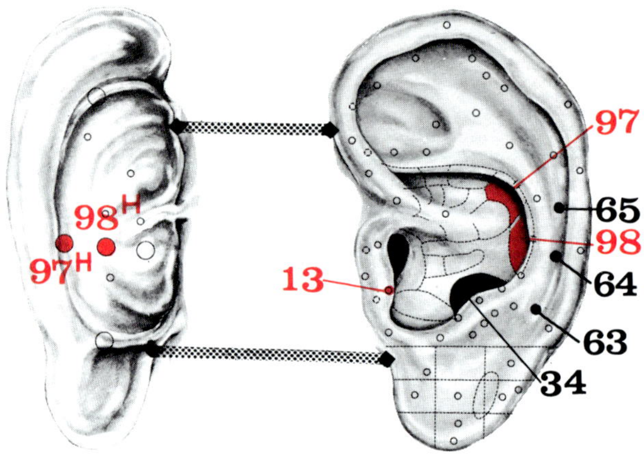

VI/D–1a Schulterschmerzen

D.2. Ischialgie, Lumbago, Knieschmerzen*)

Auswahl der Punkte und Reizart

Ohr 52 – N. ischiadicus

wird homolateral gestochen. Tritt kein ausreichender oder überhaupt kein Therapieerfolg ein, so wird die andere Seite gestochen und stark gereizt. Die Nadel bleibt 1–2 Stunden liegen. Die Behandlung erfolgt täglich oder jeden zweiten Tag einmal.

Eine zweite Behandlungsmöglichkeit ist die elektrische Reizung der Punkte

Ohr 52 – N. ischiadicus
Ohr 96 – Gallenblase

oder die Anwendung der Kugel-Druck-Methode.

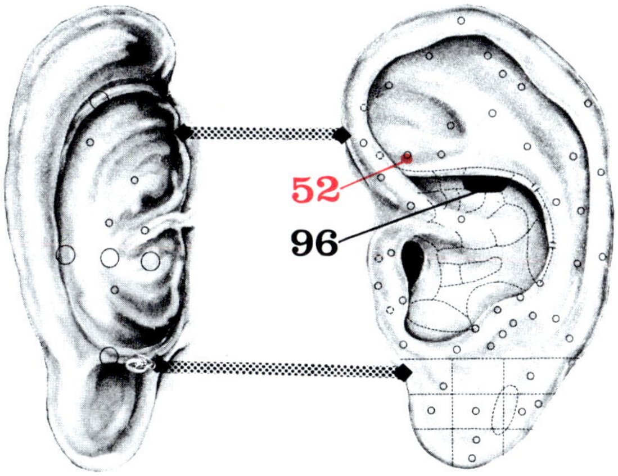

VI/D–2 Ischialgie – Lumbalgie

Allgemeine und persönliche Erfahrungen

❶ Die Ohr-Akupunktur ist besonders wirkungsvoll beim Weichteilrheumatismus sowie beim durch Kälte induzierten primären Ischias. Nach Auftreten einer Hyperämie in der Ohrmuschel durch die Nadelung läßt sich bei der Untersuchung sofort eine deutliche Besserung feststellen und durch Hochheben des gestreckten Beines objektivieren.

Sekundäre, also symptomatische Ischialgie, verursacht durch Diskusprolaps, Tumor oder Knochen-Tuberkulose, spricht auf Behandlung mit Ohr-Akupunktur nur ungenügend an.

❷ Im allgemeinen wirkt die Ohr-Akupunktur beim ersten Mal sehr gut. Weitere Behandlungen sind durch Körper-Akupunktur und andere therapeutische Maßnahmen zu unterstützen.

**) Prof. XU hat mehrfach in Diskussionen darauf hingewiesen, daß die oben angegebene Punktekombination auch bei Knieschmerzen sehr wirkungsvoll sein kann. Dies trifft vermutlich dann zu, wenn die Knieschmerzen durch vertebragene Beschwerden bedingt oder verschlimmert werden.*

❸ Das schmerzende Bein soll während der Nadelung der Ohrpunkte bewegt werden.

❹ **Behandlungserfolge:**

a) Volksspital SHANGHAI:

Behandlung von 98 Patienten, davon

deutliche Besserung bei 25 Patienten,
Besserung bei 62 Patienten,
kein Effekt bei 11 Patienten,

d. h. Erfolg insgesamt 88,78%.

b) HE-NAN Medizinische Hochschule:

Behandlung von 32 Patienten, davon

sofortige Schmerzfreiheit bei 11 Patienten,
Besserung bei 18 Patienten,
kein Effekt bei 3 Patienten,

d. h. Erfolg insgesamt 90,6%.

c) TIENTSIN Traditionelle Medizinische Hochschule:

Behandlung von 22 Patienten, davon

vollständige Beschwerdefreiheit bei
14 Patienten,
Besserung bei 2 Patienten,
kein Effekt bei 6 Patienten,

d. h. Erfolg insgesamt 72,73% bei einer durchschnittlichen Anzahl von 8 Sitzungen.

d) HU-YANG Medizinische Hochschule:

Behandlung von 16 Patienten, davon

Heilung bei 9 Patienten,
Besserung bei 5 Patienten,
kein Effekt bei 2 Patienten,

d. h. Erfolg insgesamt 87,5% nach 1–2 Sitzungen.

Fallbeispiel

Ein 35jähriger Mann gab an, seit 3 Tagen nicht mehr gehen zu können, da er an Schmerzen im Bereich der rechten Gesäßgegend litt, die in die Außenseite des rechten Oberschenkels ausstrahlten.

Diagnose: Ischialgie ohne erkennbare Ursache.

Ohr-Akupunktur in

Ohr 52 – N. ischiadicus.

Beim Einstechen in diesen überempfindlichen Punkt klagte der Patient über sehr starke Schmerzen. Nach Bewegen des betroffenen Beines hatte der Patient fast keine Schmerzen mehr und konnte wieder gehen.

Nach einer Behandlungsserie von 4 pro Woche war der Patient bei der Nachkontrolle nach drei Wochen beschwerdefrei. Kein Rezidiv.

D.3. Akute Verrenkung und Prellung

Auswahl der Punkte und Reizart

Ohr 55 – SHEN MEN
Ohr 34 – Graue Substanz

Eine starke Reizung ist erforderlich; die Nadeln sind 30 bis 60 Minuten zu belassen. Im Normalfall sind 2–3 Behandlungen nötig.

Bei einer Verrenkung im Lumbalbereich werden zusätzlich noch

Ohr 95 – Niere und
Ohr 92 – Blase

gestochen

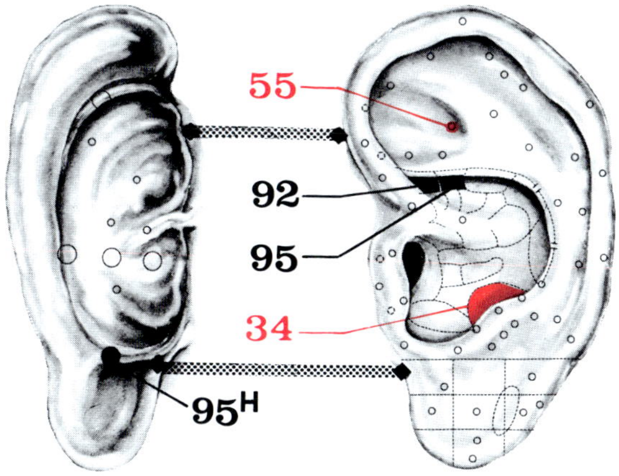

VI/D–3 Prellung und Verstauchung

Allgemeine und persönliche Erfahrungen

❶ Ehe die Behandlung mit Ohr-Akupunktur erfolgt, muß eine exakte Diagnose gestellt und müssen ein Knochenbruch sowie Bänderverletzungen ausgeschlossen werden, da diese einer entsprechenden Therapie zugeführt werden müssen.

❷ Nach der Ohr-Akupunktur sollte das schmerzende Körperareal – solange noch die Nadeln liegen – bewegt werden, wobei fast immer eine deutliche Besserung erzielt wird.

❸ Je eher man nach einem Trauma mit der Ohr Akupunktur beginnt, desto früher tritt ein therapeutischer Effekt ein, da die schmerzstillende Wirkung der Ohr-Akupunktur abhängig von der Krankheitsdauer ist.

❹ Ergänzend zur Ohr-Akupunktur werden gleichzeitig die A-SHI-Punkte (spontan schmerzempfindliche Punkte) mit Moxibustion oder Massage behandelt, sodaß noch bessere Erfolge erzielt werden können.

Ebenso wirkungsvoll ist die elektrische Reizung der Nadeln im Ohr und am Körper:

die Kathode wird mit den Ohrpunkten,
die Anode mit den A-SHI-Punkten verbunden.

❺ An der Ohr-Akupunktur-Abteilung des ZI-GONG-Spitales, Provinz SICHUAN, behandelte man 335 Personen mit der Diagnose Distorsion.

Therapieerfolg:	67,2% Heilung
	14,9% deutliche Besserung
	14,0% Besserung
	3,9% kein Erfolg.

Fallbeispiel

Eine 30jährige Ärztin stürzte beim Baden auf den Steinboden. Sie konnte kaum aufstehen und sitzen und klagte über starke Schmerzen beim Gehen. Rücken-, Lenden- und besonders die Kreuzgegend waren äußerst druckschmerzhaft. Beim Vorbeugen mit gestreckten Knien blieben die Finger etwa 33 cm über dem Boden. Auf Wunsch der Patienten erfolgte Ohr-Akupunktur:

Ohr 39 – BWS beidseits,
Ohr 38 – Kreuz- und Steißbein
sowie ein weiterer spontandruckempfindlicher Punkt der Ohrmuschel (Lendenbereich)

wurden mit einer dünnen Nadel behandelt.

Bereits nach Setzen der Nadeln fühlte die Patientin eine deutliche Besserung. Die Nadeln wurden 40 Minuten belassen, wobei der Reiz durch mehrmaliges Drehen der Nadeln verstärkt wurde.

Nach dem Entfernen der Nadeln war die Patientin beschwerdefrei und konnte den Körper bei gestreckten Knien so weit vorbeugen, daß die Finger die Fußrücken berührten.

D.4. Coxalgien

Auswahl der Punkte und Reizart

Ohr 55 – SHEN MEN
Ohr 53 – Gesäß
Ohr 57 – Hüfte

Je nach Schmerzart kann die *Reizart* differieren:

– bei Kälte-HAN-abhängigen Beschwerden kann eine Moxibustion,

– bei Wärme-RE-abhängigen Beschwerden kann ein lokaler Aderlaß an den Punkten

Ohr 53 – Gesäß bzw.
Ohr 57 – Hüfte

erfolgen.

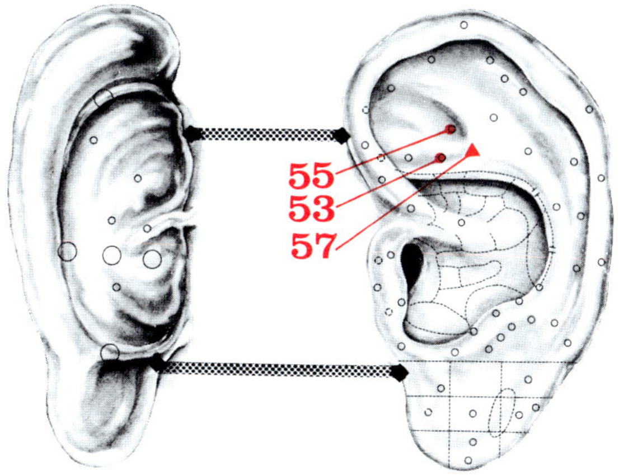

VI/D–4 Hüftgelenksschmerzen

Literatur zum Abschnitt **Bewegungsapparat**

AKIMOV G. A., SHAPKIN V. I., Acupuncture of the pinna in the pain syndrome in the lumbosacral region. Voen. Med. Zh. 2 (1980) 44–47

ARENS K., Diagnostische und therapeutische Möglichkeiten der Ohr-Akupunktur bei orthopädischen Krankheitsbildern. NW-Orthopäden 31/6 (1981) 24–27

ARENS K., SCHUMACHER J., Diagnostische und therapeutische Möglichkeiten der Ohr-Akupunktur bei orthopädischen Krankheitsbildern. Orthop. Prax. 18/6 (1982) 446–454

BENENSON E. V. et al., Clinical effectiveness and mechanism of action electroacupuncture of the ear in rheumatoid arthritis. Ter. Arkh. 53/3 (1981) 42–46

CEFFA G. C. et al., Muscular tensions of the back studied with telethermography: changes induced with static measures and auricular acupuncture. Preliminary report (italienisch). Minerva Med. 71/12 (1980) 899–903

GOIDEBKO V. S. et al., Use of auricular acupuncture reflexotherapy in treating Sjoegren's disease. Stomatologiia (Mosk.) 64/4 (1985) 47

IVANOV V. A., IAKOVLEVA E. A., Auricular reflexotherapy of humeroscapular periarthritis. Ortop. Traumatol. Protez. 9 (1986) 44

KÖNIG G., Zur Akupunkturtherapie des Bewegungsapparates. Akupunktur – Theorie und Praxis 12/1 (1984) 3–13

KROPEJ H., Die Ohr-Akupunktur beim Ellenbogenschmerz. Orthop. Prax. 16/10 (1980) 900

KITZINGER E., Akupunktur in der Orthopädie. Haug Verlag, Heidelberg 1982

LENHART P., Überlastungssyndrome und Sehnenverletzungen im Sport. Laser-College, München 1986

PRIVITERA P., Auriculotherapy and pneumarthrocentesis in the treatment of Hydrarthrosis of the knee. Minerva Med. 68/56 (1977) 3804

TORIYAMA M., A study on the auricular function in view of oriental medicine. Otolaryngology 48/6 (1976) 451–457

TORRE L., Lumbosciatica and Nogier's auriculotherapy. Consideration on 50 Cases. Minerva Med. 67/5 (1976) 356–358

VILLANUCCI S. et al., Preliminary communication: Orthopaedic surgery and analgesia by auricular acupuncture. Acta Anaesthesiol. Ital. 32/4 (1981) 635

E. Gynäkologie und Geburtshilfe

E.1. Dysmenorrhoe und Metrorrhagie

Auswahl der Punkte und Reizart

1. Ohr 58 – Uterus
   Ohr 22 – Endokrinium
   Ohr 112 – R. n. vagi

Ein bis zwei Punkte werden ausgewählt und beidseits mit Nadeln, die über eine Stunde liegen bleiben, stark gereizt.

Die Ohr-Akupunktur sollte eine Woche vor der Menstruation beginnen und bis zu deren Ende durchgeführt werden.

Es erfolgt täglich eine Sitzung. Drei Behandlungsserien sind nötig.

2. Bei Bauchschmerzen erfolgt die Ohr-Akupunktur in obigen Punkten entweder einmal täglich oder aber mit Dauernadeln, die von der Patientin selbst dreimal täglich gedrückt werden.

Die Dauernadeln sind erst nach Abklingen der Schmerzen wieder zu entfernen.

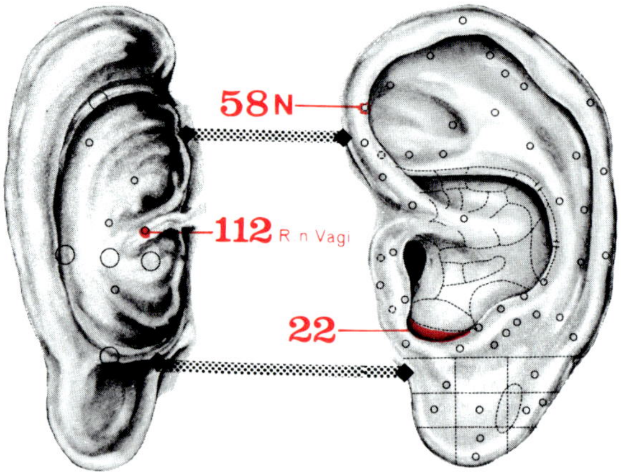

VI/E–1 Dysmenorrhoe

Allgemeine und persönliche Erfahrungen

❶ Wir haben viele Schülerinnen mit Dysmenorrhoe behandelt.

Während der Beschwerdezeit wurde beidseits Ohr 58 – Uterus gestochen und die Nadeln für einige Stunden belassen. Dauernadeln blieben einige Tage bis zum Ende der Menses liegen.

Bleiben die Nadeln liegen, so wird durch zwei- bis dreimaliges Drehen derselben sofortige schmerzstillende Wirkung erzielt.

Bei manchen Patientinnen genügte eine Behandlungsserie (wie unter 1. angeführt).

Bei manchen Patientinnen mußte noch bis zur Beschwerdefreiheit eine zweite Behandlungsserie angeschlossen werden.

Behandlungserfolg:

Die schmerzstillende Wirkung war sehr gut. Die Dysmenorrhoe wurde bedeutend gebessert, jedoch nicht immer vollständig geheilt.

❷ Im XU-ZHOU-Hospital, Provinz KIANGSU, wurden wegen Dysmenorrhoe

34 Patientinnen behandelt, von denen
25 Patientinnen geheilt und
9 Patientinnen gebessert wurden.

❸ Konnte bei starken Schmerzen mit der Ohr-Akupunktur keine Besserung erreicht werden, so erzielte oft noch die Körper-Akupunktur eine schmerzstillende Wirkung.

Folgende Körper-Akupunktur-Punkte werden empfohlen:

KG 6, KG 4, MP 6.

Bei anderen Patientinnen wiederum blieb die Körper-Akupunktur erfolglos, hingegen war die Ohr-Akupunktur wirkungsvoll.

Es wird deshalb empfohlen, gegebenenfalls Ohr- und Körper-Akupunktur zu kombinieren.

❹ Bei der Behandlung sollen die Patientinnen beruhigt werden, um die psychischen Spannungen abzubauen.

❺ Das Symptom Dysmenorrhoe wird in zwei Typen eingeteilt:

- Fülle-SHI-Typ und
- Leere-XU-Typ.

a) Der Fülle-SHI-Typ

wird meist durch Depression, Zorn oder Kälte während der Menstruation hervorgerufen und führt zu einer Blutstauung im Uterus.

Die Behandlung sollte mit der ableitenden Methode (XIE-FA) erfolgen.

b) Der Leere-XU-Typ

entsteht meist durch einen Mangel von QI und Blut-XUE und eine gestörte Funktion der zusätzlichen sogenannten „Wunder"-Meridiane CHONG MAI und REN-MAI (KG).

Bei solchen Patientinnen sind zusätzlich zu nadeln:

Ohr 97 – Leber
Ohr 95 – Niere
Ohr 98 – Milz oder
Ohr 87 – Magen

Diese Behandlungsmethode ist der üblichen medikamentösen Therapie und auch der Körper-Akupunktur überlegen. Können die Patientinnen nicht rechtzeitig zur Ohr-Akupunktur kommen, so soll der Arzt zunächst die Kugel-Druck-Methode anwenden.

❻ Ganz besondere Beachtung sollen folgende Hinweise finden:

Während der Menstruation und nach der Geburt dürfen sich die Frauen nicht mit kaltem Wasser im Unterleibsbereich waschen. Auch soll während der Menses weder Eiscreme noch Eiskaffee konsumiert und kein Koitus vollzogen werden.

E.2. Amenorrhoe

Auswahl der Punkte und Reizart

Hauptpunkte: Ohr 58 – Uterus
Ohr 22 – Endokrinium
Ohr 34 – Graue Substanz
Ohr 23 (32) – Ovar

Nebenpunkte: Ohr 95 – Niere
Ohr 97 – Leber
Ohr 100 – Herz
Ohr 104 – 3 E
Ohr 87 – Magen
bzw. entsprechende Punkte der Ohrrückseite

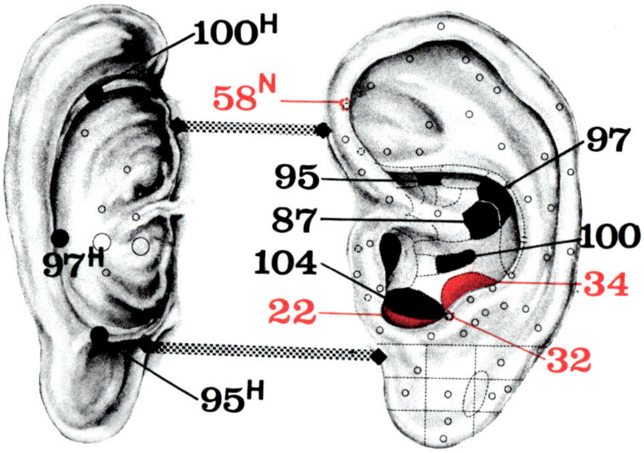

VI/E–2 Amenorrhoe

Reizart:

Man beginnt mit einer Serie von 10 Behandlungen mit dünnen Nadeln. Bei jeder Sitzung werden 3–4 Punkte ausgewählt.

Anschließend wird mit der Kugel-Druck-Methode weiter behandelt.

Bei Patienten, die Angst vor Nadeln haben, erfolgt die Behandlung nach der Kugel-Druck-Methode.

Allgemeine und persönliche Erfahrungen

❶ Amenorrhoe ist nur ein Symptom. Bei sekundärer Amenorrhoe oder Amenorrhoe bei sonst gesunden Frauen zeigt die Ohr-Akupunktur gute Wirkung; bei jüngeren Frauen ist ein guter, bei älteren Frauen ein schlechter Erfolg zu erwarten.

❷ **Die trad. chin. Medizin** unterscheidet 2 Typen:

a) Mangel an Blut (XUE-XU): Entspricht einem Leere-Symptom (XU-ZHENG), entstanden durch Leere-XU von Niere-SHEN und QI.

b) Blut-Blockierung (YU XUE bzw. XUE ZHI): Die Mikrozirkulation ist infolge einer Störung von Leber-GAN und einer dadurch bedingten Blockierung des QI (GAN-YU QI-ZHI) behindert.

❸ Das Lebensalter der Frauen soll bei der Behandlung berücksichtigt werden.

a) **Bei jungen Frauen** besteht oft eine Leere-XU von Niere-SHEN und QI.

Außerdem sollten die beiden zusätzlichen Meridiane CHONG-MAI und REN-MAI, die nach der trad. chin. Medizintheorie bei Amenorrhoe gestört sind, wieder normalisiert werden:

Ohr 95 – Niere oder Ohr 23 (32) – Ovar,
Ohr 58 – Uterus,
Ohr 87 – Magen.

b) **Frauen im mittleren Alter** haben oft wegen der langen Stillperiode (die meistens ein Jahr lang dauert) eine Leere-XU von QI und Blut-XUE.

Die Behandlung erfolgt mit

Ohr 97 – Leber,
Ohr 98 – Milz,
Ohr 23 (32) – Ovar,
Ohr 22 – Endokrinium.

c) **Frauen nahe der Menopause** haben oft schon aufgrund ihres Alters, aber auch durch eine Leere-XU von Niere-SHEN und QI sowie von Blut-XUE eine verminderte Hormonproduktion.

Die Behandlung erfolgt mit

Ohr 22 – Endokrinium
Ohr 95 – Niere
Ohr 97 – Leber
Ohr 34 – Graue Substanz
Ohr 100 – Herz

Fallbeispiel

Eine 28jährige, verheiratete Technikerin litt seit drei Jahren an Dysmenorrhoe, die durch medikamentöse Therapie nur leicht gebessert werden konnte. Seit drei Monaten bestand bei der Patientin Amenorrhoe. Die Patientin klagte über Schwindelzustände, Erbrechen, Aufstoßen, Appetitlosigkeit, Herzklopfen und Schlafstörungen.

Untersuchungsbefund:

Fluor albus: dünnflüssig;
Zunge: blaß mit geringen Belägen;
Puls: fadenförmig und frequent;
Ultraschall-Diagnostik und Schwangerschaftstest: negativ.

Aufgrund der Anamnese und des Untersuchungsbefundes sowie wegen der mehrmaligen Graviditäten, der langen Stillperioden und der wiederholten künstlichen Aborte leidet die Patientin nach der trad. chin. Medizintheorie an Leere-XU von QI und Blut-XUE, hat eine Leere-XU von Milz-PI und Herz-XIN sowie eine Störung von Leber-GAN und Magen-WEI.

Behandlung mit Ohr-Akupunktur:

Ohr 100 – Herz
Ohr 98 – Milz
Ohr 97 – Leber
Ohr 87 – Magen
Ohr 23 (32) – Ovar

Diese Punkte wurden täglich einmal mit je einer Feinnadel gestochen, die 60 Min. liegen blieben.

Die Patientin fühlte am dritten Behandlungstag anfallsartige Schmerzen im Unterbauch. Am Abend trat die Menstruation mit etwas dunkelrotem Blut ein. Die Menses dauerte fünf Tage. Die Begleitsymptome waren gebessert.

Ergebnis der Nachuntersuchung 2 Monate später: regelmäßige Periode.

E.3. Beschwerden in der Menopause

Auswahl der Punkte und Reizart

Hauptpunkte: Ohr 23 (32) – Ovar
Ohr 97 – Leber
Ohr 95 – Niere
Ohr 22 – Endokrinium
Ohr 100 – Herz

Nebenpunkte: Ohr 55 – SHEN MEN
Ohr 51 – Vegetativum
Ohr 105 – Blutdrucksenkende Furche

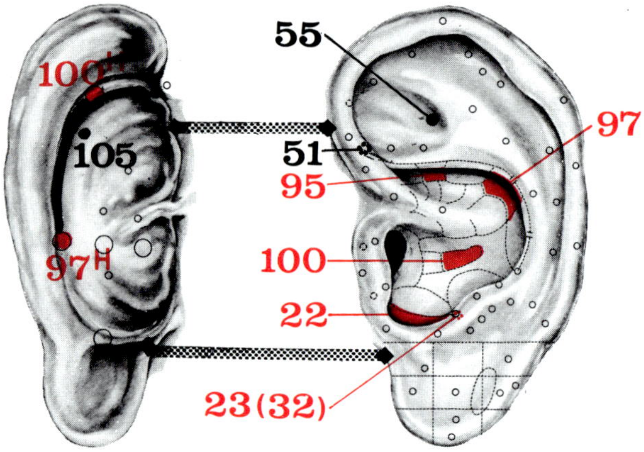

VI/E–3 Menopausensyndrom (Wechselbeschwerden)

Bei Schlaflosigkeit, verbunden mit allgemeiner Reizbarkeit und Überempfindlichkeit:

Ohr 55 – SHEN MEN
Ohr 100 – Herz
Ohr 34 – Graue Substanz
an Ohr 78 – Ohrspitze – Mikroaderlaß

Bei Herzsensationen, Arrhythmie:

Ohr 100 – Herz
Ohr 89 – Dünndarm

Bei Wallungen und Schweißausbruch:

Ohr 100 – Herz
Ohr 101 – Lunge

Die Nadeln bleiben 30 Minuten liegen.

10–20 Sitzungen bilden eine Serie.

Allgemeine und persönliche Erfahrungen

➊ Die Ohr-Akupunktur wird zunächst mit leichter, dann allmählich bis zum mittelstarken Reiz anschwellender Intensität durchgeführt. Auch die Anwendung der Kugel-Druck-Methode oder die Laser-Akupunktur ist erfolgversprechend.

❷ Obwohl die meisten Patientinnen über viele verschiedene Symptome klagen, darf nur nach den Hauptsymptomen behandelt werden und die übrigen Symptome müssen unberücksichtigt bleiben, da sonst kein günstiger Erfolg erzielt wird.

❸ Traditionell-chinesische Medizin:

Nach trad. chin. Medizintheorie ist der Hormonhaushalt der Frau eng mit der Funktion der Organe Leber-GAN und Niere-SHEN verknüpft. Ein Nachlassen der Hormonproduktion etwa ab dem 42. Lebensjahr ist mit einer Disharmonie dieser beiden ZANG-Organe verbunden, wobei es zu einem Aufsteigen des Leber-YANG kommt.

Behandlungsprinzip:

Dieses beruht hauptsächlich auf einer Kräftigung der inneren Organe ZANG-FU.

Symptome, die durch die Schwäche der Hypophysen-Sexualhormon-Achse ausgelöst werden, können durch die Ohr-Akupunktur vermindert oder deren Auftreten verzögert werden.

Behandlungserfolg:

Die Ohr-Akupunktur wirkt besser als sonst übliche Behandlungen. Um eine dauerhafte Wirkung zu erreichen, ist vor Beginn der zweiten Behandlungsserie eine Pause von 5 – 7 Tagen einzulegen.

Fallbeispiel

Eine 46jährige Hausfrau litt seit drei Jahren oft an Schwindelgefühl, Ohrensausen, Herzsensationen, Schweißausbrüchen, Erregtheit, anfallsweiser starker Rötung des Gesichts und Schlaflosigkeit. Die bisherigen verschiedenen Behandlungen zeigten keinen Effekt.

Ohr-Akupunktur: Ohr 58 – Uterus
Ohr 55 – SHEN MEN
Ohr 100 – Herz
Ohr 22 – Endokrinium
Ohr 89 – Dünndarm

Die Punkte wurden jeden zweiten Tag einmal gereizt. Nach 15 Behandlungen waren der Schlaf, die Stimmung und die Herzsensationen gebessert, die Wallungen und die Schweißausbrüche aber noch vorhanden. Nach der zweiten Serie waren auch die Schweißausbrüche weitgehend verschwunden.

E.4. Leukorrhoe

Auswahl der Punkte und Reizart

Hauptpunkte: Ohr 58 – Uterus
Ohr 97 – Leber
Ohr 95 – Niere

Nebenpunkte: Ohr 104 – 3 E
Ohr 98 – Milz
Ohr 55 – SHEN MEN
Ohr 13 – Nebenniere

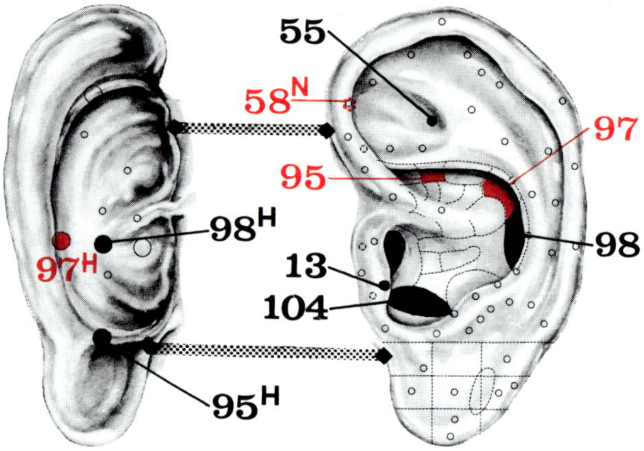

VI/E–4 Leukorrhoe

Reizart:

Kugel-Druck-Methode, Magnet-Methode oder Dauernadel.

Die Punkte sind von der Patientin selbst täglich dreimal zu stimulieren. Einmal in der Woche erfolgt eine Nachuntersuchung. Fünf Wochen bilden eine Behandlungsserie.

Allgemeine und persönliche Erfahrungen

❶ Leukorrhoe ist nur ein Krankheitssymptom, weshalb vor Beginn der Ohr-Akupunktur-Behandlung eine nach moderner Medizin gesicherte gynäkologische Diagnose vorliegen muß.

❷ Nach trad. chin. Diagnose würden z. B. eine zyanotische Zunge, zyanotische Flecken oder erweiterte sublinguale Venen den Verdacht auf eine Karzinomkrankheit nahelegen.

❸ **Traditionell-chinesische Medizin:**

Nach Ansicht der trad. chin. Medizin wird dieses Symptom zumeist durch Leere-XU von QI und Blut-XUE hervorgerufen.

Es kann auch entstehen durch Feuchtigkeit-SHI und Hitze-RE, die als äußere Krankheitsfaktoren die Funktion der zusätzlichen Meridiane REN-MAI (KG), CHONG-MAI und DAI MAI stören und das Symptom Leukorrhoe verursachen.

Die trad. chin. Medizin teilt die Leukorrhoe in zwei Typen ein:

a) Fülle-SHI-Typ mit Hitze-RE-Symptomen:

Übermäßiger, gelblicher, riechender Fluor,
Juckreiz der Labien,
wenig dunkel gefärbter Harn,
rote Zunge mit klebrigem Belag.

Behandlungsprinzip:

Beruhige Leber-GAN, entferne die Feuchtigkeit-SHI, löse die Entzündung.

Behandlung:

Mikroaderlaß der Ohrrückenvenen bilateral abwechselnd und Ohr-Akupunktur in

Ohr 97 – Leber
Ohr 58 – Uterus
Ohr 55 – SHEN MEN
Ohr 104 – 3 E

b) Leere-XU-Typ des Nieren-YANG (SHEN YANG XU):

Übermäßiger, dünnflüssiger, weißer Fluor,
Kraftlosigkeit in den Extremitäten,
Schwindelgefühl,
dünnflüssiger Stuhl,
vermehrtes Harnlassen,
blasse Zunge mit weißem Belag.

Behandlung:

Ohr 95 – Niere
Ohr 58 – Uterus
Ohr 22 – Endokrinium
Ohr 97 – Leber
Ohr 98 – Milz

Der Leere-XU-Typ der Niere-SHEN wurde in China mit gutem Erfolg behandelt.

Fallbeispiel

Eine 53jährige, verheiratete Frau klagte über leichte Schmerzen im Unterbauch und über Lumbago. Seit einigen Monaten bestehen bei ihr

vermehrter, weißer, schleimiger Ausfluß,
dunkelgelber Urin,
vergrößerte, weiß-schleimig belegte Zunge mit Zahneindrücken,
tiefer, fadenförmiger Puls,
verminderter Appetit.

Diagnose: Fluor albus mit Eiterzelle.
Leere-XU-Typ der Milz-PI mit Hitze-RE- und Feuchtigkeits-SHI-Symptomen.

Behandlung:

Ohr 98 – Milz zur Entfernung der Nässe

und zur Stärkung der Funktion der Milz-PI

Ohr 104 – 3 E und
Ohr 58 – Uterus.

Ohr 55 – SHEN MEN wirkt entzündungshemmend und schmerzstillend.

Zuerst erfolgte Mikroaderlaß (5–6 Tropfen) der Venen des Ohrrückens und anschließend Anwendung der Kugel-Druck-Methode.

Die Nachuntersuchung eine Woche später zeigte den weißlichen Ausfluß und die darin enthaltenen Eiterzellen deutlich vermindert sowie die Bauchschmerzen reduziert.

Die Patientin ist nach dreimaliger Behandlung geheilt.

E.5. Dysfunktionelle Uterusblutung (Metrorrhagie)

Auswahl der Punkte und Reizart

Hauptpunkte: Ohr 58 – Uterus
Ohr 22 – Endokrinium
Ohr 55 – SHEN MEN
Ohr 23(32) – Ovarium

Nebenpunkte: Ohr 98 – Milz
Ohr 34 – Graue Substanz
Ohr 97 – Leber
Ohr 82 – Zwerchfell

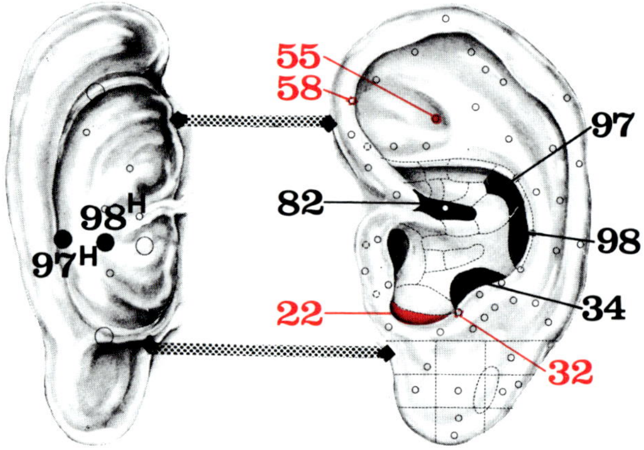

VI/E–5a Metrorrhagie

Reizart:

Es werden täglich einmal vier bis fünf Punkte ausgewählt und gestochen, wobei die Nadeln 30 bis 60 Minuten liegen bleiben.

Zehn Behandlungen bilden eine Serie.

Es kann auch jeden zweiten Tag einmal in zwei bis drei Ohrpunkte jeweils 0,1 ml Vitamin K_3 injiziert werden.

Allgemeine und persönliche Erfahrungen

❶ NANJING: Bei Frauen mit heftiger Periodenblutung (Abgang von dunkelrotem Blut und Blutklumpen), Hitzegefühl, gerötetem Gesicht, Durstgefühl, geröteter, mit gelbem Belag versehener Zunge wurde Vitamin K_3 in jeweils zwei der nachstehenden Ohrpunkte injiziert:

Ohr 55 – SHEN MEN,
Ohr 98 – Milz,
Ohr 82 – Zwerchfell,
Ohr 58 – Uterus.

Nach Aufhören der Periodenblutung wurde mit der Kugel-Druck-Methode weiterbehandelt, und zwar:

– Bei spärlicher Periodenblutung mit stockend fließendem, dunkelviolettem Blut, bei Unterbauchschmerzen (wobei die manuelle Untersuchung des Bauches als unangenehm empfunden wird); weiters erfolgte bei zyanotischer Zunge mit zyanotischen Flecken zuerst ein Mikroaderlaß der Venen am Ohrrücken und anschließend eine Behandlung mit der Kugel-Druck-Methode in

Ohr 58 – Uterus,
Ohr 97 – Leber,
Ohr 55 – SHEN MEN und
Ohr 34 – Graue Substanz.

– Bei Leere-XU von QI ist die Menstruation meistens verbunden mit dem Abgang von großen Mengen hellroten Blutes, mit allgemeinen Schwächezuständen und einer gewissen Atemnot bei Belastungen. Die Zunge ist blaß, der Puls fadenförmig. Bei diesen Fällen ist es besser, nur die Kugel-Druck-Methode anzuwenden, und zwar in

Ohr 58 – Uterus,
Ohr 23(32) – Ovarium,
Ohr 97 – Leber,
Ohr 95 – Niere.

❷ GU-LOU-Spital, NANJING: Es wurden 40 Patientinnen mit feiner Nadel behandelt. Bei 95% trat kurzfristig guter Erfolg ein. Drei Behandlungen sind im allgemeinen notwendig, um einen guten Erfolg zu erzielen.

❸ DE-CHOU-Spital, Provinz SHAN-TUNG: Es wurden 70 Patientinnen einmal täglich mit Punktinjektionen von jeweils 0,1 ml Vitamin K_3 beiderseits in

Ohr 58 – Uterus,
Ohr 82 – Zwerchfell,

behandelt. Drei Behandlungen bildeten eine Serie.

Behandlungsergebnis:

48 Patientinnen Heilung
12 Patientinnen deutliche Besserung
8 Patientinnen Besserung
2 Patientinnen kein Effekt

Gesamterfolg: 97%

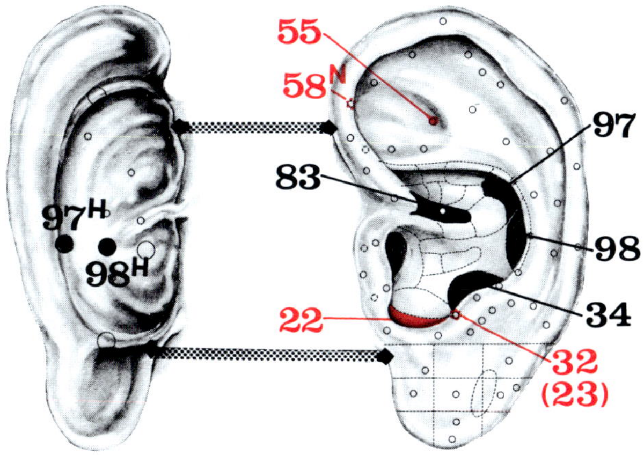

VI/E–5b Dysfunktionelle Uterusblutung

❹ Traditionell-chinesische Medizin:

a) In der trad. chin. Medizin wird diese Krankheit als übermäßige Blutung oder Bluttröpfeln bezeichnet. Meistens zeigen die Patientinnen eine traurige Verstimmung, welche nach dieser Medizintheorie die Funktion von Milz-PI schädigt. Auch eine Überanstrengung kann zu einer Störung der Menstruation führen.

Manchmal kann auch eine gestörte Funktion der Leber-GAN aufgrund zu starker Emotionen (z. B. Zorn) wirksam sein und damit deren Funktion – „das Blut zu kontrollieren" – stören, wodurch die „Blut-Verlust-Krankheiten" wie z. B. die Menstruation entstehen können. Außerdem kann dysfunktionelle Uterusblutung auch noch durch Kälte-HAN oder Hitze-RE mit schädigender Wirkung auf die Uterusfunktion entstehen. Es kommt zu einer Unausgewogenheit zwischen den beiden außerordentlichen Meridiangefäßen CHONG-MAI und REN-MAI.

Wenn deshalb vor der Behandlung den Symptomen nach die Schädigung der verschiedenen Meridiane abgeklärt wird, so kann mit gutem Behandlungserfolg gerechnet werden.

b) Im allgemeinen soll man sieben bis zehn Tage vor der Regel täglich oder jeden zweiten Tag einmal akupunktieren, um eine gute Wirkung zu erzielen.

Fallbeispiel

Eine 32jährige Arbeiterin hatte häufig eine vorzeitige Periodenblutung mit vermehrtem weißen Ausfluß. Die letzte Menstruation dauerte schon einen Monat, wobei diese in den letzten Tagen vermehrt war. Die Blutung war hellrot und die Patientin klagte über Schwindel, Schmerzen im Unterbauch und im Bereich der Lendenwirbelsäule, Beklemmungsgefühl in der Brust und Herzklopfen. Sie war kälteempfindlich, bevorzugte die Wärme, hatte verminderten Appetit und litt unter Schlaflosigkeit.

Behandlung:

Zuerst wurden linksseitig jeweils 0,1 ml Vitamin K_3 in folgende Ohr-Punkte injiziert:

Ohr 98 – Milz,
Ohr 58 – Uterus,
Ohr 82 – Zwerchfell.

Am nächsten Tag erfolgten die Injektionen in diese Punkte am rechten Ohr.

Nach zwei Behandlungen war die Patientin beschwerdefrei. Am dritten Tag wurden mit der Kugel-Druck-Methode die Punkte

Ohr 97 – Leber,
Ohr 95 – Niere,
Ohr 22 – Endokrinium und
Ohr 58 – Uterus

behandelt.

Zwei Tage nach der Behandlung mit Kugel-Druck-Methode hatte die Periodenblutung aufgehört.

Eine Nachuntersuchung drei Monate später ergab eine normale Regel.

E.6. Laktationsschwäche post partum

Auswahl der Punkte und Reizart

1. Ohr 42 – Thorax

Den schmerzhaften Punkt stechen, leicht reizen. Die Nadel bleibt 15 Minuten liegen.

Es erfolgen täglich ein- bis zwei Sitzungen durch 1–3 Tage.

2. Ohr 42 – Thorax, empfindlicher Druckpunkt,
   Ohr 22 – Endokrinium, eventuell
   Ohr 44 – Mamma

nach der Kugel-Druck-Methode behandeln.

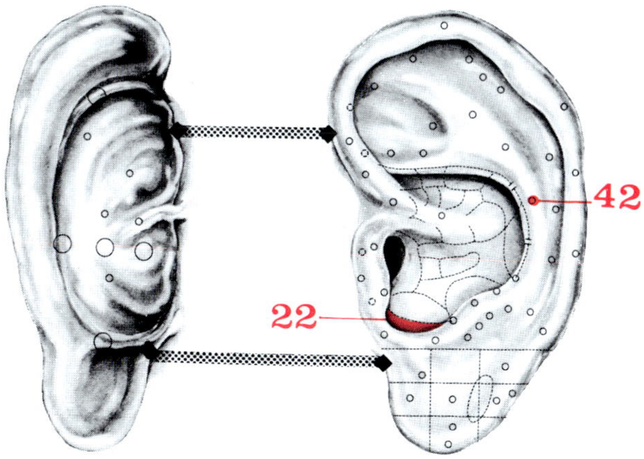

VI/E–6 Laktationsschwäche

Allgemeine und persönliche Erfahrungen

❶ Bei kurzem Krankheitsverlauf kommt es bei den meisten Frauen nach ein- bis zweimaliger Ohr-Akupunktur zu deutlich vermehrter Laktation.

Wir haben 12 Patientinnen, davon 9 mit Erfolg behandelt. Jene Frauen, die auf die Ohr-Akupunktur nicht ansprachen, hatten einen langen Krankheitsverlauf oder unterentwickelte, zum Teil sogar operierte Brustdrüsen.

❷ Patientinnen des Leere-Schwäche-Typs, die keine Schwellung der Brustdrüse haben, sollen nur ganz leicht akupunktiert und die Punkte über die belassenen Nadeln nicht stimuliert werden.

❸ 126 Patientinnen, die an Laktationsschwäschwäche – durch unterschiedliche Ursachen hervorgerufen – litten, wurden über die Schmerzpunkte im Bereich

Ohr 42 – Thorax

täglich einmal akupunktiert. Die Nadeln blieben jeweils 10 bis 15 Minuten liegen.

Die meisten Patientinnen zeigten nach ein- bis zweimaliger Behandlung eine deutlich vermehrte Laktation. Bei Patientinnen mit einem Krankheitsverlauf von über einem Monat trat keine Besserung ein.

❹ Nach Befragung berichteten die Patientinnen, daß bei Auftreten von trauriger Verstimmung die Milchmenge bzw. Laktation selbst während der Behandlung deutlich verringert wurde und die Ohr-Akupunktur keine Besserung brachte.

Später aber, als die Patientinnen in besserer seelischer Verfassung waren, wurde ein guter Erfolg erzielt. Das bedeutet, daß der Erfolg in diesen Fällen vom psychischen Zustand der Patientin abhängig ist.

Fallbeispiel

Eine 26jährige Krankenschwester klagte am dritten Tage nach ihrer ersten Niederkunft über Laktationsschwäche. Besonders die rechte Brustdrüse gab deutlich weniger Milch und es bestand kein Gefühl der Anschwellung.

Behandlung mit Ohr-Akupunktur:

Es wurden die Schmerzpunkte im Bereich

Ohr 42 – Thorax, rechts

gestochen und leicht stimuliert.

Unmittelbar nach der Behandlung kam es zu deutlich vermehrter Laktation. Die Behandlung erfolgte drei Tage lang.

Behandlungserfolg: normale Laktation.

E.7. Akute Mastitis

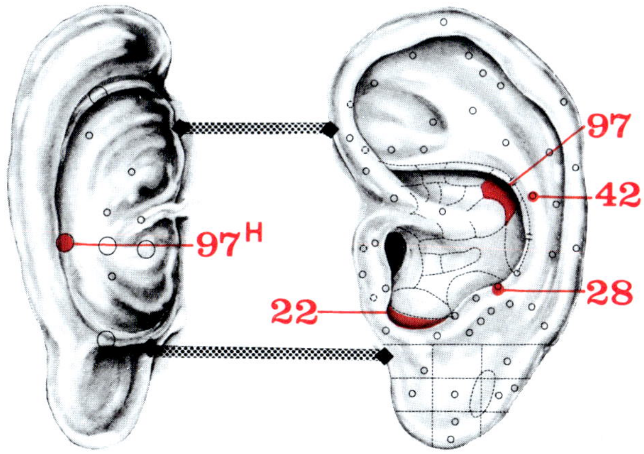

VI/E–7 Mastitis

Auswahl der Punkte und Reizart

Ohr 42 – Thorax
Ohr 22 – Endokrinium
Ohr 28 – Hirn-Hypophyse
Ohr 97 – Leber

Es wird einmal täglich, in leichteren Fällen jeden zweiten Tag einmal behandelt.

Zehn Behandlungen bilden eine Serie.

Allgemeine und persönliche Erfahrungen

❶ Die Ohr-Akupunktur ist wirksam gegen Schmerz und Entzündung und kann eine bereits bestehende Vereiterung der Brustdrüse lokalisiert halten.

❷ Bei heftigen Schmerzen und Allgemeinsymptomen wird zusätzlich mit Antibiotika behandelt.

❸ **In der trad. chin. Medizin** wird diese Krankheit als „Furunkel der Brustdrüse" bezeichnet. Sie entsteht zumeist infolge der Stauung des Leber-GAN-QI oder durch Verstopfung der Brustmilchgänge, was durch die „angesammelte Hitze" zur Vereiterung führt.

Außer der Ohr-Akupunktur an obigen Punkten kann noch ein Mikroaderlaß an der mittleren Vene des Ohrrückens vorgenommen werden, um die „Hitze des mittleren 3 E" abzuleiten, die Stauung des QI der Leber-GAN zu lockern und die Funktion der Meridiane und Gefäße zu fördern.

Fallbeispiel

Eine 32jährige Arbeiterin litt seit drei Tagen an einer Anschwellung der rechten Brustdrüse. Allgemeinbefinden und Schlaf waren gestört, die Körpertemperatur betrug 38° C.

Bei der Untersuchung zeigte sich der obere Teil der rechten Brustdrüse gerötet, glänzend und reagierte äußerst schmerzhaft auf das Tasten.

Diagnose: Akute Mastitis.

Ohr-Akupunktur: Ohr 42 – Thorax,
Ohr 22 – Endokrinium,
Ohr 44 – Mamma und
Ohr 34 – Graue Substanz

wurden täglich einmal beidseits gestochen und die Nadeln 15 Minuten belassen.

Auch wurde ein Mikroaderlaß an

Ohr 78 – Ohrspitze oder an der mittleren Vene der Ohrrückseite

vorgenommen.

Nach fünf Behandlungen war die Hautrötung der Brust vermindert, es bildeten sich wieder Hautfalten und die Körpertemperatur normalisierte sich.

Nach zehn Behandlungen war die Hautfarbe der Brustdrüse unauffällig und es wurde kein Tastschmerz bei der Untersuchung empfunden.

Labor:

Zeitpunkt	Leukozyten	Neutrophile	Lymphozyten	Eosinophile
vor der Ohr-Akup.	18 000/mm^3	85%	15%	
nach 5 Behandl.	8 000/mm^3	70%	25%	5%

Kommentar der Herausgeber:

Den ausschließlichen Einsatz von Akupunktur bei dieser Krankheit kann man unseres Erachtens nur verstehen, wenn man die so häufig anzutreffende strikte Ablehnung schwangerer Frauen, Medikamente einzunehmen, berücksichtigt.

Auffallend scheint uns, daß jeder Hinweis auf die Notwendigkeit des Abpumpens fehlt!

E.8. Einleitung der Geburt*)

Auswahl der Punkte und Reizart

Ohr 58 – Uterus
Ohr 34 – Graue Substanz
Ohr 92 – Blase
Ohr 22 – Endokrinum

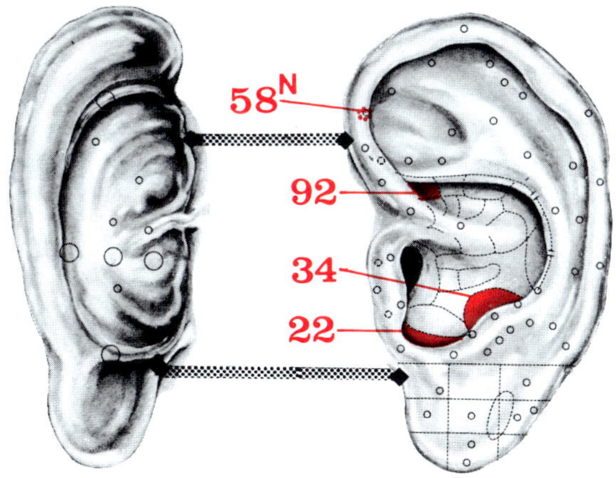

VI/E–8 Geburtseinleitung

Jeder Punkt wird für drei bis fünf Minuten durch Drehen der dünnen Nadel stark gereizt.

Die Geburtseinleitung ist bei folgenden Zuständen indiziert:

- wenn die Schwangere wegen einer zur Zeit bestehenden akuten Krankheit ihr Kind nicht austragen darf;
- wenn der Schwangerschaftstermin überschritten (Übertragung) oder
- ein vorzeitiger Blasensprung eingetreten ist; oder
- wenn eine Wehenschwäche oder
- eine protrahierte Geburt oder eine Schwangerschaftstoxikose, etc. bestehen.

In allen diesen Fällen kann mit Ohr-Akupunktur versucht werden, die Geburt einzuleiten.

---

*) *Kommentar der Herausgeber:*

Zur Schmerzminderung während der Geburt konnten wir von den Autoren des Buches keine Angaben erhalten. Zur Schmerzminderung postpartal wird die Akupunktur an den Punkten

Ohr 58 – Uterus
Ohr 55 – SHEN MEN
Ohr 51 – Vegetativum

empfohlen.

Allgemeine und persönliche Erfahrungen

❶ Die Ohr-Akupunktur hat keinerlei schädigende Wirkungen für das Kind.

Bei Erstgebärenden wird die Geburtsdauer um durchschnittlich acht Stunden gegenüber dem natürlichen Ablauf verkürzt.

Bei Mehrgebärenden wird die Geburtsdauer um durchschnittlich 45 Minuten verkürzt. Die Wehenschmerzen werden vermindert.

❷ Bei der Geburtseinleitung mit Ohr-Akupunktur findet man eine wesentliche Lockerung der Gewebe im Beckenboden und in der Dammgegend. Der Blutverlust post partum ist vermindert.

❸ Die Ohr-Akupunktur wirkt bei der Geburtseinleitung weniger gut, wenn die Wehen bereits kraftlos geworden sind.

Es wird ein besserer Erfolg erzielt, wenn die Ohr-Akupunktur schon bei guten, regelmäßigen Wehen und ständig zunehmender Muttermunderöffnung eingesetzt wird.

Am besten wirkt die Ohr-Akupunktur, wenn der Muttermund etwa 4 cm im Durchmesser geöffnet ist.

❹ Bei manchen Schwangeren kommt es nach der Ohr-Akupunktur zum Auftreten von Wehen, die allmählich wieder abklingen. In diesen Fällen kann neuerlich eine Ohr-Akupunktur-Therapie versucht werden.

❺ Die Ohr-Akupunktur hat bei der Geburtseinleitung viele Vorteile, ist aber schmerzhaft und wird deshalb von schmerzempfindlichen und ängstlichen Frauen nicht akzeptiert.

Fallbeispiel

Eine 26jährige Erstgebärende, im 9. Monat schwanger mit Kind in linker Hinterhauptslage kam wegen vorzeitigen Blasensprungs am Vormittag ins Spital.

Untersuchung und Behandlungsverlauf:

Portio formiert, zentriert,
Muttermund für Fingerkuppe einlegbar;
beginnende Wehen mit Intervall von fünf Minuten und Dauer von 30 Sekunden.

14:00 Uhr: Beginn der Ohr-Akupunktur in

Ohr 92 – Blase,
Ohr 22 – Endokrinium,
Ohr 34 – Graue Substanz.

Nach Entfernen der Nadeln traten die Wehen im Intervall von 1 Minute mit je 1 Minute Dauer auf.

15:15 Uhr: Portio stark verkürzt, Muttermund einen Querfinger geöffnet.

23:25 Uhr: Portio aufgebraucht, Muttermund verstrichen. Bald danach wird ein Mädchen auf natürlichem Weg geboren; Blutverlust post partum 80 ml; Mutter und Kind sind gesund.

Kommentar der Herausgeber:

Die Dauer der Eröffnungsperiode in dem beschriebenen Fall war 12 Stunden. Dies entspricht dem durchschnittlichen Normalwert.

Ergänzend dazu führen wir die Zusammenfassung einer Arbeit über die Geburtseinleitung an (Akupunktur-Analgesie während der Geburt. Chinese Acupuncture and Moxibustion Vol 5 [2]:16, 1985):

1. Nach der Theorie des JING-LUO und ZANG-FU der trad. chin. Medizin gehört B 32 zum Blasen-Meridian, welcher mit der Niere ein verbundenes Organ bildet. Dieser kommt die Aufgabe zu, die „Lebensessenz“, welche für die Entstehung und Entwicklung des Menschen sehr wichtig ist, zu bewahren. Nach der Akupunktur am Punkt B 32 werden die QI- und Blut-XUE-Zirkulation der Beckenhöhle gebessert, das QI der Niere-SHEN verstärkt, damit die Schmerzen während der Geburt gemildert werden.

2. Durch die klinische Beobachtung kann man B 31, B 32, B 33 und B 34 eine gemeinsame schmerzmindernde Wirkung zuzählen. Es wäre möglich, daß dies mit der entsprechenden segmentalen Innervation zusammenhängt.

3. Akupunktur wirkt einfach und effektiv. Es kann auch der Geburtsverlauf verkürzt werden. Sowohl für die Mutter als auch für das Kind gibt es keine Nebenwirkungen. Das wäre für eine perinatale Gesundheitsprophylaxe nutzbar.

Literatur zum Abschnitt **Gynäkologie**

HELMS J. M., Acupuncture for the managment of primary dysmenorrhea. Obstet. Gynecol. 69/1 (1987) 51–56

KUBISTA E., Erfahrungen mit Ohr-Akupunktur unter der Geburt. Dtsch. Zschr. f. Aku. 24/4 (1981) 75–78

KUBISTA E., BOSCHITSCH E., SPORN J., Das Verhalten des LH-Serumspiegels nach Ohr-Akupunktur bei sekundärer Amenorrhoe. Wien. Med. Wochenschr. 131/5 (1981) 123

NIU M. L. et al., Treatment of functional bleeding of uterus with auriculo-acupuncture.

PÖNTINEN P. J. et al., Transkutane elektrische Nervenstimulation gegen Geburtsschmerzen. Akupunktur – Theorie und Praxis 14/1 (1986) 5–10

SPAGNOLETTI T. et al., Ear-acupuncture and endocrine secretion. Boll. Soc. Ital. Biol. Sper. 58/5 (1982) 197

SUGANUMA H. et al., Traditions concerning childbirth and child care; 20: Bathing of the newborn. Josanpu Zasshi 40/11 (1986) 1014

UMEH B. U., Sacral acupuncture for pain relief in labour: initial clinical experience in Nigerian women. Acupunct. Electrother. Res. 11/2 (1986) 147–151

ZHANG H. Y. et al., Observation on the effect of auriculo-acupuncture for dilatation of cervical os in 56 cases.

F. Herz- und Kreislaufkrankheiten

F.1. Paroxysmale Tachykardie

Auswahl der Punkte und Reizart

1. Ohr 83 – Verzweigungspunkt
   Ohr 100 – Herz
   Ohr 89 – Dünndarm

2. Ohr 100 – Herz
   Ohr 51 – Vegetativum
   Ohr 55 – SHEN MEN
   Ohr 34 – Graue Substanz
   Ohr 89 – Dünndarm

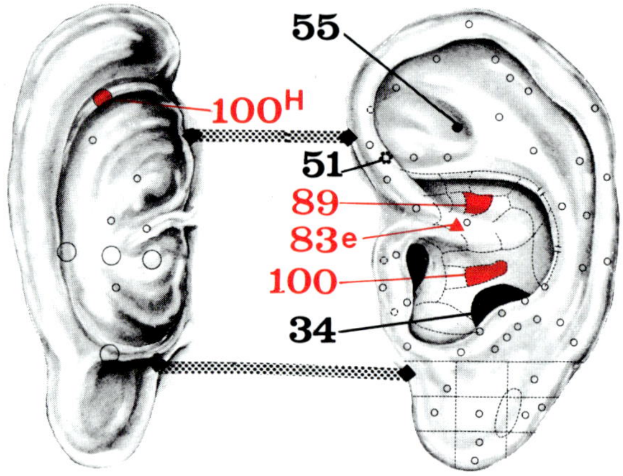

VI/F–1 Paroxysmale Tachykardie

Einmal täglich werden die Punkte leicht gereizt. Die Nadeln bleiben 30 bis 60 Minuten liegen und sind in dieser Zeit zwei- bis dreimal zu drehen. Bei kurzem Krankheitsverlauf kann bereits nach ein bis drei Behandlungen ein guter Effekt erzielt werden.

10 Behandlungen bilden eine Serie.

Allgemeine und persönliche Erfahrungen

❶ NANJING:

Es wurde ein Patient mit paroxysmaler Sinustachykardie mit einer Herzfrequenz von 140 – 160/Min. in

Ohr 83 – Verzweigungspunkt

beidseits genadelt.

Bereits nachdem die Nadel eine Minute lang gedreht wurde, reduzierte sich die Herzfrequenz auf 140/Min., danach weiter auf 100/Min. und nach 30 Minuten war sie im Normalbereich.

Die Pulsfrequenz nahm auch in den nächsten zwei Tagen nicht zu.

❷ ZI-GONG, Ohr-Akupunktur-Gruppe, Provinz SICHUAN:

18 Patienten mit paroxysmaler Sinustachykardie wurden zehnmal mit Ohr-Akupunktur behandelt.

Behandlungsergebnis:

12 Patienten waren geheilt, d. h. 6 Monate anfallsfrei ohne Medikamente,
2 Patienten bedeutend gebessert
2 Patienten gebessert
2 Patienten kein Effekt

❸ **In der trad. chin. Medizin** wird dieses Symptom als „Herzklopfen“ bezeichnet. Es wird durch Leere-XU verursacht, welche bei allgemeiner Schwäche oder nach langer Krankheit auftritt.

Auch Furcht und Angst oder traurige Verstimmtheit und Depressionen können – nach dieser Medizintheorie – paroxysmale Tachykardie auslösen.

Die Zirkulation von QI und Blut-XUE ist während des Anfalles so sehr gestört, daß das Herz-XIN seine Aufgabe, „den Körper zu ernähren und zu durchbluten", nicht erfüllen kann.

Behandlungsprinzip:

Die Funktion von QI und Blut-XUE unterstützen und ergänzen.

Ohr-Akupunktur mit leichtem Reiz BU FA in

Ohr 83 – Verzweigungspunkt,
Ohr 100 – Herz,
Ohr 34 – Graue Substanz,
Ohr 55 – SHEN MEN,
Ohr 89 – Dünndarm.

Wenn die Zeichen einer YIN-Schwäche mit Hitzesymptomatik (YIN XU YOU RE) vorliegen, so soll die YIN-Schwäche durch Kräftigung der Niere-SHEN gestärkt werden und das Herz-XIN zur Ableitung der Hitze-RE beeinflußt werden, d. h. man soll behandeln:

Ohr 95 – Niere mit schwacher Reizung, BU FA,
Ohr 100 – Herz mit starker Reizung, XIE FA.

Außerdem sollen zusätzlich

Ohr 55 – SHEN MEN und
Ohr 34 – Graue Substanz

mit leichtem Reiz genadelt werden, um die Psyche zu beruhigen.

Patienten, die eine „Blut-Stop"-YU XUE-Krankheit des Herzens haben, worunter man eine umschriebene Durchblutungsstörung versteht (YU XUE heißt wörtlich: Ischämie, Blut-Stop, Blut-Enge), zeigen an der Zunge die für jede YU XUE-Krankheit typischen, zyanotischen Flecken und Gefäßsternchen. Bei diesen Patienten soll zusätzlich ein Mikroaderlaß an

Ohr 78 – Ohrspitze

vorgenommen werden.

❹ Patienten mit paroxysmaler Tachykardie sollen nicht rauchen und Alkohol meiden. Alkoholabusus ist auf alle Fälle untersagt.

Fallbeispiel

Ein 42jähriger Angestellter wurde wegen anfallsweisen Herzklopfens und Beklemmungsgefühl ins Spital aufgenommen. Die Anfälle waren trotz monatelanger Kombinationsbehandlung von trad. chin. und westlicher Medizin immer wieder aufgetreten. Der Puls war diesmal 180/Min. in Ruhe und nach Bewegung über 200/Min.

Behandlung mit Ohr-Akupunktur beidseits in

Ohr 100 – Herz,
Ohr 89 – Dünndarm und
Ohr 83 – Verzweigungspunkt.

Behandlungsergebnis:

Eine Minute nach der Ohr-Akupunktur an Ohr 83 – Verzweigungspunkt mit Drehen der Nadel ging die Pulsfrequenz auf 140/Min., nach zehn Minuten auf 100/Min. und nach 30 Min. auf 80/Min. zurück.

Nach Entfernen der Nadeln wurde beobachtet, daß die Pulsfrequenz nach einer Stunde zwischen 80 und 90/Min. und nach einigen Stunden zwischen 80 und 100/Min. lag.

Am nächsten Tag lag der Puls um 80/Min. Die Ohr-Akupunktur wurde mit leichtem Reiz fortgesetzt.

10 Behandlungen bildeten eine Serie. Die Pulsfrequenz blieb normal.

Kommentar der Herausgeber:

Bei Neigung zu Tachykardie soll nach unserer persönlichen Erfahrung vermieden werden, Ohr 13 – Nebenniere zu stechen.

F.2. Koronare Herzkrankheiten

Auswahl der Punkte und Reizart

1. Ohr 100 – Herz
   Ohr 89 – Dünndarm
   Ohr 51 – Vegetativum
   Ohr 34 – Graue Substanz

Es werden jeden zweiten Tag oder zweimal pro Woche jeweils einmal ein bis zwei Punkte ausgewählt und beidseits leicht gereizt.

2. Ohr 100 – Herz
   Ohr 89 – Dünndarm
   Ohr 33 – Stirne
   Ohr 97 – Leber

Es werden jeweils ein bis zwei Punkte ausgewählt und mit Elektronadel-, Nadelversteck- oder Kugel-Druck-Methode gereizt.

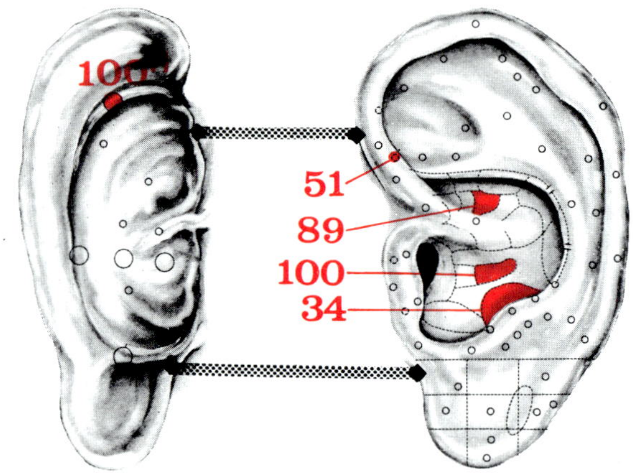

VI/F–2a Koronare Gefäßkrankheiten 1

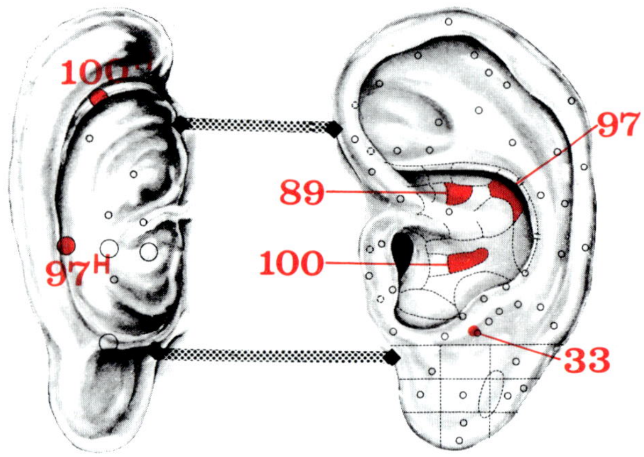

VI/F–2b Koronare Gefäßkrankheiten 2

Allgemeine und persönliche Erfahrungen

❶ Die Ohr-Akupunktur kann nicht nur Stenokardie und Beklemmungsschmerz – vorübergehend – vermindern (ähnlich der Wirkung der Nitratverbindungen), sondern zeigt auch guten Effekt bei den oft damit verbundenen Begleitsymptomen wie Beklemmungsgefühl, Schwindel und Schlafstörungen.

Die Ohrpunkte dürfen keinesfalls stark gereizt werden. Die Behandlung mit der Kugel-Druck-Methode ist besonders gut verträglich, erfolgreich und für den Patienten angenehm.

❷ Die Ohr-Akupunktur kann die subjektiven Beschwerden deutlich vermindern, führt aber zu keinen im EKG sichtbaren Veränderungen.

Daher sollen nur Patienten behandelt werden, die entweder eine erniedrigte ST-Strecke ohne Herzinfarkt aufweisen oder einen Trainingsversuch bei erfolgloser medikamentöser Therapie unternehmen.

F.3. Hypertonie

Auswahl der Punkte und Reizart

Hauptpunkte: Ohr 13 – Nebenniere
Ohr 105 – Blutdrucksenkende Furche
Ohr 100 – Herz
Ohr 55 – SHEN MEN

Nebenpunkte: Ohr 22 – Endokrinium
Ohr 35 – Sonne (TAIYANG)
Ohr 33 – Stirne
Ohr 97 – Leber
Ohr 95 – Niere

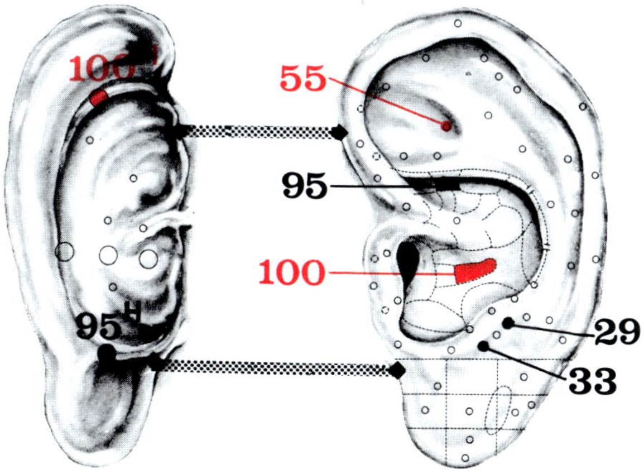

VI/F–3a Hypertonie 1

Reizart:

Je nach Krankheitszustand ist zwischen Kugel-Druck-, Elektronadel-, Dauernadel-, Laser-Methode, Mikroaderlaß oder Magnetbehandlung auszuwählen.

Bei chronischen, therapieresistenten Krankheiten kann mit einigen Methoden kombiniert behandelt werden.

Es wird jeden zweiten Tag oder zweimal pro Woche einmal therapiert, wobei jeweils vier bis fünf Punkte auszuwählen sind. Die Nadeln bleiben über 30 Minuten liegen.

Zehn Behandlungen bilden eine Serie. Nach einer Pause von zehn Tagen kann mit einer weiteren Serie begonnen werden.

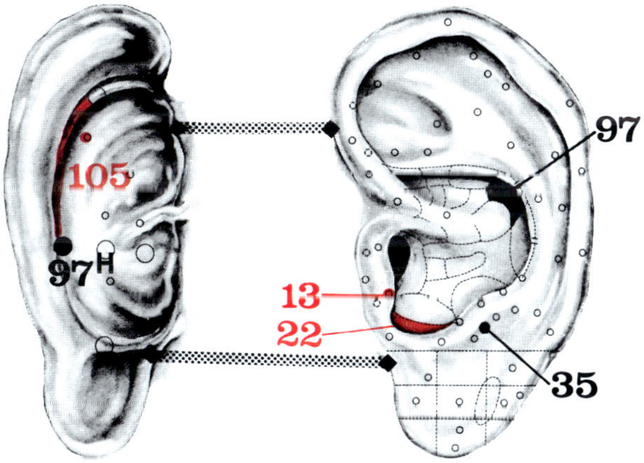

VI/F–3b Hypertonie 2

Allgemeine und persönliche Erfahrungen

❶ Die Behandlung von Hypertonie mit Ohr Akupunktur ist oft erfolgreich, die allgemeinen Symptome wie Kopfschmerzen, Schwindel, Schlaflosigkeit, Parästhesie an den Extremitäten, Herzklopfen, etc. werden mehr oder weniger gebessert. Der systolische Druck kann um

60 mmHg, der diastolische um 35 mmHg herabgesetzt werden.

Bei 93% der Patienten ist die Behandlung mit Ohr-Akupunktur effektiv.

❷ Hypertoniepatienten im zweiten und dritten Stadium sprechen besser auf Kombination von Ohr-Akupunktur mit medikamentösen oder anderen Behandlungsmethoden an. Vor allem ist eine Kombinationstherapie bei den Patienten angezeigt, die auf Ohr-Akupunktur oder medikamentöse Therapie alleine nicht angesprochen haben.

❸ Ohr-Akupunktur mit Magnetkugel-Verklebung:

Verwendet wird eine kleine Kugel mit einem Magnetfeld von 500 Gauß. Während der Behandlung ist der Schlaf deutlich besser, Kopfschmerzen, Parästhesien, Herzklopfen sind mehr oder weniger vermindert.

Nach der trad. chin. Medizin werden zwei Typen unterschieden:

- übermäßig starkes Leber-Feuer GAN HUO oder
- Diskrepanz zwischen der Funktion von Herz-XIN und Niere-SHEN,

die beide mit relativ gutem Effekt behandelt werden können.

❹ Patienten mit sehr hohem Blutdruck wurden mit einem Mikroaderlaß an den Venen des Ohrrückens behandelt.

❺ Tierexperiment:

Der durch Hypophysenhinterlappen-Neurosekret im dauerinfudierten Kaninchen erzeugte hohe Blutdruck konnte mit Ohr-Akupunktur am linken Ohr in Punkt

Ohr 13 – Nebenniere

nach sechs Minuten reduziert werden. Dieses Ergebnis war in mehreren solchen Versuchen reproduzierbar. Eine Kontrollgruppe ohne Ohr-Akupunktur zeigte auch nach 30 Minuten keine Tendenz zur Senkung des Blutdrucks.

❻ Der Behandlungsmechanismus der Hypertonie mit Ohr-Akupunktur könnte – aus der Sicht der trad. chin. Medizin – damit erklärbar sein, daß eine enge Verbindung zwischen den

JING LUO (Meridian-Netz) und
ZANG FU (Innere Organe)

besteht. Da die Ohren die Verbindungspunkte der beiden Systeme sind, können durch das Stechen im Bereich der oberen Ohrwurzel unterschiedliche Veränderungen der Gefäßkapazität (Kaltwasser-Versuch) bei gesunden Menschen und Hypertoniepatienten hervorgerufen werden.

Bei Hypertonikern erfolgt nach dem Stechen eine bedeutende Steigerung der Gefäßkapazität, die nach der Genesung wieder verschwindet, wie in wiederholten Versuchen bewiesen werden konnte.

❼ **Traditionell-chinesische Medizin:**

In der trad. chin. Medizin gehört die Hypertonie in das Gebiet jener Krankheiten, die am „Kopf in Erscheinung treten", da sie mit subjektiven Symptomen wie Kopfschmerzen, Schwindel, Schlafstörungen verbunden sind. Beschrieben werden diese Symptome als Zeichen eines „aufsteigenden Leber-YANG".

Vor einer Akupunktur-Behandlung der Hypertonie muß zwischen Leere-XU und Fülle-SHI unterschieden werden, obwohl beide häufig gleichzeitig vorhanden sind und bei der Behandlung auch berücksichtigt werden müssen.

a) Aufsteigendes Leber-YANG verursacht starke Kopfschmerzen und Schwindelanfälle. Der Patient klagt über Ohrensausen, rote Augen, zitternde Muskeln und Hände, die Gliedmaßen sind parästhetisch, die Zunge ist rot mit dünnem Zungenbelag, der Puls gespannt (XIAN MAI).

Behandlungsprinzip:

Beruhige die Leber und senke das aufsteigende YANG.

Behandlung mit Ohr-Akupunktur in

Ohr 97 – Leber,
Ohr 55 – SHEN MEN,
Ohr 33 – Stirne,
Ohr 35 – Sonne – TAI YANG,
Ohr 105 – Blutdrucksenkende Furche.

Die symptomatische Besserung durch die Ohr-Akupunktur tritt rasch ein und hält relativ lang an.

b) Stauung von TAN-Schleim: Schwindelgefühl, rote Augen und rotes Gesicht, trockener Mund mit bitterem Geschmack, schleimig-fadenziehendes Sputum, gelblicher Harn, dicker, klebriger Zungenbelag, gespannter und gleitender Puls.

Behandlungsprinzip:

Löse die Stauung von TAN-Schleim.

Behandlung mit Ohr-Akupunktur in

Ohr 100 – Herz,
Ohr 55 – SHEN MEN,
Ohr 101 – Lunge,
Ohr 98 – Milz, und Mikroaderlaß an
Ohr 105 – Blutdrucksenkende Furche
(5–10 Tröpfchen pro Mikroaderlaß).

15 Minuten nach dieser Behandlung ist der Blutdruck, vor allem der systolische deutlich herabgesetzt.

c) YIN und YANG sind beide im Zustand der Leere-XU: Schwindelgefühl, Augenflimmern, Extremitäten kalt, Gesichtsfarbe blaß, häufig größere Mengen Urin während der Nacht, Nachlassen der Potenz, eventuell Spermatorrhoe, trockener Mund, rote Wangen.

Behandlungsprinzip:

YANG und YIN stärken.

Behandlung mit Ohr-Akupunktur in

Ohr 95 – Niere,
Ohr 97 – Leber,
Ohr 100 – Herz, sowie zusätzlich
Ohr 22 – Endokrinium und
Ohr 105 – Blutdrucksenkende Furche.

Fallbeispiel

Eine 33jährige Frau leidet seit drei Jahren an hohem Blutdruck mit häufigem Kopfschmerz, Schwindel, schwacher Sehkraft. Die Behandlung mit modernen und chinesischen Medikamenten zeigte keinen Effekt.

Die Patientin hatte bei der Untersuchung einen Blutdruck von 180/115 mmHg.

Behandlung mit Ohr-Akupunktur in

Ohr 13 – Nebenniere.

Nach sechs Behandlungen ist der Blutdruck 130/80 mmHg. Eine Kontrolluntersuchung nach einem Monat ergibt ebenfalls einen Normalwert.

F.4. Hypotonie

Auswahl der Punkte und Reizart

Man sucht die „Blutdrucksteigernde Furche“ unterhalb der „Blutdrucksenkenden Furche“, die im oberen Drittel der kraniokaudal verlaufenden Furche an der Ohrrückseite zu finden ist (zwischen Ohr 97H – Leber und Ohr 95H – Niere).

Ohr 100 – Herz
Ohr 95 – Niere
Ohr 83 – Verzweigungspunkt
Ohr 13 – Nebenniere
Ohr 22 – Endokrinium
Ohr 29 – Occiput (Polster)
Ohr 34 – Graue Substanz

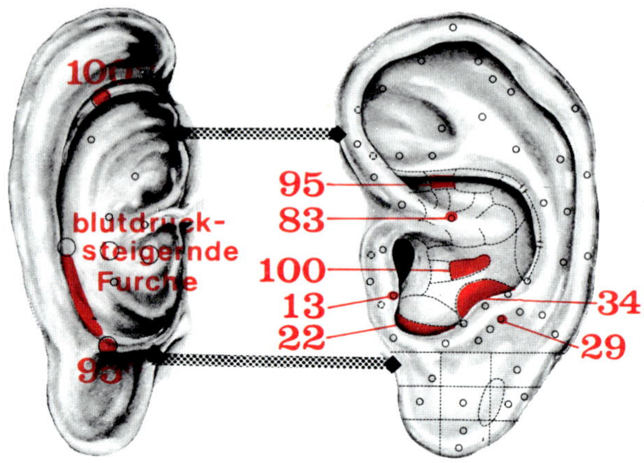

VI/F–4 Hypotonie

Reizart:

Es wird mit einer dünnen Nadel subkutan gestochen, wobei die Nadel solange in einer Richtung vorgeschoben und gedreht wird, bis sich die Nadel nicht mehr ohne Schwierigkeiten weiter drehen läßt.*) In diesem Moment empfindet der Patient ein Wärme- und ein leichtes Schmerzgefühl sowie ein Anschwellen im Bereich der Ohrmuschel.

Reizstärke:

BU FA; 30 Min. liegen lassen, alle 2 Min. zart manipulieren.

Fünf bis zehn Behandlungen bilden eine Serie.

---

*) *Kommentar der Herausgeber:*

Die obige Angabe der Stichtechnik laut Originaltext ist nicht zu vernachlässigen. Denn häufig empfindet der Patient ein solches QI-Gefühl im Ohr verspätet. Wenn in diesem Fall die Nadel weiter gedreht wird, obwohl sie an sich schon fest durch Bindegewebe und Muskelfasern fixiert ist, kommt es zu einer Blutung und Schmerzen durch Zerreißen der Fasern. Das ist unnötig und vor allem für den Patienten unangenehm.

Bei einem Großteil der Patienten war der Blutdruck nach drei bis sieben Behandlungen im Bereich der Norm.

Wenn der Blutdruck im systolischen oder im diastolischen Bereich vermindert ist, so sollte dieser reduzierte Wert durch die Behandlung normalisiert werden. Wenn der Blutdruck vor der Behandlung bereits normal war, dann tritt durch diese keine Blutdruck-Veränderung ein.

Fallbeispiel 1

Ein Patient mit Kopfschwindel (d. h. subjektivem Schwindelgefühl) infolge Hypotonie (100/70 mmHg) wurde fünfmal im höchsten Punkt des Ohrrückens behandelt. Der Blutdruck stieg und der Patient war beschwerdefrei.

Fallbeispiel 2

Ein Patient mit Hypotonie ohne sonstige Organbefunde – Blutdruck 80/50 mmHg – wurde dreimal mit Ohr-Akupunktur an der „Blutdrucksteigernden Furche“ behandelt, worauf es zu einer Blutdrucksteigerung auf 110/70 mmHg kam. Die Nachuntersuchung ein Jahr später zeigte kein Rezidiv (RR 110/70 mmHg).

Fallbeispiel 3

Eine Patientin mit Hypotonie – Blutdruck 90/55 mmHg – wurde viermal mit Ohr-Akupunktur behandelt, war danach beschwerdefrei und der Blutdruck stieg auf 110/70 mmHg.

Genadelt wurden

Ohr 100 – Herz
Ohr 97 – Leber
Ohr 95 – Niere
Ohr 83 – Ohrmitte („Verzweigungspunkt“)

Reizstärke: BU FA.

Die Nachuntersuchung ein Jahr später zeigte kein Rezidiv (RR 110/70 mmHg).

Kommentar des Herausgebers:

Nach der traditionell-chinesischen Medizin ist die Hypotonie eine Leere, Schwäche-XU von QI und Blut-XUE, QI XUE XU.

F.5. Folgen zerebraler Gefäßprozesse

Auswahl der Punkte und Reizart

1. Ohr 34 – Graue Substanz
   Ohr 28 – Hirn-Hypophyse
   Ohr 97 – Leber
   Ohr 104 – 3 E
   Ohr 95 – Niere und
   die dem gelähmten Körperteil entsprechenden Punkte der Ohrmuschel

Bei Sprachstörungen werden zusätzlich

Ohr 100 – Herz,
Ohr 98 – Milz und

bei Schluckstörung werden noch

Ohr 84 – Mund,
Ohr 112 – R. n. vagi und
Ohr 15 – Larynx und Pharynx

genadelt.

Es wird jeden zweiten Tag einmal behandelt. 15–20 Behandlungen bilden eine Serie.

2. Zuerst werden die dem gelähmten Gebiet entsprechenden Ohr-Punkte entweder auf der gleichen oder auch auf der Gegenseite gestochen, z. B. wenn der rechte Arm gelähmt ist, wird anfangs meistens nur das linke Ohr genadelt und später dann beide.

Außerdem werden später beidseits die Punkte

Ohr 98 – Milz,
Ohr 87 – Magen und
Ohr 97 – Leber

gestochen und die dem Verlauf der Meridiane am Körper entsprechenden Punkte behandelt, z. B.:
bei Lähmung im Bereich der Schultermuskulatur

Ohr 104 – 3 E und
Ohr 101 – Lunge,

da die Meridiane Lunge und 3 E durch die Lähmung „betroffen“ sind.

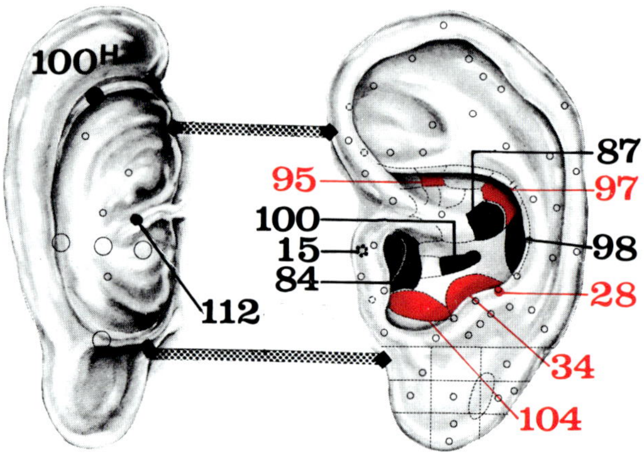

VI/F–5 Zerebrale Durchblutungsstörungen und Folgezustände

Liegt eine Lähmung des M. quadriceps vor, soll noch

Ohr 87 – Magen

genadelt werden, da in diesem Fall der Magen-Meridian betroffen ist.

Die Punkte werden täglich einmal durch drehendes Stechen stark gereizt. Die Nadeln bleiben 30 bis 60 Minuten liegen.

20 Behandlungen bilden eine Serie.

Allgemeine und persönliche Erfahrungen

❶ WU-GONG-Hospital, Provinz SHENSI:

Bei 60 Patienten wurde die Veränderung der Gehirndurchblutung nach der Ohr-Akupunktur – wie folgende Tabelle zeigt – beobachtet:

A	B	C	D	E
	nach Ohr-Akupunktur			
60	47 (78,34%)	7 (11,66%)	6 (10%)	Kurve±0,005, also verändert

A = Patienten mit Hirndurchblutung, insgesamt;
B = Hirndurchblutung nach der Ohr-Akupunktur vermehrt;
C = Hirndurchblutung nach der Ohr-Akupunktur unverändert;
D = Hirndurchblutung nach der Ohr-Akupunktur verringert;
E = Erklärung.

Anmerkung der Herausgeber:

Bedauerlicherweise fehlt die Angabe der Untersuchungsmethode.

❷ Außer mit Ohr-Akupunktur soll gleichzeitig mit Körper- und Schädel-(Scalp-)Akupunktur behandelt werden.

Mit der Ohr-Akupunktur ist gleich nach Stabilisierung des Kreislaufs und des Allgemeinzustandes zu beginnen, auch wenn der Patient das Bewußtsein noch nicht völlig wieder besitzt (wörtlich: „beim klaren Bewußtsein oder beim Halbbewußtsein").

Je früher mit der Behandlung begonnen wird, desto größer ist die Wirkung.

Die Ohr-Akupunktur erzielt gute Erfolge bei Beschwerden (Lähmungen u. a.), die infolge einer Hirnblutung oder passagerer Durchblutungsstörungen aufgetreten sind, zeigt aber nur sehr geringen Erfolg bei spastischen Lähmungen im Rahmen eines zerebralen Gefäßprozesses.

❸ **In der trad. chin. Medizin** wird die Apoplexie „ZHONG-FENG" oder „Wind-Anfall" genannt. Er wird hauptsächlich durch eine Zirkulationsstörung von QI und Blut-XUE ausgelöst und geht auf eine Störung im Gleichgewicht oder in der Balance von YIN und YANG zurück sowie auf eine Funktionsstörung der Meridiane.

Die traditionell-chinesische Medizin unterscheidet zwei Typen:

a) Schweres Syndrom (SHI-Typ):

Der Patient fällt plötzlich um, ist benommen oder bewußtlos, atmet laut, hat weder Harn- noch Stuhlinkontinenz. Arme und Beine sind kalt. Der Patient soll sofort in die Intensivstation eines Krankenhauses gebracht werden. Nach der deutlichen Besserung des Krankheitszustandes kann mit Ohr-Akupunktur behandelt werden.

b) Leichtes Syndrom (XU-Typ):

Meist leidet der Patient unter eingeschränkter körperlicher Bewegungsfähigkeit, hat Parästhesien und häufig eine Halbseitenlähmung mit schief verzogenem Mund.

Bei solchen Patienten ist die Wirkung der Ohr-Akupunktur besser als die übliche medikamentöse oder physikalische Therapie.

Der Patient sollte nicht zornig oder depressiv sein, nicht rauchen, sollte Alkohol meiden und nur wenig Fleisch essen.

Fallbeispiel

Eine 58jährige Hausfrau wurde wegen Benommenheit mit Halbseitenlähmung links, verursacht durch Apoplexie, behandelt.

Nach monatelanger konservativer Therapie konnte die Patientin noch nicht stehen und hatte einen Blutdruck von 180/110 mmHg.

Folgende druckempfindliche Punkte wurden auf der linken Ohrmuschel gefunden und genadelt:

Ohr 72 – Helix 1
Ohr 55 – SHEN MEN
Ohr 19 – Hochdruck-Punkt
Ohr-Punkt zwischen Ohr 15 und Ohr 16 ohne Nummer an Innenseite der Tragusspitze – YA MEN

Die Nadeln blieben 20 Minuten liegen. Einige Minuten vor Entfernung der Nadeln wurde elektrisch gereizt.

Unmittelbar nach der Behandlung konnte die Patientin selbst aufstehen.

Nach zwei Sitzungen konnte sie, wenn auch schlecht, gehen.

Später war der Fortschritt nicht mehr so deutlich, doch blieb der Blutdruck mit 160/90 mmHg niedriger als früher.

F.6. Erythromelalgie

Auswahl der Punkte und Reizart

1. Ohr 51 – Vegetativum
   Ohr 55 – SHEN MEN

2. Ohr 100 – Herz
   Ohr 34 – Graue Substanz

Diese zwei Punktgruppen werden ein- bis zweimal täglich abwechselnd mit Elektronadel durch jeweils 30 bis 60 Minuten gereizt.

10 bis 15 Behandlungen bilden eine Serie.

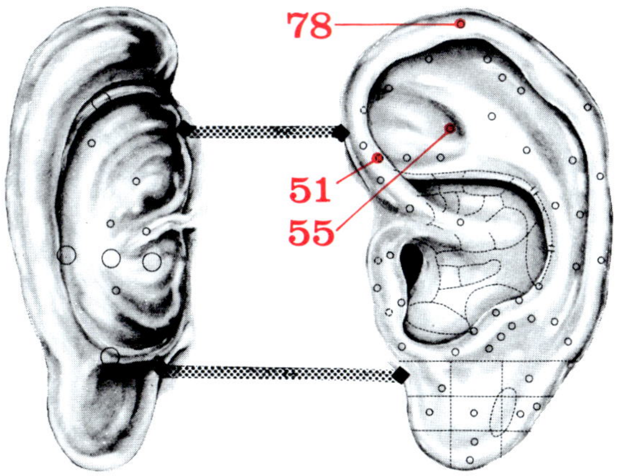

VI/F–6a Erythromelalgie 1

Allgemeine und persönliche Erfahrungen

❶ Dieses Symptom ist ebenso wie die Raynaud-Krankheit eine durch vegetative Störung hervorgerufene Gefäßerkrankung. Es ist dadurch charakterisiert, daß der Patient zumeist nachts, nach Spaziergängen oder durch die lokale Erwärmung der Extremitäten eine anfallsweise Erweiterung der Blutgefäße erfährt. Die Haut ist gerötet, die Hauttemperatur gesteigert mit starkem, brennendem, stechendem oder spannendem Schmerz, sodaß der Patient nicht mehr schlafen oder arbeiten kann.

Diese Symptome treten vorzugsweise im Winter (Janner bis März) auf und es sind mehr Frauen als Männer davon betroffen. Zumeist sind die Füße, weniger die Hände befallen. Während der Anfälle kommt es oft noch zu Parästhesien und Schmerzen, nicht jedoch zu ernährungsbedingtem Ulkus und Gangran.

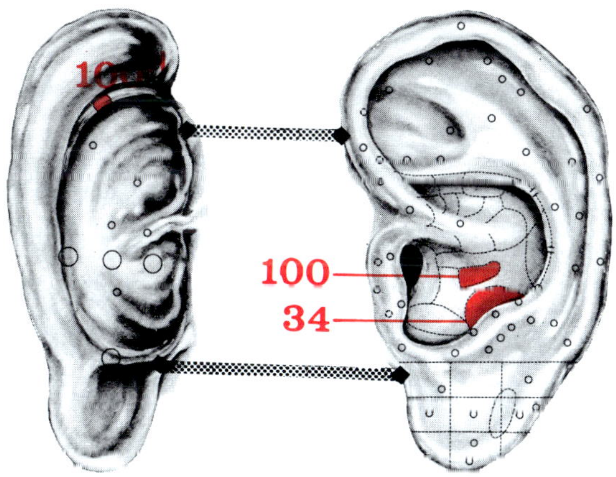

VI/F–6b Erythromelalgie 2

Die trad. chin. Medizin teilt dieses Symptom der sehr ähnlichen Gruppe „Schmerzen an Armen und Beinen durch Stagnation des Blutes“ zu. Kältegerinnsel treten in den Meridianen JING-LUO und den Blutgefäßen auf, die Zirkulation von QI ist gestört, was auch den Schmerz hervorruft.

„Starke Kälte bringt starke Hitze", was zu einer Rötung und Erwärmung der Haut führt.

❷ Wir haben bei solchen Patienten die Temperatur der Finger- bzw. Zehenspitzen beobachtet und festgestellt, daß diese beim Überschreiten einer bestimmten Temperatur schmerzhaft werden.

Werden die Ohrpunkte aber mit Elektronadel behandelt, so wird sofort eine Erhöhung der Temperaturtoleranz um ein bis zwei Grad C erreicht. Ob durch die Ohr-Akupunktur auch die Schmerzschwelle erhöht werden kann, muß durch weitere Untersuchungen erst verifiziert werden.

❸ NAN-TONG, Medizinische Hochschule: Es wurden sechs Patienten mit Elektronadel mit einer Frequenz von 120/Minute bei elektrischer Spannung bis zur Verträglichkeitsgrenze behandelt, und zwar ein- bis zweimal täglich jeweils durch 30 bis 60 Minuten.

Im allgemeinen sind der Schmerz und die Zahl der Anfälle bereits nach der ersten Behandlung vermindert, die Patienten können ungestört schlafen.

Nach drei bis zwölf Behandlungen sind die Symptome grundsätzlich verschwunden und nach 6 bis 24 Behandlungen sind die Patienten beschwerdefrei oder geheilt.

❹ Vor der Behandlung soll der Arzt den Patienten nachdrücklich darauf aufmerksam machen, daß die Behandlungsserie wegen der Gefahr eines Rezidivs nicht unterbrochen werden darf.

Der Patient soll, nachdem er beschwerdefrei geworden ist, noch sieben bis zehn Behandlungen erhalten.

❺ Während des Behandlungszeitraumes soll der Patient saure, scharfe, bittere Speisen und Alkohol meiden, gegen Erkältungen vorbeugen, Überarbeitung vermeiden sowie keine gefäßerweiternden oder durchblutungsfördernden Medikamente nehmen, um keine Verschlechterung der Symptome herbeizuführen.

F.7. Arterielle Durchblutungsstörungen, Morbus Raynaud, Thrombangitis, Aortenbogensyndrom, Arteriitiden, u. a.

Auswahl der Punkte und Reizart

Hauptpunkte: Ohr 95 – Niere, evtl. mit Moxibustion, etwas unterhalb der Crura anthelicis sup. et inf., und

entsprechende Punkte der befallenen Extremitäten

Nebenpunkte: Ohr 51 – Vegetativum
Ohr 34 – Graue Substanz
Ohr 95 – Niere
Ohr 100 – Herz
Ohr 101 – Lunge
Ohr 97 – Leber
Ohr 98 – Milz

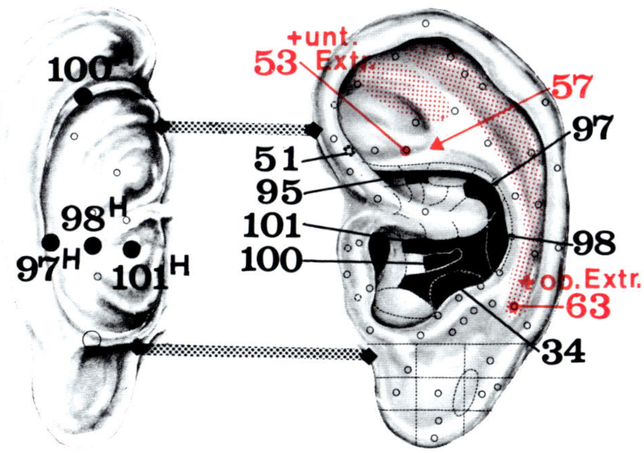

VI/F–7 Thrombangitis, periphere arterielle Gefäßkrankheiten

Es werden jedes Mal ein bis zwei Haupt- und Nebenpunkte ausgewählt.

Sind die **oberen Extremitäten** betroffen, so kommt noch hinzu

Ohr 63 – Klavikula,

betrifft es die **unteren Extremitäten**, ist zusätzlich

Ohr 57 – Hüfte

zu nadeln.

Die Punkte sind stets stark zu reizen, wobei auch zwei Nadeln in einen Punkt gestochen werden können. Die Nadeln werden zuerst ein bis zwei Minuten lang gedreht und bleiben dann ein bis zwei Stunden liegen. Während dieser Zeit sind sie alle 30 Minuten einmal zu drehen.

Die Behandlung erfolgt einmal täglich. Zehn bis zwölf Behandlungen bilden eine Serie.

Allgemeine und persönliche Erfahrungen

❶ Nach der trad. chin. Medizin handelt es sich bei diesem Krankheitsbild um eine Zirkulationsstörung von QI und Blut-XUE sowie eine Verstopfung der Meridiane JING-LUO, weshalb die Ernährung der Muskulatur und der Haut gestört ist und die Verminderung der Durchblutung Schmerzen hervorruft.

Bei langer Dauer der Krankheit kann auch eine Gangrän entstehen.

Die Behandlung mit Ohr-Akupunktur erzielt erfahrungsgemäß bei der Thrombangitis und bei Morbus Raynaud eine gute schmerzstillende Wirkung.

❷ Bei manchen Patienten wurde wohl nach erstmaliger Behandlung mit Ohr-Akupunktur ein guter Anfangserfolg erzielt. Nach mehrmaliger Behandlung jedoch wurde die therapeutische Wirkung immer geringer.

Weiters ist bei der Ohr-Akupunktur äußerst streng auf die Desinfektion zu achten. Nach der Behandlung ist die Ohrmuschel mit einem erwärmten Tuch zu umhüllen, was nicht nur die Ohrmuschel für längere Zeit gut durchblutet erhält, sondern auch einen für den Behandlungserfolg günstigen Reiz bewirkt.

❸ Während der Behandlung sollen die Patienten nicht mehr rauchen. Die erkrankten Extremitäten müssen durch folgende Übungen erwärmt werden:

Die Patienten sollen zuerst liegen, dann die erkrankten Extremitäten durch zwei bis drei Minuten bis 45 Grad anheben, dann die Extremitäten vom Bett drei bis fünf Minuten herunterhängen lassen, dann wieder zwei bis drei Minuten liegen, usw. Durch diese Methode erfolgt die Ausbildung eines kollateralen Kreislaufs.

Zusätzlich können auch chin. Medikamente verabreicht und Körper-Akupunktur im entsprechenden Bereich angewandt werden.

❹ In einem chinesischen Militärspital wurden nach den vorgenannten Methoden behandelt:

77 Patienten mit arteriellen Durchblutungsstörungen, davon

6 Patienten vollständig geheilt,
28 Patienten mit deutlicher Besserung,
38 Patienten mit Schmerzminderung,
7 Patienten ohne Effekt;

22 Patienten mit arteriellen Durchblutungsstörungen, davon

3 Patienten vollständig geheilt,
15 Patienten mit deutlicher Besserung,
4 Patienten mit Besserung.

Ryszard KOBOZ behandelte in den letzten zehn Jahren 76 Patienten, die an Thrombangitis litten, entweder mit Ohr-Akupunktur alleine oder in Kombination mit Körper-Akupunktur.

Nach 14 bis 21 Behandlungen zeigten 60 Patienten deutliche Besserung.

KOBOZ betont, daß ein umso größerer Behandlungserfolg erzielt werden könne, und zwar bis 87,1%, je früher die Diagnose gestellt und die Behandlung begonnen wird.

Er führte auch Untersuchungen wie Wärmemessung, Messung der Blutgefäßkapazität und Arteriographie durch, um festzustellen, ob ein kollateraler Kreislauf gebildet wird.

Untersuchungsergebnis:

Durch die Akupunktur werden die Blutgefäße in den betreffenden Extremitäten erweitert und so ein kollateraler Blutkreislauf angeregt.

Die verbesserte Durchblutung der erkrankten Beine führt zu einem Verschwinden des intermittierenden Hinkens und zu einem allmählichen Erwärmen der Extremitäten.

Bei manchen Patienten konnte schon nach einer Behandlung eine fünf- bis sechsfache Steigerung der lokalen Blutversorgung beobachtet werden. Nach sieben bis zehn Behandlungen ist die Blutversorgung der Extremitäten bei den meisten Patienten zwei- bis dreimal so hoch wie vorher.

Fallbeispiel

Ein 35jähriger Techniker kann seit zwei Jahren nicht mehr längere Strecken zu Fuß gehen, da er sonst im rechten Unterschenkel ein Spannungsgefühl verspürt. Weiters empfindet er diesen als schwerhängend, hat Schmerzen in den rechten Zehen, leidet an Kopfschmerzen und Herzklopfen und kann erst nach einer Pause weitergehen.

Bei der Untersuchung wurden keine Pulsation am rechten Fußrücken und eine leichtgradige Zyanose der rechten Zehen festgestellt.

Diagnose: Thrombangitis.

Die Behandlung erfolgte nach oben angeführter Methode.

Nach fünf Behandlungen ist am rechten Fußrükken bereits die Pulsation tastbar und nach einer Serie ist diese wesentlich verstärkt. Die Bewegung des rechten Unterschenkels ist sehr gut; das intermittierende Hinken ist deutlich vermindert.

Literatur zum Abschnitt **Herz – Kreislauf**

BALLEGAARD S. et al., Acupuncture in severe, stable angina pectoris: a randomized trial. Acta Med. Scand. 220/4 (1986) 307–313

JIANG J. H., Ear acupuncture for hypotonia in gastrointestinal examination. Letter in AJR 147/4 (1986) 862

LI J. Q., Test report on blood pressure adjustment by auriculo-acupuncture.

SAMSYGIN W. J., Untersuchung der Wirkung der Laser-Punktur auf zentrale und zerebrale Hämodynamik. II. Int. Soft-Laser-Symposion, München 1986

G. HNO-Krankheiten

G.1. Heiserkeit

Dieses Symptom ist diagnostisch abzuklären

a) nach der modernen Medizin,
b) nach den Regeln der trad. chin. Medizin (sofern diese angewendet werden soll).

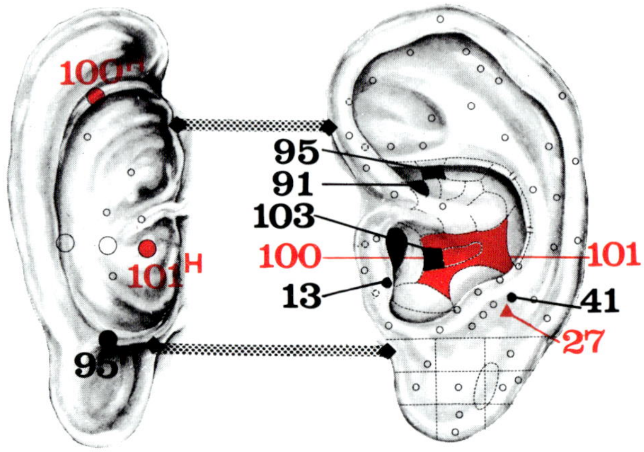

VI/G–1 Heiserkeit

Auswahl der Punkte

Hauptpunkte: Ohr 101 – Lunge
Ohr 41 – Hals
Ohr 100 – Herz
Ohr 13 – Nebenniere
Ohr 95 – Niere

Nebenpunkte: Ohr 103 – Trachea
Ohr 91 – Kolon
Ohr 97 – Leber, evtl.
Ohr 98 – Milz, evtl.
Ohr 87 – Magen, evtl.
Ohr 78 – Ohrspitze

Reizart und Reizstärke

a) Fülle-SHI-Typ
(meist der akuten Entzündung entsprechend) – reduzierende Nadeltechnik XIE FA, Bluten-Lassen, Mikroaderlaß an Ohr 78 – Ohrspitze.

b) Leere-XU-Typ
(meist chronische Laryngitis, aber auch Muskelschwäche der inneren Larynx-Muskeln wie M. internus und M. transversus), tonisierende Nadeltechnik BU FA, Moxibustion, Kugel-Druck-Methode.

Nach der Diagnose der trad. chin. Medizin ist auch eine dem Konstitutionstyp entsprechende Allgemeinbehandlung angezeigt.

Zusätzliche Körper-Akupunktur bei

Leere-XU des Nieren-SHEN QI oder YANG.

Hier ist nach persönlicher Mitteilung von Prof. XU oft die zusätzliche Körper-Akupunktur zweckmäßig:

B 23, eventuell Moxa; N 5^{B} = 3^{CH} (TAI XI)

Leere der Leber-GAN:

B 18 oder 19, Le 3 (XU)

Leere-XU von Milz-PI und Magen-WEI:

B 20 oder 21, M 36, MP 6

Bei Heiserkeit vom Leere-XU-Typ ist auch die zusätzliche Körper-Akupunktur mit Nadel oder mit Laser in die Punkte

M 9, KG 22 und KG 23

empfehlenswert. Die Kenntnis der Anatomie und der Stichtechnik bei der Anwendung dieser Nadelung sind Voraussetzung.

Allgemeine und persönliche Erfahrungen

❶ Bei akuter, entzündlicher Krankheit ist meist eine rasche Besserung zu erreichen.

❷ Bei chronischer Krankheit werden jeweils zwei bis drei Punkte je Ohr gewählt. Es wird zwei- bis dreimal wöchentlich behandelt und eine Serie hat 10–15 Sitzungen.

Bei chronischen Krankheiten sind oft andere und weitere Behandlungsmaßnahmen wie Behandlung der Nase, der Nebenhöhlen und der Bronchien notwendig.

Bei chronischen Leere-Schwäche-Krankheiten ist die schon oben erwähnte Konstitutionsbehandlung oft durch weitere therapeutische Allgemeinmaßnahmen zu ergänzen.

Bei langdauernden Leere-Schwächezuständen, bei Stimm- und Sprachstörungen wird in China neben diätetischen Maßnahmen auch oft die chinesische Atemtherapie – QI GONG – angewendet. Diese besteht in der Kombination von Atemübungen, Körperübungen, Konzentrations- und Meditationsübungen und wird nach den gleichen Regeln wie die trad. chin. Medizin angewendet.

❸ Heiserkeit ist immer ein Alarmsignal für Kehlkopfkrebs, deshalb muß bei Patienten, die länger als 14 Tage an Heiserkeit leiden, vor der Akupunkturbehandlung eine Larynx-Untersuchung erfolgen, damit nicht der rechte Zeitpunkt für eine Krebsbehandlung versäumt wird.

❹ **Traditionell-chinesische Medizin:**

Die Lunge bestimmt die Stimme, wobei es auf das QI ankommt, daher hängen Heiserkeit und Lungenfunktion eng zusammen. Wenn genügend Lungen-QI vorhanden ist, ist die Stimme schallend und klar, bei einer Schwäche des Lungen-QI wird die Stimme gedämpft, bei einer Absperrung kommt es zu Heiserkeit. Deshalb kann man am „Lungen"-Punkt mit der Methode „an einem Punkt vielfach stechen" den Heilerfolg steigern.

❺ Gute Wirkung bei Blutandrang in den Stimmbändern, auch Wirkung bei Heiserkeit im Frühstadium, gewöhlich stellt sich nach fünfmaliger Nadelung das Gefühl einer Besserung ein. Die Untersuchung mit dem Laryngoskop zeigt: der Blutandrang ist zurückgegangen, aber für die Behandlung der Verdickung der Stimmbänder ist eine längere Zeit notwendig, ein Erfolg ist nach zwei bis drei Behandlungsserien möglich.

❻ Kleine Knoten an den Stimmbändern können durch eine Akupunktur-Behandlung zum Verschwinden gebracht werden, größere Knoten müssen aber operativ entfernt werden.

Die trad. chin. Medizin ist der Auffassung, daß es in der Lunge-FEI an sich eine besondere Neigung zu Hitze-RE gibt; wenn dazu der äußere Einfluß von schädigender Zugluft-FENG kommt, wirken beide zusammen und führen zu einem Absperren des Lungen-QI, wodurch die heisere Stimme entsteht. In chronischen Fällen, bei denen es über lange Zeit zu wiederholten Anfällen kommt, wird das Lungen-YIN geschwächt oder es wird durch zuviel Sprechen oder plötzliches hohes Singen geschädigt, sodaß der Rachen „seine Ernährung" verliert, der Stimmweg austrocknet und der Ton seine Geschmeidigkeit und Schärfe verliert.

Fallbeispiel 1

Herr CUI Taimeng, Krankenhaus des Handwerks, Stadt TANG-SHAN, Provinz HEBEI, behandelte 17 Fälle dieser Erkrankung. Darunter waren Fälle von Heiserkeit aufgrund akuter Laryngitis, Mandelentzündung und Luftröhrenentzündung sowie von infektiöser Heiserkeit. In 11 von den 17 Fällen zeigte sich nach dem ersten Nadeln eine Besserung der Heiserkeit, gleichzeitig ließ der Schmerz im Rachen nach oder verschwand ganz.

Fallbeispiel 2

Die Kooperationsgruppe für Ohr-Akupunktur der Stadt ZIGONG, Provinz SICHUAN, fand unter 1929 Fällen häufiger Erkrankungen 18 Fälle von Heiserkeit. 7 Fälle wurden durch Ohr-Akupunktur geheilt, 8 gebessert, bei 3 Fällen trat keine Wirkung ein.

Bei Heiserkeit, die durch akute Laryngitis, Schnupfen, Bronchitis, etc. entsteht, erzielt man eine gute therapeutische Wirkung.

Bei Heiserkeit, die durch Stimmbandparalyse entsteht, ist mit oben erwähnter Methode keine positive Wirkung zu erzielen.

Literatur zum Abschnitt **Heiserkeit**

CUI Taimeng, Behandlung von Heiserkeit mit Ohr-Akupunktur. ZHONGJI YI KAN (Medizinisches Journal für das mittlere Niveau) 4 (1965) 259

Kooperationsgruppe für Ohrenbehandlung der Stadt ZIGONG in der Provinz SICHUAN: Erste Analyse des Behandlungserfolgs von 1 929 Fällen häufiger Erkrankungen mit Ohr-Akupunktur. YUNNAN YUXI YIYAO ZILIAO (Medizinisches und pharmazeutisches Material aus dem Kreis YUXI in der Provinz YUNNAN) 4 (1977) 35

CUI Yunmeng, Beobachtung bei der Behandlung von 100 Patienten mit Heiserkeit. Journ. Trad. Chin. Med. 6 (1966) 411–413

G.2. Akute Tonsillitis

Auswahl der Punkte und Reizart

1. Mikroaderlaß an den Venen am Ohrrücken und Nadelung der Punkte

   Ohr 78 – Ohrspitze
   Ohr 72 – Helix 3 – 5

einmal täglich.

2. Ohr 15 – Larynx, Pharynx
   Ohr 72 – Helix 4 – 6
   Ohr 101 und 101H – Lunge

stark reizen und die Nadeln eine Stunde liegen lassen – täglich ein- bis zweimal – oder Anwendung der Dauernadel-Methode.

3. An der Kreuzungsstelle der Venenäste am Ohrrücken mit

   Ohr 105 – Blutdrucksenkende Furche

Inzisionstherapie mit Mikroaderlaß – einmal täglich.

4. Ohr 10 – Tonsillen,
   Ohr 15 – Larynx, Pharynx,

in die Schmerzpunkte der Ohrmuschel täglich einmal 0,1 ml destilliertes Wasser injizieren.

Aus diesen vier Therapiemethoden wird jeweils nur eine ausgewählt.

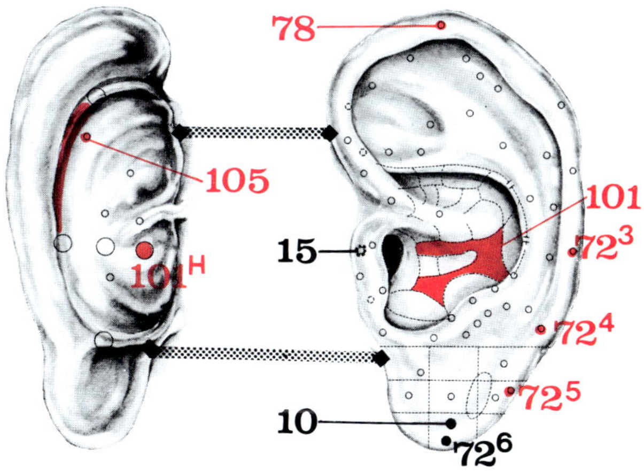

VI/G–2 Tonsillitis acuta

Allgemeine und persönliche Erfahrungen

❶ Die Ohr-Akupunktur mit Mikroaderlaß-Methode oder Nadelung weist gute Erfolge auf. Die Schmerzen im Pharynx oder beim Schlucken lassen rasch nach. Besonders gut reagieren Patienten, die während der Behandlung ein Wärmegefühl im Gesicht verspüren. Diese Patienten waren innerhalb von vier Tagen ohne sonstige Therapie geheilt. Bei manchen Patienten, die auf die Antibiotika-Therapie nicht ansprachen, konnte mit der Ohr-Akupunktur eine Besserung erzielt werden.

❷ Es wurden mit verschiedenen Methoden wie Ohr-Akupunktur mit Dauernadel, elektrische Reizung der Punkte, Mikroaderlaß, Injektion in Ohr-Punkte (siehe Kapitel „Auswahl der Punkte und Reizart“, 1 – 4) gute Erfolge erreicht, z. B.:

a) LAI-XI-Spital, Provinz SHAN-DONG:

Bei 17 Patienten wurde täglich einmal

Ohr 72 – Helix 3, 4, 6 behandelt.

Davon waren 13 Patienten innerhalb von 4 Tagen geheilt und bei 3 Patienten wurde eine bedeutende Besserung erzielt.

Bei einem Patienten konnte kein Erfolg erzielt werden.

b) 1. Medizinische Hochschule, HNO-Abteilung, SHANGHAI:

Bei 31 Patienten wurden nach Aufsuchen der Schmerzpunkte mittels elektrischer Suchgeräte oder durch Anwendung von Druck diese Punkte gestochen und die Nadeln ein bis fünf Stunden liegen gelassen oder die Methode der Dauer-Nadel-Akupunktur angewendet.

Behandlungserfolg:

16 Patienten deutliche Besserung
15 Patienten Besserung

c) HUAI-AN, Provinz ANHUI, Stadtspital:

Bei 24 Patienten wurde ein Mikroaderlaß von 3–5 Tropfen an den Venen des Ohrückens einmal täglich vorgenommen.

Behandlungserfolg:

11 Patienten Heilung nach 1 Behandlung
7 Patienten Heilung nach 2 Behandlungen
3 Patienten Heilung nach 3 Behandlungen

d) Militärspital:

Es wurden 25 Patienten, die alle Schmerzen, Schwellung der Tonsillen und eitrige, punktförmige Beläge auf den Tonsillen hatten und bei denen eine Körpertemperatur von 38 bis 40 Grad C und 11 000 bis 26 000 Leukozyten festgestellt wurden, mit Ohr-Akupunktur behandelt.

Ohr 72 – Helix 3, 4, 6 und
Ohr 72 – Helix 1, 2, 5

wurden gereizt, die Nadeln gedreht, aber nicht belassen.

Behandlungserfolg:

9 Patienten waren innerhalb von 4 Stunden, 14 Patienten innerhalb von 32 Stunden fieberfrei und die übrigen Symptome waren bei allen gebessert.

Durchschnittliche Heilungsdauer: 3 Tage

e) Militärspital, HNO-Abteilung, in NANJING:

Es wurden 65 Patienten zum Vergleich in zwei Gruppen geteilt. 43 Patienten wurden mit Ohr-Akupunktur und 22 Patienten mit Antibiotika behandelt. Das Ergebnis zeigt die Tabelle auf Seite 181.

Vergleichsbehandlung Ohr-Akupunktur zu Antibiotika-Behandlung bei akuter Tonsillitis

Gruppe	**Ohr-Akupunktur-Gruppe** 43 Patienten	**Antibiotika-Gruppe** 22 Patienten
Symptome und Befunde	Beide Pat.-Gruppen hatten Larynxschmerz, akute entzündl. Hyperämie im Pharynx, eitrige Stippchen in den Krypten, vergrößerte druckschmerzhafte Lymphknoten	
Temp. zwischen 38 u. 40 Grad C	21 Patienten	9 Patienten
Therapie	Ohr-Akupunktur: Ohr 15 – Larynx u. Pharynx Ohr 72 – 6 Punkte an der Helix Ohr-Akup. homolateral, wenn beidseits krank, auch bilateral Bei hohem Fieber noch Di 11 – QU CHI. Bei heftigem Larynxschmerz noch Di 4 – HE GU. Die Nadeln immer 30 Min. belassen, alle 10 Min. einmal umdrehen – 1–2mal täglich	Antibiotikabehandlung: 7 Patienten mit nur einer Art von Antibiotikum 5 Pat. mit mehr als 2 Arten von Antibiotika 10 Pat. Antibiotika u. zusätzl. Maßnahmen (Inhalation, Tabletten, etc.)
Verschwinden der Symptome nach		
1–2 Tagen	8 Pat.	4 Pat.
3–4 Tagen	27 Pat.	10 Pat.
5–6 Tagen	6 Pat.	3 Pat.
>6 Tagen	2 Pat.	5 Pat.
Durchschnittl. Tage bis zur Heilung	3,3 Tage	5,5 Tage

Kommentar der Herausgeber:

In China hatten wir mehrfach die Gelegenheit, die Mikro-Aderlaß-Methode bei akuter fieberhafter Tonsillitis zu sehen; auch ohne Antibiotika ging das Fieber noch am selben Tag zurück. Ob tatsächlich ein rascherer Erfolg eintritt, geht aus den hier zitierten chinesischen Arbeiten mit ihrer kleinen Fallzahl nicht hervor. Wir selbst haben in Wien die hier übliche Antibiotika-Behandlung aus forensischen, prophylaktischen und praktischen Gründen beibehalten, weil rheumatisches Fieber und rheumatische Polyarthritis und Endokarditis seit der Penicillinära deutlich zurückgegangen sind. Ob eine gleichzeitige Anwendung beider Verfahren, z. B. bei Antibiotika-Resistenz, Vorteile bietet, ist derzeit noch nicht zu beantworten. Wir haben jedoch u. a. deshalb diese Indikation als Information belassen.

❸ Traditionell-chinesische Medizin:

In der trad. chin. Medizin wird diese Krankheit als „Raupe im Hals" bezeichnet. Sie entsteht, wenn die äußeren Krankheitsfaktoren Zugluft – Hitze, FENG-RE über die Nase bzw. die Haut in die Lunge-FEI eindringen, dort in Feuer-HUO umgewandelt werden und dieses dann über den Lungen-Meridian in den Kehlkopf und in die Tonsillen gelangt.

Das **Behandlungsprinzip** besteht vor allem darin, Zugluft und Hitze, FENG-RE, zu verteilen.

Die Wirkung der Ohr-Akupunktur ist nach Ansicht der chinesischen Autoren besser als die der üblichen Medikamente.

Fallbeispiel 1

Ein 28jähriger Patient klagte über Schüttelfrost, Fieber und Schmerzen im Pharynx seit zwei Tagen. Der Schmerz vermehrte sich beim Schlucken und Reden und es bestand allgemeines Unwohlsein.

Untersuchungsergebnis:

Körpertemperatur 38 Grad C, Gesichtsrötung, Schleimhautrötung in Mundhöhle, Larynx und Pharynx, Tonsillen beidseits hochgradig vergrößert, 12 000 Leukozyten, 75% Neutrophile, 25% Lymphozyten, 5% Eosinophile.

Behandlung:

Ohr-Akupunktur in

Ohr 72 – Helix 3, 4, 6 beidseits.

Am nächsten Tag waren die Schmerzen deutlich vermindert, der Patient konnte schon essen. Die Hyperämie im Kehlkopf war auch verringert, doch die Tonsillen waren noch nicht wesentlich verkleinert. Die Körpertemperatur ging auf 37,4° C zurück.

Nach zweimaliger Ohr-Akupunktur konnten folgende Laborwerte erhoben werden:

6 750 Leukozyten, 65% Neutrophile, 33% Lymphozyten, 2% Eosinophile.

Nach der Ohr-Akupunktur am 3. Tag war eine weitere Behandlung nicht mehr notwendig.

Fallbeispiel 2

Eine 25jährige Frau klagte über Schmerzen in der Halsgegend seit 2 Tagen. Der Pharynx war hyperämisch, die Tonsillen waren stark vergrößert, Körpertemperatur 40 Grad C, 13 000 Leukozyten.

Behandlung:

Einmaliger Mikroaderlaß an den Venen des Ohrrückens. Die Patientin war in der Nacht bereits fieberfrei und fühlte sich nicht mehr krank. Laborkontrolle: 10 450 Leukozyten.

G.3. Globusgefühl

Auswahl der Punkte und Reizart

1. Ohr 15 – Larynx, Pharynx
   Ohr 85 – Ösophagus
   Ohr 51 – Vegetativum
   Ohr 87 – Magen
   Ohr 98 – Milz

2. Ohr 85 – Ösophagus
   Ohr 15 – Larynx, Pharynx
   Ohr 87 – Magen
   Ohr 34 – Graue Substanz
   Ohr 97 – Leber

Anmerkungen zu 1. und 2.:

Es wird täglich oder jeden zweiten Tag einmal behandelt.

Die Reizintensität ist vor allem vom Konstitutionstyp abhängig (Fülle-SHI, Leere-XU).

5–10 Behandlungen bilden eine Serie.

3. Die unter 1 und 2 angeführten Ohr-Punkte können auch mit Laser bestrahlt oder mit der Kugel-Druck-Methode behandelt werden.

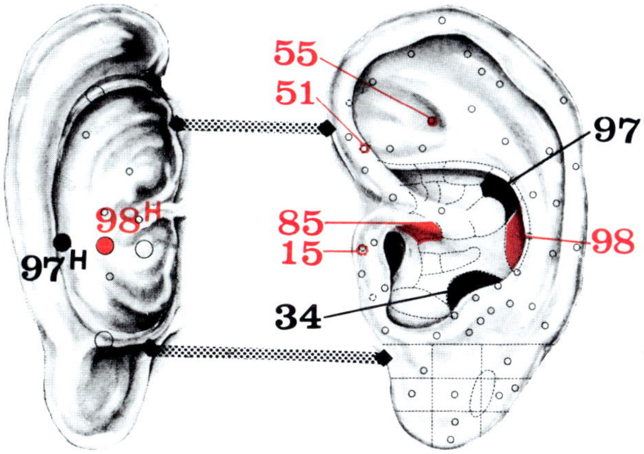

VI/G–3a Globusgefühl 1

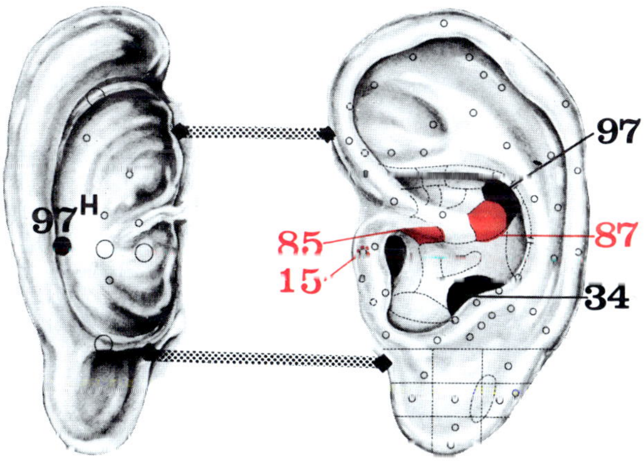

VI/G–3b Globusgefühl 2

Kommentar der Herausgeber:

Hier handelt es sich ganz typisch um das vegetative Globus-Syndrom oder Globus hystericus, bei welchem sich – nach unserer persönlichen Erfahrung – meist im Rahmen eines mittleren Zervikalsyndroms HUA-TUO C 5, C 6 bzw. im Bereich des Blasen-Meridians in der Höhe C 5/C 6 druckempfindliche Muskelpartien finden lassen, durch deren Akupunktur mit nach vorne ausstrahlender Nadelsensation sich sehr rasch eine Besserung herstellen läßt. Ferner kann KG 22 und der in China empfohlene M 10 paralaryngeal (Cave: Carotis) gegeben werden. Oft bestehen allgemeine vegetative Störungen meist im Sinne einer Leere-XU von Niere-SHEN, Milz-PI, Herz- XIN und Leber-GAN.

Allgemeine und persönliche Erfahrungen

❶ Da diese Symptome mit starkem Reiz behandelt werden sollten, ist vor der Behandlung mit dem Patienten ein erklärendes Gespräch zu führen, um einen guten Behandlungserfolg zu erzielen.

❷ Bei manchen Patienten waren die Symptome bereits nach der ersten Behandlung gebessert und nach drei bis fünf Sitzungen verschwunden.

❸ Bei einzelnen Patienten konnte mit dieser Behandlung keine sofortige Wirkung erreicht werden. Um auch bei solchen Fällen einen gewissen Erfolg zu erzielen, sind ein bis zwei Serien zu geben und zusätzlich die Körperpunkte

KG 17 – SHAN ZHONG
KG 22 – TIAN TU
M 36 – ZU SANLI
Di 4 – HE GU
KS 5 – JIAN SHI

zu behandeln.

❹ **Traditionell-chinesische Medizin:**

Nach Ansicht der trad. chin. Medizin wird dieses Symptom durch traurige Verstimmung ausgelöst. Traurigkeit und gedrückte Stimmung sind auf eine schlechte Funktion, d. h. eine Leere-XU von QI von Milz-PI zurückzuführen; Störung des QI führt zu einer Umwandlung von Speichel in zähflüssigen Schleim-TAN. TAN-Bildung im Halsbereich verursacht das Globusgefühl. Dieser Globus kann weder durch Schlucken nach unten noch durch Auswerfen nach oben entfernt werden und wird in China „Pflaumenkern-QI“ genannt.

Behandlungsprinzip:

Kräftige Leber-GAN und Milz-PI und lockere die psychische Verspannung (siehe auch unter Zervikalsyndrom).

Ohr-Akupunktur: Ohr 97 – Leber
Ohr 51 – Vegetativum
Ohr 34 – Graue Substanz

Fallbeispiel

Eine 24jährige Studentin klagte über ein seit zwei Monaten bestehendes Fremdkörpergefühl im Hals. Die Patientin fühlte oft während des Singens einen Fremdkörper im Pharynx-Larynx-Bereich und konnte diese unangenehme Empfindung nicht vergessen.

Die Untersuchung ergab chronische Entzündungen im Larynx-Pharynx-Bereich, normal bewegliche Stimmbänder, die Tonsillen etwas vergrößert, die Epiglottis leicht entzündet, die unteren Nasenmuscheln beidseits leichtgradig hypertrophisch.

Behandlung mit Ohr-Akupunktur:

Ohr 15 – Larynx, Pharynx
Ohr 85 – Ösophagus
Ohr 34 – Graue Substanz
Ohr 87 – Magen

Ergebnis:

Nach einmaliger Behandlung fühlte sich die Patientin etwas gebessert; das Fremdkörpergefühl war nicht mehr so deutlich wie früher.

Nach fünfmaliger Behandlung war das Fremdkörpergefühl verschwunden. Die Patientin fühlte noch eine leichte Trockenheit im Hals und die Stimme war beim Singen noch nicht ganz klar.

Nach zehnmaliger Behandlung waren auch diese Symptome gebessert.

Nach 15maliger Behandlung war die Patientin völlig beschwerdefrei.

Kommentar der Herausgeber:

Es dürfte sich hier um den erwähnten Globus hystericus handeln, der von unseren Patienten meist weniger als Fremdkörpergefühl beschrieben wird, sondern eher als Dysphagie. Der deutliche klinische Unterschied besteht darin, daß bei allen entzündlichen Krankheiten während des Essens von festen Speisen die Beschwerden stärker und während des Leerschluckens, also beim Speichelschlucken, geringer sind.

Beim Globus ist es eben umgekehrt, das Schlucken der Speisen macht keine Beschwerden, aber das Leerschlucken bzw. das mehrmals in der Minute erfolgende Schlucken von Speichel verursacht ein Würgegefühl. Die Patienten geben an, daß ihnen die Kehle zugeschnürt ist, oder daß sie einen „Knödel" im Hals stecken hätten. Daher die chin. Interpretation des TAN, und zwar des nichtsubstantiellen TAN, der so empfunden wird, als ob hier ein ganz zäher Schleimpfropfen stecken würde. Viel weniger wird bei uns das Symptom des Fremdkörpergefühles beschrieben. Das Fallbeispiel enthält allerdings auch eine geringe entzündliche Komponente, die charakteristischerweise sonst beim typischen Globus vollkommen fehlt, da der Organbefund normal ist. Das üblicherweise trotz allem angefertigte Ösophagus-Röntgen zeigt immer einen normalen Schluckakt und sollte zum Ausschluß eines allerdings sehr seltenen organischen Substrats aber doch sicherheitshalber gemacht werden. Die Angst vor Struma oder Ca. ist meist der tatsächliche Grund des Patienten für den Arztbesuch und die Beruhigung des Patienten über die Harmlosigkeit der Beschwerden ist oft wichtiger als die Behandlung der vegetativen Beschwerden.

G.4. Sinusitis

Auswahl der Punkte und Reizart

Hauptpunkte: Ohr 101 – Lunge
Ohr 33 – Stirne
Ohr 16 – Innere Nase
Ohr 13 – Nebenniere

Nebenpunkte: Ohr 29 – Polster (Occiput)
Ohr 96 – Bauchspeicheldrüse, Gallenblase
Ohr 97 bzw. Ohr 97H – Leber
Ohr 55 – SHEN MEN

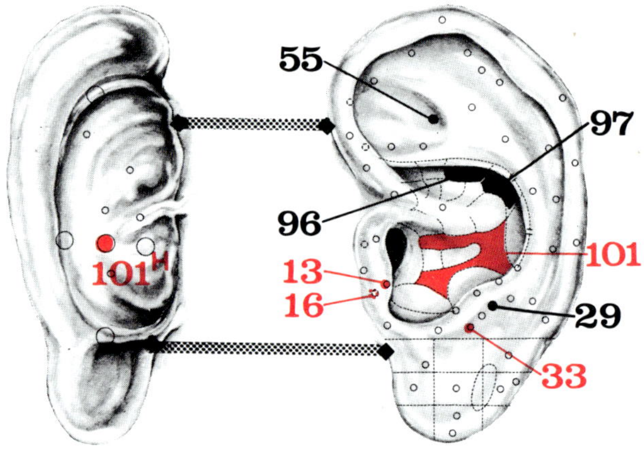

VI/G–4 Sinusitis

Reizart:

Bei akuten Fällen eignet sich die Feinnadel-Methode kombiniert mit Laser-Bestrahlung. Die Behandlung erfolgt einmal täglich, wobei vier bis fünf Punkte verwendet werden – beide Ohren abwechselnd.

Reizart – XIE FA.

Für chronische Fälle ist die Kugel-Druck-Methode kombiniert mit Laser-Bestrahlung anzuwenden. Die Behandlung ist alle zwei Tage einmal oder zweimal in der Woche unter Anwendung der Punktauswahl und Reizart wie bei der akuten Sinusitis vorzunehmen.

Allgemeine und persönliche Erfahrungen

❶ Bei verstopfter Nase, übelriechendem Nasenschleim können neben der Ohrpunkt-Laser-Bestrahlung noch zusätzlich die Körper-Akupunkturpunkte

Di 20 YING XIANG und Di 4 HE GU

mit Laser bestrahlt werden.

Bei Druckschmerz in der Stirnhöhle können auch die Körper-Akupunkturpunkte

PaM 3 YIN TANG und B 2 ZAN ZHU

bestrahlt werden.

❷ Mit Ohr-Akupunktur bei der Behandlung der Nebenhöhlenentzündung ist die therapeutische Wirkung geringer als bei der Behandlung der chronischen Rhinitis. Trotzdem kann sie derzeit doch als eine der wirkungsvolleren Einsatzmethoden zur Behandlung der Nebenhöhlenentzündung angesehen werden.

Fallbeispiel

Der 36jährige Schauspieler WU litt seit mehr als zehn Jahren unter chronischer Nebenhöhlenentzündung. Beim Punktieren der Nebenhöhlen entleerte sich eitrige Flüssigkeit. Der Patient litt unter verstopfter Nase und Schmerzen an der Stirne. Die Behandlung mit westlicher Medizin und chinesischer Kräuter-Medizin war ohne Wirkung.

Die Behandlung erfolgte mit Ohr-Akupunktur nach der Feinnadel-Methode kombiniert mit He-Ne-Laser-Bestrahlung, und zwar:

zwei Behandlungsserien mit insgesamt 20 Sitzungen nach der Feinnadel-Methode in

Ohr 33 – Stirne
Ohr 16 – Innere Nase
Ohr 13 – Nebenniere und

jeden zweiten Tag einmal eine Behandlungsserie mit zehn Sitzungen mit Laser-Bestrahlung der Körper-Akupunkturpunkte

Di 20 YING XIANG, Di 4 HE GU,
PaM 3 YIN TANG und B 2 ZAN ZHU.

Danach war das Gefühl einer verstopften Nase völlig verschwunden und auch der Schmerz an der Stirne war wesentlich gebessert.

Eine weitere Behandlungsserie zur Stabilisierung wurde durchgeführt. Drei Monate nach der Behandlung war der Zustand stabil und es bestand kein Rezidiv.

Ergänzung der Herausgeber zur „Sinusitis"

Die akute und noch mehr die chronische Sinusitis stellen ein therapeutisch schwer zu behandelndes Krankheitsbild dar. Trotz zunächst oft geringer subjektiver Beschwerden ist die Sinusitis häufig auslösend und unterhaltend für chronische Infekte der absteigenden Luftwege. Ihre Behandlung und die Ausheilung der Schleimhauthyperplasie kann die Folgekrankheiten wie Bronchitis, Asthma und kardio-respiratorische Insuffizienz als Spätfolge verhindern.

Wir geben anschließend drei Arbeiten gekürzt wieder, welche die Ohr-Akupunktur auch in Europa als wirksam zeigen: bei der akuten Sinusitis (M. WIMMER) und bei der chronischen Sinusitis (E. HAGEL und G. KÖNIG).

1. M. WIMMER: **Zur Akupunktur-Behandlung der akuten Sinusitis bei Kindern und Erwachsenen.**

Dissertation an der Ludwig Maximilian-Universität, München 1984 (Klinik und Poliklinik für HNO der Universität München, Dir. Prof. Dr. H. NAUMANN)

Die vorliegende Arbeit untersucht die Behandlung der akuten Sinusitis maxillaris zum einen mit der herkömmlichen Therapie, zum anderen mit der in der Akupunkturliteratur als möglicher Alternative beschriebenen Akupunktur. Von Januar 1983 bis Juni 1983 wurden in der Hals-Nasen-Ohren-Ambulanz der Universitäts-Poliklinik München ingesamt 100 Erwachsene und 52 Kinder untersucht, die jeweils in zwei Gruppen aufgeteilt wurden und einmal die herkömmliche Behandlung mit Antibiotika, abschwellenden Nasentropfen und physikalischer Therapie erhielten bzw. neben einer evtl. nötigen Kieferhöhlenspülung mit Akupunktur (Punkte: Dickdarm 4, 20, Blase 2 und 10, LG 20 und PdM) behandelt wurden; die Kinder erhielten statt der Nadelung eine Laser-Akupunktur. Neben der klinischen Verlaufskontrolle wurden endoskopische, röntgenologische, sonographische und bakteriologische Kontrollen durchgeführt.

Die Ergebnisse zeigen, daß die Akupunktur-Behandlung eine echte Alternative zur herkömmlichen Therapie ist, besonders wenn man auf die möglichen Nebenwirkungen derselben in Form von Magen-Darmkanalbelastungen oder allergischen Reaktionen verzichten will. In weiteren Untersuchungen gilt es, diese als Pilotstudie zu verstehende Untersuchungsreihe gegebenenfalls statistisch abzusichern.

2. E. HAGEL und G. KÖNIG: **Behandlung von Nasennebenhöhlenerkrankungen bei Asthmakindern.**

Tagungsbericht Österreichische Tbc-Gesellschaft, Mai 1983 in Linz (II. Interne Abteilung des Pulmologischen Zentrums Wien, Vorstand Univ.-Prof. Dr. F. MUHAR)

Nasennebenhöhlenerkrankungen spielen als Begleiterscheinung des kindlichen Asthmas in mehr als der Hälfte der Fälle eine nicht unwesentliche Rolle.

Dabei konnten wir von 488 Patienten mit Diagnose „Asthma" bzw. „spastische Bronchitis" in 255 Fällen, das sind 52%, eine gleichzeitige Erkrankung der Nasennebenhöhlen, meist in Form einer Sinusitis maxillaris, aufdecken.

Bei 80 Patienten mit Sinusitis und Asthma (32%) konnten wir durch KBR auch gleichzeitige Virusinfekte nachweisen, und zwar bei den Kleinkindern an erster Stelle mit RS-Viren, bei den Schulkindern mit Influenza A, Adenoviren und Mycoplasmen. Bei 93 Patienten mit Sinusitis und Asthma (37%) war gleichzeitig ein IgA-Mangel festgestellt worden.

Klinische Zeichen für Nasen- bzw. Nasennebenhöhlenerkrankungen und röntgenologische Hinweise für Sinusitis maxillaris wurden festgestellt, u. zw.
– Verschattung des Sinus alveolaris,
– zirkulär wandständige Randverschattungen und
– kugelige Vorwölbungen, hervorgerufen durch Schleimhautpolster oder Polyp.

Wir führten stets sowohl moderne Therapie, vor allem aber bei Therapieresistenz setzten wir die Laser-Akupunktur ein. Besonders bewährte sich die ambulante Nachbehandlung, da die Kinder den Laser gerne akzeptieren.

3. Zur Laser-Akupunktur der Nasennebenhöhlenerkrankungen.

(Aktuelles in der Otorhinolaryngologie 1984, Österreichischer HNO-Kongreß 1985, Graz, G. Thieme Verlag, Stuttgart 1985)

Die chronischen Nasen-Nebenhöhlenerkrankungen stellen – im Gegensatz zu den akuten – ein zunehmendes Problem im HNO-Bereich dar. Die oft unbefriedigenden Erfolge rechtfertigen es, neue – oder für uns neue – Therapien zu versuchen, so z. B. Laser-Akupunktur.

Ohne Licht kein Leben, und auch der Laser, ein künstliches, in der Natur nicht vorkommendes, energiereiches Licht, hat gesicherte biologische Wirkungen:

Antiallergisch, antiphlogistisch, immun- und durchblutungsfördernd. Trotz zunehmender Forschungen stehen wir hier sicher erst am Beginn; so sagten mir chinesische Ärzte 1980 in einem Laser-Forschungs-Labor: „Nach nur 7 Jahren kann man noch kein klinisches Urteil geben."

Laser als Reiz hat den Vorteil, schmerzlos zu sein und ohne Verletzungs- oder Infektionsgefahr. Die fehlende subjektive Empfindung ist aber auch ein Nachteil, da Überdosierungen (wie bei Röntgen) nicht wahrgenommen werden. (Cave: ZNS, Netzhaut !!!) Beim Helium-Neon-Laser

Vorsicht, wenn Wärme vom Patienten lokal oder allgemein als nicht angenehm empfunden wird.

Unter Akupunktur verstehen wir jenen Teil der traditionell-chinesischen Medizin, der ganz bestimmte Stellen (Punkte) reizt und dadurch nicht nur symptomatische, sondern auch anhaltend regulatorische Wirkungen hat. Je empfindlicher eine Stelle, desto mehr wirkt ein auch nur kleiner Reiz.

Reflektorische Wirkungen verwenden wir bei Nebenhöhlen-Krankheiten, auch bei Wärme-, Dunst- oder Mikrowellenbestrahlungen im Gesichtsbereich sowie bei den lokalen Behandlungen der Nasenschleimhaut. Die traditionell-chinesische Medizin hat neben diesen „Lokal-Punkten" auch „Fern-Punkte" an Arm, Bein, Nacken und Ohrmuschel gefunden und benutzt.

Die sogenannten „Meridiane" (richtiger: Gefäß-Nervenbahnen) verbinden alle jene Reaktionsstellen (Punkte), die therapeutisch ähnlich wirken, durch eine „Merklinie". Diese zeigt also funktionelle, nicht-anatomische Zusammenhänge. Bei den Nebenhöhlen-Krankheiten sind es nur jene Merdiane – Lunge, Dickdarm, Magen –, deren Punkte an der Vorderseite des Körpers und Gesichtes liegen und die auf die Schleimhäute des Viszero-Kraniums, des Respirations- und Digestionstraktes wirken. Hier liegt auch zu 80% das lymphatische Gewebe des Körpers, Träger des Immun- und Abwehrsystems und durch Akupunktur stimulierbar (Lit. siehe AUERSWALD).

Die alten Handbücher der Rhinologie fanden analoge Beziehungen zwischen den verschiedenen Schleimhäuten des Körpers: Sinusitis, allergische Rhinitis, Asthma, Colitis, Gastritis u. a. treten bekanntlich oft gleichzeitig, hintereinander oder alternierend auf.

Bei Kopfschmerzforschungen fand WOLFF bei elektrischer Reizung der Ostien von Kiefer- und Stirnhöhle reflektorische, hyperalgetische Stellen, entsprechend den viszerokutanen Reflexen der Head'schen Zonen und deren Maximalpunkten. Diese Punkte waren den traditionell-chinesischen Ärzten schon längst bekannt und wurden therapeutisch genutzt.

Reflektorische Wechselwirkungen werden durch die Regulationsphysiologie (KEIDEL) und die Bio-Kybernetik verständlicher als durch die pathologisch-anatomische Sicht.

Zwischen Oberfläche und Innerem des Körpers, zwischen Gefäß- und humoralem System, zwischen Gefäßnerven und ZNS usw. führt eine laufende Wechselwirkung durch Rück-Kopplung und durch Selbststeuerung zu einem funktionellen Fließ-Gleichgewicht. Ohne Experiment, nur durch Beobachtung und vor allem durch extreme Langzeiterfahrung kam die traditionell-chinesische Medizin zu ganz ähnlichen Denkmodellen, nur mit anderen Termini technici. Empirisch bewährte Reizstellen liegen als:

a) lokale Punkte im Bereich des Viszero-Kraniums (Di 20, Neu P 12, PAM 2, M1 (4)),

b) Fernpunkte mit den Nebenhöhlen verbundenen Stellen im Hand- und Fußbereich (des sog. Dickdarm-, Magen- und Lungen-Meridians),

c) Ohrmuschel-Punkte: In diesem reichlich innervierten Gebiet liegen die Reaktionspunkte im Vagus-innervierten (Lungen-Punkt) Teil und am Tragus (Trigeminus) als Nasenpunkt. Experimentelle Untersuchungen zeigen, daß nach Lokalanästhesie oder tierexperimentell nach Durchtrennung aller sensiblen und sympathischen Nerven kein Akupunktur-Effekt mehr von der Ohrmuschel auslösbar ist.

Statt dem Nadel oder Wärmereiz der alten Akupunktur ermöglicht der Laser einen völlig neuen Weg, die empirisch überlieferten Akupunktur-Punkte zu reizen. Diese Kombination modernster Technologie mit der ältesten medizinischen Empirie ist auch bei Kindern problemlos anwendbar, da schmerzlos und ohne Infektions- und Verletzungsmöglichkeit. Moderne Therapiegeräte vermögen mit dem gleichen Handstück sowohl die elektrische Leitfähigkeit der Haut zu messen (also den Punkt durch seinen erniedrigten Hautwiderstand zu finden), als auch sofort, am Punkt, durch ein Glasfaserkabel den genau dosierbaren Laser-Reiz zu geben. Abzulehnen ist eine monomane Akupunktur-Anwendung; wir führen daher immer alle bisher bewährten therapeutischen Maßnahmen durch, wie Adenotomie, Dauerdrainagen, Medikamente, physikalische Therapie, Diät- und Klimakuren.

Laser-Akupunktur beruht auf dem Finden des richtigen Reizortes und der richtigen Reizstärke, ähnlich dem Klavierspiel, bei dem auch nur die richtige Taste mit der richtigen Stärke anzuschlagen ist.

Medizin ist dann wissenschaftlich, wenn sie als Hilfsmittel das Wissen und die Technik ihrer Zeit anwendet, um Krankheiten zu lindern, zu heilen oder vorbeugend zu vermeiden.

Im 19. Jahrhundert waren pathologische Anatomie, Mechanik, organische Chemie u. a. nach kausal-analytischen Verfahren vorherrschend.

Im 20. Jahrhundert gewinnen zunehmend Biochemie, sub-atomare Physik, Bio-Kybernetik, Gen-Technik, Informatik, Holistik, System-Theorie u. a. ganzheitlich-synthetische Verfahren an Bedeutung.

Die Laser-Akupunktur kann durch Verbindung neuester Technik mit ältester Erfahrung statt durch Substitution oder statt Supression die ursprüngliche Selbstregulation und die körpereigene Abwehr wiederherstellen.

G.5. Allergische Rhinitis

Auswahl der Punkte und Reizart

1. Ohr 16 – Innere Nase
   Ohr 13 – Nebenniere
   Ohr 101 – Lunge
   Ohr 33 – Stirne
   Ohr 22 – Endokrinium

Es werden täglich oder jeden zweiten Tag einmal ein bis zwei Punkte paarweise ausgewählt und genadelt. Die Nadeln bleiben bis zu einer Stunde liegen.

2. An den obgenannten Ohr-Punkten kann auch mit kleinen Kräuterkügelchen, die wie Dauernadeln aufgeklebt werden, oder mit Laser-Akupunktur durch 3–5 Minuten mit 3- bis 5-mA-Laser behandelt werden.

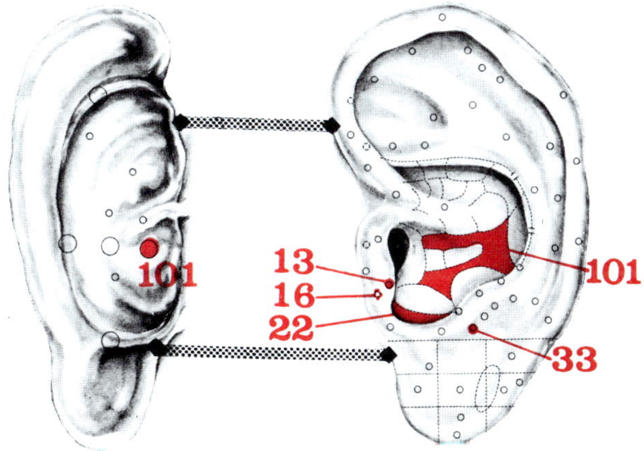

VI/G–5 Allergische Rhinitis

Allgemeine und persönliche Erfahrungen

❶ Die moderne Medizin sieht darin eine Überempfindlichkeit der Nasenschleimhaut gegen:

chemische Stoffe (Staub, Pollen, u. v. a.),
physikalische Einwirkungen (z. B. Kälte),
mit Niesattacken, behinderter Nasenatmung, wäßriger Sekretion.

Bei längerer Dauer oft schleimig, auch öfter durch zusätzliche Infektion eitrig-gelbes Sekret.

Mitbeteiligung der Nebenhöhlen, der Schleimhäute, der Augen und der oberen Luftwege sowie weitere Störungen des Allgemeinbefindens sind häufig.

Kommentar der Herausgeber:

Die chinesischen Autoren gaben trotz Anfragen keine Behandlungsanweisungen für die vasomotorische Rhinopathie. Bei dieser fehlen – im Gegensatz zur allergischen – die Niesattacken und anfallsartige, heftige Beschwerden. Es kommt zum Anschwellen meist nur einer Nasenseite in Abhängigkeit von der Körperhaltung bei Temperatureinflüssen (Kälte, heiße Suppe). Nach unserer Erfahrung ist die vasomotorische Rhinitis mit Akupunktur schwieriger zu behandeln als die allergische.

❷ Traditionell-chinesische Medizin:

Diese zählt alle Krankheiten mit behinderter Nasenatmung zum Krankheitsbild „Verstopfte Nase = CHOU“. Zwei Typen werden unterschieden:

a) Fülle-SHI-Typ
b) Leere-XU-Typ

Der **Fülle-SHI-Typ** entsteht, wenn Kälte-HAN in die Lunge-FEI eindringt. Eine „Kälte-Krankheit“ (Verkühlung) wird im Lungen-Meridian bzw. im Funktionskreis Lunge-FEI oft in eine Hitze-RE-Krankheit umgewandelt; (Lunge-FEI neigt besonders dazu).

Kommentar der Herausgeber:

Die Nase ist in der trad. chin. Medizin der „Öffner der Lunge-FEI“; damit soll darauf hingewiesen werden, daß Krankheiten der Lunge bzw. der oberen und tiefen Luftwege oft zuerst in der Nase bemerkt werden; (wörtlich übersetzt: Krankheiten des Respirationstraktes „eröffnen sich“ oder werden zuerst sichtbar in der Nase).

Der **Leere-XU-Typ** entsteht durch:

– Schwäche des Abwehr-QI (WEI-QI-XU)
– Schwäche des Nieren-YANG (SHEN-YANG-XU)

❸ Die allergische Rhinitis entspricht dem allergischen Asthma, nur daß eine andere Stelle des Körpers reagiert. Viele Patienten leiden gleichzeitig oder abwechselnd an Asthma und allergischer Rhinitis. Eine erfolgreiche Behandlung führt meist zur Heilung beider Krankheitsbilder.

Wir hatten Fälle, bei denen nach Heilung der allergischen Rhinitis ein ganzes Jahr lang kein Asthmaanfall mehr erfolgte. Dieser Erfolg war – nach Ansicht der chinesischen Autoren – der Heilung der allergischen Rhinitis zuzuschreiben.

❹ Mit Ohr-Akupunktur sind der Juckreiz in der Nase, das Niesen und Tropfen relativ rasch unter Kontrolle zu bringen.

Die Reizung der Ohr-Punkte und zusätzlicher Körper-Punkte, z. B. Di 20 mit He-Ne-Laser, wobei jeder Punkt drei bis fünf Minuten gereizt wird, zeigt eine deutliche Sekretminderung.

❺ Die Behandlung der allergischen Rhinitis mit Körper-Akupunktur war auch außerhalb Chinas erfolgreich.

Dabei fand man neben dem Abklingen der Symptome auch eine Verminderung der eosinophilen Zellen im Blut und im Nasensekret.

Auch wir in NANJING untersuchten die Eosinophilie bei der Behandlung allergischer Rhinitis mit Ohr-Akupunktur. Wir fanden jedoch keine einheitliche Beziehung zwischen Anzahl der Eosinophilen und der allergischen Rhinitis.

❻ IgE im Blutserum und die Symptome der allergischen Rhinitis wurden untersucht:

IgE-Verminderung nach Akupunktur stand in direkter zeitlicher Korrelation mit dem Nachlassen der klinischen Symptome.

IgE-Verminderung im Blutserum um mehr als 50% führte sechs Monate lang zu keinem Rückfall.

Bei geringer IgE-Minderung kam es zu Rezidiven.

Fallbeispiel

Eine 23jährige Patientin mußte seit vier Jahren beinahe täglich nach dem Aufstehen zigmal niesen und hatte dabei für jeweils zwei bis zehn Minuten eine rinnende Nase und tränende Augen. Auch kalter Wind, wenn er plötzlich auftrat, wirkte auslösend.

Diagnose der modernen Medizin:
Allergische Rhinitis.

Da die bisherige Behandlung an einer HNO-Klinik erfolglos blieb, erfolgte jetzt Ohr-Akupunktur.

Die Nasenpunkte beider Ohren wurden nach der Empfindlichkeitsmethode gesucht und genadelt.

Nach zehn Minuten empfand die Patientin am Rücken sowie an den Hand- und Fußflächen ein Hitzegefühl.

Nach 20 Minuten wurden die Nadeln abgenommen und subkutane Dauernadeln gesetzt.

Die Behandlung erfolgte zweimal wöchentlich.

Nach vier Sitzungen trat deutliche Besserung ein.

Literatur zum Abschnitt **Allergische Rhinitis**

1. PAN JUNRUO, Allergische Rhinitis und Ohr-Akupunktur YIXUE KEXUE JISHU ZILIAO HUIBIAN (Sammlung von Material aus medizinischer Wissenschaft und Technik, Band 1, Hrsg.: Krankenkasse SUZHOU, 1960)

2. The American Journal of Chinese Medicine 3/3 (1975) 263–270

G.6. Ohrensausen und Schwerhörigkeit

Auswahl der Punkte und Reizart

1. Ohr 33 – Stirne
   Ohr 22 – Endokrinium
   Ohr 97 – Leber
   Ohr 98 – Milz
   Ohr 95 – Niere

werden täglich oder jeden zweiten Tag einmal ein- oder beidseitig stark gereizt. Auch die Elektronadel-Methode ist möglich. Die Nadeln bleiben ½ bis 1 Stunde liegen.

15–20 Sitzungen bilden eine Behandlungsserie.

2. Ohr 109 – ER-DAO-SHANG (Punkt über dem Gehörgang)
   Ohr 110 – ER-DAO-XIA (Punkt unter dem Gehörgang)

Diese beiden Punkte liegen am Eingang des äußeren Gehörgangs, wo Knorpel und Knochen zusammenstoßen, und zwar in 12-Uhr- und 6-Uhr-Stellung; 2 mm tief stechen.

ER-HOU

Er befindet sich an der Rückseite der Ohrmuschel in Höhe der unteren Grenze des äußeren Gehörgangs. Es wird einmal täglich dicht an der Ohrmuschel 0,5 cm tief eingestochen, die Nadelspitze zeigt dabei nach vorne innen.

Die Nadel bleibt eine halbe Stunde liegen.

10 Behandlungen bilden eine Serie.

3. Ohr 20 – Außenohr
   Ohr 9 – Innenohr
   Ohr 95 – Niere

In jedem Punkt werden jeden zweiten Tag einmal 0,2 ml Vitamin B_1 injiziert.

10 bis 15 Behandlungen bilden eine Serie.

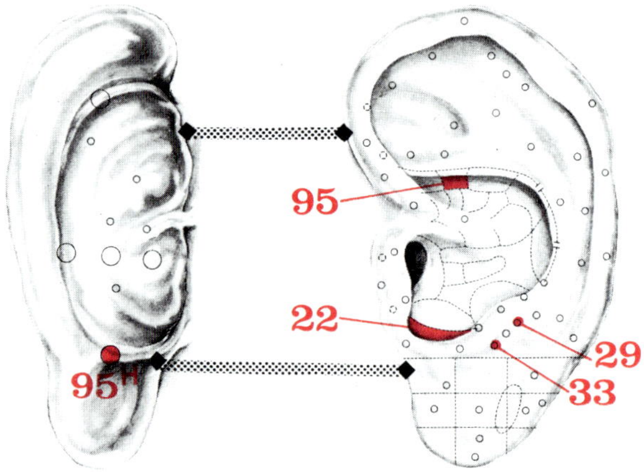

VI/G–6 Ohrensausen und Schwerhörigkeit

Allgemeine und persönliche Erfahrungen

❶ Ohrensausen (Tinnitus) entspricht einer Geräuschwahrnehmung. Schwerhörigkeit (wörtlich übersetzt „Gehörschwäche") ist Verminderung der normalen Hörfähigkeit. Beide Fälle treten oft gleichzeitig auf.

❷ Moderne Medizin:

Intensität und subjektive Störung durch Ohrgeräusche sind sehr verschieden. Bei Hörstörungen werden verschieden schwere Behinderungen bis zur völligen Taubheit unterschieden.

Die Ursache der Krankheit ist verschieden und durch moderne Untersuchungsmethoden abzuklären (Fremdkörper, Cerumen, Entzündungen im Gehörgang und Mittelohr, Otosklerose, Innenohrkrankheiten und retro-cochleäre Störungen).

Allgemeinerkrankungen (Hirnhautentzündung, Sepsis, Intoxikationen, Verletzungen, u. a.) können ebenfalls Ursache dieser Störungen sein.

❸ **Traditionell-chinesische Medizin:**

Danach ist Ohrensausen und Schwerhörigkeit bzw. Taubheit dieselbe Krankheit in unterschiedlichen Entwicklungsphasen.

Ohrensausen ist die erste Stufe („Annäherung") zur Taubheit. Sie wird mit Störungen von Leber-GAN, Galle-DAN oder Niere-SHEN in Zusammenhang gebracht.

Es wird zwischen Leere-XU-Typ und Fülle-SHI-Typ unterschieden.

Ein **Fülle-SHI-Typ** liegt vor, wenn das Ohrensausen oder die Hörverminderung durch einen Hitze-RE-Zustand im Funktionskreis Leber-Gallenblase GAN-DAN oder durch eine Ansammlung von Schleim-TAN verursacht wurde.

Ein **Leere-XU-Typ** liegt vor, wenn ein Hitze-RE-Zustand infolge einer YIN-Schwäche entsteht, YIN XU YOU RE, z. B. bei einer Dysharmonie zwischen Herz-XIN und Niere-SHEN, und dies zu Ohrensausen bzw. Hörverminderung führt.

❹ Ohr-Akupunktur wirkt eher bei Hörstörungen als bei Taubheit. Tinnitus ist bei ertaubten Patienten eher zu behandeln als bei Schwerhörigen.

Durch Drehen der Akupunkturnadeln nach dem Einstechen sind Hörbesserungen, die leider oft nicht lange anhalten, erreichbar. Bei wiederholten Behandlungen bessert sich die Hörfähigkeit manchmal. Nur in einigen Fällen hält die Besserung konstant an.

❺ Behandlung von 10 Fällen mit Ohrensausen und Taubheit an der Medizinischen Hochschule ZUNYI:

2 Fälle Hörfähigkeit normalisiert,
6 Fälle erhebliche Besserung,
2 Fälle unverändert.

❻ 20 Fälle von Taubheit infolge einer Streptomycin-Intoxikation, die im Volkskrankenhaus TIELING, Provinz LIAONING, behandelt wurden:

Ohr 95 – Niere
Ohr 34 – Graue Substanz
Ohr 13 – Nebenniere
Ohr 55 – SHEN MEN
Ohr 20 – Außenohr

Es wurden täglich einmal jeweils beide Ohrmuscheln durch zwölf Tage behandelt, wobei die Nadeln 2 Stunden liegen blieben.

Behandlungsergebnis:

2 Fälle wesentliche Besserung,
8 Fälle vorübergehend besser, keine Dauererfolge.

❼ Im Militärkrankenhaus NAN YANG wurden vier Fälle von akuter Taubheit bei 7 Ohren behandelt. Einmal täglich wurde aus den Punkten

Ohr 18 – TING GONG,
Ohr 20 – TING HUI oder
3 E 17 – YI FENG

einer ausgewählt und 0,5 bis 1,0 ml Tuolasulin injiziert. 12 Behandlungen bildeten eine Serie. Nach einigen Tagen Pause wurde die nächste Serie begonnen. Es wurden zwei bis vier Serien gegeben.

Behandlungsergebnis:

2 Fälle (4 Ohren) grundsätzlich gebessert und normales Hörvermögen;
2 Fälle (3 Ohren) erhebliche Besserung;
in einem Fall war die Hörfähigkeit von 40 – 60 dB nach der Behandlung auf 15 – 30 dB gebessert.

Die Injektion von Tuolasulin erweitert die Blutgefäße. Tuolasulin ist kontraindiziert bei Tbc, Geschwüren, irreversibler Erweiterung der Bronchien.

Kommentar der Herausgeber:

Siehe die kritischen Bemerkungen zur Behandlung schwerhöriger Kinder nach meinem ersten China-Studienaufenthalt 1972 in KÖNIG/WANCURA: Einführung in die chinesische Ohr-Akupunktur. Haug Verlag, Heidelberg, Auflage 1982.

Siehe auch die kritischen Untersuchungen über die Hörverbesserungen durch Akupunktur in AUERSWALD/KÖNIG: Ist Akupunktur Naturwissenschaft? Band B, Seite 126.

G.7. Otitis media

Auswahl der Punkte und Reizart

1. Ohr 9 – Innenohr
   Ohr 95 – Nieren
   Ohr 22 – Endokrinium

Die Punkte sind einmal täglich stark zu reizen und die Nadeln bleiben eine Stunde liegen.

5–7 Behandlungen bilden eine Serie.

2. Ohr-Akupunktur in

   Ohr 112 – R. n. vagi
   Ohr 95 – Niere

Die Behandlung erfolgt einmal täglich, wobei die Nadeln eine halbe Stunde liegen bleiben.

3–5 Behandlungen bilden eine Serie.

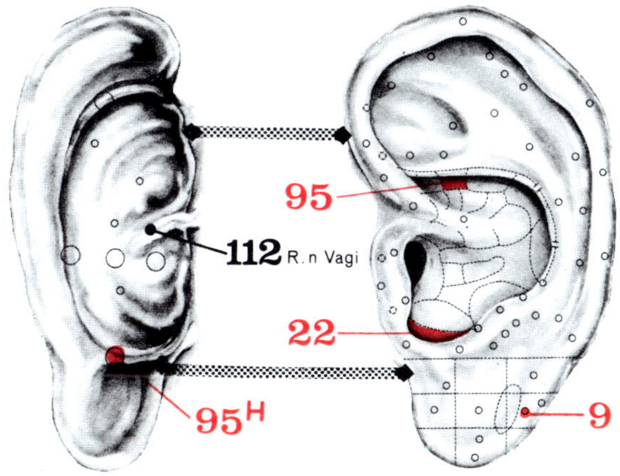

VI/G–7a Otitis media 1

Allgemeine und persönliche Erfahrungen

❶ Die Ohr-Akupunktur kann bei manchen katarrhalischen und eitrigen Mittelohrentzündungen schmerzlindernde und sekretreduzierende Wirkung haben. Die Ohr-Akupunktur in den Ohr-Punkt 112 – R. n. vagi kann das Gefühl der Verstopfung bei katarrhalischer Otitis vermindern oder abklingen lassen, da vermutlich die Durchgängigkeit der Eustachischen Tube verbessert wird.

❷ Bei chronischer eitriger Mittelohrentzündung kann die Ohr-Akupunktur die subjektiven Beschwerden und die eitrige Sekretion vermindern. Es kann aber auch nach Beendigung der Ohr-Akupunktur zu Rezidiven kommen.

❸ In der **trad. chin. Medizin** wird die akute Otitis als „Akute Taubheit", „Verminderte Hörfähigkeit" und die chronische Otitis als „Ohr-Ausfluß" bezeichnet.

Die akute Otitis media gehört zum Fülle-SHI-Typ und wird hervorgerufen durch die äußeren Krankheitsfaktoren Wind-Kälte FENG-HAN oder Wind-Hitze FENG-RE oder durch ein Leber-Feuer GAN-HUO.

Behandlungsprinzip:

Wind-FENG und Hitze-RE vertreiben.

Ohr-Akupunktur: Ohr 97 – Leber
Ohr 101 – Lunge

Die chronische Otitis media gehört zum Leere-XU-Typ. Die Hitze-RE dringt während des Leere-XU-Zustandes in die Ohren ein, wodurch die Vereiterung entsteht.

Bei der Behandlung kann zusätzlich ein Mikroaderlaß an

Ohr 9 – Innenohr

durchgeführt werden.

❹ Im ZI-GONG-Krankenhaus, Provinz SICHUAN, wurden 51 an chronischer eitriger Mittelohrentzündung leidende Patienten mit Ohr-Akupunktur behandelt.

Behandlungsergebnis:

21 Patienten geheilt,
13 Patienten deutlich gebessert,
10 Patienten gebessert,
d. h. insgesamt bei 86,3% ein positives Ergebnis.

Kommentar der Herausgeber:

Die chronische Otitis infolge minderwertiger Schleimhaut ist früher durch die schlechteren Lebensbedingungen viel häufiger aufgetreten und wurde daher auch als „Arme-Leute-Krankheit" bezeichnet.

Fallbeispiel 1

Ein 12jähriger Schüler litt seit sechs Jahren an rezidivierendem eitrigen Ausfluß des linken Ohres verbunden mit einer Gehörstörung, die jeweils nach Erkältungen oder nach dem Schwimmen auftraten. Die Behandlung mit Ohrentropfen oder Antibiotika erbrachte unbefriedigende Ergebnisse. Im Juli 1976 kam es nach dem Schwimmen eine Woche lang zu einer eitrigen Sekretion aus dem linken Ohr.

Behandlung mit Ohr-Akupunktur:

Ohr 9 – Innenohr
Ohr 95 – Niere
Ohr 29 – Polster
Ohr 20 – Außenohr
Ohr 22 – Endokrinium

Nach dreimaliger Behandlung war die eitrige Sekretion bedeutend vermindert und nach siebenmaliger Behandlung verschwunden. Nach vier weiteren Sitzungen war die Behandlung abgeschlossen.

Nachuntersuchung ein Jahr später:
Kein Rezidiv.

Fallbeispiel 2

Im Juli 1966 traten bei einem 14jährigen Schüler plötzlich Schmerzen im rechten Ohr auf, die in der Nacht noch heftiger wurden. Der Kopf konnte nicht mehr nach rechts gedreht werden. Durch diverse Behandlungen waren die Schmerzen wohl vermindert, die eitrige Sekretion war aber immer noch vorhanden.

Fachärztlich wurde die Diagnose Otitis media gestellt.

Seit einigen Tagen waren die Ohrschmerzen wieder verstärkt mit begleitenden Kopf- und Zahnschmerzen. Bei der Untersuchung wurde eine eitrige Sekretion aus dem äußeren Gehörgang festgestellt.

Behandlung nur mit Ohr-Akupunktur:

Ohr 95 – Niere
Ohr 9 – Innenohr
Ohr 22 – Endokrinium
Ohr 29 – Polster
Ohr 20 – Außenohr

Die Nadeln blieben eine halbe Stunde liegen. Nach Entfernung der Nadeln waren die Schmerzen vermindert.

Die Behandlung erfolgte einmal täglich. Nach drei Behandlungen waren die Schmerzen und die eitrige Sekretion deutlich verringert.

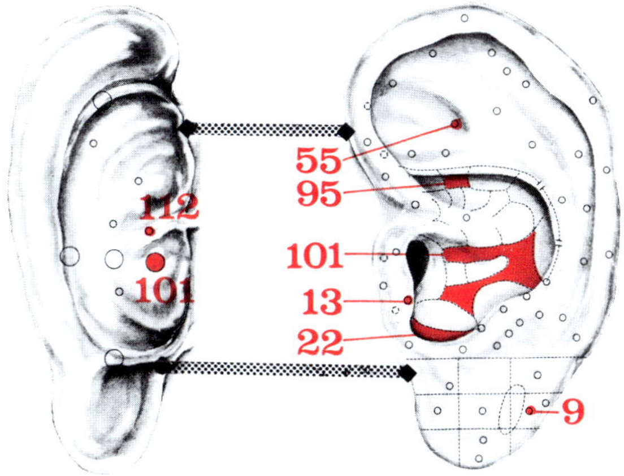

VI/G–7b Otitis media 2

G.8. Tubenkatarrh (und Mittelohrkatarrh)

Auswahl der Punkte und Reizart

Hauptpunkte: Ohr 55 – SHEN MEN
Ohr 101 – Lunge
Ohr 13 – Nebenniere
Ohr 112 – R. n. vagi
Ohr 72/5 – Helix 5 und am Helixrand in Höhe von Ohr 9

Nebenpunkte: Ohr 78 – Ohrspitze
Ohr 22 – Endokrinium
Ohr 95 – Niere
Ohr 101 – Lunge-FEI
Ohr 9 – Innenohr

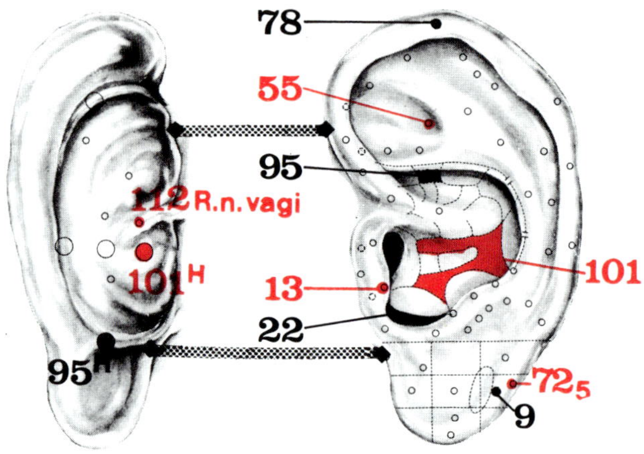

VI/G–8 Tubenkatarrh

Reizart:

Akutes Stadium:

Blutenlassen (Mikroaderlaß) an

Ohr 78 – Ohrspitze oder
Ohr 72/5 – Helixrand

Reduzierende Nadeltechnik (XIE FA).

Laser:

Direkte Bestrahlung des Trommelfells bzw. des Gehörganges bis zu zwei Minuten.

Chronisches Stadium:

Stärkend-tonisierende (BU FA) bis mittelstarke Reizung, Kombination mit Körper-Akupunktur, entsprechend der Rhinitis und Sinusitisbehandlung, Kugel-Druck-Methode (oder Dauernadel).

Allgemeine und persönliche Erfahrungen

Der Tubenkatarrh ist eine oft lange dauernde Erkrankung, die vom Patienten und vom Arzt Geduld erfordert. Günstig ist im chronischen Stadium oft Klimawechsel (See- oder Gebirgsklima). Der rasche Wechsel des Luftdrucks (Flug, Seilbahn, Tauchen) verursacht oft Schmerzen und zusätzliche Medikation ist angezeigt (abschwellende oder adstringierende Nasentropfen, Antiallergika).*)

**) Kommentar der Herausgeber:*

Diagnose und Therapie der modernen Medizin des Tubenkatarrhs wurden von den chinesischen Autoren nicht angegeben (Politzern, Mittelohr-Punktion, Paukenröhrchen, Adenotomie, u. a.)

G.9. Morbus Ménière

Auswahl der Punkte und Reizart

Ohr 33 – Stirne
Ohr 29 – Polster (Occiput)
Ohr 97 – Leber
Ohr 55 – SHEN MEN
Ohr 34 – Graue Substanz
Ohr 97/H – Leber hinten

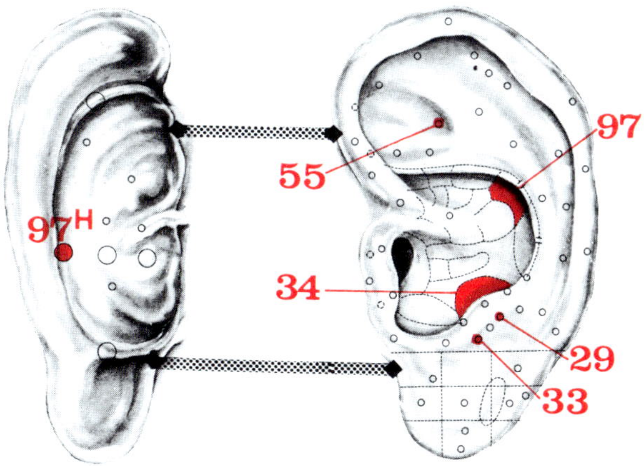

VI/G–9 Morbus Ménière

Reizart:

Mittelstarke Reizung.

Allgemeine und persönliche Erfahrungen

Die moderne Medizin versteht darunter anfallsartigen Drehschwindel, Tieftonschwerhörigkeit und Tinnitus eines Ohres mit chronischem Nystagmus zur Gegenseite und vegetativen Begleiterscheinungen (Nausea, Übelkeit, Brechreiz, Erbrechen, u. a.).

Auslösend sind zephale Hypotonie, Innenohrhydrops, klimatische Faktoren (Wetterwechsel), u. v. a.

Traditionell-chinesische Medizin:

Drehschwindelanfälle sind als „subjektive Drehempfindung" und als „anfallsartig" den Zugluft-FENG-Krankheiten zuzuordnen; als Außen-BIAO-Krankheit werden sie über den seitlichen YANG-Meridian (3 E + Galle) und Leber-(KS-) Meridian behandelt.

G.10. Hörsturz (Plötzliche Ertaubung)

Auswahl der Punkte und Reizart

Ohr 109 – P. über dem Gehörgang
Ohr 110 – P. unter dem Gehörgang
Ohr 13 – Nebenniere
Ohr 34 – Graue Substanz
Ohr 95 – Niere
Ohr 9 – Innenohr

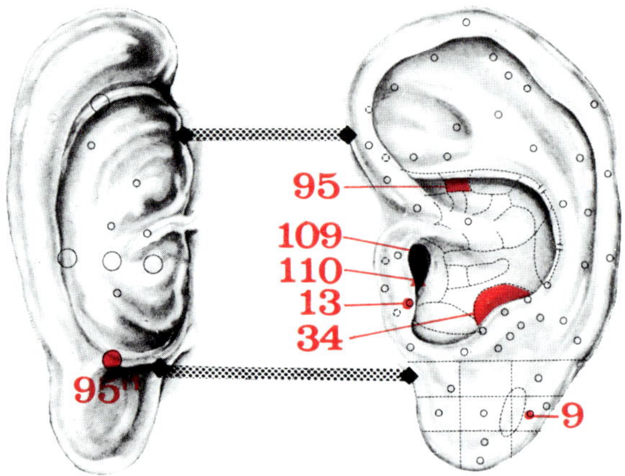

VI/G–10 Hörsturz

Reizart und Reizstärke:

Diese erfolgt – entsprechend dem Allgemeinzustand des Patienten und der zu erwartenden Reaktion – nach den Regeln der trad. chin. Medizin.

Anfangs eher reduzierende Reizung (XIE FA), bei längerem Verlauf stärkende Reizung (BU FA). Nadeln 20 Minuten liegen lassen, eventuell Kugel-Druck-Methode (BU FA) anwenden.

Allgemeine und persönliche Erfahrungen

Die „plötzliche Ertaubung" wird in China stets mit mehreren Methoden gleichzeitig behandelt:

Ohr- und Körper-Akupunktur, moderne Medikamente (Infusionen) und trad. chin. Pharmaka; ferner wird in China die hyperbare Sauerstoffbeatmung täglich für einige Stunden angewandt.

Kommentar der Herausgeber:

Bei Kohlenmonoxidvergiftung (in China durch Holzkohlenbecken und Leuchtgas häufig) wird die hyperbare Sauerstoffbeatmung in großen Kammern mit 30 und mehr Patienten gleichzeitig durch mehrere Stunden täglich durchgeführt. Auch bei Hörsturz wurde dabei über Erfolge berichtet. Wieweit diese über der Spontanheilungsrate (5–10%) liegen, kann noch nicht beurteilt werden.

Die plötzlich auftretende Ertaubung eines Ohres ist stets oto-neurologisch abzuklären. Dieses Symptom ist in letzter Zeit häufiger zu beobachten. Eine Ursache ist meist nicht zu finden, einer oder mehrere ätiologische Faktoren werden diskutiert. Ein Zusammenhang mit schnellem Luftdruckwechsel (Fliegen), Streß, psychischen Faktoren, Zervikalsyndrom, u. a. wird diskutiert. Bei Ruptur der Membran des runden Fensters, bei Austritt der Endolymphe wird der möglichst baldige Verschluß der Perforation durch Operation bei dieser Indikation als erfolgversprechend berichtet.

Ein Versuch mit Akupunktur ist zu vertreten, da die üblichen Verfahren (durchblutungsfördernde Infusionen, Ganglion-stellatum-Blockade u. a.) sehr unbefriedigende Erfolge aufweisen. Doch ist eine fachärztliche bzw. klinische Untersuchung wegen der ungünstigen Prognose (in über 90%) zu empfehlen, um die evtl. späteren Vorwürfe der Patienten zu vermeiden, daß durch eine andere Behandlung die dauernde Ertaubung bei den meist jüngeren Patienten vermieden worden wäre. Daher ist eine klinische bzw. fachärztliche Untersuchung auf jeden Fall durchzuführen, unabhängig von einer sogleich begonnenen Therapie. Diese wird – schon aus psychologischen Gründen – von den meisten Autoren für einige Wochen empfohlen.

G.11. Altersschwerhörigkeit (Innenohrschwerhörigkeit)

Kommentar der Herausgeber:

Die besonders im Alter auftretende Innenohrschwerhörigkeit ist durch Akupunktur nicht zu bessern.

Diese gleiche Erfahrung drückt die trad. chin. Medizin aus als „eine nicht beeinflußbare Erschöpfung des QI der Niere-SHEN".

Die gelegentlich in der Laienpresse gerühmte und von einzelnen geschäftstüchtigen Kollegen durchgeführte Behandlung der Altersschwerhörigkeit ist als vorsätzlicher Betrug anzusehen. Es gibt keine seriösen Erfolgsberichte darüber, weder aus noch außerhalb von China.

Frühere chinesische Angaben über die Besserungen bei akuten Innenohrschädigungen nach Dihydro-Streptomycin haben durch Verbot dieses Medikamentes in China und durch vorbeugende Hörprüfungen bei ototoxischen Medikamenten an Bedeutung verloren. Bei Nerven-Schwerhörigkeit erbringen Ohr- und Körper-Akupunktur keine befriedigenden Erfolge.

Bei frühkindlichen Hörstörungen stimmen die chinesischen Autoren mit der seit 1972 mehrfach publizierten Ansicht der Herausgeber überein, daß nur bei jahrelanger Therapie bei einem kleinen Teil (20 – 30%) geringe subjektive und objektive Besserungen des Reinton- und Sprachgehörs möglich sind.

Strikt abzulehnen und bei mehrfachen Nachuntersuchungen in Europa und Amerika ohne objektive Wirkung ist eine lediglich zehn- bis zwanzigmalige Akupunktur bei frühkindlicher Taubheit oder hochgradiger Schwerhörigkeit. Hier gilt das früher über die Akupunktur der Altersschwerhörigkeit Gesagte.

Noch nicht abgeklärt ist, ob und wieweit eine längere Akupunkturbehandlung zwar nicht das Reintongehör, wohl aber die zentrale Verarbeitung des Restgehörs und des Sprachverständnisses verbessert. Mehrfach wurde nach einer Behandlung über Monate und Jahre doch die erfolgreiche Benützung eines Hörapparates ermöglicht, die vorher vergeblich versucht wurde.

In der Zeit der Kulturrevolution berichteten die chinesischen Massenmedien und auch volkstümliche Broschüren über spektakuläre Erfolge bei der Taubstummenbehandlung mit Akupunktur. Die Berichte chinesischer Kliniken waren spärlich und wesentlich zurückhaltender.

Über unsere persönlichen Beobachtungen in China 1972 berichteten wir in unserer „Einführung in die chinesische Ohr-Akupunktur" (S. 113 – 115) ausführlich.

Jahre nach der Kulturrevolution erschienen kritische Arbeiten von chinesischen Forschungsinstituten in BEIJING, SHANGHAI, WUHAN, u. a. (LIU QIAN et al., ZHANG ZHONGFANG et al.).

Danach sind bei vollständiger Taubheit praktisch keine Besserungen meßbar, bei hochgradiger Schwerhörigkeit nur bei ca. 5% eine Hörverbesserung um 10–20%. Auch hier wurde kaum eine cochleare, sondern eine zentral-nervale Funktionsbesserung erzielt.

G.12. Fazialisparese

Auswahl der Punkte und Reizart

Hauptpunkte: Ohr 8 – Auge
Ohr 11 – Wange
Ohr 97 – Leber
Ohr 84 – Mund

Nebenpunkte: Ohr 98 – Milz
Ohr 33 – Stirn
Ohr 55 – SHEN MEN
Ohr 13 – Nebenniere

Reizart:

– Im akuten Stadium an der kranken Seite 3 bis 5 Punkte auswählen und mit Laser behandeln.

– Einige Tage später mit elektrischer Reizung der Punkte, beginnend mit niederfrequenten Impulsen mit „zerstreuter Pulswelle", die Behandlung jeden 2. Tag einmal fortsetzen.

– Im späteren Stadium, wenn eine bleibende Besserung bereits vorhanden ist, wird die Kugel-Druck-Methode angewendet.

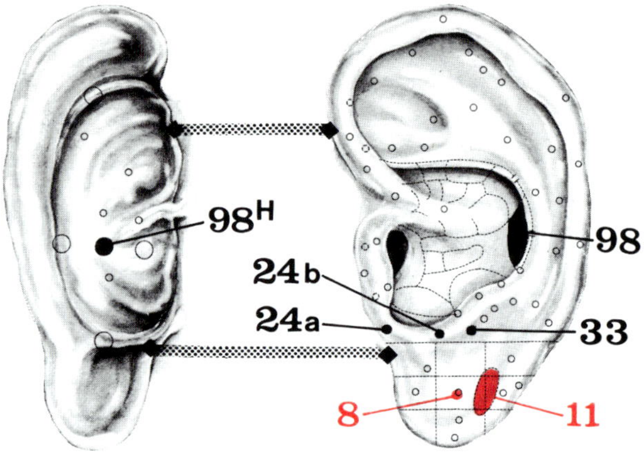

VI/G–12a Fazialisparese 1

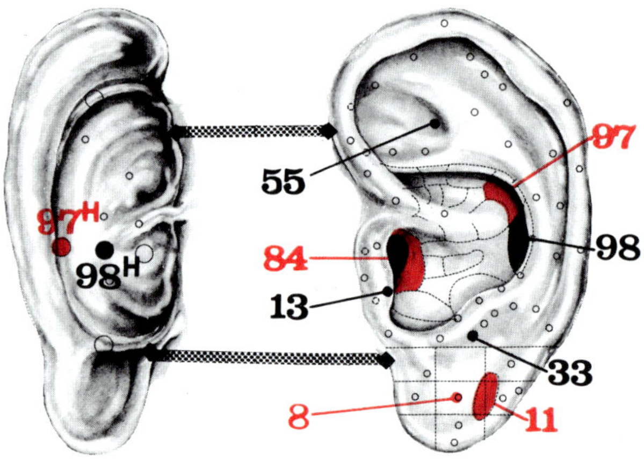

VI/G–12b Fazialisparese 2

Allgemeine und persönliche Erfahrungen

❶ Die Behandlung der Fazialisparese im akuten Stadium zeitigt den besten Erfolg. Die Rezidivtherapie bringt fast immer eine gute Wirkung. Bei Patienten mit Kontrakturen wird häufig eine Besserung der Symptome erzielt.

Kommentar der Herausgeber:

Gemeint ist die sog. „rheumatische Fazialisparese oder Bell'sche Paralyse". Eine symptomatische Fazialislähmung ist durch otologische und neurologische Untersuchung auszuschließen (Tu, usw.). Für die sog. „rheumatische Fazialisparese" (die in China besonders häufig vorkommt) charakteristisch ist das plötzliche Auftreten über Nacht, oft durch Zugluft, Kälte oder Nässe bzw. durch „schlechtes Liegen", d. h. zervikal ausgelöst.

❷ Bei Patienten mit dauernden Spannungsschmerzen im Mastoidgebiet werden die Punkte

Ohr 13 – Nebenniere und
Ohr 29 – Polster

tief gestochen.

Bei Tränenfluß, mangelndem Lidschluß soll man subkutan die Nadel in den beiden Punkten

Ohr 24 a, b – Auge 1 und 2

verschieben und stark oder elektrisch reizen.

❸ Die Beweglichkeitszunahme der Gesichtsmuskeln war nach der Behandlung bei fast allen Patienten klar zu sehen. Die positive therapeutische Reaktion auf das Nadelstechen wurde auch von den Betroffenen selbst deutlich empfunden. Nach der Nadelreizung war eine Besserung im Elektromyogramm zu sehen.

❹ Während der Behandlung ist jede Kälteeinwirkung, auch das Waschen mit kaltem Wasser, zu vermeiden. Die kranke Gesichtshälfte ist stets warm zu halten und die gelähmten Gesichtsmuskeln sollen vom Patienten selbst so oft als möglich jeweils fünf bis zehn Minuten lang massiert werden. Diese Maßnahmen bringen die krankhaften Veränderungen rascher zum Abklingen.

❺ Die Ohr-Akupunktur wirkt besser als die üblichen Medikamente und nach Ansicht der chinesischen Autoren auch besser als die Körper-Akupunktur. Bei Patienten mit seit längerer Zeit bestehender Fazialisparese ist es aber oft nötig, gleichzeitig die Körper-Akupunktur anzuwenden. Die Behandlung kann an folgenden Punkten durchgeführt werden:

M 7^{B} = 4^{CH} DI CANG + M 3^{B} = 6^{CH} JIA CHE, Di 20, Di 4.

❻ Durch tierexperimentelle Untersuchungen wurde nachgewiesen, daß der Wirkungsmechanismus der Ohr-Akupunktur bei der Fazialisparese hauptsächlich darauf beruht, daß die Aktivität der Erregungsübertragung an den Synapsen der Polyneurone in der Formatio reticularis des Hirnstammes gefördert wird. Die Ohr-Akupunktur erhöht die Reizschwelle des Nucleus nervi facialis und es kommt damit zu einer rascheren Erholung bzw. zur Rückbildung der Fazialislähmung.

❼ Die **trad. chin. Medizin** faßt die Fazialisparese entweder als durch Wind-FENG und Kälte-HAN verursacht auf oder als Stauung von Schleim-TAN in den Meridianen im Gesicht.

Diese Stauung kann das Fließen von QI und Blut-XUE in den Meridianen beeinträchtigen. Die trad. chin. Medizin nennt dieses Symptom „Mund und Augen sind schief und verzogen".

Fallbeispiel

Eine 25jährige Arbeiterin klagte seit drei Tagen über leichte Spannung der Gesichtsmuskeln. Der Mund war nach rechts verzogen, das linke Auge konnte nicht mehr geschlossen werden und tränte. Beim Kauen empfand die Patientin das Gefühl der Kraftlosigkeit. Beim Essen blieben die Speisen immer in einer Wange. Bisher erfolgte keine Behandlung.

Untersuchung:

Linkes Auge nur inkomplett zu schließen, ca. 0,5 cm offen. Bei geöffneten Augen war der linke Augenspalt 1 cm, der rechte 0,8 cm. Die nasolabiale Furche war verstrichen, der linke Mundwinkel war 0,3 cm nach unten gezogen. Beim Stirnrunzeln verschwand die linksseitige Stirnfurche. Es war keine Kraft vorhanden, das Aufblasen der Wange zu verhindern. Beim Öffnen des Mundes und Zeigen der Zähne war die Lähmung der Mundmuskeln noch deutlicher zu sehen.

Diagnose: Linksseitige Fazialislähmung.

Behandlung:

Ohr 11 – Wange beidseits
Ohr 8 – Auge beidseits
Ohr 78 – Ohrspitze beidseits
Ohr 84 – Mund nur der kranken Seite
Ohr 97 – Leber beidseits

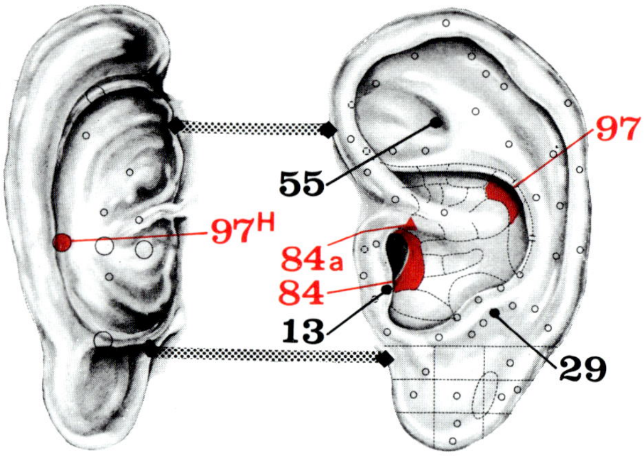

VI/G–12c Fazialisparese 3

Noch während der Behandlung von Ohr 8 – Auge links konnte das linke Auge wesentlich besser geschlossen werden und nach Ohr 78 – Ohrspitze war das Schließen des linken Auges in noch größerem Umfange möglich.

Nach Ohr 11 – Wange traten im linksseitigen Gesichtsbereich unwillkürliche Zuckungen auf und das Spannungsgefühl war vermindert.

Nach sechs Behandlungen war das vollkommene Schließen des linken Auges möglich und beim Stirnrunzeln waren wieder zwei Drittel der Stirnfalten vorhanden.

Beim Gurgeln floß kein Wasser aus und beim Essen blieben keine Speisereste mehr im Bereich der linken Wange. Die Patientin konnte Fisch essen und die Gräten fühlen; das Tränen des Auges besserte sich.

Nach zehn Behandlungen war die Patientin geheilt.

Literatur zum Abschnitt **HNO**

EICHNER H. et al., Akupunkturbehandlung bei akuter Sinusitis bei Kindern und Erwachsenen. 15/1 (1987) 6–15

GLEDITSCH J., Akupunktur als alternative Therapie in der täglichen HNO-Praxis. Akupunktur – Theorie und Praxis 10/3 (1982) 245–250

KITSENKO V. P. et al., Comprehensive treatment of cochlear neuritis using auricular reflexotherapy on an outpatient basis. Vestn. Otorinolaringol. 3 (1979) 62

KÖNIG G. et al., Zur chinesischen Zungendiagnose, Teil I u. II. Akupunktur – Theorie und Praxis 14/2 (1986) 105–111

ders.: Akupunktur in China theoretisch und praktisch. Erfahrungen nach einem Semester Studium an der Univ. Nanjing. 6/1 (1987) 27–41

NAKANISHI K. et al., Effect of auriculotherapy on vertigo and ataxia due to head injury. Agressologie 21e (1980) 157–162

PRIVITERA P., Vertigo and auriculotherapy. Minerva Med. 71/12 (1980) 931–933

URBAN A., DUSTMANN H. O., Grenzen und Möglichkeiten des Einsatzes der Aurikulo-Akupunktur beim schmerzhaften Zervical-Syndrom. Z. Orthop. und ihre Grenzgeb. 119/6 (1981) 697–699

H. Hautkrankheiten

H.1. Flachwarzen (Verrucae planae)

Auswahl der Punkte und Reizart

1. Ohr 55 – SHEN MEN
   Ohr 101 – Lunge

mittels Dauernadel bzw. Kugel-Druck-Methode einmal pro Woche behandeln, wobei 3 Wochen eine Serie bilden.

2. Ohr 22 – Endokrinium
   Ohr 29 – Polster
   Ohr 34 – Graue Substanz
   Ohr 55 – SHEN MEN
   Ohr 91 – Kolon
   Ohr 101 – Lunge

jedes Mal zwei bis drei Punkte auswählen (z. B. jeweils links und rechts Ohr 55, Ohr 91, Ohr 101), stark reizen und die Nadeln ein bis zwei Stunden belassen.

10 Behandlungen, einmal täglich, bilden eine Serie.

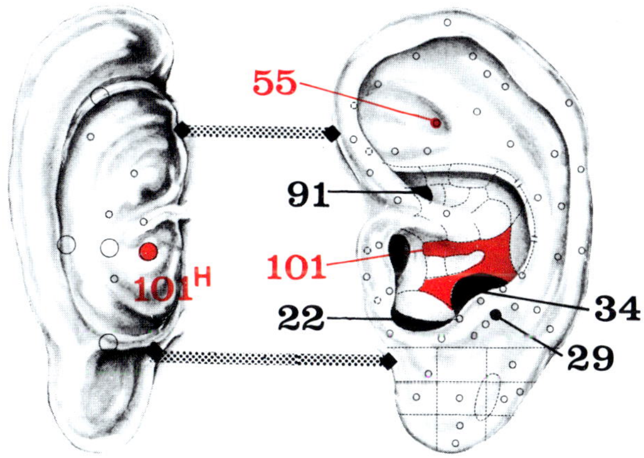

VI/H–1 Flachwarzen

Allgemeine und persönliche Erfahrungen

❶ Diese durch ein Virus hervorgerufene, in der Jugendzeit auftretende Hautkrankheit – bezeichnet als Verrucae planae juveniles – wird charakterisiert durch multipel auftretende, leicht gerötete und gering hyperkeratotische, manchmal juckende Papeln.

Die meisten Patienten haben keine subjektiven Beschwerden.

❷ Wir haben 136 Patienten in drei Gruppen mit verschiedenen Punkten und Reizarten insgesamt 190mal behandelt und kontrolliert. 54 von 136 Patienten zeigten keine Effekte nach der Behandlung. In diesen Fällen wurde eine Serie mit anderen Punktkombinationen durchgeführt, wodurch wir auf die oben zitierten insgesamt 190 Behandlungen kamen.

Die Behandlungsmethoden waren auf 3 Gruppen aufgeteilt:

1. Ohrpunkte: Ohr 55 – SHEN MEN,
   Ohr 101 – Lunge,
   mit Dauernadel.

2. Ohrpunkte: Ohr 42 – Thorax,
   Ohr 80 – Urethra,
   mit Dauernadel.

3. Ohrpunkte: Ohr 55 – SHEN MEN,
   Ohr 101 – Lunge,
   mit Kugel-Druck-Methode.

Die Bewertung der Wirkung ergab folgendes:

a) **Heilung**:

Die Warzen waren vollkommen oder bis auf einen kleinen Pigmentfleck verschwunden. Bei der Nachuntersuchung nach 3 Monaten zeigte sich kein Rezidiv.

b) **Deutliche Besserung**:

An bestimmten Stellen der Körperoberfläche wurde das Verschwinden von 70% der Flachwarzen beobachtet, während sich an anderen Körperabschnitten unterschiedliche Rückbildungstendenzen zeigten.

Die nach einem Monat durchgeführte Kontrolluntersuchung zeigte keine Rezidivneigung.

c) **Partielle Besserung**:

Eine partielle Besserung ist dann gegeben, wenn 10–70% der Warzen abgeheilt sind.

d) **Kein Effekt** liegt vor, wenn drei Wochen nach der Behandlung

- die Flachwarzen überhaupt nicht verschwunden sind oder
- die Flachwarzen nur bis zu 10% abgeheilt sind oder
- die Verrucae nur flacher und die Pigmentflächen etwas heller wurden.

Zusammenfassung:

Es kann gesagt werden, daß die unter

„a) Heilung" fallenden Patienten 12% betragen, d. h. mit einem Effekt von 62,6%; die unter

b) bis d) erfaßten Gruppen weisen keine statistische Signifikanz auf.

Der Effekt der Ohr-Akupunktur ist zwar vom Geschlecht und Lebensalter der Patienten unabhängig, hängt aber sehr wohl mit der Krankheitsdauer zusammen, d. h. bei einer Krankheit bis zu eineinhalb Jahren Dauer ist die Wahrscheinlichkeit der Heilung mit 16,8% und einer Besserung mit 71% gegeben.

Bei einer Krankheitsdauer von zweieinhalb Jahren ist der zu erwartende Erfolg jedoch geringer.

Fallweise kann es während der Ohr-Akupunktur zu einem vermehrten Auftreten der Flachwarzen – begleitet von stärkerer Rötung und deutlichem Juckreiz – kommen. Dies ist jedoch ein Zeichen für eine baldige Heilung der Erkrankung, sodaß es wichtig ist, den Patienten auf diese gelegentlich während der Behandlung auftretende Verschlechterung vorzubereiten, sie zu erklären und den Patienten von der Notwendigkeit der Fortsetzung der Behandlung zu überzeugen.

Fallbeispiel

Ein 26jähriger Mann litt seit vier Jahren an dichten, mit Juckreiz verbundenen hyperkeratotischen, papillomatösen Verdickungen der Haut im Gesicht, an Hals, Brust, Ober-, Unterarm und am Handrücken.

Diagnose: Verrucae planae juveniles.

Die bis dahin erfolgten Behandlungen zeitigten keinen Erfolg. Die nun angewandte Kugel-Druck-Methode der Ohrpunkte

Ohr 55 – SHEN MEN und
Ohr 101 – Lunge

zeigte schon nach einer Woche ein deutliches Flacherwerden der Epidermiswucherungen und eine Aufhellung der Pigmentierung; gelegentlich trat noch Juckreiz auf. In der zweiten Behandlungswoche kam es zum restlosen Verschwinden aller Flachwarzen mit einer verbleibenden Restpigmentierung, die vier Monate nach Behandlungsbeginn restlos abklang. Kein Rezidiv.

Kommentar der Herausgeber:

Die bei den Chinesen auftretenden juvenilen Warzen sind im Unterschied zu den bei den Europäern vorkommenden viel flacher, mit einer meist ganz dünnen oder kaum vorhandenen Hyperkeratose, und finden sich häufiger an anderen Körperstellen als – wie bei den Europäern verbreitet – „im Gesicht und am Handrücken".

H.2. Herpes zoster

Auswahl der Punkte und Reizart

1. Ohr 101 – Lunge (mit 3 Nadeln schräg gestochen)
   Ohr 34 – Graue Substanz
   Ohr 22 – Endokrinium
   und das dem Körperausschlag entsprechende Gebiet in der Ohrmuschel

Diese Punkte sind stark zu reizen, die Nadeln verbleiben zwei Stunden im Ohr. Bei hartnäckiger Erkrankung erfolgt die Behandlung ein- bis zweimal täglich, bei leichten Fällen jeden zweiten Tag einmal.

10 bis 15 Behandlungen bilden eine Serie.

2. Ohr 101 – Lunge
   Ohr 51 – Vegetativum
   Ohr 13 – Nebenniere
   und jene dem Ausschlag entsprechenden, druckempfindlichen Stellen der Ohrmuschel

Die Nadeln sind 1 Stunde zu belassen. 1 bis 2 Sitzungen täglich; 5 bis 10 Sitzungen bilden eine Serie.

3. Ohr 55 – SHEN MEN
   Ohr 101 – Lunge
   Ohr 22 – Endokrinium
   Ohr 13 – Nebenniere
   Ohr 51 – Vegetativum
   und das dem Ausschlag entsprechende, druckempfindliche Gebiet der Ohrmuschel

Die Behandlung erfolgt einmal täglich, 3 bis 4 Punkte werden ausgewählt. In jeden dieser Punkte wird eine ca. 0,25 bis 0,5%ige Novocain-Lösung – 0,1 bis 0,3 ml – injiziert.

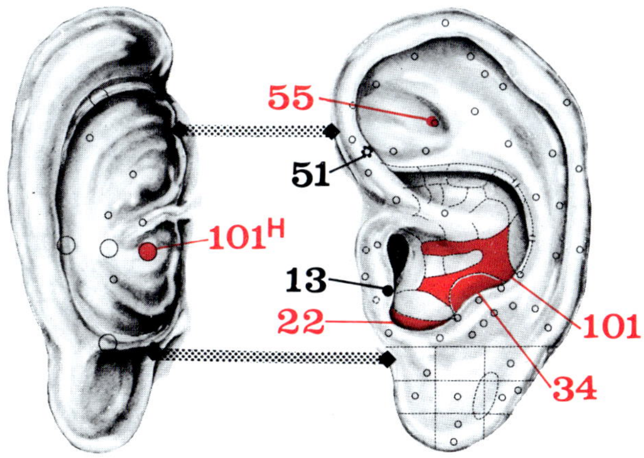

VI/H–2 Herpes zoster

Allgemeine und persönliche Erfahrungen

❶ Die trad. chin. Medizin bezeichnet diese Erkrankung – bedingt durch ihr Erscheinungsbild – als „Feuer rings um die Lendengegend" (ähnlich unserem Ausdruck „Gürtelrose") und als „Schlangenröte". Man erklärt ihr Auftreten durch Ansammlung von Feuchtigkeit-Hitze SHI-RE in den Meridianen Leber-GAN und Magen-WEI. Diese Krankheitsfaktoren gelangen in die Haut und führen zu Bläschenbildung. Bei der Ohr-Akupunktur sind zusätzlich die Punkte

Ohr 97 – Leber und
Ohr 87 – Magen

zu stechen.

❷ NANJING: Bei den meisten Patienten konnte schon durch die 1. Ohr-Akupunktur eine weitere Ausbreitung der Zosterbläschen verhindert werden. Die Vernarbung dauerte etwa eine Woche. Bei einigen Patienten konnten wir feststellen, daß bei kurzem Krankheitsverlauf die Schmerzreduktion besser ist als bei langem Verlauf. Auch die Symptome besserten sich umso schneller, je rascher mit der Ohr-Akupunktur-Therapie begonnen wurde. Die Hautveränderungen sind zusätzlich zur Ohr-Akupunktur noch lokal zu behandeln. Bei lokaler Infektion oder bei hohem Fieber ist medikamentöse Therapie angezeigt.

❸ Dermatologische Abteilung des GUI-ZHOU-Hospital: Es wurden 112 Patienten nach oben angeführter Methode behandelt. Die meisten Patienten konnten bereits nach drei Behandlungen über befriedigende Effekte berichten. Eine Vergleichsstudie zwischen Patienten, die mit Ohr-Akupunktur behandelt wurden und jenen, die die übliche medikamentöse Therapie erhielten, zeigte, daß mittels der Ohr-Akupunktur eine raschere Heilung erreicht werden konnte.

Fallbeispiel

Ein 61jähriger Patient hatte seit einer Woche zahlreiche, schmerzhafte Hautbläschen am linken Brustkorb. Die Schmerzen waren so intensiv, daß er nicht mehr schlafen konnte.

Die Untersuchung ergab gruppenweise Effloreszenzen in einem Areal von 10 bis 25 cm. Die Bläschen waren nadelkopf- bis erbsgroß, durchsichtig und glänzend. Die Umgebung war beträchtlich infiltriert, die Veränderungen befanden sich entlang des Verlaufs des Rippenbogens, die Lymphknoten in beiden Achselhöhlen waren vergrößert und druckempfindlich.

Diagnose: Herpes zoster.

Behandlung mit Ohr-Akupunktur:

Ohr 42 – Thorax
Ohr 96 – Gallenblase
Ohr 101 – Lunge

Nach der Ohr-Akupunktur kam es zu einer sofortigen Minderung der Schmerzen. Sechs bis sieben Stunden nach Abnahme der Nadeln traten neuerlich geringgradige Schmerzen auf. Bei der Sitzung am nächsten Tag wurden die Nadeln 24 Stunden in vorgenannten Punkten belassen. Am dritten Tag war der Patient schmerzfrei und am vierten Tag war die mit Bläschen befallene Fläche um etwa ein Drittel kleiner.

Kommentar der Herausgeber:

Beim akuten Herpes zoster ist eine Bestrahlung der Effloreszenzen mit He-Ne-Laser zu empfehlen; 30 Sekunden pro Hautveränderung mit einem 2-mW-Laser.

Die postherpetischen Schmerzen (Zoster-Neuralgien) sind wesentlich schwieriger und länger zu behandeln. Sie können mittels Akupunktur oft erfolgreicher als mit medikamentöser Therapie behandelt werden.

H.3. Neurodermatitis, Ekzeme, Dermatitis

Auswahl der Punkte und Reizart

1. Ohr 101 – Lunge
   Ohr 13 – Nebenniere
   Ohr 22 – Endokrinium
   und der befallenen Körperregion entsprechende Stellen der Ohrmuschel

Die Behandlung erfolgt täglich oder jeden zweiten Tag einmal. Die Nadeln sind 30 bis 60 Minuten zu belassen.

2. Ohr 55 – SHEN MEN
   Ohr 97 – Leber oder noch zusätzlich
   Ohr 98 – Milz
   Ohr 101 – Lunge
   Ohr 25 – Hirnstamm
   Ohr 22 – Endokrinium

Die Behandlung erfolgt entweder mit Dauernadel oder mit Kugel-Druck-Methode, wobei die Dauernadel bzw. die Kugeln nach ca. fünf Tagen ausgetauscht werden sollten.

3. Mikroaderlaß-Methode:

Ohr 82 – Zwerchfell und die dem Areal der Dermatitis entsprechenden Punkte der Ohrmuschel erhalten mit einem kleinen scharfen Messer einen Schnitt bis zu 0,5 cm lang und 1 mm tief. Nach dem Bluten wird der Schnitt mit einer sterilen Watte bedeckt.

Diese Behandlung erfolgt einmal in der Woche; bei starkem, unerträglichem Juckreiz wird zweimal pro Woche inzidiert.

4. Blutenlassen von Venen am Ohrrücken:

Mit dem Feinmesser werden die Venen am Ohrrücken geritzt, um eine leichte Blutung zu erzielen.

Diese Behandlung wird zweimal pro Woche vorgenommen, wobei abwechselnd nach den unter 1.–4. angegebenen Methoden vorgegangen werden soll.

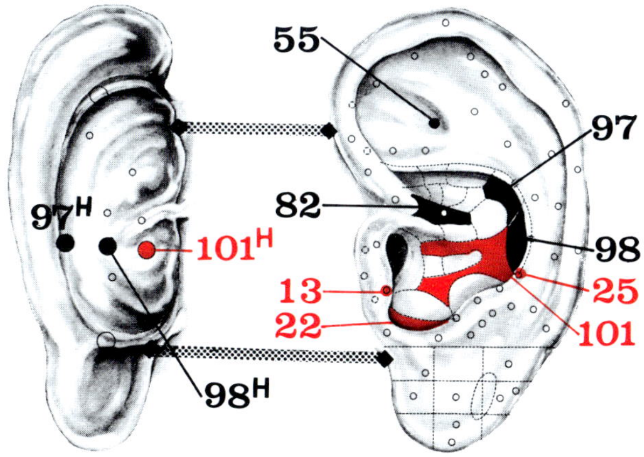

VI/H–3 Neurodermatitis

Allgemeine und persönliche Erfahrungen

❶ **Nach der trad. chin. Medizintheorie** sind die Neurodermatitis wie auch Ekzeme eine Erkrankung, welche durch die äußeren Faktoren Wind-FENG und Hitze-RE verursacht wird. Diese dringen durch die Haut in den Körper ein und rufen eine Hitze und Trockenheit des Blutes (XUE RE, XUE CAO) hervor. Da die Durchgängigkeit der Blutgefäße dadurch beeinträchtigt wird, können Haut und Muskulatur nicht entsprechend ernährt werden, wodurch die Hautveränderungen und die subjektiven Symptome Juckreiz und Hitzegefühl entstehen. Eine Ohrschnitt-Therapie oder ein Mikroaderlaß an den Venen am Ohrrücken sollen durch eine Verbesserung der Blutzirkulation die Neurodermatitis günstig beeinflussen.

Bei Schwäche-XU-Patienten mit Symptomen von Mangel und Schwäche von Blut (XUE XU) soll zur allgemeinen Kräftigung Akupunktur an den Punkten

Ohr 97 – Leber und
Ohr 22 – Endokrinium

gegeben werden.

❷ Ohr-Akupunktur hat eine stark juckreizstillende Wirkung. Man hat die Erfahrung gemacht, daß nach dem Verschwinden der Hauteffloreszenzen manche Patienten geheilt waren, einige bekamen Rezidive. Bei diesen Fällen brachte eine Wiederholung der Ohr-Akupunktur dann den gewünschten Erfolg.

❸ Im ZI-GONG-Hospital, Provinz SICHUAN, wurden 25 Patienten mit der Diagnose Neurodermatitis mit Ohr-Akupunktur behandelt; davon 16 Patienten geheilt, 3 Patienten bedeutend gebessert, 4 Patienten gebessert, bei 2 Patienten zeigte sich keine Wirkung.

❹ Im Traditionellen Medizinischen Institut BEIJING erfolgte die Behandlung von Neurodermatitis mit Dauernadeln, wobei der Juckreiz sehr rasch abklang. Bei Wiederauftreten des Juckreizes wurde den Patienten empfohlen, selbst die Dauernadeln am Ohr durch Druck zu reizen, wodurch es in vielen Fällen jedes Mal wieder zu einem Verschwinden des Juckreizes kam.

❺ Im Traditionellen Medizinischen Institut HENAN erfolgte die Behandlung meist mit Mikroaderlaß am Ohrrücken. Zusätzlich erhielten manche Patienten auch noch Körper-Akupunktur in die Punkte Blase 54 (40) WEI ZHONG, Leber 8 QU QUAN, Blase 17 GE SHU, MP 10 XUE HAI. Diese Punkte werden bilateral gestochen.

31 Patienten wurden nach dieser Methode behandelt – 27 Patienten wurden beschwerdefrei, davon 19 Patienten schon nach ein bis zwei Behandlungen. Bei sechs Patienten waren vier bis fünf Sitzungen erforderlich, bei zwei Patienten trat nach sieben bis neun Behandlungen der Erfolg ein; drei Patienten wurden gebessert, nur ein Patient zeigte keinen Effekt.

Fallbeispiel

Ein 46jähriger Friseur litt seit fünf Jahren an einer Dermatitis im Bereich des unteren Drittels des rechten Unterschenkels. An der dermatologischen Abteilung hatte er Medikamente, Umschläge und Salben ohne therapeutischen Effekt erhalten. Eine Behandlung mit Radioisotopen brachte nur einen vorübergehenden Erfolg.

Bei der Untersuchung fand sich eine 5 cm große Effloreszenz mit blutigen Kratzeffekten.

Behandlung mit Ohr-Akupunktur:

Ohr 101 – Lunge
wurde mit drei Nadeln aus verschiedenen Richtungen schräg gestochen, um auf diese Weise ein größeres Areal zu reizen.
Ohr 13 – Nebenniere
Ohr 22 – Endokrinium

Ein überempfindlicher Punkt zwischen
Ohr 48 – Knöchel und
Ohr 49 – Kniegelenk, dem Dermatitisareal am Körper entsprechend,

wurde stark gereizt.

Die Nadeln wurden eine Stunde belassen. Die Behandlung erfolgte einmal täglich.

Nach der ersten Ohr-Akupunktur war der Juckreiz vermindert, nach der dritten deutlich gebessert und nach der siebenten war er verschwunden. Da die geschädigte Haut nach 20maliger Behandlung deutlich gebessert war, wurde die Ohr-Akupunktur-Therapie beendet.

Bei der Nachuntersuchung einen Monat später waren nur noch Pigmentstörungen zu beobachten. Nach 6 Monaten kam es nochmals zu einem Rezidiv, das in 5 Sitzungen deutlich gebessert und mit 2 Behandlungsserien mit der vorher erwähnten Punktekombination auf Dauer geheilt werden konnte.

H.4. Pruritus

Auswahl der Punkte und Reizart

Hauptpunkte: Ohr 55 – SHEN MEN
Ohr 101 – Lunge
Ohr 34 – Graue Substanz
Ohr 13 – Nebenniere
Ohr 71 – Urtikaria-Linie

Nebenpunkte: Ohr 97 – Leber
Ohr 98 – Milz
Ohr 100 – Herz
Ohr 22 – Endokrinium
Ohr 96 – Pankreas-Gallenblase
Ohr 32 – Testis
Ohr 23 (32) – Ovar

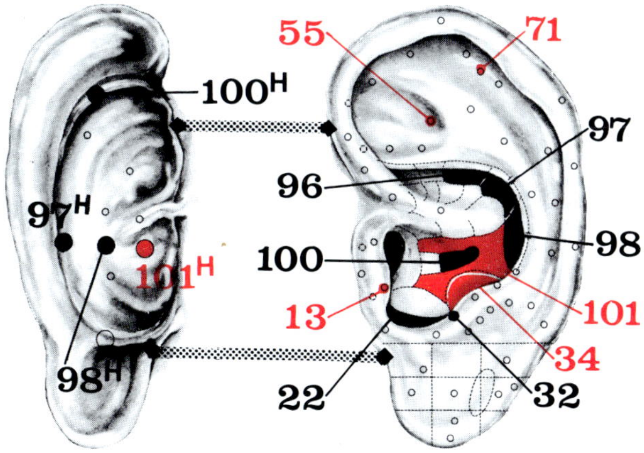

VI/H–4 Pruritus

Reizart:

Im allgemeinen mit elektrischer Reizung, aber auch die Kugel-Druck-Methode kann angewendet werden. Bei schweren Fällen sind Novocain-Injektionen in die Ohrpunkte indiziert.

Es werden jeweils 3 bis 5 Akupunkturpunkte an beiden Ohren jeden zweiten Tag einmal behandelt. 5 bis 10 Behandlungen bilden eine Serie.

Allgemeine und persönliche Erfahrungen

❶ Pruritus kann aus verschiedenen Ursachen entstehen. Es muß zuerst die Diagnose sichergestellt werden, da die Auswahl der Ohrpunkte unter Berücksichtigung der Ätiologie erfolgt, z. B.

bei **Diabetes** – Ohr 96 – Pankreas-Gallenblase,

bei Patienten mit **hämatologischen Erkrankungen** – Ohr 97 – Leber, Ohr 98 – Milz,

bei **Gelbsucht** – Ohr 97 – Leber,
Ohr 96 – Pankreas-Gallenblase;

bei **alten Patienten** – Ohr 32 – Testis oder
Ohr 23 – Ovar, Ohr 22 – Endokrinium.

❷ **Nach der trad. chin. Medizin** nennt man dieses Krankheitsbild „Juckreiz (YANG) bei Trockenheit des Blutes durch inneren Wind“ (XUE CAO NEI FENG), hervorgerufen durch den äußeren Krankheitsfaktor Wind-FENG, der in Haut und Muskulatur eindringt und nicht mehr ausgeschieden werden kann. Es entsteht Hitze-RE-HUO und Trockenheit-CAO im Blut-XUE, wodurch der Juckreiz ausgelöst wird.

Behandlungsprinzip:

Reinige Blut-XUE und vertreibe den Wind-FENG.

Ohrpunkte:

- kräftigend (BU FA)
  Ohr 97 – Leber
  Ohr 98 – Milz
  Ohr 100 – Herz
- ableitend (XIE FA)
  Ohr 101 – Lunge
  Ohr 55 – SHEN MEN
  Ohr 34 – Graue Substanz

Anmerkung: Psychische Übererregung soll vermieden werden. Die Unterkleider sollen nur aus sehr weicher Baumwolle, jedoch nicht aus Kunststoffen bestehen. Die Nahrung soll nicht scharf gewürzt und auch nicht bitter sein. Alkohol und Knoblauch sind zu meiden.

Fallbeispiel 1

Bei 20 Patienten wurden 0,05 – 0,1 ml einer 0,25 – 0,5%igen Novocainlösung je Ohrpunkt injiziert.

Ergebnis:

7 Patienten – geheilt
11 Patienten – gebessert
2 Patienten – kein Effekt

Fallbeispiel 2

Ein 35jähriger Techniker klagte über Pruritus der unteren Extremitäten, der seit sieben Jahren im Winter auftrat. Besonders nachts leidet er unter sehr starkem Juckreiz. Durch Cortisonsalbe und innerlich angewendete trad. chin. Medikamente konnten die Symptome nur vermindert, aber keine Heilung erzielt werden.

Der Patient war mager, überempfindlich gegen Kälte und hatte nur wenig geschlafen; die Zunge war vergrößert mit typischen Zahneindrücken (Zeichen einer QI-Schwäche). Die unteren Extremitäten wiesen blutige Kratzeffekte und Pigmentflecke auf.

Trad. chin. Diagnose:

Leber-Nieren YANG Schwäche
„GAN SHEN YANG XU“

Behandlung:

Kugel-Druck-Methode an beiden Ohren mit den Ohrpunkten

Ohr 101 – Lunge,
Ohr 13 – Nebenniere,
Ohr 55 – SHEN MEN,
Ohr 95 – Niere,
Ohr 97 – Leber.

Ergebnis:

Schon nach zweimaliger Behandlung waren die Beschwerden deutlich besser. Einen Monat später teilte der Patient brieflich mit, daß der Juckreiz allmählich verschwunden und er seither beschwerdefrei sei.

H.5. Urtikaria

Auswahl der Punkte und Reizart

Hauptpunkte: Ohr 101 – Lunge
Ohr 71 – Urtikariabezirk
Ohr 13 – Nebenniere

Nebenpunkte: Ohr 55 – SHEN MEN
Ohr 100 – Herz
Ohr 97 – Leber

Man behandelt täglich oder jeden zweiten Tag mit dünnen Nadeln, die eine Stunde liegen bleiben.

10 Behandlungen bilden eine Serie.

Zur Reizverstärkung kann in die Punkte

Ohr 101 – Lunge und
Ohr 71 – Urtikariabezirk

einmal täglich in jeden Punkt beidseits abwechselnd 0,1 bis 0,2 ml 1%iges Novocain injiziert werden.

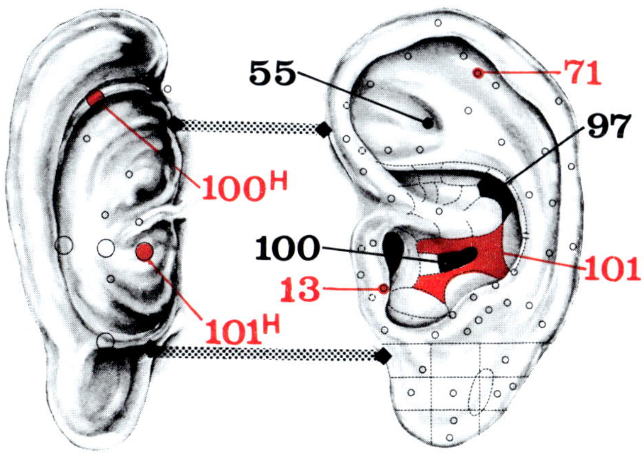

VI/H–5 Urtikaria

Allgemeine und persönliche Erfahrungen

❶ Die Ohr-Akupunktur kann bei akuten Fällen bessere Erfolge erzielen als bei chronischen, bei denen nur die Anfälle vermindert werden können.

❷ Bei akuten Fällen konnte mit einer He-Ne-Laser-Bestrahlung in

Ohr 101 – Lunge

der Juckreiz meist sofort gestillt oder vermindert werden.

❸ In einem Armeespital wurden behandelt:

a) 15 Patienten mit akuter Urtikaria, davon wurden

12 Patienten geheilt und bei
3 Patienten die Symptome vermindert.

b) 8 Patienten mit chronischer Urtikaria, wobei 4 Patienten gebessert wurden und 4 Patienten keinen Effekt zeigten.

❹ Selbstverständlich sollten die Patienten jene Nahrungsmittel meiden, die erfahrungsgemäß Urtikaria verursachen wie z. B. Fisch, Krabben, Krebse, bestimmte Früchte und Gemüsearten, usw.

Durch Darmparasiten hervorgerufene Urtikaria soll mit chinesischen Medikamenten gegen Darmparasiten behandelt werden.

In der trad. chin. Medizintheorie wird diese Krankheit als „Ausschlags-Sucht“ oder „Wind-Quaddeln“ bezeichnet.

Sie entsteht, wenn entweder Wind und Hitze FENG-RE oder Wind und Kälte FENG-HAN in den Körper eindringen und dort in Feuer-HUO umgewandelt werden, welches im Blut-XUE verbleibt.

Die hauptsächlich betroffenen Organe sind Leber-GAN, Milz-PI und Herz-XIN, da diese das Blut bewahren und kontrollieren. Sie müssen daher gestärkt werden und mit BU FA-Methode kräftigend an den entsprechenden Punkten behandelt werden.

Lunge-FEI und die ihr entsprechende Schichte der Haut als der „Ort“ der Beschwerden muß mit XIE FA-Methode ableitend am Punkt

Ohr 101 – Lunge

gereizt werden.

Eine weitere Krankheitsursache ist die Ansammlung von Wind und Hitze FENG-RE im Magen-WEI. Werden diese Krankheitsfaktoren von dort nicht vertrieben, so kann es immer wieder zum Auftreten der Urtikaria kommen.

Ohr-Akupunktur:

a) Ohr 13 – Nebenniere
Ohr 97 – Leber
Ohr 95 – Niere

b) kräftigend BU FA
Ohr 97 – Leber
Ohr 98 – Milz
Ohr 100 – Herz

c) ableitend XIE FA
Ohr 101 – Lunge
Ohr 55 – SHEN MEN
Ohr 34 – Graue Substanz

Fallbeispiel

Eine 19jährige Studentin litt an stark juckenden Quaddeln, die anfangs auf beide Unterschenkel beschränkt waren, sich aber später ausdehnten. Der Juckreiz war so stark, daß die Patientin sich die Haut blutig kratzte, was zu einer Vermehrung der Quaddeln und einer Zunahme des Juckreizes führte.

Bei der Untersuchung wurden an beiden Unterschenkeln Urtikaria-Quaddeln und zahlreiche Kratzeffekte festgestellt. Auch im Bereich des Oberschenkels und der Gesäß-, Lenden- und Rückengegend traten vereinzelt Quaddeln auf.

Behandlung mit Ohr-Akupunktur in

Ohr 13 – Nebenniere
Ohr 97 – Leber
Ohr 31 – Asthma
und den entsprechenden lokalen Punkten.

Nach dreimaliger Ohr-Akupunktur war der Juckreiz stark vermindert und nach fünfmaliger Behandlung verschwunden. Nach zehnmaliger Behandlung sind die Quaddeln und Kratzeffekte abgeheilt.

Literatur zum Abschnitt **Haut**

CHEN Y. S. et al., Auriculo-acupuncture in 15 cases of discoid lupus erythematosus. Journ. Tradi. Chin. Med. 5/4 (1985) 261

JICHOVA E. et al., Acupuncture in patients with thermal injuries. Acta Chir. Plast. 25/2 (1983) 102–108

I. Infekte

I.1. Malaria tertiana

Auswahl der Punkte und Reizart

Ohr 13 – Nebenniere
Ohr 34 – Graue Substanz
Ohr 22 – Endokrinium

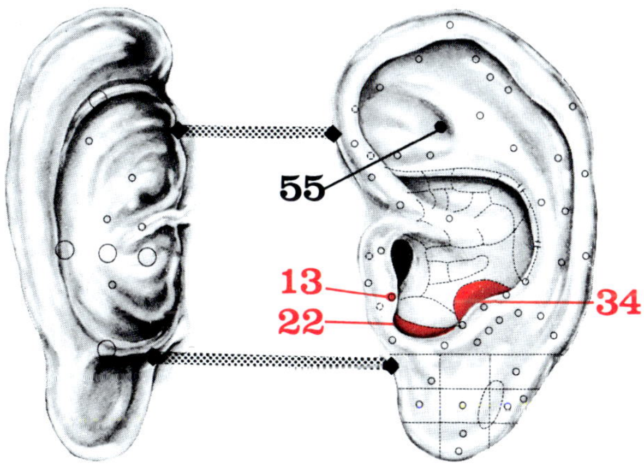

VI/I–1 Malaria

Die Behandlung mit Ohr-Akupunktur sollte zwei bis sechs Stunden vor dem zu erwartenden Anfall beginnen, wobei stark zu reizen ist oder die Dauernadel-Methode angewendet wird.

Die Nadeln bleiben ein bis zwei Stunden nach dem Anfall liegen und sind während dieser Zeit zwei- bis dreimal zu drehen.

Allgemeine und persönliche Erfahrungen

❶ NANJING: Es wurden 51 Fälle (mit Lebensalter über 6 Jahre) mit typischen Anfällen und positivem Blutausstrich behandelt. Die Patienten wurden zur Beobachtung des Krankheitsverlaufes für 96 Stunden aufgenommen. Auswahl der Punkte und Reizart wie oben.

Zur Beurteilung dienten folgende Parameter:

a) **Heilung:**

- nach ein- bis zweimaliger Behandlung Verringerung der Beschwerden;
- eine Woche später Blutausstrich negativ;
- ein Monat nach der Behandlung Blutausstrich weiter negativ.

b) **Besserung:**

- nach drei Behandlungen Verringerung der Beschwerden;
- eine Woche später Blutausstrich negativ;
- ein Monat nach der Behandlung ist der Blutausstrich aber wieder positiv.

c) **Kein Erfolg:**

Obwohl die Beschwerden sich verminderten oder der Blutausstrich negativ wurde, sind trotz viermaliger Behandlung Rückfälle zu verzeichnen.

Behandlungserfolge:

25 Fälle (= 49%) Heilung
15 Fälle (= 29%) Besserung

❷ In NANJING wurden auch solche Fälle beobachtet, die einen protrahierten Krankheitsverlauf aufwiesen. Es wird vermutet, daß die größeren Erfolge auf eine bessere Immunität zurückzuführen sind.

❸ Besonders abhängig ist der Erfolg vom Zeitpunkt der Ohr-Akupunktur-Behandlung. Es ist ein weitaus größerer Behandlungserfolg zu erwarten, wenn die Ohr-Akupunktur vor Beginn anstatt erst während des Anfalls eingeleitet wird.

❹ TUNG-TAI Hospital, Provinz JIANG-SU:

Es wurden mit der vorher beschriebenen Methode 27 Patienten behandelt, wobei bei 23 Patienten eine einzige Ohr-Akupunktur genügte, um den Anfall unter Kontrolle zu bringen.

Eine weitere Gruppe von 40 Patienten wurde mit der gleichen Methode behandelt. Dabei wurden mit einer einzigen Behandlung bei 34 Patienten die Anfälle verringert.

❺ AN-HUI MUNICIPEL Hospital:

Es wurden 24 Fälle behandelt, und zwar in

Ohr 55 – SHEN MEN,
Ohr 34 – Graue Substanz,
Ohr 22 – Endokrinium und
Ohr 13 – Nebenniere.

Die Dauernadeln wurden zwei Stunden vor dem zu erwartenden Anfall gesetzt, die dann durch Druck ununterbrochen gereizt wurden. Diese Dauernadeln wurden nach vier bis fünf Tagen entfernt.

Es wurden insgesamt 24 Patienten mit folgendem Ergebnis behandelt:

21 Patienten geheilt,
3 Patienten gebessert.

❻ SAN-MIN Hospital, Provinz FU-JIAN:

Es wurden 11 Patienten mit Malaria tertiana und sogar 2 Patienten mit zerebraler Malaria mit Ohr-Akupunktur in Verbindung mit anderen Behandlungsmethoden mit gutem Erfolg therapiert.

Kommentar der Herausgeber:

Nach WHO-Berichten u. a. Angaben ist die derzeitige Malariabehandlung nicht mehr effektiv, denn sowohl die Vorbeugung durch Bekämpfung der Anopheles als auch die individuelle Prophylaxe mit Plasmochin oder Fansidar geben nur mehr ungenügenden Schutz.

Derzeit gibt es auf der Welt mehr Malariakranke als es jemals gegeben hat. Darum gibt es vielfältige Versuche, etwa den einer Malariaimpfung, um hier eine Vorbeugung zu ermöglichen. In China sind Versuche mit Ohr-Akupunktur seit Jahrzehnten im Gange.

I.2. Virushepatitis

Seit 1958 werden in China akute und chronische Hepatitis und Leberzirrhose im Frühstadium (und die von ihr verursachten Spinnenmale [Lebersternchen]) sowie die Folgesyndrome der Hepatitis mit Ohr-Akupunktur behandelt und gewisse Heilerfolge erzielt.

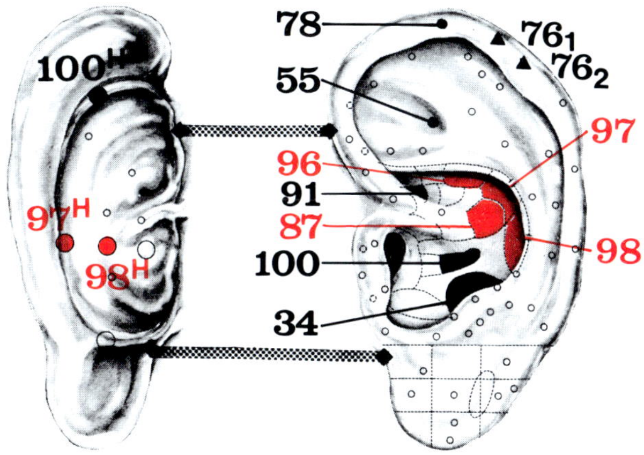

VI/I–2 Virushepatitis

Auswahl der Punkte und Reizart

1. *Hauptpunkte:* Ohr 97 – Leber
Ohr 98 – Milz
Ohr 96 – Galle
Ohr 87 – Magen

Bei Appetitlosigkeit:
Ohr 96 – Galle
Ohr 97 – Leber
Ohr 98 – Milz

Bei Schmerzen im Leberbereich:
Ohr 55 – SHEN MEN
Ohr 34 – Graue Substanz

Bei Bauchschwellung:
Ohr 34 – Graue Substanz
Ohr 96 – Galle
Ohr 91 – Kolon

Bei Schlaflosigkeit:
Ohr 55 – SHEN MEN
Ohr 100 – Herz
Ohr 34 – Graue Substanz

Zur **Senkung der Transaminasen:**
CAN YAN 1 + 2 liegen in der Mitte des Tuberculum Darwinii bzw. jeweils an dessen oberer und unterer Grenze zur Helix (Ohr 76/1 und 76/2).

Ohr 76-1 – Leber I oder
Ohr 76-2 – Leber II
Ohr 78 – Ohrspitze

Es werden täglich oder jeden zweiten Tag einmal vier bis sechs Punkte ausgewählt und beidseits mit mittelstarker Reizung genadelt. Die Nadeln bleiben eine Stunde liegen.

Eine Behandlungsserie umfaßt 10 Tage.

2. Die empfindlichen Punkte können mit Hilfe eines elektrischen Suchgerätes – auf Grund ihrer guten elektrischen Leitfähigkeit (wörtlich: Methode der guten Leitfähigkeit) – ausgesucht werden. Beidseits soll in jeweils drei dieser Punkte 0,5%iges Novocain oder Vit. B_{12} täglich oder jeden zweiten Tag injiziert werden.

Eine Behandlungsserie umfaßt 10 Tage.

Allgemeine und persönliche Erfahrungen

❶ ZHOU behandelte 20 Fälle von Hepatitis unterschiedlichen Typs mit Ohr-Akupunktur. Er nadelte die verschiedenen Punkte im Bereich des Leber- und Verdauungstraktes an beiden Ohren alle zwei Tage einmal. Die Nadeln blieben eine Stunde liegen. Eine Behandlungsserie umfaßte 10 bis 15 Sitzungen.

Wenn die Symptome verschwunden und die Leberfunktionen wieder normalisiert waren, ging er zu Subkutannadeln über, die er jede Woche einmal wechselte.

Alle Patienten zeigten nach der Ohr-Akupunktur-Therapie vermehrten Appetit sowie eine deutliche Besserung der Seitenschmerzen, der geistigen und körperlichen Schwäche und der Gliedmaßenschwäche. Der Ikterus verschwand im raschesten Fall in fünf und im langsamsten in vierzehn Tagen – durchschnittlich in 8,5 Tagen.

Der Appetit besserte sich meist nach drei bis fünf Tagen. Für die Besserung und Wiederherstellung der Leberfunktion waren zwei bis vier Wochen erforderlich.

❷ Bei 14 Fällen von erhöhter SGPT (bis 60 Einheiten) ohne subjektive Hepatitisbeschwerden führten wir bei Freiwilligen die elektrische Reizung der Punkte durch und nahmen je eine Stunde vor und nach jeder Behandlung Blut ab. Es war keine signifikante Änderung der SGPT in diesem Zeitraum zu beobachten.*)

Nach XU Ruizheng tritt eine Besserung der SGPT frühestens nach zwei Behandlungsserien auf.

❸ Punkt-Injektion von 100 ml Vit. B_{12} täglich einmal an

Ohr 97 – Leber,
Ohr 98 – Milz und
Ohr 96 – Galle.

Ein Behandlungsgang dauert 10 Tage.

Es wurden 39 Fälle von chronischer Hepatitis und Leberzirrhose im Frühstadium behandelt.

Die 34 erfolgreich behandelten Fälle zeigten Übereinstimmung der subjektiven Beschwerden mit den objektiven Befunden:

- Verkleinerung von Leber und Milz und
- Normalisierung der Leberfunktionswerte.

Als erfolgreich behandelt bezeichneten wir jene Fälle, die subjektiv eine deutliche Besserung der Symptome registrierten und deren Leber um weniger als 1,5 cm kleiner wurde.

Behandlungsdauer: 2 – 3 Serien, ca. 30 Tage.

\) Kommentar der Herausgeber:

Dieses Beispiel zeigt, daß bei Gesunden eine kurzfristige Behandlung keine Änderung bewirkt.

Die Autoren faßten ihre Beobachtungen wie folgt zusammen:

A	B	C	D	E
Lebervergrößerung	39	6	19	14
Milzvergrößerung	16	3	7	6

A = Gruppen
B = Fälle
C = Verkleinerungen über 1,5 cm
D = Verkleinerungen 0,5 bis 1,5 cm
E = keine Veränderungen

❹ Wir behandelten einige Fälle (ohne Statistik) von Lebersternchen (Spinnenmale) bei Leberzirrhose und wählten die Punkte

Ohr 97 – Leber,
Ohr 98 – Milz,
Ohr 87 – Magen.

Innerhalb des Areals von Ohr 97 – Leber wurden drei Nadeln in Dreiecksanordnung gesetzt.

Wir nadelten täglich einmal oder jeden zweiten Tag und beließen die Nadeln je eine Stunde.

Nach fünf- bis zehnmaliger Behandlung stellte sich ein befriedigender Heilungserfolg ein. Gleichzeitig mit dem Verschwinden der Lebersternchen besserten sich auch die übrigen Symptome.

Fallbeispiel 1

Ein 34jähriger Mann war vor einem Jahr wegen akuter Hepatitis für drei Monate hospitalisiert, wobei sich die Symptome allmählich milderten. Der Ammoniak-Fermentwert (SGPT) konnte aber nie normalisiert werden.

Vor der Ohr-Akupunktur traten oft Seitenschmerzen, Müdigkeit, leichte Erschöpfbarkeit und einen SGPT-Wert von 255 Einheiten auf. Nach zehnmaliger Nadelung von

Ohr 97 – Leber,
Ohr 98 – Milz,
Ohr 78 – Ohrspitze und
Ohr 34 – Graue Substanz

gab der Patient deutliche subjektive Besserung an; der SGPT-Wert sank auf 114 Einheiten.

Die Kontrolle nach weiteren 20 Sitzungen zeigte bereits ein normales Ergebnis. Weitere Nachuntersuchungen nach einem und drei Monaten ergaben kein neuerliches Ansteigen der SGPT und das subjektive Befinden war weiterhin gut.

Fallbeispiel 2

Eine 40jährige Frau litt 1973 an anikterischer Hepatitis mit einem SGPT-Wert von 170 Einheiten. Von 1974 bis 1975 schwankte der Wert stets zwischen 47 und 69 Einheiten.

Die Ultraschall-Untersuchung sprach für chronische Hepatitis.

Oktober 1975 begann die Behandlung mit Ohr-Akupunktur. In

Ohr 97 – Leber,
Ohr 98 – Milz,
Ohr 76-1 – Leber I oder
Ohr 76-2 – Leber II

wurden Subkutannadeln gesetzt, die einmal wöchentlich gewechselt wurden.

Zwei und fünf Wochen nach Setzen der Dauernadeln wurde jeweils die Leberfunktion geprüft und als normal befunden. Auch die Ultraschalluntersuchung brachte einen normalen Befund und die Patientin nahm ihre gewohnte Arbeit wieder auf.

Fallbeispiel 3

Ein 43jähriger Mann litt 1959 an Hepatitis mit Ikterus. Der Befund lautete Leberzirrhose mit Lebersternchen (Spinnenmale) als Begleitsymptom. Die Kapillargefäße an beiden Wangen des Patienten waren erweitert. In der Vertiefung unter dem linken Schlüsselbein befand sich ein Spinnenmal. Die Handflächen zeigten Leberlinien. Außerdem trat ein geringer Aszites auf und die Leber war 4 cm unter den Rippen verhärtet tastbar.

Nach fünf Injektionen von Thioktsäure (LIU-XIN-SUAN) verschwand der Aszites. Die Spinnenmale an Hals und Brust vermehrten sich aber auf zehn.

Für die Ohr-Akupunktur wurden die Punkte

Ohr 97 – Leber,
Ohr 98 – Milz,
Ohr 87 – Magen

einmal täglich genadelt.

Das Areal von Ohr 97 – Leber wurde mit drei Nadeln in Dreiecksanordnung gestochen.

Nach fünfzehn Sitzungen (= eine Behandlungsserie) verblaßten die Spinnenmale bzw. wurden die kleineren noch kleiner.

Nach zwei Behandlungsserien verschwanden die kleinen Spinnenmale ganz und die großen verkleinerten sich.

Bei einer Kontrolle nach drei Monaten waren die Spinnenmale bereits völlig verschwunden und auch die erweiterten Gefäße im Gesicht wurden im Zuge der Behandlung blasser und kleiner.

Literatur zum Abschnitt **Virushepatitis**

ZHOU LUJI, Verwendung der Ohrmuschel für Diagnose und Therapie der infektiösen Hepatitis. ZHEJIANG ZHONGYI ZAZHI 6 (1960) 258

Krankenhaus QINGDAO, Erste Beobachtungen zum Heilerfolg bei Blockade-Behandlung von 60 Fällen infektiöser Hepatitis. SHANDONG YIKAN 7 (1960) 25

ZHANG SHAOWEI et al., Erste Berichte über chronische Hepatitis und Leberzirrhose im Frühstadium durch Injektion in empfindliche Ohr-Punkte behandelt. HENGYANGSHI YILIAO JINGYAN HUIBIAN (Bd. 4), 1980

JIN GUISHENG, Erfahrungen mit der Ohr-Akupunktur. XUTAI KEJI 1 (1978) 34

(5) DING YUDE et al., Bericht über drei Fälle von Ohr-Akupunktur-Therapie bei Spinnenmalen infolge Leberzirrhose. YUXI YIYAO ZILIAO 4 (1977) 30

Literatur zum Abschnitt **Infektionen**

CHEN G. S. et al., Clinical Observation on Fifty-one Cases of Tertian Malaria Treat by Ear-Acupuncture Therapy.

KÖNIG G., Möglichkeiten der Immun-Modulation mittels Körper- und Ohr-Akupunktur. Kompendium des 71. ärztlichen Fortbildungskongresses 1986, M. S. Verlag, Uelzen 1987

K. Kinderkrankheiten

K.1. Dyspepsie im Kindesalter

Auswahl der Punkte und Reizart

Hauptpunkte: Ohr 87 – Magen
Ohr 89 – Dünndarm
Ohr 91 – Dickdarm
Ohr 98 – Milz

Nebenpunkte: Ohr 22 – Endokrinium
Ohr 55 – SHEN MEN
Ohr 95 – Niere
Ohr 97 – Leber
Ohr 101 – Lunge

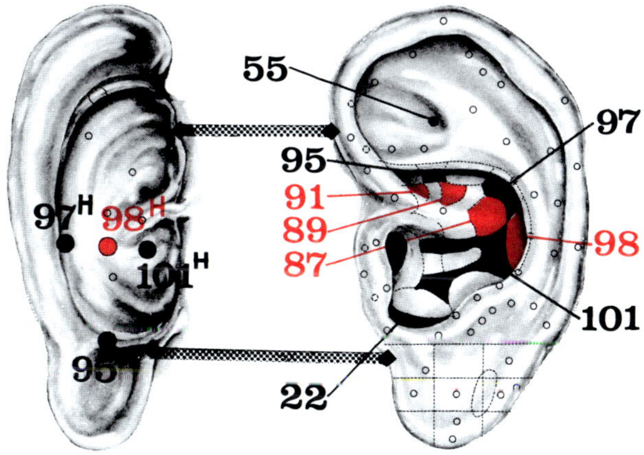

VI/K–1 Dyspepsie bei Kindern

Reizart:

Setzen von Nadeln, wobei diese sofort nach dem Einstich zu entfernen sind.

Behandlungsabstand: Jeden zweiten Tag einmal.

Daran anschließend zweimal in der Woche Kugel-Druck-Methode.

Lasertherapie:

Jeden 2. Tag einmal, wobei jeweils 4 – 5 Punkte ausgewählt werden (siehe Kapitel: Laser-Therapie).

5 – 10 Behandlungen bilden eine Serie.

Allgemeine und persönliche Erfahrungen

❶ Beim Kind haben sich bei nachstehenden Symptomen folgende Ohrpunkte bewährt:

Appetitlosigkeit und Dyspepsie:
Ohr 87 – Magen,
Ohr 98 – Milz

Diarrhoe als Hauptsymptom:
Ohr 89 – Dünndarm

Schreien, Unruhe, leichtes Fieber:
Ohr 55 – SHEN MEN,
Ohr 101 – Lunge

Dünnflüssiger Stuhl:
Ohr 89 – Dünndarm,
Ohr 91 – Dickdarm
statt Nadelung Moxibustion.

❷ Bei der Ernährung des Patienten ist besonders auf die Zeit der Nahrungsaufnahme und die Nahrungsmenge Bedacht zu nehmen. Von übermäßigem Essen, zu fetten oder zu süßen Speisen ist abzuraten. Wird die Dyspepsie durch Darmparasiten oder Darmtuberkulose hervorgerufen, so ist natürlich eine entsprechende kausale Therapie durchzuführen.

❸ Bei Kindern soll die Ohr-Akupunktur nur mittels eines ganz kleinen, vorsichtigen Mikroaderlasses gemacht werden. Auch die Kugel-Druck-Methode der Ohrmuschel darf nicht zu stark ausgeführt werden.

Kommentar der Herausgeber:

Bei Kindern ist die Laser-Akupunktur der Feinnadel-Methode vorzuziehen, da sie schmerzlos durchgeführt wird.

Über die Behandlung behinderter Kinder mittels Akupunktur verweisen wir auf die Arbeiten von TENK, HAIDVOGL und BRISCH.

K.2. Enuresis

Auswahl der Punkte und Reizart

Hauptpunkte: Ohr 95 – Niere
Ohr 92 – Blase
Ohr 97 – Leber
Ohr 34 – Graue Substanz

Nebenpunkte: Ohr 22 – Endokrinium
Ohr 28 – Hirn-Hypophyse
Ohr 80 – Urethra

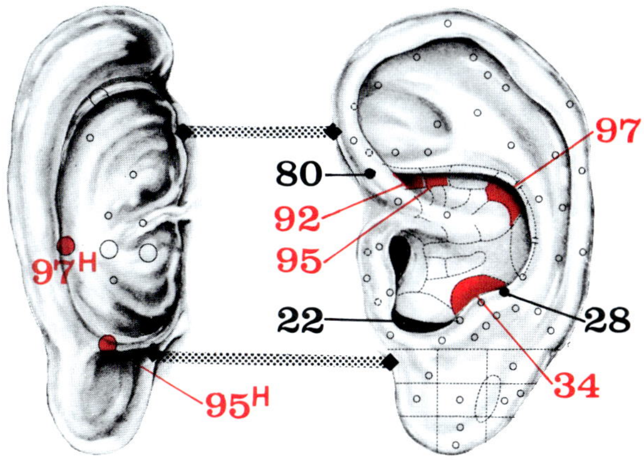

VI/K–2 Enuresis

Es werden jedes Mal 3 bis 4 Punkte ausgewählt und mit feiner Nadel oder elektrisch stimuliert. Schmerzempfindliche Kleinkinder können mit Laser-Akupunktur behandelt werden.

Bei deutlicher Besserung der Beschwerden wird die Behandlung mit Dauernadel oder nach der Kugel-Druck-Methode fortgesetzt.

Die Behandlung erfolgt anfangs einmal täglich oder jeden zweiten Tag einmal. Wenn die Symptome gebessert sind, behandelt man einmal pro Woche.

Allgemeine und persönliche Erfahrungen

Nach der traditionell chinesischen Medizintheorie kann Enuresis aus zweierlei Ursachen entstehen:

❶ Wenn eine QI-Schwäche von Niere-SHEN vorliegt; in diesen Fällen schläft der Patient besonders tief und ist nur sehr schwer aufweckbar; daher kommt es auch zum Einnässen.

Die Patienten haben außerdem eine stark reduzierte geistige Leistungsfähigkeit, eine blasse Gesichtsfarbe und eine vermehrte Urinausscheidung.

Ohr-Akupunktur in

Ohr 95 – Niere,
Ohr 22 – Endokrinium,
Ohr 28 – Hirn-Hypophyse.

❷ Wenn – nach dieser Medizintheorie – das Leber-Feuer GAN-HUO aufsteigt, so ist der Patient sehr unruhig, launisch und reizbar, schläft unruhig, knirscht während des Schlafens mit den Zähnen, spricht im Schlaf laut und näßt ein.

Da ein Hitze-Zustand RE-ZHENG vorliegt, ist der Urin dunkelgelb.

Ohr-Akupunktur in

Ohr 97 – Leber,
Ohr 96 – Pankreas-Galle,
Ohr 55 – SHEN MEN und bei Bedarf
Ohr 76 – GAN-YAN Mikroaderlaß mit 3–5 Tropfen Blut. Der Punkt GAN YAN liegt in der Mitte zwischen Ohr 78 – Ohrspitze und dem Tuberculum Darwinii.

❸ Wenn bei Enuresis Oxyuren nachgewiesen wird, so muß natürlich eine entsprechende medikamentöse Behandlung erfolgen.

Fallbeispiel

Eine 10jährige Schülerin litt seit langem an Bettnässen, welches in den letzten drei Jahren zunehmend häufiger auftrat. Trad. chin. Medikamente zeigten keinen Effekt. Jede Nacht kam es zwei- bis dreimal zu spontanem Harnabgang. Wenn man sie in der Nacht spontan aufweckte, war sie desorientiert. Tagsüber mußte sie oft zehnmal oder öfter Wasser lassen (Polyurie); manchmal war sie auch inkontinent.*)

Bei der Untersuchung der Patientin fiel vor allem eine Veränderung beider Ohrmuscheln auf: Sie waren „weich wie Baumwolle". Dies wird in der trad. chin. Diagnostik als allgemeines Zeichen einer schwachen Konstitution angesehen.

Gesichtsfarbe blaß, geistige Leistungsfähigkeit gering.
Zunge: blaß, dünner und weißlicher Belag.
Puls: tief, fadenförmig.

Diese Befunde werden mit einer Schwäche-XU des QI von Niere-SHEN in Beziehung gesetzt.

Ohr-Akupunktur in

Ohr 95 – Niere,
Ohr 51 – Vegetativum.

Bei solchen Patienten kann auch die Funktion der Blase gestört sein, sodaß oft gleichzeitig

Ohr 92 – Blase

akupunktiert wird.

Bei abnorm tiefem Schlaf sollte zusätzlich auch

Ohr 28 – Hirn-Hypophyse

behandelt werden.

Behandlungsverlauf:

Anfangs Ohr-Akupunktur bilateral, dann wurde mit Kugel-Druck-Methode – wobei die Punkte dreimal täglich selbst zu stimulieren sind – fortgesetzt. Vor dem Schlafengehen muß fester gedrückt werden!

Bereits eine Woche nach Behandlungsbeginn waren die Beschwerden gebessert: einmal trat Bettnässen auf. Nach dem Erwecken konnte sie mit klarem Bewußtsein alleine zur Toilette gehen und Wasser lassen. Die tagsüber auftretende Polyurie wurde gleichfalls gebessert.

**) Kommentar der Herausgeber:*

Diese Symptome sind sicherlich nicht die einer echten Enuresis.

Literatur zum Abschnitt **Kinderkrankheiten**

ALBEGGER K., HUBER E. G., Die entzündlichen Erkrankungen der Nase und der Nasennebenhöhlen im Kindesalter. Pädiatr. Pädol. 20/3 (1985) 315–323

FUNICIELLO-PIAZZA A. M., Combined auriculo-acupuncture anesthesia in pediatric open-heart surgery. Minerva Med. 70/56 (1979) 3861

SHARGORODSKII A. G. et al., Helium-neon Laser radiation in the combined treatment of children with nonspecific lymphadenitis of the face and neck. Stomatologiia (Mosk) 65/6 (1986) 30–32

SHI B. P. et al., The radiation of the He-Ne Laser on acupoint in treatment of infantile chronic diarrhea in 93 cases. Journ. Tradi. Chin. Med. 5/2 (1985) 89–91

TENK H., Effects of laser acupuncture on recurrent abdominal pain syndrome in children. Journ. Tradi. Chin. Med. 14/3 (1986)

TENK H., Die physiologische Grundlage der chinesischen Akupunktur-Therapie bei behinderten Kindern. Akupunktur – Theorie und Praxis 6 (1978) 167

dies.: Praktikum der chinesischen Akupunktur und Punktmassage für die Kinderheilkunde – Nach einem Lehrgang für chinesische Akupunktur in Nanjing. Verlag Maudrich, Wien 1979

dies.: Die Rehabilitation von mehrfach Körperbehinderten mittels Akupunktur. Akupunktur – Theorie und Praxis 8 (1980) 102

dies.: Akupunktur im Kindesalter. Kinderarzt 5 (1981) 725

dies.: Akupunkturbehandlung körperbehinderter Kinder. Das behinderte Kind 19 (1982) 79

dies.: Die Möglichkeiten der Akupunktur in der Kinderheilkunde. Akupunktur – Theorie und Praxis 10 (1982) 282

dies.: Die Akupunktur-Lasertherapie der infantilen Cerebralparese und mehrfach behinderter Kinder. II. Int. Soft-Laser-Symposion, München 1986

dies.: Therapie pädiatrischer Krankheitsbilder mittels Akupunktur. Indikation und Kontraindikation – eine kritische Beurteilung. Kompendium des 71. ärztlichen Fortbildungskongresses 1986, M. S. Verlag, Uelzen 1987

TENK H. et al., Akupunktur-Therapie und Biochemie. Akupunktur – Theorie und Praxis 5 (1977) 159

dies.: Zerebrale Akupunktur-Therapie und biochemische Aspekte. Akupunktur – Theorie und Praxis 6 (1978) 12

dies.: Punktmassage, Akupunktur und Lasertherapie des mehrfachbehinderten Kindes. 8. Weltkongreß Akupunktur, Abstracts, S. 133, Sofia 1983

dies.: Akupunktur-Praktikum für die Therapie des behinderten Kindes: Punktmassage, Akupunktur, Laser-Punktur. Verlag Maudrich, Wien 1983

L. Leber- und Gallekrankheiten*)

L.1. Einfache Cholezystitis und Cholelithiasis

Auswahl der Punkte und Reizart

1. Ohr 97 – Leber
   Ohr 96 – Pankreas-Gallenblase
   Ohr 112 – R. n. vagi
   Ohr 43 – Abdomen

Diese Punkte sind stark zu reizen und die Nadel ist zu belassen; dabei sind die Punkte immer wieder durch manuelles Drehen der Nadel oder mit einem elektrischen Reizgerät zu reizen.

Ferner kann auch die Kugel-Druck-Methode angewendet werden.

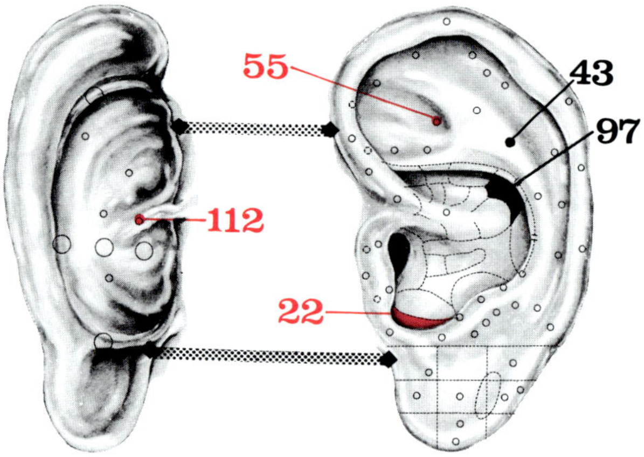

VI/L–1a Cholezystitis, Cholelithiasis 1

2. Zwei Gruppen von Ohr-Punkten werden empfohlen:

a) Ohr 55 – SHEN MEN
   Ohr 43 – Abdomen
   Ohr 22 – Endokrinium
   Ohr 97 – Leber
   Ohr 112 – R. n. vagi

b) Ohr 96 – Pankreas-Gallenblase
   Ohr 13 – Nebenniere
   Ohr 43 – Abdomen
   Ohr 65 – Schulter

Diese zwei Punktgruppen werden abwechselnd gereizt, und zwar wird die Kugel-Druck-Methode bevorzugt. Der Patient sollte mehrmals täglich diese Punkte drücken.

Alle 3 bis 7 Tage sollten die Kugeln gewechselt werden.

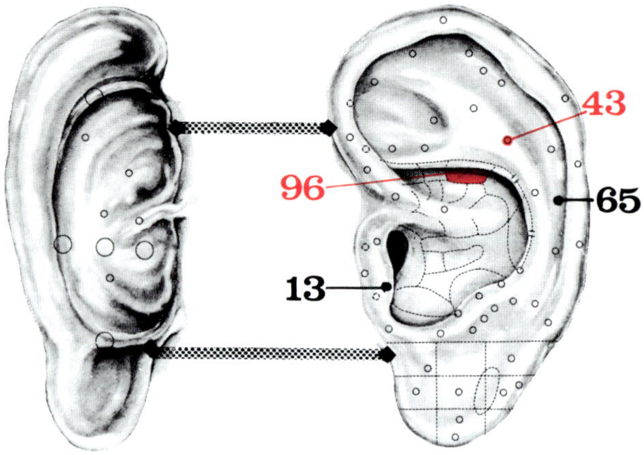

VI/L–1b Cholezystitis, Cholelithiasis 2

---

*) *„Virushepatitis" siehe Infekte.*

3. Rechtes Ohr:

   Ohr 55 – SHEN MEN bis Ohr 43 – Abdomen subkutan eine Nadel vorschieben und ebenso von Ohr 51 – Vegetativum und von Ohr 96 – Pankreas-Galle (2 mm unterhalb von Ohr 96 – Pankreas-Gallenblase) bis zu Ohr 88 – Duodenum eine Nadel subkutan vorschieben.

   Linkes Ohr:

   von Ohr 96 – Pankreas-Galle bis Ohr 88 – Duodenum eine Nadel subkutan vorschieben.

Diese Punkte werden täglich einmal 20 bis 45 Minuten elektrisch gereizt. 10 Behandlungen bilden eine Serie.

Allgemeine und persönliche Erfahrungen

❶ KIANGSU, Chinesisches Medizin-Institut:

114 Patienten mit gesicherter Diagnose von Cholezystitis und Cholelithiasis wurden behandelt. 11 dieser Patienten wurden ausschließlich mit der Kugel-Druck-Methode therapiert.

Die übrigen Patienten hatten eine kombinierte Behandlung, wobei neben der Ohr-Akupunktur (Kugel-Druck-Methode) auch die sonst üblichen Medikamente sowohl der chinesischen als auch der modernen Medizin angewendet wurden.

Diese Patienten wurden in zwei Gruppen mit unterschiedlicher Behandlungsdauer ausgewertet:

a) 61 Patienten wurden 6 Wochen,
b) 53 Patienten 3 Wochen lang behandelt.

Beide Gruppen wurden mit der unter 2. angeführten Punkte-Auswahl behandelt. Die meisten Patienten empfanden nach der Behandlung eine deutliche Besserung, d. h. die Schmerzen waren verringert, die krampf- und anfallsartigen Koliken traten seltener auf und die ausstrahlenden Schmerzen wurden deutlich reduziert. Die Übelkeit und die Abneigung gegenüber Fett nahmen ab, der Appetit wurde angeregt. Wenn der Patient während der Anfälle die mit der Kugel-Druck-Methode behandelten Ohr-Punkte drückte, so trat eine sofortige Besserung der Symptome ein.

Diese Kugel-Druck-Methode muß regelmäßig angewendet, d. h. die Punkte müssen mittels der Kugeln massiert werden. Wird die Massage nicht regelmäßig durchgeführt, so wird kein ausreichender Erfolg erzielt. Werden am Beginn der Behandlung die Punkte mittels der Kugel mehrmals täglich genügend gereizt, so hat man bereits in den ersten drei Tagen gute Erfolge. Die statistische Auswertung ergab, daß bei sechswöchiger Behandlung die Ergebnisse wesentlich besser waren als bei nur dreiwöchiger ($p < 0{,}01$).

❷ WEI-HAI Hospital (Provinz SHAN DONG):

Es wird berichtet, daß bei experimentellen Versuchen an Hunden in Allgemeinnarkose der Druck im Ductus choledochus gemessen wurde. Nach Körper-Akupunktur an

G 34 – YANG LIN QUAN und
PaM 152 – DAN NANG

und den Ohr-Punkten

Ohr 51 – Vegetativum,
Ohr 96 – Pankreas-Galle

mit 2 Minuten dauernder elektrischer Reizung stieg der Druck im Ductus choledochus und es erfolgte eine rasche Entleerung der Gallenblase. Nach Absetzen der elektrischen Reizung der Körper-Akupuntur-Punkte führte die Handmassage der Ohr-Punkte zu einem neuerlichen Druckanstieg im Choledochus.

Nach Unterbrechung der Massage kam es zu einem Absinken des Druckes. Nach neuerlicher Anwendung der Knopf-Druck-Massage konnte wieder eine Drucksteigerung im Choledochus erreicht werden. Dieser wiederholbare Wechsel zwischen Drucksteigerung und Drucksenkung – im Zusammenhang mit der Knopf-Druck-Massage der Ohr-Punkte – spricht dafür, daß die Massage der entsprechenden Ohr-Punkte die Gallenblase zur Kontraktion anregen und ihre Entleerung hervorrufen kann.

Aus dieser Untersuchung zieht man den Schluß, daß eine gesetzmäßige Beziehung zwischen Gallensteinausscheidung, Kontraktion der Gallenblase, Reizung der Hauptgallengänge und Erweiterung des Sphincter Oddi und dem bei Ohr-Akupunktur ausgelösten Reiz besteht.

❸ **Nach der trad. chin. Medizin** werden diese Krankheiten durch traurige Verstimmung, extreme Tagestemperaturen (zu kalt oder zu warm), Wetterwechsel, unregelmäßige Nahrungsaufnahme oder durch von Parasiten verursachte Verstopfung hervorgerufen. Diese Krankheitsfaktoren verursachen eine Blockierung des QI von Leber-GAN und Magen-WEI, was der Patient häufig als Druck und Völlegefühl im vorderen Thorax und Abdomen erlebt. Wenn Feuchtigkeit-SHI und Hitze-RE in der Gallenblase gestaut sind (wenn also eine eitrige Cholezystitis vorhanden ist), so soll zusätzlich mit westlichen Medikamenten behandelt werden.

Die Ohr-Akupunktur ist nach Ansicht der chinesischen Autoren besonders wirkungsvoll bei weichen oder sandförmigen Konkrementen oder bei Rezidiven nach Cholezystektomie.

Fallbeispiel

Ein 33jähriger Mann litt seit acht Tagen an starken Schmerzen im rechten Oberbauch, an Übelkeit und Erbrechen. Trotz vor sechs Jahren erfolgter Cholelithotomie traten jährlich zwei bis drei Rezidive auf.

Die vor der Ohr-Akupunktur durchgeführte Untersuchung ergab gelblich gefärbte Haut und Skleren, angespannte Bauchmuskulatur, vergrößerte Gallenblase, positives Murphy-Zeichen; weiße Blutkörperchen 12 800, 85% Neutrophile, 15% Lymphozyten.

Es wurde Ohr-Akupunktur nach Schema 3 angewandt. Die Bauchschmerzen waren nach elektrischer Stimulation der Punkte vermindert, doch in der Nacht traten die wie Messer schneidenden Schmerzen wieder auf.

Eine neuerliche Behandlung mit elektrischer Reizung – zusätzlich

Ohrpunkt 76 – Leber I und II –

führte zu einer deutlichen Besserung der Bauchschmerzen binnen 45 Minuten.

Am 3. Behandlungstag waren insgesamt 52 Gallensteine verschiedener Größe (max. Durchmesser 1 cm) abgegangen. Nach weiterer kontinuierlicher elektrischer Reizung konnten noch 70 kleinere Gallensteine ausgeschieden werden. Danach verschwanden die Bauchschmerzen vollkommen, Appetit und Hautfärbung normalisierten sich.

Literatur zum Abschnitt **Leber – Galle**

BOGDANOVICH U. Ia., KARIMOV M. G., Use of optical quantum generators (lasers) to treat ortopedo-traumatologic patients. Ortop. Traumatol. Protez. 10 (1984) 60–65

DONG S. R. et al., Clinical analysis of therapeutic efficacy in 365 cases of cholelithiasis treated by pressure over ear points. Journ. Trad. Chin. Med. 6/1 (1986) 1–5

GLYKOFRIDIS S. et al., Comparison study between laser acupuncture and classical physiotherapy in pain relief of musculosceletal syndromes. In: Akupunktur – Theorie und Praxis 3 (1986)

GUSSETTI P. et al., Calcified periarthritis. Disappearance of periarticular calcification after laser Therapy. Radiol. Med. (Torino) 72/12 (1986) 934–936

PIETTE F., Infrared-laser on acupuncture needles. Journ. Trad. Chin. Med. 14/3 (1986)

ZHANG Y. X. et al., Clinical Report on Treatment of 510 Cases of Gallstone by Electro-acupuncture at Ear Points. Chin. Acup. a. Mox. 6/5 (1986) 5

M. Magen- und Darmkrankheiten

M.1. Akute Appendizitis

Auswahl der Punkte und Reizart

1. Ohr 90 – Appendix IV oder
   überempfindliche Punkte im mittleren Teil des Cavum conchae

täglich ein- bis zweimal stark reizen. Die Nadeln bleiben ein bis zwei Stunden liegen.

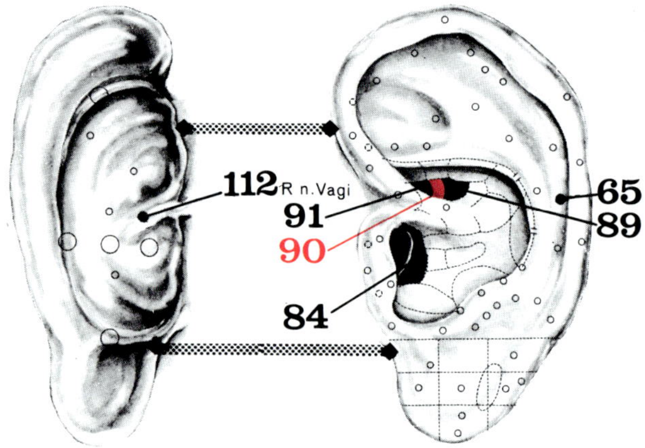

VI/M–1 Appendizitis

2. Ohr 91 – Kolon
   Ohr 89 – Dünndarm
   Ohr 65 – Schulter
   Ohr 84 – Mund oder
   Ohr 112 – R. n. vagi

ein- bis zweimal täglich stark reizen und die Nadeln ein bis zwei Stunden belassen.

Allgemeine und persönliche Erfahrungen

❶ Gewöhnlich bilden sich die Schmerzen im rechten Unterbauch spontan zurück oder sind deutlich vermindert. Druck- und Auslaßschmerz sollen nach zwei bis drei Tagen allmählich verschwinden.

❷ Wenn der Patient noch fiebert, sollen

Ohr 34 – Graue Substanz und
Mikroaderlaß im Ohrläppchen

täglich ein- bis dreimal hinzugenommen werden, bis die Körpertemperatur normalisiert ist.

Wenn durch die Ohr-Akupunktur die Symptome nicht in ein bis zwei Tagen unter Kontrolle sind, sollte appendektomiert werden.*)

**) In TIANJIN wurden über 10 000 Fälle von akuter Appendizitis stationär aufgenommen und mit Akupunktur behandelt. Besserten sich die Symptome nicht binnen drei Stunden, so wurde die Appendektomie durchgeführt. (AUERSWALD-KÖNIG)*

❸ Eine einfache akute Appendizitis ist mit gutem Erfolg zu behandeln, hingegen ist die Behandlung einer eitrigen, gangränösen Appendizitis wenig erfolgversprechend. Hier kann die Ohr-Akupunktur nur der Unterstützung dienen. Diese Patienten sind zu operieren.

❹ Bei manchen Fällen konnte man während der Operation die verstärkte Peristaltik des Darmes feststellen, wenn gleichzeitig

Ohr 90 – Appendix IV und
Ohr 84 – Mund

punktiert wurden. Weiters war bei Beginn der Ohr-Akupunktur während der Operation eine Abnahme der entzündlichen Veränderungen des Appendix zu beobachten.

❺ Bei der Ohr-Akupunktur treten wie bei allen konservativen Behandlungsmethoden häufig Rezidive auf (26%).

Bei einer Gruppe von 377 Patienten, die durch Ohr-Akupunktur in den empfindlichen Punkten im mittleren Teil des Cavum conchae mit starker Reizung und Nadelbelassen zwischen 30 und 60 Minuten behandelt worden waren, zeigte sich bei 90% ein guter Erfolg.

Die Patienten hatten keine Bauchschmerzen mehr, die Körpertemperatur und die Leukozyten waren wieder normal. Durchschnittliche Aufenthaltsdauer waren drei bis vier Tage.

200 Patienten konnten nach einem Jahr nachuntersucht werden: 26,6% Rezidive.

Fallbeispiel

Ein 40jähriger Mann kam mit seit einem Tag bestehenden Schmerzen im rechten Unterbauch in die Ambulanz und wurde mit der Diagnose akute Appendizitis aufgenommen.

Körpertemperatur 37,5 Grad C, Leuko 9600, davon Neutrophile 75%, Druckschmerz im Mac-Burney-Punkt, Auslaßschmerz und Abwehrspannung im rechten Unterbauch.

Behandlung mit Ohr-Akupunktur:

Ohr 112 – R. n. vagi,
Ohr 84 – Mund beidseits.

Die Nadeln blieben zwei Stunden liegen.

Nach der Behandlung verschwand der Schmerz, der Druckschmerz war vermindert, Leukozyten 5200, Neutrophile 75%.

Die Ohr-Akupunktur wurde täglich einmal durch drei Tage fortgesetzt. Dann war der Patient subjektiv beschwerdefrei und zunächst geheilt.

Kommentar der Herausgeber:

Eine konservative Behandlung akuter, chirurgischer Krankheiten ist in China auch bei jenen Fällen durchgeführt worden, die bei uns in Europa operiert worden wären. Aus forensischen Gründen soll dies bei uns nicht gemacht werden. Außerdem spricht auch die hohe Rezidivquote gegen eine Therapie mit Akupunktur bei dieser Krankheit.

M.2. Chronische Gastritis

Auswahl der Punkte und Reizart

Hauptpunkte: Ohr 87 – Magen
Ohr 51 – Vegetativum
Ohr 101 – Lunge

Nebenpunkte: Ohr 97 – Leber
Ohr 98 – Milz
Ohr 84 – Mund *)
Ohr 22 – Endokrinium

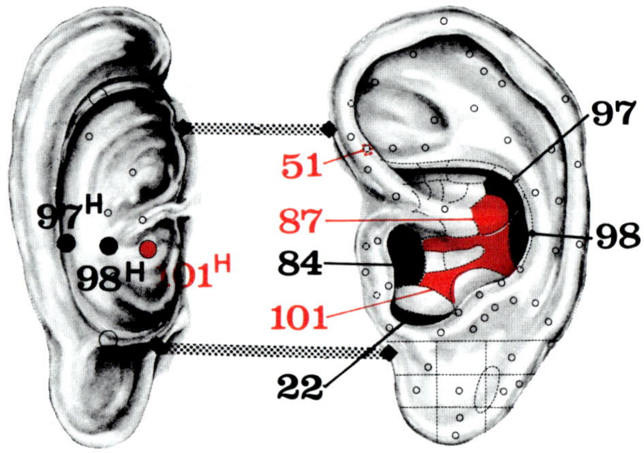

VI/M–2 Chronische Gastritis

Reizart:

Einmal wöchentlich werden jeweils 3 bis 5 Punkte ausgewählt und anfangs mit feiner Nadel oder elektrisch, später kombiniert mit der Kugel-Druck-Methode gereizt.

Allgemeine und persönliche Erfahrungen

❶ ZI-GONG-Spital, Provinz SICHUAN:

Es wurden 106 Patienten mit Magenschmerzen behandelt, wobei

52 Patienten geheilt, die Beschwerden bei
33 Patienten bedeutend gebessert und bei
17 Patienten gebessert

werden konnten. Bei 4 Patienten trat kein Erfolg ein.

❷ NANJING-Spital:

Es wurden 156 Patienten mit Magenschmerzen unterschiedlicher Genese behandelt, wobei

71 Patienten deutlich gebessert und
79 Patienten gebessert wurden.
6 Patienten zeigten keinen Effekt.

**) Kommentar der Herausgeber:*

Auf den neuen Karten aus NANJING von Prof. XU hat das Areal 84 einen wesentlich größeren Umfang als auf den alten Karten.

❸ Leere-XU-Typ mit Kälte-HAN:

Hier kann auch mit Moxibustion an

Ohr 87 – Magen und
Ohr 112 – R. n. vagi

behandelt werden, wobei der Patient dies angenehm empfindet und einen „wärmenden Strom im Bereich des Magens“ fühlt.

Fallbeispiel

Ein 45jähriger Angestellter mußte seit drei Jahren aus beruflichen Gründen unregelmäßig essen. Häufig trat nach dem Essen ein dumpfer Schmerz im Oberbauch auf. Der Bauch war besonders nach dem Essen gebläht, der Patient litt dann auch an Aufstoßen und Flatulenz. Der Appetit war schlecht, der Stuhlgang seit mehr als 10 Jahren dünnflüssig; die Gesichtsfarbe gelblich, leicht zyanotisch; die Zunge war trocken und hatte an den Rändern zyanotische Flecken; feiner Puls.

Diagnose nach Gastroskopie: Oberflächliche, diffuse, atrophische Gastritis.

Medikamente per os: kein Effekt.

Nach trad. chin. Medizintheorie litt der Patient an einer Kälte-HAN- und Leere-XU-Krankheit von Milz-PI und Magen-WEI. Dadurch wurde das QI, also die Funktion des Verdauungstraktes, gestört, weshalb die Nahrung nur unzureichend verdaut und langsam transportiert werden konnte. Diese Störung des QI verursachte den diffusen Schmerz im Bauch.

Behandlung mit Ohr-Akupunktur:

Ohr 98 – Milz
Ohr 87 – Magen
Ohr 51 – Vegetativum

Wenn die Störung des QI längere Zeit besteht, so führt dies auch zu einer Störung der Zirkulation von Blut-XUE, zu einem YU XUE „Blut-Stop“; dieses Krankheitsbild ist mit einem punktförmig lokalisierten Schmerz im Oberbauch verbunden und zeigt charakteristische Veränderungen an der Zunge. Der Zungenkörper wird violett und zeigt an den Rändern zyanotische Gefäßsternchen.

Es wurde mit

Ohr 97 – Leber und
Ohr 104 – 3 E

behandelt.

Nach einer Serie mit elektrischer Reizung waren viele Symptome deutlich gebessert. Zur Weiterbehandlung wurde die Kugel-Druck-Methode empfohlen.

M.3. Akute Diarrhoe

Auswahl der Punkte und Reizart

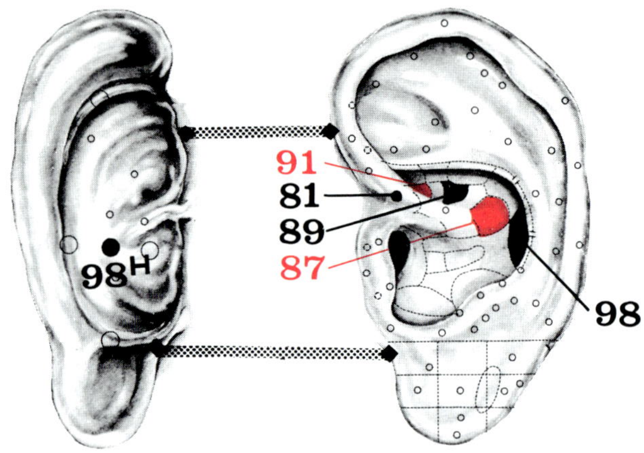

VI/M–3 Akute Diarrhoe

1. *Hauptpunkte:* Ohr 91 – Kolon
Ohr 87 – Magen

2. *Nebenpunkte:* Ohr 89 – Dünndarm
Ohr 81 – Rektum
Ohr 98 – Milz

Die Hauptpunkte sind mit mehreren Nadeln zu stechen, z. B. drei Nadeln in Ohr 91 – Kolon.

Die Punkte können auch mit He-Ne-Laser bestrahlt oder nach der Kugel-Druck-Methode behandelt werden.

3. Starke Reizung – XIE FA bewirkt einen reduzierenden, „sedierenden" Effekt, soll aber nur angewendet werden, wenn der Patient in gutem körperlichen Zustand ist.

4. Bei heftiger Diarrhoe sind die Nadeln längere Zeit, vier bis sechs Stunden, zu belassen und alle zwei Stunden einmal zu drehen.

Die Behandlung erfolgt einmal täglich. Fünf Behandlungen bilden eine Serie.

Allgemeine und persönliche Erfahrungen

❶ Bei akuter Diarrhoe besteht bei den meisten Patienten Dehydratation, weshalb sie mehrmals täglich kleine Mengen einer Elektrolytlösung einnehmen sollen.

Bei starker Dehydratation sind Infusionen unumgänglich.

❷ Ohr-Akupunktur in

Ohr 87 – Magen,
Ohr 98 – Milz und
Ohr 89 – Dünndarm

kann mit gutem Erfolg bei akuter Diarrhoe im Kindesalter angewandt werden. Die Punkte sind nur leicht zu reizen. Es kann auch mit Kugel-Druck-Methode behandelt werden.

❸ **Nach trad. chin. Medizin** nennt man diese Krankheit „Durchfälle, die meist durch übermäßige Nahrungsaufnahme bei gestörter Verdauungsfunktion entstehen".

Aus altchinesischer Sicht handelt es sich um Leere-XU von Milz-PI.

Bekommt der Patient zusätzlich noch eine Infektion, kann eine Feuchtigkeit-SHI- und Hitze-RE-Erkrankung der inneren Organe (besonders im Bereich von Milz-PI und Magen-WEI) entstehen.

Behandlungsprinzip:

Milz-PI-Funktion stärken und Feuchtigkeit-SHI entfernen.

Ohr-Akupunktur: Ohr 98 – Milz
Ohr 101 – Lunge
Ohr 91 – Dickdarm
Ohr 89 – Dünndarm

Fallbeispiel

Ein 25jähriger Bauer litt an akuter Gastroenteritis mit mehrmaligem Erbrechen, Durchfällen, Bauchschmerzen und Meteorismus. Trotz einer einmonatigen Kombinationsbehandlung von trad. chin. und moderner Medizin bestanden weiter Beschwerden, und zwar Bauchschmerzen, Meteorismus, Appetitlosigkeit und mehr als fünfmal täglich Entleerung eines dünnflüssigen, zum Teil schleimigen Stuhls. Der Harn war hochkonzentriert und dunkelgelb.

Untersuchungsergebnis:

Starke Darmgeräusche, meteoritisch geblähter Bauch ohne Druckschmerz; Leber und Milz sind nicht tastbar; die Gesichtshaut ist fahl und trokken; die Elastizität der Haut ist herabgesetzt; geringgradige Ernährungsstörung bei relativ gutem Allgemeinzustand.

Ohr-Akupunktur: Ohr 55 – SHEN MEN
Ohr 91 – Dickdarm
Ohr 98 – Milz
Ohr 95 – Niere

Es wurde täglich vormittags und abends je einmal akupunktiert, und zwar jedes Mal jeweils abwechselnd in einem der beiden Ohren.

Am nächsten Tag hatte der Patient zwar weniger Bauchschmerzen, aber die übrigen Symptome bestanden immer noch.

Nun wurde in diese vier Punkte vormittags und abends je einmal ein chinesisches Kräuterpräparat injiziert.

Am darauffolgenden Tag waren weniger Stuhlgänge und eine Besserung der übrigen Symptome zu verzeichnen.

Der Patient wurde noch zwei Tage mit obiger Methode behandelt und kam dann nicht mehr zur Therapie.

Bei der Nachuntersuchung gab der Patient an, weder Bauchschmerzen noch Meteorismus zu haben. Der Patient hatte zweimal täglich geformten Stuhlgang, guten Appetit und gute Stimmungslage.

M.4. Obstipation

Auswahl der Punkte und Reizart

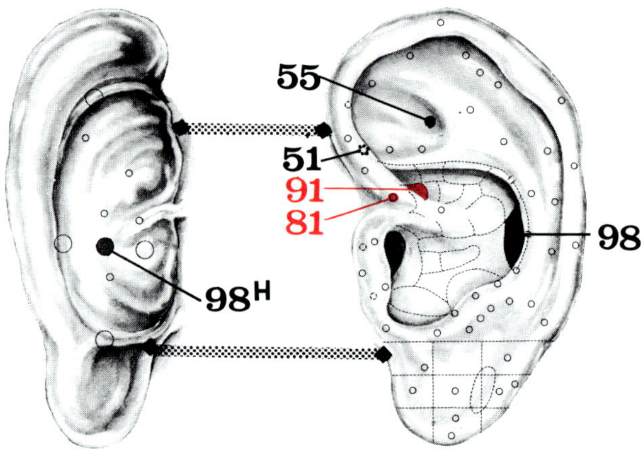

VI/M–4 Obstipation

1. Ohr 91 – Kolon und
   Ohr 81 – Rektum

eventuell zusätzlich

Ohr 55 – SHEN MEN
Ohr 51 – Vegetativum

stark reizen. Die Nadeln bleiben ein bis zwei Stunden liegen, wobei sie zweimal zu drehen sind.

2. Kugel-Druck-Methode in

Ohr 98 – Milz
Ohr 91 – Kolon und
Ohr 81 – Rektum

Die Kugeln sind jede Woche zu wechseln.

Allgemeine und persönliche Erfahrungen

❶ **Die trad. chin. Medizin** unterscheidet bei diesem Symptom zwei Typen, und zwar

Fülle-SHI-Typ und Leere-XU-Typ.

Der **Fülle-SHI-Typ** kommt häufig vor bei Patienten mit fieberhaften Krankheiten und mit einer Störung des QI im Verdauungstrakt. Die Konstitution der Patienten ist durch ein Überwiegen von YANG charakterisiert. Daher haben sie Durst, sind unruhig und bevorzugen Kälte.

Zunge: trocken, Beläge gelblich.
Puls: rasch.

Der **Leere-XU-Typ** kommt oft bei Schwangeren und schwachen, älteren Menschen vor. Nach der trad. chin. Medizin liegen ein Mangel von QI und Blut-XUE oder ein Leere-XU von Niere-SHEN vor.

❷ Der Fülle-SHI-Typ spricht selbst bei habitueller Obstipation gut und oft rasch auf Ohr-Akupunktur an.

Der Leere-XU-Typ reagiert langsam und muß länger behandelt werden.

❸ Obstipation ist nur ein Symptom, das oft mit anderen Beschwerden zusammenhängt, wie z. B. Fieber, Kopfschmerzen, Schwindel, Appetitlosigkeit, Ermüdung, Übelkeit, Erbrechen und Schlaflosigkeit.

Diese Beschwerden werden nach dem Verschwinden der Obstipation häufig ebenfalls gebessert. So haben wir bei zwei Patienten mit Obstipation und hohem Fieber bzw. starken Kopfschmerzen nur die Ohr-Punkte für Obstipation behandelt, aber keine für Fieber oder Kopfschmerz charakteristischen Punkte oder Medikamente angewandt. Nach dem Verschwinden der Obstipation waren das hohe Fieber und der Kopfschmerz ebenfalls beseitigt.

Natürlich sollten auch die Eß- und Lebensgewohnheiten entsprechend geändert werden.

Fallbeispiel

Ein 36jähriger Soldat litt seit einem Jahr an habitueller Obstipation und mußte fast täglich Medikamente einnehmen. Oft traten starke Blähungen, Aufstoßen und Ermüdung auf.

Behandlung mit Ohr-Akupunktur in

Ohr 91 – Kolon, beidseits,
Ohr 98 – Milz, links,
Ohr 87 – Magen, rechts.

Die Nadeln blieben 40 Minuten liegen.

Am nächsten Morgen hatte er Stuhlgang, ohne Medikamente eingenommen zu haben.

Bei der Weiterbehandlung wurden abwechselnd einmal täglich die obigen Punkte und jeden zweiten Tag zusätzlich noch

Ohr 97 – Leber

genadelt, wobei zwei Wochen eine Serie bildeten.

Nach dieser Behandlungsserie hatte der Patient regelmäßig Stuhlgang. Die Bauchbeschwerden waren deutlich gebessert, aber Aufstoßen und Ermüdung bestanden weiter.

Bei einer Nachkontrolle Jahre später waren auch diese Beschwerden gebessert.

M.5. Leichtere Form der Colitis mucosa, Colitis ulcerosa, Reizkolon

Auswahl der Punkte und Reizart

Hauptpunkte: Ohr 91 – Kolon
Ohr 89 – Dünndarm
Ohr 51 – Vegetativum

Nebenpunkte: Ohr 98 – Milz
Ohr 81 – Rektum
Ohr 104 – 3 E
Ohr 22 – Endokrinium

Reizart: Feinnadel-Methode,
Elektrische Reizung an der Nadel,
Kugel-Druck-Methode,
Moxibustion oder
Laser-Methode.

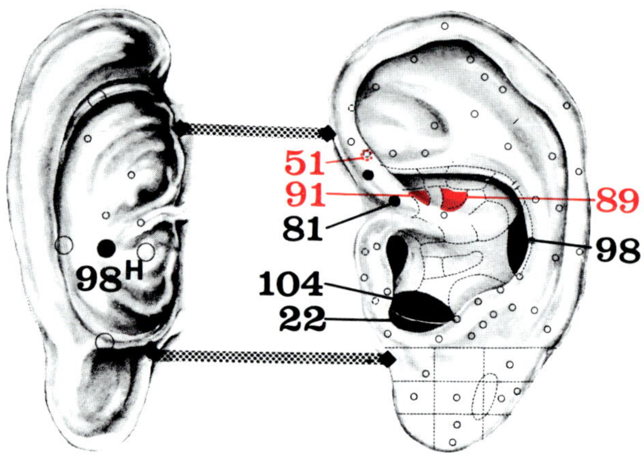

VI/M–5 Colitis mucosa

Allgemeine und persönliche Erfahrungen

❶ Während des Anfalls wird mit dünner Nadel oder elektrischer Reizung an der Nadel behandelt; im Stadium der Rekonvaleszenz wird mit der Kugel-Druck-Methode ein guter Erfolg erzielt. Wenn bei einzelnen Patienten nach längerer Behandlung kein guter Effekt erreicht wurde, so kann zusätzlich noch mit Ohr-Moxibustion oder He-Ne-Laser-Akupunktur in der Concha der Ohrmuschel behandelt werden.

❷ Während der Behandlung sollte der Patient Speisen, die die Krankheit auslösen oder verschlimmern können, wie z. B. Fische, Krebse, übermäßig fette, tierische oder schwer verdauliche Nahrungsmittel, möglichst meiden. Nach Besserung der Symptome soll der Patient nur allmählich wieder auf Normalkost gesetzt werden.

❸ Die Behandlung soll nach Besserung der Symptome nicht zu früh abgebrochen werden, da es sonst zu Rezidiven kommen kann.

Nach trad. chin. Medizintheorie zählt man diese Krankheit zu den „langdauernden Durchfällen", die meistens durch eine YANG-Schwäche von Milz-PI und Niere-SHEN hervorgerufen werden (PI SHEN YANG XU).

Behandlungsprinzip:

Milz-Leere bessern und die Transportfunktion von Milz-PI stärken.

Ohr-Akupunktur: Ohr 98 – Milz,
Ohr 104 – 3 E oder
Ohr 51 – Vegetativum.

Wenn die Krankheit längere Zeit besteht und dadurch auch die Niere-SHEN betroffen ist, treten beim Kranken häufig morgens, vor der Tagesdämmerung, Schmerzen unterhalb des Nabels auf, die mit lauten Darmgeräuschen und Durchfällen verbunden sind. Die reichlichen Stuhlmassen enthalten unverdaute Nahrungsreste. Der Patient ist kälteempfindlich, sein Abdomen gebläht und druckempfindlich.

Zunge: blaß, Zungenbeläge weiß.
Puls: tief und schwach.

Behandlungsprinzip:

Milz-PI und Niere-SHEN stärken.

Ohr-Punkte:

Ohr 98 – Milz und
Ohr 95 – Niere mit Moxibustion,

zusätzlich Ohr 98 – Milz,
Ohr 95 – Niere,
Ohr 91 – Kolon,
Ohr 89 – Dünndarm und
Ohr 22 – Endokrinium mit
Kugel-Druck-Methode.

Bei körperlich schwachen und hinfälligen Patienten Moxibustion an den Körperpunkten

B 20, B 23, B 13 und M 36.

Fallbeispiel

Ein 42jähriger Angestellter klagte seit mehr als acht Jahren über Bauchschmerzen und vermehrte Stuhlgänge. Außerdem bestand eine Neigung zu übermäßig fetten Speisen. Nach Aufnahme von kaltem Essen oder nach Erkältungen nahmen die Stuhlgänge zu. Vor den Anfällen traten anfallsweise Bauchschmerzen hauptsächlich im linken Oberbauch sowie laute peristaltische Geräusche auf. Anschließend etwa vier- bis fünfmal täglich dünnflüssiger Stuhl mit unverdauten Nahrungsresten und Schleim; kein Fieber. Im Spital wurde die Diagnose gesichert. Dieser Anfall dauerte schon vier Tage, wobei die bisherige Behandlung ohne Wirkung blieb.

Ohr-Akupunktur: Ohr 91 – Kolon,
Ohr 89 – Dünndarm,
Ohr 104 – 3 E,
Ohr 22 – Endokrinium,

beidseits; die Nadeln blieben 60 Minuten liegen. Zusätzlich erfolgte jeden zweiten Tag einmal an obigen Punkten Ohr-Moxibustion, insgesamt jeweils 10 Minuten.

Nach zweimaliger Behandlung war der Stuhl geformt, Stuhlgang nur mehr zweimal täglich, der Bauchschmerz war vermindert, der Appetit normal.

Nach weiteren fünf Behandlungen wurde zehnmal die Kugel-Druck-Methode angewendet.

Die Kontrolluntersuchung nach zwei Jahren ergab völlige Heilung, kein Rezidiv.

M.6. Singultus

Auswahl der Punkte und Reizart

Ohrakupunktur mit starker Reizung der besonders empfindlichen Punkte im Bereich von

Ohr 82 – Zwerchfell und am Ursprung des Ramus auricularis nervi vagi, das ist
Ohr 112 – R. n. vagi

Reizstärke und *Reizart* je nach Typ – siehe später.

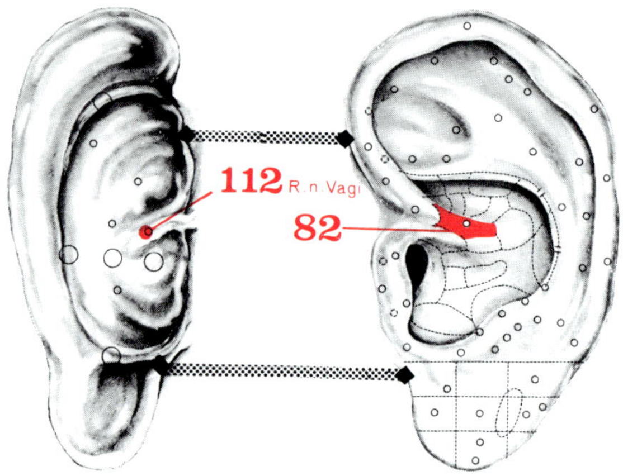

VI/M–6 Singultus

Allgemeine und persönliche Erfahrungen

Auslösende Krankheitsfaktoren nach trad. chin. Medizintheorie:

Kälte-HAN:

Einatmen kalter Luft, kaltes Trinken oder Essen, Überbeanspruchung (Streß), Erkrankungen des Verdauungssystems, intra- und postoperativ, etc.

Leichte Fälle dauern Minuten bis Stunden, schwere Fälle können tagelang anhalten.

Nach der trad. chin. Medizin ist der Singultus eine „Zirkulationsstörung von QI".

Man unterscheidet: Fülle-SHI-Typ und
Leere-XU-Typ.

Fülle-SHI-Typ:

durch Kälte, Verdauungsstörungen, Zorn u. a. Faktoren hervorgerufen.

Symptome:

Starke Konstitution und gute Kondition des Patienten; laut hörbarer Schluckauf, Oppression im Thorax, Völlegefühl im Oberbauch, Reurgitation von Säure und Nahrung, Obstipation, fauliges Aufstoßen, saurer Geschmack beim Aufstoßen, Harn stark konzentriert, Stuhl trocken.

Leere-XU-Typ:

durch innere Ursachen wie chronische und schwere, unheilbare Erkrankungen hervorgerufen.

Symptome:

Meist schwache Konstitution und schlechte Kondition des Patienten; leiser, kaum hörbarer Singultus, kalte Extremitäten; fadenförmiger Puls; Kurzatmigkeit.

Ergebnisse:

Fülle-SHI-Typen sprechen gut an.

Leere-XU-Typen und insbesondere moribunde Patienten sind wesentlich schwieriger zu beeinflussen. Hier ist die Behandlung beider Ohren angezeigt, Ohr- und Körperakupunktur, Punktinjektion, u. a.

Reizdauer:

Die Nadel soll lange genug im Ohr verbleiben, bis etwa ½ – 1 Stunde nach Ende des Singultus, um Rückfälle zu vermeiden. Bei leichten Fällen tritt oft rasch die Wirkung ein – „nach Einstich der Nadel hörte der Singultus auf".

Behandlungsbeispiele:

a) HAINAN/HUAN GUANG DONG:

Behandlung von 10 Fällen Singultus mit Akupunktur des „GEQU"-Ohrpunkt 82; von 9 Fällen (5 davon postoperativ) mit Singultus von 4 Stunden bis 5 Tagen Dauer hörte bei 8 Fällen der Singultus innerhalb einer Minute nach Injektion von 0,25 mg Atropin in den Ohrpunkt 82 auf.

Bei Schwerkranken war die Wirkung oft unbefriedigend.

b) SAN MING, Provinz FUIJAN, Krankenhaus 1:

Behandlung von Singultus mit Atropinsulfat-Injektion in die Ohrpunkte.

Fallbeispiel 1

Ein 20jähriger Mann mit infiltrativer Lungen-Tbc bekam nach halbjährigem Spitalsaufenthalt einen Singultus von mehr als 20 Stunden Dauer. Der Patient war depressiv und hatte kalten Schweiß auf der Stirn. Die übliche Therapie zeitigte keinen Erfolg. Ohrpunkt 82 – Zwerchfell wurde an beiden Ohren gestochen. Der Patient gab dabei starke Schmerzen an. Der Singultus jedoch verschwand mit dem Einstechen der Nadeln, die 20 Minuten belassen wurden.

Fallbeispiel 2

Ein 21jähriger Mann litt vier Stunden lang nach Operation eines Schädel-Hirn-Traumas an Singultus, der sofort nach Injektion von 0,25 mg Atropinsulfat in den Ohrpunkt 82 gestoppt werden konnte.

Fallbeispiel 3

Ein 30jähriger Patient hatte fast ein halbes Jahr Schluckauf, der nur während des Sprechens oder bei Bettruhe sistierte, aber sofort beim Aufstehen oder Sitzen wieder auftrat. Ferner litt der Patient an Aufstoßen, Rippen- und Oberbauchschmerzen. Verschiedene Behandlungsmethoden blieben ohne Erfolg. Die Ohr-Akupunktur (druckempfindlicher Ohrpunkt 82) beendete den Singultus sofort.

Der Erfolg hielt drei bis vier Tage an. Eine neuerliche Nadelung (zusätzlich Ohrpunkt 55 – SHEN MEN) ergab Dauererfolg.

Anmerkung der Herausgeber:

G. KAMPIK berichtete schon 1978 über 80 Fälle von intraoperativem Singultus an der Anästhesie-Abteilung der Poliklinik München (Prof. Dönicke), der nach elektrischer Reizung – auch während der Narkose – be-herrscht wurde. Auch dies spricht gegen eine Nur-suggestiv-Wirkung der Ohr-Akupunktur.

KÖNIG I., persönliche Mitteilung:
Singultus intraoperativ sofort durch Reizung Ohrpunkt 82 beeinflußt.

M.7. Chylurie (bei Filariosis)

Auswahl der Punkte und Reizart

Ohr 95 – Niere
Ohr 92 – Blase
Ohr 104 – 3 E
Ohr 80 – Ureter
Ohr 34 – Graue Substanz
Ohr 22 – Endokrinium
Ohr 55 – SHEN MEN

Es werden täglich oder jeden zweiten Tag einmal drei bis fünf Punkte ausgewählt.

10 bis 15 Behandlungen bilden eine Serie. Nach einer Serie soll der Patient drei bis fünf Tage Erholung haben.

Je nach Schwere der Erkrankung soll die Behandlungsdauer verlängert oder verkürzt werden.

Allgemeine und persönliche Erfahrungen

❶ Wird die Chylurie durch Tumor verursacht, so kann nur eine vorübergehende Wirkung erzielt werden.

❷ Ist die Chylurie mit vermehrter Blutbeimengung verbunden, sind zusätzlich noch die blutstillend wirkenden Punkte zu nadeln, und zwar

Ohr 97 – Leber,
Ohr 98 – Milz und
Ohr 82 – Zwerchfell.

In die Punkte

Ohr 82 – Zwerchfell und
Ohr 95 – Niere

kann auch jeden zweiten Tag einmal intradermal 0,1 ml Vit. K_3 injiziert werden.

❸ Es wurden einige Patienten mit Ohr-Akupunktur behandelt; es zeigten sich unterschiedliche Ergebnisse. Lediglich ein Patient im Anfangsstadium wies bei ausschließlicher Ohr-Akupunktur-Behandlung einen guten Effekt auf.

❹ **In der trad. chin. Medizin** wird dieses Symptom als „fetthaltiger Urin" (GAO-LIN) oder „trüber Urin" bezeichnet.

Die Ätiologie wird nach trad. chin. Medizintheorie so erklärt, daß zu fetthaltige, kalorienreiche Nahrung aufgenommen wurde und dadurch die Meridiane verstopft und Nässe und Hitze im unteren 3 E blockiert wurden. So ist Milz-PI nicht mehr imstande, die Funktion der Umwandlung von QI und den Wassertransport aufrecht zu halten.

Dabei kann die Nierenfunktion unzureichend sein und so die fetthaltige Flüssigkeit nicht mehr ausgeschieden werden. Da das Nieren-YANG ebenfalls unzureichend ist, wird die Funktion von QI im mittleren 3 E herabgesetzt, und es entsteht fetthaltiger Urin.

Die Ohr-Akupunktur soll hauptsächlich an

Ohr 104 – 3 E,
Ohr 95 – Niere und
Ohr 98 – Milz

erfolgen.

Literatur zum Abschnitt **Magen – Darm**

BAI Z. L. et al., Observation on the Ear Points in 86 Cases of Chronic Gastritis. Chin. Acup. a. Mox. 6/6 (1986) 23–26

KOROCHKIN I. M. et al., The helium-neon laser in gastric and duodenal ulcers. Sov. Med. 9 (1986) 108

N. Nerven- und Geisteskrankheiten

Anmerkung der Herausgeber:

Die Erfolge der modernen Medizin in der medikamentösen Behandlung der Geisteskrankheiten sind unbestreitbar und bekannt, sie werden z. T. auch in China angewendet. In vielen Fällen ist eine langdauernde Dauermedikation notwendig, die neben objektiven auch oft zu eingebildeten Nebenwirkungen führt.

Die traditionell-chinesische Medizin hat die natürlich auch im alten China existierenden schweren Erkrankungen wie Verwirrtheitszustände, Schizophrenie und komatöse Prozesse nach ihren eigenen Regeln behandelt.

Auch uns wurden solche Patienten in China vorgestellt und wir wohnten deren Behandlung bei. Ob und wieweit diese Behandlungsmethoden jedoch in Europa durchführbar sind, sei dahingestellt.

Auch war es uns natürlich nicht möglich, die Angaben der chinesischen Kollegen nachzuprüfen.

Der Leiter der Akupunktur-Abteilung in der Zentrale der Akademie der traditionell-chinesischen Medizin Dongzhimennei, Beijing, Prof. Dr. CHENG Xinun, stellte uns Patienten vor, die nach mehreren Behandlungsserien jahrelang ohne Medikamente arbeitsfähig waren. Er erklärte, daß die traditionell-chinesische Medizin in ihrem System das Wesen der Krankheit zu erfassen vermöge und auch eine kausale Therapie ermögliche, welche im Sinne einer Heilung wirke und später keiner dauernden Therapie oder Medikation bedürfe. Im Gegensatz dazu sei seiner Ansicht nach die moderne Medizin vorwiegend symptomatisch.

Über die praktische Bedeutung und die Richtigkeit dieser selbstbewußten Äußerungen können wir uns persönlich kein Urteil erlauben. Eine Nachprüfung wäre wohl nur durch erfahrene Fachärzte im Rahmen einer stationären Behandlung an Kliniken außerhalb Chinas möglich. Da wir die ambulante Behandlung derartiger Fälle in der Praxis in Europa für derzeit nicht vertretbar halten und die von den chinesischen Autoren angeführten Krankheitsbilder unvollständig und uneinheitlich waren, haben wir die entsprechenden Punkte und Behandlungsangaben nicht angeführt.

Bei der Depression, sofern es sich um eine echte Depression mit der Gefahr eines Suizids handelt, erscheint uns die Zuziehung eines erfahrenen Psychiaters und die bewährte intensive medikamentöse Therapie fur unerläßlich.

Ob und wieweit nach Besserung der Symptome dann eine zusätzliche Behandlung mit Akupunktur sinnvoll ist, kann derzeit ebenfalls noch nicht entschieden werden. Dazu bedarf es weiterer Untersuchungen außerhalb Chinas; dabei spielt auch die Frage der Nomenklatur eine wesentliche Rolle. Die meisten Ärzte in China verstehen unter Depression eine schwere Melancholie.

Ähnliches gilt für die sog. „depressiven Verstimmungen", die soweit als möglich fachärztlich abzuklären sind. Hier kann durch eine kurmäßige Anwendung der Akupunktur sicher eine subjektive und auch von anderen feststellbare Besserung des körperlich-seelischen Zustandes erreicht werden. Wegen des Fehlens von kontrollierten Fachuntersuchungen haben wir auch hier die entsprechenden Behandlungen nicht angeführt.

Die E p i l e p s i e kann in der Mehrzahl der Fälle von der modernen Medizin durch eine Dauertherapie mittels Antikonvulsiva anfallsfrei gehalten werden. Die verschiedenen Formen und die Vor- und Nachteile der modernen Medizin bzw. Therapie sollen hier nicht erörtert werden.

Nach chinesischen Publikationen und auch nach persönlichen Mitteilungen von chinesischen Ärzten soll es in ca. 50% der Fälle in China möglich sein, sowohl durch Akupunktur als auch durch andere Therapien der traditionell-chinesischen Medizin vor allem jugendliche Patienten durch mehrere Behandlungsserien auch ohne Dauermedikation anfallsfrei zu halten.

Auch hier liegen Nachuntersuchungen außerhalb Chinas mit vorheriger exakter neurologischer Diagnose mit Verlaufskontrollen durch EEG sowie mit seriösen Nachkontrollen über die Dauererfolge nicht in ausreichendem Maße vor. Solche Behandlungen und Kontrollen wären wohl nur im Rahmen neurologischer Kliniken sinnvoll.

Die schweren degenerativen Erkrankungen des ZNS (multiple Sklerose, Syringomyelie, Amyotrophe Lateralskelerose, Bulbärparalyse, u. a.) wurden mehrfach als Indikation für Akupunktur angegeben. Es fehlen jedoch kontrollierte Nachuntersuchungen, die besonders bei der individuell so unterschiedlich verlaufenden multiplen Sklerose sehr schwer zu beurteilen sind.

In der Sicht der traditonell-chinesischen Medizin sind dies fast immer extreme Leere XU-Krankheiten, deren Behandlung besonders großer Erfahrungen und Kenntnisse sowohl der traditionell-chinesischen Medizin als auch der modernen Medizin bedarf, um die schon mehrfach beobachteten schweren Verschlimmerungen im Rahmen einer Akupunktur-Therapie zu vermeiden.

Viele Patienten mit diesen Krankheiten tolerieren oft nur extrem niedrige Reizstärken in ein- bis zweiwöchigen Abständen, aber auch ein falscher Reizort oder eine falsche Reizart können schwere, selbst deletäre Folgen haben; auch wenn es glaubhafte Berichte sehr erfahrener Akupunktur-Ärzte gibt, welche bei sehr vorsichtiger Therapie über lange Zeit gute Erfolge mitteilten.

N.1. Nervöses Erbrechen

Auswahl der Punkte und Reizart

1. Ohr 87 – Magen
   Ohr 97 – Leber
   Ohr 98 – Milz
   Ohr 55 – SHEN MEN
   Ohr 34 – Graue Substanz

Bei Patienten mit heftigem Erbrechen muß noch zusätzlich die Körper-Akupunktur angewandt werden (KS6, M36, KG 12).

2. Im allgemeinen wird täglich einmal akupunktiert, und zwar bilden zehn Behandlungen eine Serie.

Bei heftigem Erbrechen muß zweimal täglich behandelt werden.

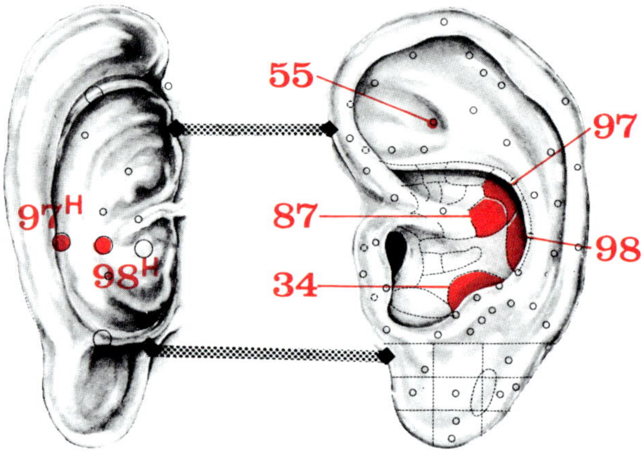

VI/N–1 Nervöses Erbrechen

Allgemeine und persönliche Erfahrungen

❶ Die Ohr-Akupunktur wirkt gut gegen nervöses Erbrechen. Nach der Besserung des Zustandes soll anschließend noch eine weitere Behandlungsserie von zehn Sitzungen gegeben werden, um einen anhaltenden Erfolg zu gewährleisten.

❷ Das Schwangerschaftserbrechen kann ebenfalls erfolgreich behandelt werden. Es darf jedoch nicht stark gereizt werden. Auch die Anwendung der Kugel-Druck-Methode ist möglich.

❸ Bei chronischem Erbrechen ist mehr Geduld erforderlich. Man gibt eine Serie. Nach deren Beendigung sollten jedoch nach einer Behandlungspause, die der Zeitdauer der Behandlung entspricht, weitere Therapieserien verabreicht werden. Der Patient soll während dieser Zeit bestimmte Nahrungsmittel vermeiden, so z. B. stark gewürzte und gesalzene Speisen, Bittermittel, Knoblauch, Alkohol, die als „hitzende" RE DE-Speisen bezeichnet werden.

Fallbeispiel

Eine 25jährige Frau, die knapp über einen Monat gravid ist, erbrach fast täglich am frühen Morgen. Der Anblick des Essens verstärkte den Brechreiz.

Diagnose:
Erbrechen als Schwangerschaftsreaktion.

Behandlung:

Ohr 87 – Magen,
Ohr 98 – Milz,
Ohr 55 – SHEN MEN
Ohr 22 – Endokrinium mit Kugel-Druck-Methode.

Bereits am nächsten Tag trat eine Besserung ein, nach drei Tagen war die Abneigung gegenüber dem Essen vermindert und nach einer Woche verschwand das Erbrechen auf Dauer.

N.2. Kopfschmerzen

Auswahl der Punkte und Reizart

Hauptpunkte: Ohr 33 – Stirn
Ohr 29 – Polster
Ohr 35 – Sonne
Ohr 97 – Leber
Ohr 34 – Graue Substanz
Ohr 28 – Hypophyse
Ohr 78 – Ohrspitze

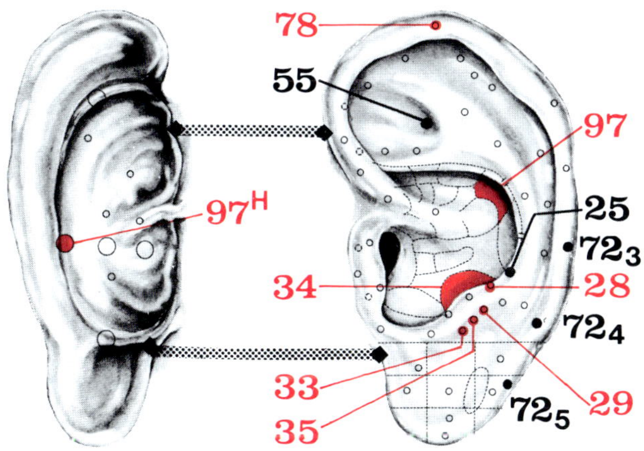

VI/N–2 Kopfschmerz

Es werden jedes Mal 3 bis 4 Punkte ausgewählt. Im allgemeinen werden sehr dünne Nadeln verwendet, an diesen jedoch ein starker Reiz ausgeübt. Die Nadeln bleiben 30 Minuten liegen.

10 Sitzungen bilden eine Serie.

Allgemeine und persönliche Erfahrungen

❶ Die Auswahl der Punkte erfolgt entsprechend der Lokalisation der Kopfschmerzen, und zwar

– **bei Stirnkopfschmerz:**
Ohr 33 – Stirn
Ohr 28 – Hypophyse
Ohr 34 – Graue Substanz

– **bei Hinterkopfschmerzen:**
Ohr 29 – Polster
Ohr 25 – Hirnstamm
Ohr 78 – Ohrspitze

– **bei starken Schmerzen:**
noch Ohr 55 SHEN MEN

– **bei hohem Fieber:**
Mikroaderlaß in
Ohr 72 – Helix 3, 4, 5

❷ Die Nadeln werden nur bei starken Schmerzzuständen – im allgemeinen mit mittelmäßiger Stärke – gedreht.

❸ Im HAI-NAN-Hospital, Provinz KUANG-TON, wurden 17 Patienten durchschnittlich ein- bis zweimal behandelt; davon wurden 12 Patienten geheilt und 5 Patienten gebessert.

Die schmerzstillende Wirkung der Ohr-Akupunktur trat ein:

nach 1– 5 Minuten bei 7 Patienten,
nach 6–10 Minuten bei 4 Patienten,
nach 11–15 Minuten bei 2 Patienten,
nach 16–20 Minuten bei 3 Patienten,
nach 21–30 Minuten bei 1 Patienten.

Auswahl der Punkte:

Hauptpunkt
Ohr 78 – Ohrspitze.

Die Nadel bleibt 30 bis 40 Minuten liegen und ist während dieser Zeit ein- bis zweimal zu drehen.

Bei einer aus 85 Patienten mit Kopfschmerzen bestehenden Ohr-Akupunktur-Gruppe in SHANGHAI konnte folgendes Ergebnis erzielt werden:

bedeutende Besserung bei 25 Patienten (= 29,4%),
Besserung bei 49 Patienten (= 57,6%),
kein Effekt bei 11 Patienten (= 12,9%).
Besserung insgesamt: 87%.

❹ **Nach der trad. chin. Medizin** ist der Kopf jenes Areal, in dem sich alle YANG-Meridiane treffen. Die Kopfschmerzen werden entweder durch äußere Affektionen oder durch innere Störungen wie „Blut-Stop" YU XUE oder durch Ansammlung von TAN-Schleim verursacht.

Zuerst werden der Schmerzort und das diesem entsprechende Meridian-Paar festgestellt.

Hinterkopfschmerzen ausstrahlend in das Nakkengebiet (= TAI-YANG-Kopfschmerzen); das betroffene Meridian-Paar ist Hand- und Fuß-TAI-YANG (Dünndarm-Blasen-Meridian), daher

Ohr 98 – Dünndarm oder
Ohr 92 – Blase.

Seitenkopfschmerz (= SHAO-YANG-Kopfschmerz);

das betroffene Meridian-Paar ist Hand- und Fuß-SHAO-YANG (3E-Gallenblasen-Meridian), daher

Ohr 104 – „3E" oder
Ohr 96 – Pankreas-Gallenblase.

Scheitelkopfschmerz (= YUE-YIN-Kopfschmerz);

das betroffene Meridian-Paar ist Hand- und Fuß-YUE-YIN (KS- und Leber-Meridian), daher

Ohr 100 – Herz und
Ohr 97 – Leber.

❺ Beim Fülle-SHI-Typ: Starke, bohrende Kopfschmerzen, Patient ist unruhig, bitterer Mundgeschmack, Brechreiz, Beklemmungsgefühl, Brustschmerzen.

Behandlung:
Man kann zweimal in der Woche abwechselnd an den oberen und unteren Venen des Ohrrückens einen Mikroaderlaß von jeweils 5 bis 15 Tropfen Blut machen.

❻ Nach dem Aufhören der Kopfschmerzen wird mit Laser-Therapie oder mit der Kugel-Druck-Methode weiter behandelt.

N.3. Migräne

Auswahl der Punkte und Reizart

Hauptpunkte: Ohr 33 – Stirn
Ohr 35 – Sonne
Ohr 29 – Polster
Ohr 55 – SHEN MEN

Nebenpunkte: Ohr 41 – Hals
Ohr 78 – Ohrspitze
Ohr 100 – Herz
Ohr 97 – Leber
Ohr 72 – Helix 6

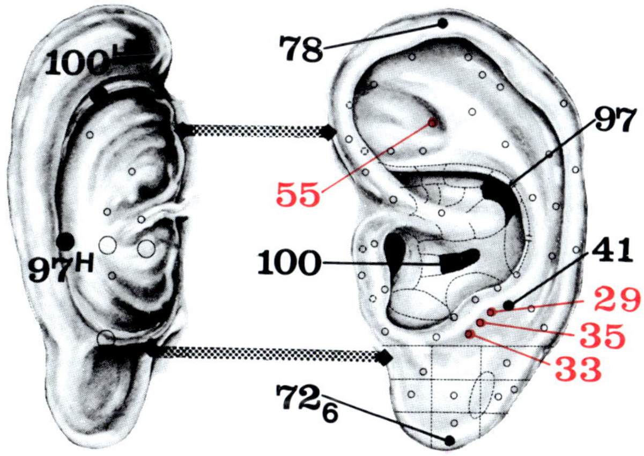

VI/N–3 Migräne

Reizart:

Im akuten Stadium, d. h. solange Anfälle auftreten, erfolgt zweimal in der Woche ein Mikroaderlaß mit ca. 10 – 15 Tropfen an

Ohr 78 – Ohrspitze sowie
Ohr 72 – Helix 6.

Weiters kann die Migräne auch mit Elektro-Akupunktur, die jeden 2. Tag einmal unter Auswahl von 4 Punkten zu erfolgen hat, oder mit Laser – hier sind zusätzlich zu den Ohrpunkten die Schmerzpunkte am Kopf jeweils 3 Minuten zu bestrahlen – behandelt werden.

Im anfallsfreien Stadium ist eine Behandlung mit der Kugel-Druck-Methode, Laser- oder Magnettherapie angezeigt.

Allgemeine und persönliche Erfahrungen

Die Behandlung der Migräne mit Ohr-Akupunktur zeigt meistens einen guten Erfolg. Dies wird als Beweis dafür angesehen, daß diese Art der Behandlung eine regulatorische Wirkung auf das Gefäßsystem bzw. auf die Durchblutung des Gehirns hat.

Traditionell-chinesische Medizin:

Der Kopfschmerz wird verursacht durch YIN-Mangel von Leber-GAN und Niere-SHEN.

Da der Kopf Kreuzungspunkt der 3 YANG-Meridiane von

Hand und Fuß TAI-YANG, Dü-Bl,

Hand und Fuß SHAO-YANG, 3E-G,

Hand und Fuß YANG-MING, Di-M ist,

wird der Schmerzort diesen zugeordnet und das entsprechende Areal in der Concha eventuell ebenfalls gereizt.

Kopfschmerzen können entstehen, wenn äußere oder innere Krankheitsfaktoren (klimatische oder psychische bzw. durch innere Krankheiten bedingte) auf den Kranken einwirken und eine Störung der Zirkulation von QI und Blut-XUE in den 3 YANG-Meridian-Paaren (TAI YANG, SHAO YANG, YANG MING) verursachen.

Je nach Krankheitszustand und -verlauf müssen die Kopfschmerzen in Leere-XU-Typ oder Fülle-SHI-Typ eingeteilt werden, um Behandlungsort, -art und -intensität zu kennen.

Beim **Fülle-SHI-Typ** findet man akute, anfallsweise auftretende heftige Schmerzen, verursacht durch die äußeren klimatischen Krankheitsfaktoren Wind-FENG oder Hitze-RE. Auch „Blut-Stop“ YU XUE, d. h. durch Zirkulationsstörungen von QI und Blut-XUE bedingte, punktförmig lokalisierte Schmerzen und durch Ansammlung von TAN-Schleim in den Meridianen verursachte beklemmende Schmerzen, zählen zu jenen vom Fülle-SHI-Typ.

Behandlungsprinzip für den Fülle-SHI-Typ:

Die Zirkulation von Blut-XUE und QI in den Meridianen ist zu bessern.

Ohr-Akupunktur:
Mikroaderlaß an der Ohrspitze jedes Mal 10 bis 15 Tropfen

Ohr 100 – Herz
Ohr 33 – Stirn
Ohr 29 – Polster
Ohr 35 – TAI-YANG

mit ableitender Methode XIE FA.

Der **Leere-XU-Typ** ist gekennzeichnet durch einen langen Krankheitsverlauf mit gelegentlich auftretenden leichten und auch starken Schmerzen. Die Ursache liegt – nach dieser Medizintheorie – in einer allgemeinen Schwäche-XU des YIN, die zu einem relativen Überwiegen des YANG führt (somit etwa zu den Symptomen einer sympathikotonen Erschöpfung). Die Ursache dieser Kopfschmerzen kann aber auch eine Schwäche-Leere-XU von QI und Blut-XUE sein (somit den Symptomen bei Hypotonie und Eisenmangelanämie entsprechend).

Behandlungsprinzip für den Leere-XU-Typ:

Es ist die kräftigende Stichart (BU FA) – langsames, zartes Einstechen – anzuwenden.

Ohrpunkte:
Ohr 100 – Herz
Ohr 97 – Leber
Ohr 95 – Niere
und die dem Schmerzort entsprechenden Ohrpunkte, d. h.

bei Stirn-Kopfschmerzen Ohr 33,
bei Schläfe-Kopfschmerzen Ohr 35,
bei Hinterkopfschmerzen Ohr 29.

Die Ohr-Akupunktur hat besonders beim Fülle-SHI-Typ der Migräne gute Wirkung. Beim Leere-XU-Typ muß man jedoch mit einer längeren Behandlungszeit rechnen.

Die Ohr-Akupunktur erzielt eine größere Wirkung als die sonst bei Migräne üblicherweise gegebenen Medikamente. Bei einem vollständigen Versagen der Ergotamin- und Coffeinpräparate ist die Ohr-Akupunktur besonders indiziert.

Fallbeispiel

Eine 42jährige Hochschullehrerin litt seit 24 Jahren an Migräne, die manchmal bis in das linke Auge ausstrahlte und bei heftigen Anfällen durch Übelkeit und Erbrechen zur Arbeitsunfähigkeit der Patientin führte. Verschlechterung der Schmerzsymptomatik erfolgte bei Menstruation bzw. nach Belastung.

Bei der Kranken bestanden Schlafstörungen, Alpträume, Reizbarkeit, Trockenheit des Rachenraumes und bitterer Geschmack.

Bisherige Behandlung: Analgetika und Ergotamin.

In den Anfangsjahren sprach die Patientin gut auf diese Therapie an. Ein Nachlassen der Wirkung der Medikamente trat im Laufe der Jahre ein.

Nach der trad. chin. Medizin wird der Kopfschmerz mit einem YIN-Mangel von Leber-GAN und Niere-SHEN in Zusammenhang gebracht. Bei dieser Patientin bestätigte sich diese Theorie:

Schwache Konstitution, YIN und Blut-XUE sowie YANG und QI sind vermindert; es überwiegt jedoch – relativ – der YANG-Aspekt. Schlaflosigkeit tritt durch ein Überwiegen des Leber-Feuers GAN HUO auf.

Bei einer Störung von Leber-GAN kommt es häufig zum Auftreten von Alpträumen und reduzierter Schlaftiefe.

Behandlung:

Die Einleitung der Behandlung erfolgte mit einem

Mikroaderlaß in Ohr 78 – Ohrspitze und
Ohr 72 – Helix 6,

womit eine beruhigende, schmerzstillende Wirkung erzielt wurde.

Dieser Mikroaderlaß wirkt auf das Leber-Feuer (= YIN-Leere-Feuer) dämpfend.

Um den ganzen Körper zu stärken, wurden nach zwei Behandlungen auch die Punkte

Ohr 97 – Leber
und Ohr 95 – Niere

gestochen.

Zusatzpunkte:
Ohr 33 – Stirn
Ohr 29 – Polster

Diese Ohrpunkte wurden elektrisch bis zu 20 Minuten stimuliert. Der Spannungsschmerz der Augen verschwand sofort; Unruhe und Kopfschmerz wurden gebessert.

Die Patientin wurde mit Elektrostimulation jeden zweiten Tag einmal behandelt. Nach fünf Sitzungen wurde Schmerzfreiheit erreicht.

Die Weiterbehandlung erfolgte mit der Kugel-Druck-Methode in acht Sitzungen. Die Kontrolluntersuchung nach einem halben Jahr zeigte eine fast vollständige Beschwerdefreiheit mit gelegentlich auftretenden, geringfügigen Schmerzattacken.

N.4. Neurasthenie*)

Allgemeine und persönliche Erfahrungen

❶ Nach der Symptom-Diagnostik der trad. chin. Medizin müssen, um die richtige Punkteauswahl treffen zu können, drei Krankheitsbilder differenziert werden:

a) Leere-XU der Milz-PI bei mangelndem Blut-XUE (PI XU XUE SHAO):

In diesem Falle findet man erschwertes Einschlafen, leicht störbaren Schlaf, Herzklopfen, Müdigkeit, Appetitlosigkeit und gelbliches, eingefallenes Gesicht.

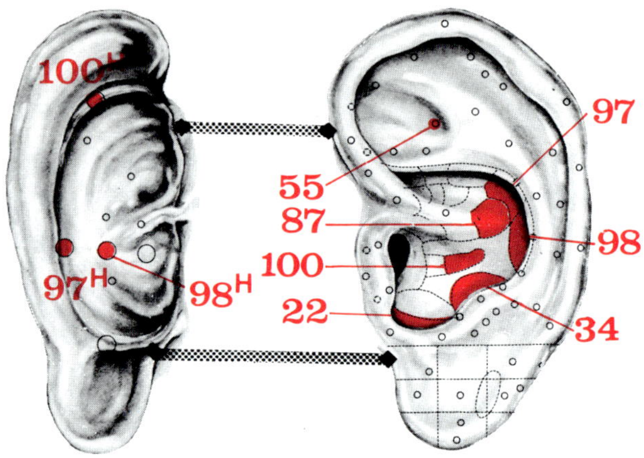

VI/N–4 Neurasthenie

Ohr-Akupunktur in

- Ohr 97 – Leber,
- Ohr 87 – Magen,
- Ohr 98 – Milz,
- Ohr 100 – Herz und
- Ohr 55 – SHEN MEN,

eventuell auch

- Ohr 34 – Graue Substanz
- Ohr 22 – Endokrinium

mit kräftigender Methode (BU FA).

Die Behandlung soll über einen längeren Zeitraum erfolgen, um eine anhaltende Wirkung zu erzielen.

b) Disharmonie zwischen dem YANG des Herzens-XIN und dem YIN der Niere-SHEN (XIN SHEN BU JIAO):

Herzklopfen, Schlaflosigkeit, Schwindelgefühl, Ohrensausen, Spermatorrhoe und Leukorrhoe.

---

*) *Kommentar der Herausgeber:*

Die trad. chin. Ärzte gehen hier von der Annahme einer vorliegenden Schwäche des Nervensystems aus – ähnlich wie ja auch die abendländischen Ärzte, welche die empirisch bewährte Therapie einer Kräftigung des Nervensystems durch körperliches Training, Kaltwasser-Therapie, u. a. anwandten.

Wenn das YANG von Herz-XIN und das YIN von Niere-SHEN einander nicht treffen – wie dieses Krankheitsbild wörtlich übersetzt heißt –, dann wird das Aktive (YANG) nicht von der Ruhe (YIN) zurückgehalten. Die naturwissenschaftliche Medizin würde die oben erwähnten Symptome als die Zeichen einer hypersympathikotonen Erschöpfung klassifizieren.

Ohr-Akupunktur in

Ohr 95 – Niere,
Ohr 100 – Herz,
Ohr 55 – SHEN MEN,
Ohr 28 – Hirn-Hypophyse und
Ohr 58 – Uterus.

c) Aufsteigendes Feuer der Leber-GAN (GAN HUO):

Der Patient ist depressiv verstimmt, von leicht reizbarer Schwäche, hat viele Träume, Kopfschmerzen und ein Oppressionsgefühl am Thorax sowie einen bitteren Geschmack im Mund.

Ohr-Akupunktur in

Ohr 97 – Leber,
Ohr 55 – SHEN MEN,
Ohr 34 – Graue Substanz und
Ohr 100 – Herz

mit ableitender Methode (XIE FA). Zusätzlich erfolgt Mikroaderlaß von jeweils 10 bis 15 Tropfen an

Ohr 78 – Ohrspitze.

❷ **In Amerika** wurden Patienten behandelt, indem in die Punkte

Ohr 100 – Herz,
Ohr 95 – Niere,
Ohr 13 – Nebenniere,
Ohr 34 – Graue Substanz,
Ohr 22 – Endokrinium,
Ohr 104 – 3 E und
Ohr 55 – SHEN MEN

kleine Mengen 1%iges Lidocain injiziert wurde. Nach der Injektion mußten die Patienten je nach Krankheitszustand 20 Minuten turnen.

Die Punktinjektionen sollen jeweils abwechselnd links oder rechts in die Ohrmuschel erfolgen.

Nach drei Behandlungen pro Woche und insgesamt 10 bis 20 Sitzungen ist zwei bis vier Wochen später eine Nachuntersuchung anzusetzen. Erforderlichenfalls kann weiter behandelt werden.

Mit Beginn der Ohr-Akupunktur-Behandlung sollen die Schlafmittel langsam reduziert werden.

Es wurden 16 Patienten behandelt, wovon 11 Patienten einen guten, normalen Schlaf bekamen. Drei Monate nach Beendigung der Ohrpunkt-Injektionen wurden die Patienten nachuntersucht. Bei den meisten Patienten blieb der gute Erfolg; nur ein kleiner Teil hatte ein Rezidiv.

❸ Manche Autoren aber behaupteten, daß die Lidocainbehandlung die Weiterleitung eines peripheren Reizes zum ZNS hemmt, während die Akupunkturtherapie diese Weiterleitung fördert. Beiden Therapiearten wird von diesen Autoren eine regulierende Wirkung zugeschrieben.

❹ Bei Patienten mit Schlafmittelsucht oder solchen, die eine Abhängigkeit von Beruhigungsmitteln zeigen, kann mit der Ohr-Akupunktur erfolgreich behandelt werden, wenn die Dosierung der Medikamente nur allmählich reduziert wird.

Nach Einsetzen der Wirkung soll der Patient noch eine Behandlungsserie bekommen.

Die Behandlung mit Ohr-Akupunktur ist bei den Patienten sehr beliebt und überaus empfehlenswert, da sie zum Unterschied zur medikamentösen Therapie keine Nebenwirkungen aufweist.

Bei Patienten, die aufgrund schwerer Erkrankungen von Leber, Herz oder Nieren viele westliche Medikamente einnehmen müssen, sollte der behandelnde Arzt die neurasthenischen Beschwerden seiner Patienten schon deshalb mit Akupunkturtherapie erfassen, um mögliche Nebenwirkungen weiterer Medikamente auszuschalten.

Prof. XU empfiehlt bei Patienten mit Zeichen hypersympathikotoner Erschöpfung – insbesondere dann, wenn die Schlafstörung im Vordergrund steht – die Kugel-Druck-Methode an den Punkten

Ohr 55 – SHEN MEN und
Ohr 100 – Herz

beidseits. Die Patienten werden angewiesen, diese Punkte mittels der Kugeln selbst morgens und abends 15 Min. zu drücken.

Pro Woche einmal werden die Kugeln gewechselt. Die Behandlung dauert insgesamt ca. sechs bis sieben Wochen und läßt bei diesen Fällen gute Behandlungserfolge erwarten.

Zur Stärkung von Herz-XIN können bei Neurasthenie noch

Ohr 95 – Niere und
Ohr 98 – Milz

durch die Kugel-Druck-Methode gereizt werden.

N.5. Phantomschmerz

Auswahl der Punkte und Reizart

Ohr 55 – SHEN MEN
Ohr 34 – Graue Substanz
Ohr 100 – Herz
Ohr 97 – Leber und
dem Phantomglied entsprechende Punkte in der Ohrmuschel der schmerzenden Seite,

wobei in diese Punkte je drei Nadeln gesetzt werden, um den Reiz zu verstärken.

Wenn es erforderlich ist, wird zweimal täglich behandelt. Fünf Behandlungen bilden eine Serie.

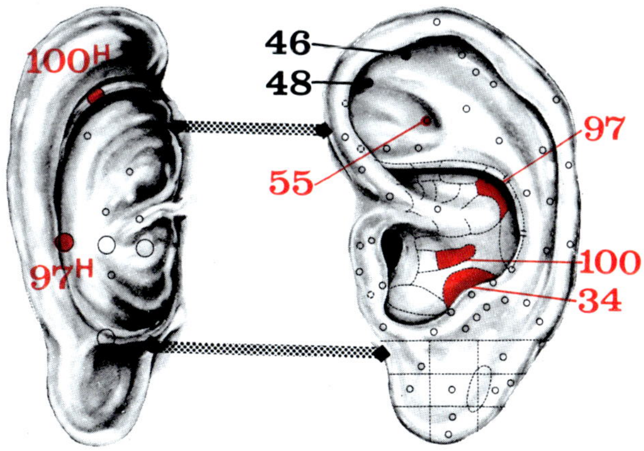

VI/N–5 Phantomschmerz

Allgemeine und persönliche Erfahrungen

Die überempfindlichen Punkte entsprechend dem schmerzhaften Gebiet sind sorgfältig zu suchen, um einen guten Erfolg erzielen zu können.

Fallbeispiel

Einem 40jährigen Arbeiter war nach einer schweren Verletzung das untere Drittel des linken Unterschenkels amputiert worden. Obwohl die Wunde gut verheilt war, empfand der Patient ständig starke Schmerzen in den nicht mehr vorhandenen Zehen.

Trotz Gabe von Medikamenten litt er die ganze Nacht unter starken Schmerzen.

Ohr-Akupunktur in

Ohr 46 – Zehe, mit drei Nadeln,
Ohr 48 – Knöchel,
Ohr 97 – Leber,
Ohr 34 – Graue Substanz und
Ohr 55 – SHEN MEN.

Nach der Ohr-Akupunktur waren die Schmerzen sofort gebessert, wurden aber in der Nacht wieder stärker.

Die Behandlung mit Ohr-Akupunktur wurde zweimal täglich – vormittags und nachmittags – fortgesetzt.

Nach zwei Tagen war der Patient schmerzfrei.

Nach Rücksprache mit Prof. XU ist jedoch nicht mit einer anhaltenden Schmerzfreiheit durch Akupunkturtherapie zu rechnen.

N.6. Hysterie

Auswahl der Punkte und Reizart

Hauptpunkte: Ohr 100 – Herz
Ohr 34 – Graue Substanz
Ohr 29 – Polster
Ohr 28 – Hirn-Hypophyse

Nebenpunkte: Ohr 97 – Leber
Ohr 22 – Endokrinium
Ohr 55 – SHEN MEN und entsprechendes Gebiet

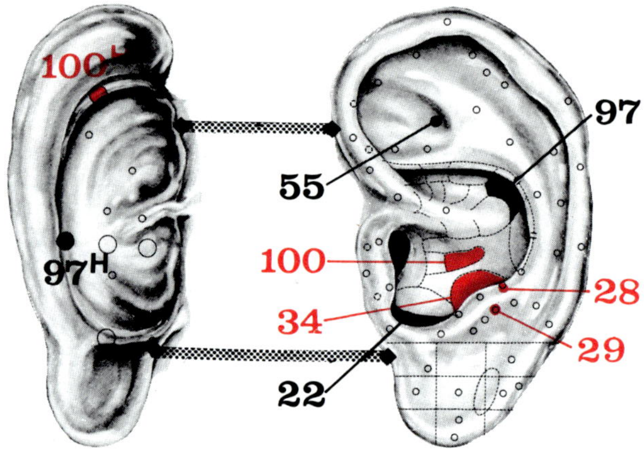

VI/N–6 Hysterie

Reizart:

Im Anfall Feinnadel- oder Elektronadel-Technik.

Je nach Anfallsschwere werden 3 bis 4 Punkte ausgewählt; diese werden bilateral gestochen und intermittierend stark gereizt. Bei jeder Behandlung, die jeden zweiten Tag einmal zu erfolgen hat, werden die Nadeln 20 Minuten belassen. 5 bis 10 Sitzungen bilden eine Behandlungsserie.

Bei Anwendung der Elektronadel-Technik soll man mit einem schwachen Reiz beginnen und diesen allmählich steigern.

Die Nachbehandlung erfolgt mit der Kugel-Druck-Methode, wobei der Patient dreimal täglich je fünf Minuten die Punkte leicht zu massieren hat.

Allgemeine und persönliche Erfahrungen

❶ Nach der trad. chin. Medizintheorie ist diese Krankheit charakterisiert durch allgemeine Reizbarkeit und Schwäche, Störungen aller fünf ZANG-Organe und durch ein Globusgefühl.

Sie beruht auf einer Schwäche von QI und Blut, QI XUE XU, die bei längerer geistiger Überanstrengung oder plötzlichem seelischem Schock auftreten kann. Diese Krankheit wird von den trad. chin. Ärzten als „geistige Störung" angesehen, die vor allem bei Frauen auftritt.

Prof. XU sieht eine wesentliche therapeutische Aufgabe des Arztes bei hysterischen Patienten auch darin, daß der Arzt trachtet, „durch Sprechen und Beispiel geben die Sorgen und Traurigkeit des Patienten zu vertreiben und dessen Selbstvertrauen zu stärken". Deshalb soll man diese Kranken mit Absicht in der Ambulanz warten lassen, damit sie den positiven therapeutischen Effekt der Behandlung an anderen Patienten miterleben.

❷ Hysterie kann als Fülle-SHI- oder Leere-XU-Krankheit in Erscheinung treten.

a) **Eine Fülle-SHI-Form** liegt vor, wenn durch unterdrückten Ärger, Traurigkeit und Antriebslosigkeit, Mißtrauen und ständiges Zweifeln an sich selbst eine Blockierung des QI von Herz-XIN und Leber-GAN (XIN GAN QI YU) entsteht.

Ohr-Akupunktur:

Ohr 100 – Herz
Ohr 97 – Leber

zusätzlich Mikroaderlaß an

Ohr 78 – Ohrspitze.

Bei Globusgefühl (Globus hystericus) *) zusätzlich

Ohr 101 – Lunge,
Ohr 15 – Larynx-Pharynx,
Ohr 29 – Polster oder
Ohr 28 – Hirn-Hypophyse.

b) **Eine Leere-XU-Form** liegt vor, wenn bei YIN Schwäche-XU eine Hitze- bzw. Feuer-HUO-Symptomatik (YIN XU YOU RE, YIN XU HUO) auftritt. In solchen Fällen haben die Patienten ein Beklemmungsgefühl, anfallsweises Herzklopfen, Hitzegefühl (vor allem in der oberen Körperhälfte), sie sind unruhig, fahrig, launisch, reizbar und oft auch verwirrt.

Ohr-Akupunktur:

Ohr 100 – Herz
Ohr 34 – Graue Substanz
Ohr 97 – Leber
stark reizen – XIE FA im Anfall
schwach reizen – BU FA im Intervall
Ohr 55 – SHEN MEN
Ohr 95 – Niere

Nach der Erfahrung der chinesischen Autoren ist der Behandlungserfolg der Ohr-Akupunktur weitaus größer als der mit Körper-Akupunktur und tritt schon nach kürzerer Zeit als bei Suggestionstherapie, psychosomatischer Behandlung oder Verabreichung von Medikamenten der modernen Medizin ein.

❸ An einem Krankenhaus wurden 12 Patienten mit gutem Erfolg behandelt. Bei 8 von diesen 12 Patienten, die an Sprach- und Sprechstörungen litten, konnte durch eine einmalige Behandlung für längere Zeit Beschwerdefreiheit erreicht werden.

*) *Siehe diesen.*

Ein Patient litt an einer hysterischen Lähmung, einer an Blindheit, der dritte an Benommenheit und der vierte an anfallsweiser Dyspnoe. Diese Patienten waren nach ungefähr 20 Behandlungen zunächst beschwerdefrei.

Fallbeispiel

Anschließend an einen heftigen Streit mit ihrem Vater vor zwei Monaten kam es bei einer 17jährigen unverheirateten Studentin zu Depressionen. Am Morgen traten plötzlich Krämpfe an den Extremitäten und Aphasie auf.

Die Körper-Akupunktur

LG $25^{B} = 26^{CH}$ – REN ZHONG

brachte zunächst Erholung, jedoch kam es am selben Abend zu einem Rezidiv. Am darauffolgenden Vormittag litt die Patientin an Kopfschmerzen, Appetitlosigkeit und Erbrechen. Während der Anfälle war das Bewußtsein stets vorhanden, d. h. die Patientin konnte alle verstehen, selbst aber nicht sprechen. Die Augen waren fest geschlossen, die Hände und Füße krampften. Die Anfälle dauerten 15 bis 60 Minuten und die Aphasie 2 Monate.

Die neurologische Untersuchung ergab die Diagnose: Hysterie.

Es wurde Ohr-Akupunktur empfohlen.

Ohr-Akupunktur: Ohr 100 – Herz
Ohr 29 – Polster

Beim Stechen des linken Ohres blinzelte die Patientin. Bei der starken Reizung des rechten Ohres hob die Patientin den rechten Arm, um die Behandlung abzuwehren.

Beim Gespräch mit dem Arzt berichtete die Patientin noch über Schmerzen. Bei der Behandlung am nächsten Tag waren sämtliche Symptome verschwunden.

Die Kontrolluntersuchung nach einem Jahr ergab kein Rezidiv.

N.7. Unterstützende Behandlung bei psychiatrischen Krankheiten

Auswahl der Punkte und Reizart

1. Ohr 55 – SHEN MEN
   Ohr 100 – Herz
   Ohr 34 – Graue Substanz
   Ohr 28 – Hirn bzw. Hypophyse

Diese Punkte sind jeden zweiten Tag stark zu reizen, wobei 10 bis 15 Behandlungen eine Serie bilden.

Es kann auch die Kugel-Druck-Methode angewandt werden; die Kugel-Pflaster sind jede Woche einmal zu wechseln.

Ein Monat Behandlung ist ein Serie.

Die Behandlung erfolgt entweder durch den Patienten selbst oder durch Angehörige, die diese Punkte reizen.

2. Es gibt drei Punkte-Gruppen:

a) Ohr 87 – Magen
   Ohr 13 – Nebenniere
   Ohr 55 – SHEN MEN

b) Ohr 95 – Niere
   Ohr 34 – Graue Substanz, durchstechen bis
   Ohr 22 – Endokrinium,
   Ohr 28 – Hirn bzw. Hypophyse

c) Ohr 100 – Herz
   Ohr 95 – Niere
   Ohr 28 – Hirn bzw. Hypophyse, durchstechen zu
   Ohr 22 – Endokrinium

Die Ohr-Punkte dieser Gruppen sind abwechselnd zu stechen, und zwar in beiden Ohren insgesamt 6 Punkte.

Bei Bedarf können noch die Körper-Akupunktur-Punkte LG 19b/LG 20ch BEI HUI, die je Sitzung 10 bis 15 Minuten lang zu reizen sind, gesetzt werden.

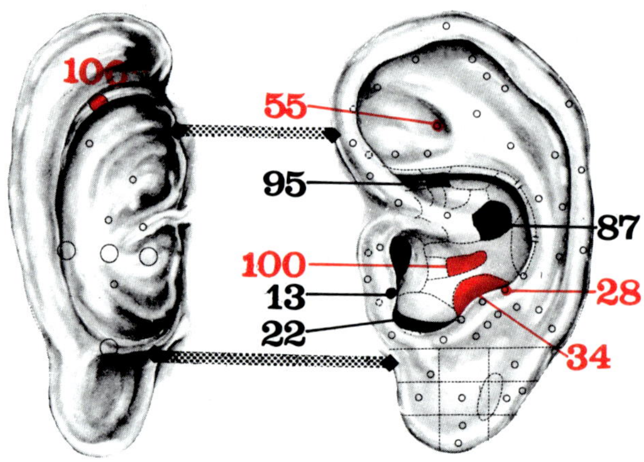

VI/N–7 Unterstützende Behandlung bei psychiatrischen Krankheiten

3. Ohr 55 – SHEN MEN an beiden Ohren wird mit elektrischem Gerät (Galvano-Therapie mit Gleichstrom) behandelt: Anode und Kathode an jedem Ohr – maximale elektrische Spannung bis 50 V, Frequenz: dreimal pro Sekunde.

Der Patient regelt die Intensität selbst. Ausgenommen die Zeit des Schlafens, behandelt sich der Patient in folgendem Intervall: 10 Min. Behandlung, 10 Min. Pause. Nach einer Woche setzt er mit der Behandlung viermal täglich je 30 Minuten fort.

Allgemeine und persönliche Erfahrungen

❶ Aus Nanjing wird berichtet, daß melancholische und auch schizophrene Patienten mit gutem Erfolg behandelt wurden.

❷ Ein Patient mit Manie erhielt 0,1 – 0,2 ml eines Vitaminkomplexes als Punkt-Injektion in Ohr 55 – SHEN MEN beidseits. Der Patient beruhigte sich sofort nach der Injektion in den linken Ohr-Punkt und fiel nach der Injektion in den rechten Ohr-Punkt in tiefen Schlaf. Man verwendet daher diese Methode mit gutem Erfolg gleichfalls bei Schlaflosigkeit, Neurasthenie und hysterischen Krämpfen.

❸ Im Neurologisch-Psychiatrischen Spital in LUO-YANG, Provinz HENAN, wurden 18 psychiatrische Patienten (16 Fälle von Schizophrenie, 2 Fälle von Manie) mit psychosedativen Medikamenten behandelt, wobei aber mehr oder weniger Restsymptome bestehen blieben.

Eine elektrische Reizung der Ohr-Punkte – wie unter „Auswahl der Punkte und Reizart, 2." beschrieben – führte bei diesen 18 Patienten zu folgendem Ergebnis:

16 Patienten wurden geheilt,
4 Patienten wurden deutlich gebessert,
2 Patienten erreichten eine Besserung.

Die Autoren vertreten die Meinung, daß zusätzlich zu den Psychosedativa mit Ohr-Akupunktur behandelt werden soll, um so bessere Erfolge zu erhalten.

Kommentar der Herausgeber:

Aufgrund mehrfacher Anfragen von Fachärzten haben wir dieses Kapitel als Information für unterstützende Therapiemöglichkeiten bei diesen Krankheiten angeführt.

Wir konnten zwar in chinesischen Ambulanzen derartige Behandlungen sehen, niemals aber konnten wir Angaben erhalten, wielange die Erfolge anhielten bzw. ob bei diesen Kranken eine Arbeitsfähigkeit ohne Dauermedikation zu erreichen war. Geisteskrankheiten werden in China zum Teil nur mit trad. chin. Medizin oder in Kombination mit modernen Methoden behandelt.

Literatur zum Abschnitt **Nerven- und Geisteskrankheiten**

ELSEN H. G., Die Ohr-Akupunktur des Kopfschmerzes. Ztsch. f. Allgemeinmed. 53/30 (1977) 1863

FUNKE L. A., Laserakupunktur – eine Alternative in der Schmerztherapie. Akupunktur – Theorie und Praxis 14 (1986)

GAN Z. Y. et al., Treatment of migraine by acupuncturing through XUAN-LU or TAI YANG to SHUAI-GU. Journ. Trad. Chin. Med. 6/1 (1986)

KITZINGER E., Kopfschmerz – Akupunktur. Biomed 9 (1980) 27–31

KOSSMANN B. et al., Chronischer Kopfschmerz – was man da noch machen kann. Kongreßbericht, Med. Trib. 37/14 (1983)

ders.: Alternative Treatment in cases of chronic Headache-Perspectives in research on headache (Eds.: HOIROYD, CHLOTE, ZENZ)

KUANG P. G., Observation on the Relation between Therapeutic Effect of Auriculo-Acupuncture on Acetylcholinesterase. 25/2 (1984)

LEE T. N., Lidocaine injection of auricular points in the treatment of insomnia. Am. Journ. Chin. Med. 5 (1977) 71–77

MUSETA H., Laser-Akupunktur bei Schmerzzuständen im Gesichts-Kopfbereich. Humanbiologische Dissertation, München 1984

PENCHENKO E. N. et al. Dependence of the effect of acureflexotherapy of facial neuritis on bioelectric characteristics of active points of the face. Vrach. Delo. 4 (1979) 96–99

PRIVITERA P., Vertigo and auriculotherapy. Minerva Med. 71/12 (1980) 931–933

ROSE F. C., Migräne – die Zahl der Anfälle läßt sich reduzieren. Kongreßbericht, Med. Trib. 10/49 (1983) 14

RUHEWALD H., Periosteal Acupuncture as treatment for Headache. Akupunktur-Theorie und Praxis 12/4 (1984) 187–189

SOYKA B., Migräne – welche Ursache? Wie behandeln? Kongreßbericht, Med. Trib. 10 (1984) 42–44

STEINBERGER A., Specific irritability of acupuncture points as an early symptom of multiple sclerosis. Am. Journ. Chin. Med. 14/3–4 (1986) 175–178

SPEARS L., Erleichterung für zwei gelähmte Kinder durch Aurikulotherapie. Dtsch. Zschr. f. Akupunktur 3 (1979)

TABEEVA D. M. et al., Effect of auricular acupuncture on the organization of night sleep. Klin. Med. (Mosk) 58/10 (1980) 102–105

O. Nieren- und Harnwegserkrankungen

O.1. Nieren- und Harnleiterkolik

Auswahl der Punkte und Reizart

1. Ohr 95 – Niere
   Ohr 43 – Abdomen
   Ohr 51 – Vegetativum
   Ohr 34 – Graue Substanz

Es werden zuerst die Punkte der erkrankten Seite behandelt und bei Anhalten der Schmerzen werden zusätzlich die Punkte der gesunden Seite gereizt.

Die Punkte sind stark zu reizen und die Nadeln sollen 20 bis 40 Minuten liegen bleiben.

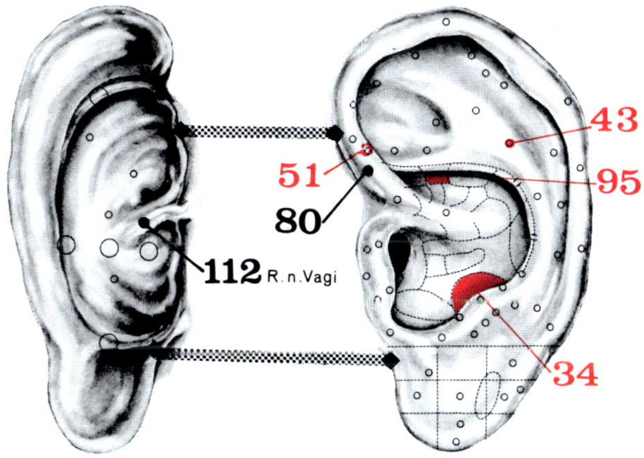

VI/O–1 Nieren- und Harnleiterkolik

2. Ohr 80 – Urethra der kranken Seite oder bilateral,
   Ohr 112 – R. n. vagi

nach der Kugel-Druck-Methode behandeln.

Allgemeine und persönliche Erfahrungen

❶ Die Ohr-Akupunktur kann die Anfälle von Kolikschmerzen (inklusive Lendenschmerzen und ausstrahlenden Schmerzen) vermindern oder sogar unter Kontrolle bringen. Bei manchen Patienten traten aber nach dem Verschwinden der Schmerzen diese trotz des Verweilens der Nadeln in den Akupunktur-Punkten wieder auf. Wurden die Punkte durch Drehen der Nadeln gereizt, so kam es wieder zu einer Schmerzreduktion. Deshalb sollten die Nadeln bis zu zwei Stunden im Ohr bleiben.

Bei einzelnen Patienten kam es nach der Ohr-Akupunktur zu einer vorübergehenden Verstärkung der Schmerzen und zu vermehrter Blutbeimengung im Harn.

❷ Wir berichten von 5 Patienten:

3 Patienten waren nach der Ohr-Akupunktur sofort schmerzfrei; 2 Patienten erreichten Schmerzverringerung durch Massage der Schmerzpunkte am Bauch während der Ohr-Akupunktur.

2 dieser 5 Patienten erlitten einen halben Tag nach Rückbildung der Schmerzen wieder einen leichten Anfall. Die Schmerzen wurden durch nochmalige Ohr-Akupunktur wieder gestillt.

Bei einem Patienten wurde nach Abklingen der Schmerzen röntgenologisch nachgewiesen, daß ein ca. 3 mm großer Stein vom unteren Abschnitt des Ureters in die Blase abgegangen war.

❸ **Traditionell-chinesische Medizin:**

Die trad. chin. Medizin nennt diese Symptome „Steinharn", „Grießharn", „Blutharn" und „Lendenschmerz". Sie entstehen durch Ansammlung von Nässe-Feuchtigkeit-SHI und Hitze-RE im unteren 3E, also im Becken. Dadurch wird das QI, die Funktion von Blase und Niere gestört, wodurch Steine entstehen können, welche die Abflußwege blockieren.

Bei der Behandlung soll man daher zusätzlich die Punkte

Ohr 104 – 3E und
Ohr 92 – Blase

verwenden (XIE FA).

Fallbeispiel 1

Ein 36jähriger Mann klagte über heftige, in den Oberschenkel ausstrahlende, linksseitige Lendenschmerzen. Beim Eintreffen in der Ambulanz hatte er sichtlich heftigste Schmerzen, sein Gesicht war blaß und schmerzverzerrt.

Die Anamnese ergab, daß er bereits einmal wegen Steinen im unteren Teil des Ureters erfolgreich mit Ohr-Akupunktur behandelt worden war.

Behandlung mit Ohr-Akupunktur bilateral in

Ohr 95 – Niere,
Ohr 43 – Abdomen.

10 Minuten nach der Behandlung fühlte der Patient Parästhesien im linken Bauch und nach 20 Minuten waren die ausstrahlenden Schmerzen verschwunden.

Nach dieser einmaligen Behandlung trat während der Nachbeobachtungszeit kein Rezidiv auf.

Fallbeispiel 2

Eine 60jährige Frau litt seit 20 Tagen an anfallsweisem kolikartigem Schmerz im Bereich des rechten Bauches, mit starker Druckdolenz und deutlicher Schmerzäußerung bei der Röntgenuntersuchung.

Das Leerröntgen zeigte einen Stein im rechten Ureter.

Behandlung mit Ohr-Akupunktur:

Ohr 80 – Urethra beidseits
Ohr 79 – Äußere Genitalien

Die Punkte wurden stark gereizt.

10 Minuten nach der Behandlung war der Schmerz vermindert und die Patientin konnte schlafen.

Am nächsten Tag wurde der leichtgradige Schmerz durch nochmalige Behandlung der Punkte gebessert. Kein Rezidiv (von einem Steinabgang wurde bei diesem Fall nicht berichtet).

O.2. Harnverhaltung (postoperativ, postpartal, bei Bewußtlosen, bei Prostatadenom, . . .)

Auswahl der Punkte und Reizart

1. Ohr 92 – Blase
   Ohr 95 – Niere
   Ohr 80 – Urethra
   Ohr 104 – 3 E

Es werden beidseits 1 bis 2 Punkte ausgewählt und stark gereizt; die Nadeln werden alle 10 bis 15 Minuten gedreht und 40 bis 60 Minuten belassen.

2. Ohr 92 – Blase
   Ohr 95 – Niere

In jeden dieser Punkte werden 0,25 ml Vit. B_{12} injiziert.

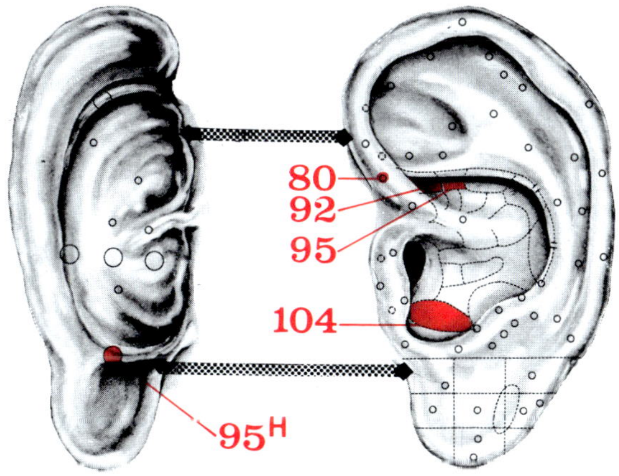

VI/O–2 Harnverhaltung

Allgemeine und persönliche Erfahrungen

❶ Im NANJING-Spital wurden 19 Patienten nach obiger Methode behandelt. Davon urinierten nach der Ohr-Akupunktur

6 Patienten innerhalb einer halben Stunde und
3 Patienten nach 30–60 Minuten.

Die restlichen Patienten zeigten keinen Effekt, d. h. sie konnten innerhalb einer Stunde nach der Ohr-Akupunktur nicht urinieren.

Die Ohr-Akupunktur war daher bei nahezu der Hälfte der Patienten erfolgreich.

❷ Die Wirkung der Ohr-Akupunktur ist individuell ganz verschieden, z. B. konnte ein Patient, der innerhalb von 10 Tagen dreimal an Urinretention litt, jedes Mal nach der Ohr-Akupunktur binnen 60 Minuten selbst urinieren.

Bei einem anderen Patienten zeigten selbst drei Behandlungen mit Ohr-Akupunktur keinen Effekt.

❸ Bei einer durch Niereninsuffizienz bedingten Anurie zeigt die Ohr-Akupunktur keine Wirkung.

❹ Bei einigen mit Ohr-Akupunktur erfolglos behandelten Patienten zeigte die Körper-Akupunktur (KG 6 – QI HAI, KG 4 – GUAN YUAN, B 32 – CI LIAO, MP 9 – YIN LING QUAN) sofortige Wirkung, wohingegen es bei anderen Patienten genau umgekehrt war, d. h. die Ohr-Akupunktur war wirkungsvoller als die Körper-Akupunktur.

Deshalb sollten beide Akupunkturtechniken abwechselnd eingesetzt werden.

O.3. Streß-Inkontinenz*) (Harninkontinenz)

Auswahl der Punkte und Reizart

Hauptpunkte: Ohr 95 – Niere
Ohr 92 – Blase
Ohr 80 – Urethra

Nebenpunkte: Ohr 22 – Endokrinium
Ohr 104 – 3 E
Ohr 97 – Leber
Ohr 98 – Milz
Ohr 34 – Graue Substanz

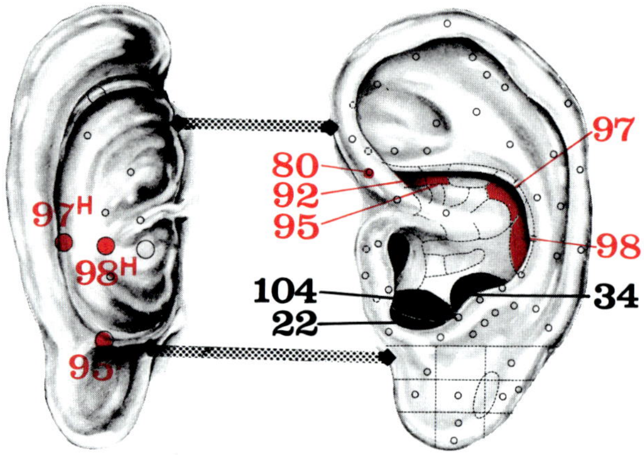

VI/O–3 Streß-Inkontinenz

Reizart:

Es werden jeden zweiten Tag einmal jeweils drei bis vier Punkte ausgewählt und beide Ohren abwechselnd mit Feinnadel gestochen, oder es wird das chinesische Medikament HUANG QI (Astragalus membranaceus) in diese Ohrpunkte injiziert, und zwar pro Punkt 0,1 bis 0,2 ml.

10 Behandlungen bilden eine Serie. Je nach Bedarf kann mit einer zweiten Serie nach einer Woche Pause wieder fortgesetzt werden.

Nach deutlicher Besserung der Symptome wird mit Kugel-Druck-Methode weiter behandelt.

Allgemeine und persönliche Erfahrungen

❶ Bei leichten Fällen ist immer ein guter Erfolg zu verzeichnen, der bei manchen Patienten schon bei längerem Liegenlassen der Nadeln eintritt.

Bei schweren Fällen ist kein sofortiger Effekt zu erwarten, die Behandlungsdauer ist entsprechend länger.

Manche Patienten, die früher gut auf die Behandlung angesprochen hatten, aber schon lange nicht mehr akupunktiert worden waren,

---

**) Die chinesischen Autoren bezeichnen als Streß-Inkontinenz „einen Harnverlust bei erhöhtem intraabdominalem Druck".*

litten gelegentlich bei aus irgendeinem Grund verursachtem Bauchpressen wieder unter Harninkontinenz. Sie sprachen aber auf eine neuerliche Behandlung mit Ohr-Akupunktur wieder gut an.

❷ Ohr-Akupunktur: Ohr 92 – Blase
Ohr 80 – Urethra
Ohr 58 – Uterus

❸ **Nach Ansicht der trad. chin. Medizin** wird dieses Symptom als eine körperliche Schwäche betrachtet. Beim älteren Menschen z. B. ist das QI der Niere-SHEN bereits verbraucht, bei manchen Menschen liegt eine angeborene Schwäche des QI der Niere-SHEN vor.

Diese Schwäche der Niere-SHEN-Funktion bewirkt, daß der Patient die Kontrolle über das Aufbewahren des Urins in der Harnblase und das Harnlassen verliert.

In leichteren Fällen wird der Harn tröpfchenweise entleert, in schwereren Fällen kann der Harn überhaupt nicht mehr in der Blase behalten werden.

Ohr-Akupunktur: Ohr 95 – Niere und
Ohr 22 – Endokrinium

Reizmethode: BU FA, kräftigend, zuführend.

Die Ohr-Akupunktur zeigt bessere Wirkung als medikamentöse Therapie und greift rascher als Körper-Akupunktur.

❹ Darüber hinaus soll durch gute Ernährung der Körper gestärkt werden, um die Abwehrkraft zu erhöhen. Das Sexualleben ist bis zur Heilung zu reduzieren.

Fallbeispiel

Eine 36jährige Hausfrau leidet seit fast 30 Jahren an Inkontinenz, wobei in den letzten Jahren die Beschwerden immer mehr zunahmen. Bereits ab dem siebenten Lebensjahr besteht Harninkontinenz.

Der Urin ging vor allem beim Husten, Lachen und Niesen tropfenweise ab. Die Harninkontinenz war meistens auch mit Stuhlinkontinenz verbunden, sodaß täglich vier- bis fünfmal die Unterwäsche gewechselt werden mußte. Besonders im Winter oder während der Menstruation war dies der Patientin äußerst unangenehm. Außerdem leidet die Patientin noch unter Bettnässen – ein- bis zweimal pro Nacht.

Die Patientin gibt an, seit Beginn ihrer Erkrankung verschiedene Behandlungen erhalten zu haben, die alle erfolglos blieben.

Behandlung mit Ohr-Akupunktur:

Mit Feinnadel werden täglich einmal

Ohr 80 – Urethra und
Ohr 34 – Graue Substanz

stark gereizt.

Nach einer Behandlung ist die Inkontinenz deutlich gebessert. Nach drei Behandlungen kommt es tagsüber weder beim Husten noch beim Gehen zu tropfenweisem Harnverlust. Die Patientin fühlt subjektiv eine vermehrte Kapazität der Blase und vermindertes Harnlassen.

Nach weiteren fünf Behandlungen ist sie beschwerdefrei.

Kommentar der Herausgeber:

Leider wurden uns Kontrolluntersuchungen nicht mitgeteilt.

Nach unseren persönlichen Beobachtungen ist eine Besserung der Harninkontinenz unter Akupunkturtherapie zu erwarten. Erfolge wie beim oben angeführten Fallbeispiel sind eher die Ausnahme.

Literatur zum Abschnitt **Nieren-, Harnwegserkrankungen**

HEIMANN K. O., Ohr-Akupunktur : Zur Projektion des Urogenitaltraktes. Beiträge zu den Akupunktur Tagungen XIII – XVI, Müller Verlag, München

O.4. Pollakisurie

Auswahl der Punkte und Reizart

Hauptpunkte: Ohr 92 – Blase
Ohr 95 – Niere
Ohr 28 – Hirn-Hypophyse

Nebenpunkte: Ohr 98 – Milz
Ohr 22 – Endokrinium
Ohr 34 – Graue Substanz

Reizart:

Zumeist wird mit der Kugel-Druck-Methode behandelt. Es kann aber auch mit Feinnadel- oder mit Laser-Akupunktur therapiert werden.

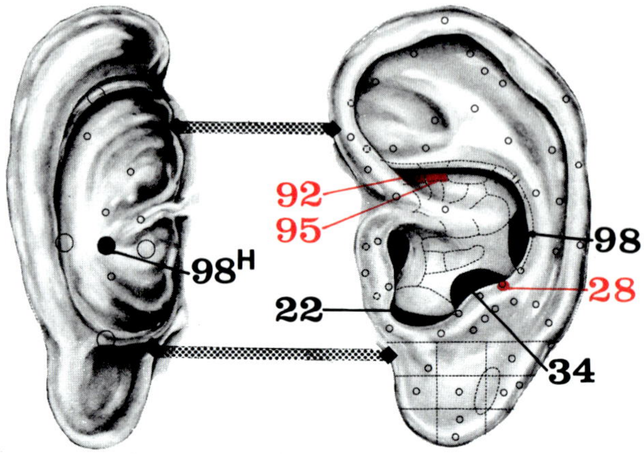

VI/O–4 Pollakisurie

Allgemeine und persönliche Erfahrungen

❶ Es ist empfehlenswert, überempfindliche Punkte mit dem elektrischen Punktsuchgerät zu orten.

❷ Vom Autor wurden 15 Patienten mit dünner Nadel behandelt.

Behandlungsergebnis:

8 Patienten – Heilung
5 Patienten – Besserung
2 Patienten – kein Effekt

❸ Traditionell-chinesische Medizin:

Pollakisurie ist bei den urologischen Krankheiten ein häufig zu beobachtendes Symptom. Es kann entweder

- durch einen entzündlichen Prozeß oder
- durch funktionelle oder organische Krankheiten

verursacht werden.

Nach Ansicht der trad. chin. Medizin entsteht Pollakisurie durch eine Schwäche des QI von Niere-SHEN oder durch Absinken von Nässe-Feuchtigkeit-SHI und Hitze-RE.

a) **Behandlung** bei „Schwäche des QI von Niere-SHEN“:

Es soll die Niere-SHEN gekräftigt werden, indem

Ohr 95 – Niere

mit zwei Nadeln gestochen oder mit zwei Kugeln gedrückt wird;
schwache Reizung BU FA.

Zusätzliche Punkte:

Ohr 22 – Endokrinium
Ohr 98 – Milz
Ohr 92 – Blase

b) **Behandlung** bei Absinken*) von Nässe-Feuchtigkeit-SHI und Hitze-RE:

Es ist nach dem Prinzip zu behandeln, „Feuchtigkeit-SHI und Hitze-RE zu vertreiben“.

Ohrpunkte:

Ohr 34 – Graue Substanz oder
Ohr 55 – SHEN MEN

Ohr 97 – Leber oder
Ohr 104 – 3 E

Ohr 98 – Milz
Ohr 92 – Blase
Ohr 95 – Niere (XIE FA)

Diese Ohrpunkte sollen durch starken Reiz XIE FA behandelt werden – um „zu vertreiben, abzuleiten“.

Bei der durch funktionelle Störung verursachten Pollakisurie werden mit der Ohr-Akupunktur bessere Behandlungsergebnisse erzielt als mit herkömmlicher medikamentöser Therapie.

Der Effekt der Ohr-Akupunktur ist bei manchen Krankheiten besser als jener der Körper-Akupunktur.

*) *Kommentar der Herausgeber:*

Gemeint ist, daß die beiden Krankheitsfaktoren (XIE) nach unten, zum unteren Erwärmer absinken und dort ihre pathogene Wirkung entfalten, also ein entzündlicher Prozeß in der Harnblase oder im Nierenbecken auftritt.

Bei organisch bedingter Pollakisurie ist eine Kombinationstherapie angezeigt (d. h. westliche naturwissenschaftliche und trad. chin. Medizin).

Fallbeispiel

Eine 17jährige Schülerin litt an häufigem Harnlassen (Pollakisurie). Sie mußte etwa fünf- bis sechsmal in der Nacht aufstehen, sodaß ihr Schlaf gestört war. Der Harn war klar und von geringer Menge.

Bisher konnten keine pathologischen Veränderungen der urologischen Organe erhoben werden.

Sämtliche Therapieversuche, sowohl nach moderner Medizin als auch mit altchinesischen Medikamenten, blieben erfolglos, sodaß die Patientin zur Ohr-Akupunktur kam.

Untersuchungsbefund:
Gesicht blaß,
Herz und Lunge o. B.,
Leber und Milz o. B.,
Urinbefund neg.,
Urin-Menge in 24 Stunden 1 800 ml,
spez. Gewicht 103.

Zunächst wurden die überempfindlichen Punkte gesucht:

beidseits Ohr 92 – Blase,
Ohr 95 – Niere.

Diese wurden mit dünnen Nadeln behandelt, die 30 Minuten liegen blieben.

In derselben Nacht mußte die Patientin nur mehr dreimal urinieren. Am darauffolgenden Tag wurde die Behandlung wiederholt.

Nach einigen Sitzungen waren Polyurie und Pollakisurie reduziert.

Nach Beendigung der Behandlungsserie (insgesamt 10 Sitzungen) wurde bei einer Nachuntersuchung Beschwerdefreiheit angegeben.

O.5. Akute Orchitis und Epididymitis

Auswahl der Punkte und Reizart

Ohr 79 – Äußere Genitalien
Ohr 32 – Hoden

Diese Punkte werden täglich ein- bis zweimal stark gereizt.

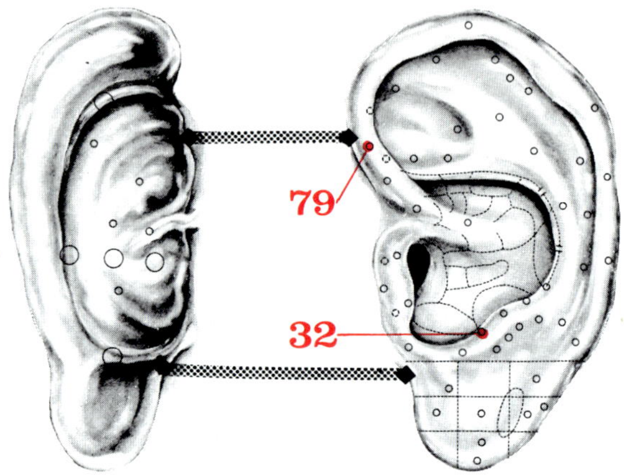

VI/O–5 Orchitis

Allgemeine und persönliche Erfahrungen

❶ Es wurden 5 Patienten, die subfebril waren, nur mit Ohr-Akupunktur mit gutem Erfolg behandelt. Einer dieser Patienten bekam 20 Tage nach der Heilung ein Rezidiv.

Jene Patienten, die eine Körpertemperatur über 38 Grad C hatten, erhielten eine kombinierte Therapie, d. h. Ohr-Akupunktur und Medikamente westlicher und chinesischer Herkunft.

❷ Bei den meisten Patienten trat – wenn nach der Ohr-Akupunktur die Ohrmuschel hyperämisch wurde – eine sofortige Linderung der Schmerzen ein. Die Patienten hatten auch das Gefühl des Hinuntersinkens und einer Kontraktion des Hodensackes.

❸ Um die Behandlungsdauer und den Schmerz zu verringern, gibt man lokal Wärmeumschläge und lagert den Hodensack hoch.

❹ Wenn eine zweimalige Behandlung mit Ohr-Akupunktur zu keiner Besserung der Symptome führt oder an eine Vereiterung zu denken ist, so soll sofort eine Kombinationstherapie eingeleitet werden, d. h. Ohr-Akupunktur und Medikamente westlicher und chinesischer Herkunft gegeben werden.

Fallbeispiel 1

Ein 19jähriger Patient klagte seit 5 Tagen über Schwellung und Schmerzen des rechten Hodens. Die Symptome verschlechterten sich relativ rasch. Er hatte aber weder Schüttelfrost noch Fieber, jedoch Schwierigkeiten beim Gehen.

Die chirurgische Diagnose lautete: Rechtsseitige Epididymitis mit Beteiligung des Samenstranges.

Die Untersuchung ergab eine etwa dreifache Vergrößerung des rechten Hodens, eine Verdikkung des Samenstranges, eine starke Druckempfindlichkeit des Kopfteiles des Nebenhodens, eine leichtgradige Hyperämie der Haut des Hodensackes und eine bedeutende Erweiterung der Venen.

Die Untersuchung der Ohrmuschel zeigte eine starke Druckempfindlichkeit von

Ohr 32 – Hoden beidseits.

Behandlung mit Ohr-Akupunktur:

Ohr 32 – Hoden beidseits

Die Nadeln blieben eine Stunde liegen. Kurz nach der Nadelung wurden die Ohrmuscheln hyperämisch und warm. Der Patient gab eine Verminderung der Schmerzen an; das Gefühl einer Kontraktion und des „Hinuntersinkens des Hodensackes" ließ nach.

Bei der Untersuchung am nächsten Tag war der Patient nahezu schmerzfrei und die lokale Schwellung größtenteils abgeklungen.

Nach zwei weiteren Sitzungen war der Patient geheilt.

Fallbeispiel 2

Ein 28jähriger Lehrer klagte über seit drei Tagen bestehende Schmerzen im linken Hoden, die in der Nacht deutlich zunahmen. Die Symptome verschlechterten sich fortlaufend. Es bestanden leichtes Schwindelgefühl, Schüttelfrost, Appetitlosigkeit und Schwierigkeiten beim Gehen.

Die Anamnese ergab, daß der Patient schon vor zwei Jahren eine Vergrößerung des linken Hodens bemerkt, jedoch keine subjektiven Beschwerden hatte.

Untersuchungsbefund:

Temperatur 38 Grad C, akuter Krankheitszustand, linker Hodensack etwa dreifach vergrößert, Kopfteil des Nebenhodens vergrößert und gespannt, linker Samenstrang etwa zweimal so dick wie der rechte.

Der Patient lehnte eine Untersuchung durch Tasten ab, da jede Berührung heftige Schmerzen auslöste.

Die Untersuchung der Ohrmuschel ergab einen stark schmerzhaften Punkt etwa 2 mm unterhalb von Ohr 32 – Hoden.

Behandlung mit Ohr-Akupunktur:

Es wurde mit einer ganz dünnen Nadel in diese stark schmerzhafte Stelle punktiert und die Nadel bis abends belassen, worauf der Patient schmerzfrei war.

Am Nachmittag desselben Tages wurde der schmerzhafte Punkt durch zweimaliges Drehen der Nadel wieder gereizt. Vor dem Schlafengehen wurde die Nadel entfernt.

Auch am nächsten Tag verspürte der Patient keine lokalen Schmerzen. Bei der Untersuchung wurde keine Größenveränderung des linken Hodens festgestellt; der Kopfteil des Nebenhodens war leicht schmerzhaft. Der Samenstrang war nicht mehr druckempfindlich.

Die Behandlung mit Ohr-Akupunktur wurde fortgesetzt. Die Nachuntersuchung am dritten Tag ergab eine Verkleinerung des linken Hodensackes. Die lokale Druckempfindlichkeit war verschwunden, jedoch bestand noch zeitweise das Gefühl, „der Hoden würde beim Gehen heruntersinken".

Der Patient wurde vier Tage lang täglich einmal mit Ohr-Akupunktur behandelt, worauf alle subjektiven Beschwerden abgeklungen waren. Die Schwellung des linken Hodens war aber nur unwesentlich zurückgegangen.

Es erfolgte keine weitere Behandlung.

Bei der Nachuntersuchung wurde erhoben, daß der Patient nach 20 Tagen ein Rezidiv erlitt, das in einer anderen Abteilung mit Antibiotika-Therapie geheilt wurde.

Kommentar der Herausgeber:

Diese Fallbeispiele demonstrieren zwar die Wirksamkeit der Ohr-Akupunktur, zeigen aber ebenso, daß man schon bei der ersten Behandlung Antibiotika hätte verabreichen sollen und eventuell nur zusätzlich Akupunktur.

P. Zahn- und Kieferkrankheiten

P.1. Zahnschmerzen

Auswahl der Punkte und Reizart

1. Ohr 12 – Tragusgipfel
   Ohr 1 – Zahnschmerzpunkt

stark reizen und die Nadeln 30 Minuten belassen.

2. Ohr 27 – Larynx und Zahn oder
   Ohr 11 – Wange
   Ohr 84 – Mund

Man sucht im hinteren oberen Quadranten des Ohrläppchens jene Punkte, die druckempfindlich sind, führt eine starke Reizung durch und beläßt die Nadeln 30 Minuten.

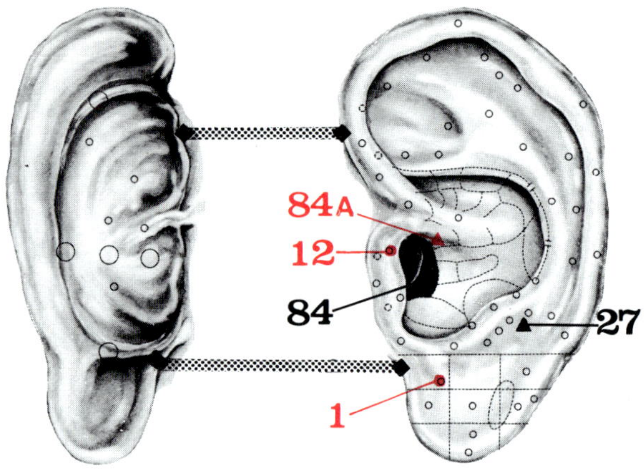

VI/P–1 Zahnschmerz

Allgemeine und persönliche Erfahrungen

❶ Die Ohr-Akupunktur konnte bei den meisten Patienten die Zahnschmerzen günstig beeinflussen. Manche Patienten fühlten die Zahnschmerzen nach ein bis zwei Minuten verschwinden, manche verspürten eine Parästhesie und Spannung, bei anderen war hingegen kein Effekt auslösbar.

❷ Die Erfahrung hat gezeigt, daß die schmerzstillende Wirkung umso größer ist, je größer die Hyperämie der Ohrmuschel ist.

❸ Im 4. Hospital XIAN, Provinz SHANXI, wurde bei 390 Patienten die Zahnextraktion nach Injektion von Novocain in

Ohr 27 – Larynx und Zahn

durchgeführt.

Wenn bei den Patienten dabei eine Hyperämie im hinteren Halsbereich und im Gesicht auftrat, so war die schmerzstillende Wirkung bei der Zahnextraktion wesentlich besser als ohne dieses Phänomen.

Die Auswertung ergab, daß beim Auftreten einer Hyperämie nach der Ohr-Akupunktur die analgetische Wirkung bei der Zahnextraktion in 83,3% ausreichend war, bei Fehlen dieser Hyperämie aber nur 64,5% der Patienten einen zufriedenstellenden Effekt angaben.

Demnach besteht also eine Korrelation zwischen der schmerzstillenden Wirkung bei der Zahnextraktion und der Hyperämie im Bereich von Ohrmuschel, hinterem Halsgebiet und Gesicht.

❹ An der 1. Medizinischen Hochschule SHANGHAI wurde die schmerzstillende Wirkung der Ohr-Akupunktur bei folgenden, stark schmerzhaften Zuständen nachgewiesen:

a) Akute Pulpitis:
34 Patienten wurden 1 – 2mal behandelt; schmerzstillende Wirkung bei 32 Patienten.

b) Akute Peridontitis:
44 Patienten wurden 1 – 2mal behandelt; schmerzstillende Wirkung bei 39 Patienten.

c) Akute Perikoronitis:
11 Patienten wurden 1 – 2mal behandelt; schmerzstillende Wirkung bei allen Patienten.

❺ Aus der Volksmedizin ist bekannt, daß eine Linderung der Zahnschmerzen durch Eintropfen hochprozentigen Alkohols in den äußeren Gehörgang erzielt werden kann. Bei Trommelfellverletzungen und Morbus Ménière darf diese Methode nicht angewendet werden.

Bei Patienten, die an Zahnkaries litten, trat sicher eine schmerzstillende Wirkung ein, wenn ein mit 70%igem Alkohol getränkter Wattebausch im entsprechenden äußeren Gehörgang eingebracht wurde (z. B.: rechter Zahn – rechter Gehörgang).

Fallbeispiel

Ein 9jähriger Knabe mit Zahnkaries litt seit vier Tagen an Zahnschmerzen im Bereich der linken Mahlzähne. Er konnte kaum essen, da durch saure, süße, salzige, kalte oder warme Speisen eine besonders schmerzhafte Reaktion ausgelöst wurde.

Da das Kind müde und ängstlich war, wurde auf Watte 70%iger Alkohol geträufelt und diese in den linken äußeren Gehörgang eingeführt, was schon nach drei Minuten zu einer Schmerzreduktion führte. 10 bis 15 Minuten später konnte der Patient kauen und essen.

Da am Abend die Schmerzen wieder auftraten, wiederholten die Eltern diese Behandlung mit gutem Erfolg: der Knabe konnte in der Nacht gut schlafen.

Kommentar der Herausgeber:

In China wird wesentlich mehr konservative Zahnheilkunde betrieben. Zähne, die bei uns gezogen würden, werden konserviert – oft auch mit Akupunktur –, weil man meint, den Zahn noch lebend zu erhalten, sei in jedem Fall besser.

P.2. Kiefergelenksschmerzen

Auswahl der Punkte

Ergänzend zum Kapitel Zahnschmerz fügen wir noch eine bewährte Punktekombination für Kiefergelenksschmerzen an:

Ohr 84 – Mund
Ohr 5 – Kiefergelenk
Ohr 87 – Magen
Ohr 34 – Graue Substanz
Ohr 11 – Wange

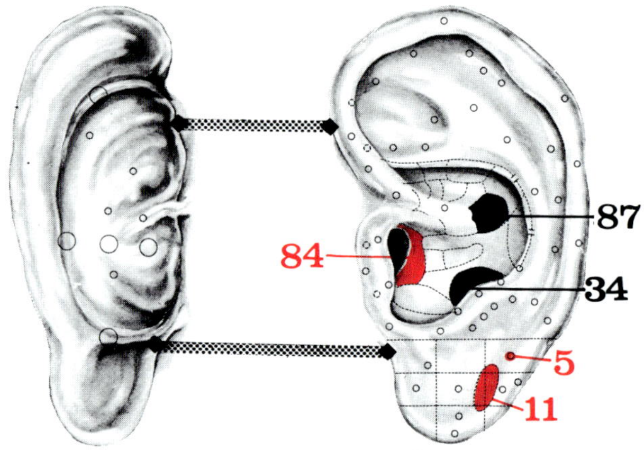

VI/P–2 Kiefergelenksschmerzen

Literatur zum Abschnitt **Zahn und Kiefer**

BABERSACK W. G., Auriculo-Medicine – Auriculo-Therapy. Zahnarzt 19/9 (1975) 348–350

DONOSE B., Auricular interferential electroanalgesia in stomatology. II. Weltkongreß d. Akup. 1986. Akupunktur – Theorie und Praxis 4 (1986)

DUBIN N. L., New therapy for temporomandibular joint syndrome and associated pain problems. Journ. Conn. State Dent. Assoc. 60/4 (1986) 241–243

GLEDITSCH J., Trigger-Punkt-Therapie bei funktionellen und entzündlichen Erkrankungen im Zahn-Mund-Kiefer-Bereich. Zahnarzt 28/11 (1984) 863–869

GOIDENKO V. S. et al., Use of auricular acupuncture reflexotherapy in treating Sjoegren's disease. Stomatologiia (Mosk) 64/4 (1985) 47

IVANOV A. S., Experience in the laser therapy of arthritis and arthrosis of the temporomandibular joint. Voen. Med. Zh. 9 (1986) 48–50

JIMENEZ LOPEZ V., The laser in treatment of TMJ dysfunction. Rev. Actual. Estomatol. Esp. 46/355 (1986) 35–40

LAPEER G. L., Auriculotherapy in Dentistry. Cranio 4/3 (1986) 266–275

PICARD B., The laser: indications and limits in dentistry: has it found its place in daily practice in 1983? II. other lasers. Rev. Odontostomatol. (Paris) 13/4 (1984) 270–276

POHJOLA R. T. et al., Rationale behind acupuncture treatment of temporomandibular joint (TMJ) dysfunction. In: Akupunktur – Theorie und Praxis 3 (1986)

RAUSTIA A. M. et al., Acupuncture as a complementary treatment in temporomandibular joint (TMJ) dysfunction. In: Akupunktur – Theorie und Praxis 3 (1986)

SUPIEV T. K., Action of laser radiation on the course of an inflammatory process in the maxillofacial area. Stomatologiia (Mosk) 63/5 (1984) 17–19

ZIMMERMANN M., Schmerzbehandlung in der Zahn-, Mund- und Kieferheilkunde mit dem Soft-Laser. Quintessenz 36/6 (1985) 1137

Q. Sucht

Q.1. Kritischer Kommentar der Herausgeber zur Behandlung der Sucht mittels Ohr-Akupunktur

Die Akupunktur wie überhaupt auch die traditionell-chinesische Medizin blicken auf eine vieltausendjährige ununterbrochene Erfahrung zurück. Sie unterscheiden sich dadurch von vielen modernen Behandlungsmethoden, die oft durch kurzfristige und kommerzbedingte Überlegungen entstehen. Im Gegensatz zu den langjährigen therapeutischen Erfahrungen mit Akupunktur, sind die Erfahrungen in der Suchtbehandlung mit Akupunktur für die chinesischen und europäischen Ärzte relativ gering.

Erst Anfang der 70er Jahre wurde in Hongkong versucht, eine Heroinentwöhnung mit Ohr-Akupunktur herbeizuführen. Diesen stationären Behandlungen folgten später in Europa Versuche, auch andere suchtähnliche Verhalten wie z. B. den chronischen Alkoholismus zu bekämpfen.

Rauschgiftsucht und Alkoholismus setzen aber beim jeweiligen Behandler grundlegende Kenntnisse der Problemkreise und der Entzugssyndrome voraus, da lebensbedrohende Kreislaufreaktionen, Suizidgefahr und Delirium tremens während der Entzugszeit auftreten können. Darüberhinaus sind natürlich psychiatrische, neurologische und psychologische Fachkenntnisse und eine straffe Führung des Patienten nötig.

Die Akupunktur-Therapie bei Rauschgiftsucht und Alkoholismus wird in diesem Buch daher nicht besprochen. Eine Therapie mittels Ohr-Akupunktur bei suchtähnlichen Zuständen, wie z. B. Nikotin- und Fettsucht, sowie gegen deren Entzugssyndrome wurde von den chinesischen Ärzten in Nanjing angegeben. Als Herausgeber dieses Buches führen wir diese daher an.

Eine Behandlung der Nikotin- und der Eß-Sucht wird in Europa oft in unseriöser Weise angekündigt und auch mit propagandistischen Erfolgsmeldungen publiziert.

Die vielfach positiven Berichte, die ohne exakte statistische Sicherung und Nachbeobachtung meist von praktizierenden Ärzten verfaßt wurden, halten einer kritischen Beurteilung nicht stand. Aber auch die negativen Stellungnahmen sind zum Teil unkritisch.

Zunächst scheinen die Befürworter unglaubwürdig, weil das kommerzielle Interesse bei den lancierten Meldungen in den Massenmedien zu offensichtlich im Vordergrund steht. Dasselbe gilt auch für die Produkte der chemischen und elektronischen Großindustrie.

Unwissenschaftlich ist es aber auch, eine Erfahrung aufgrund rein theoretischer Überlegungen nicht zu akzeptieren bzw. die Aussage zu machen, man könne sich „einen Behandlungserfolg nicht vorstellen“. Eine Erfahrung oder ein Experiment kann, wie H. PIETSCHMANN schreibt, niemals allein durch theoretische Vorurteile widerlegt werden.

LAVOISIER, der Begründer der modernen Chemie, und die Akademie der Wissenschaften in Paris negierten schärfstens die Beobachtungen über Meteoritenabstürze mit der Begründung, „es sei unmöglich und undenkbar, daß Steine vom Himmel fallen, denn alle Himmelskörper bewegen sich in geordneten Bahnen“. Natürlich gibt es Meteoriten, und die Annahme, alle Himmelskörper bewegen sich in geordneten Bahnen, war eine unbegründete Annahme; ein Vorurteil also, welches aus theoretischen Überlegungen eine Beobachtung leugnete. Die Geschichte der Naturwissenschaft ist überreich an solchen Beispielen.

Die chinesischen Akupunkturärzte, die vorwiegend nach empirischen und nicht theoretisch-naturwissenschaftlichen Überlegungen urteilen, gaben auf unsere Fragen zur Suchtbehandlung 1975 und 1980 reservierte Antworten. In Nanjing erfuhren wir: „Wir haben noch keine Erfahrungen damit."

In Peking erfuhren wir: „Diese Behandlung ist nicht unser Problem, wir verwenden sie nicht bei unseren chinesischen Patienten, jedoch kann im Ausländerspital in Peking auf ausdrücklichen Wunsch ausländischer Patienten eine derartige Behandlung erfolgen."

Interessanterweise kommen jedoch die ersten wissenschaftlichen Nachuntersuchungen über den Wirkungsmechanismus der Suchtbehandlungen nicht aus jenen Ländern, welche die naturwissenschaftliche Experimentalforschung der Wirkungsweise der Akupunktur fordern, sondern aus China selbst.

Zusammenfassend kann man sagen:

In der Diskussion um die Suchtbehandlung mit Ohr-Akupunktur halten einander in Europa die gegensätzlichen Standpunkte

- vollständige Ablehnung bzw.
- blinder Glaube

so ziemlich die Waage.

Gerade dieses Thema verlangt und verdient aber eine sachliche, wissenschaftlich gerechtfertigte Diskussion. Interesse und Bedarf sind in ausreichendem Maß seitens der Ärzte und der Patienten vorhanden. Kritische Nachuntersuchungen wären daher wünschenswert und zur Klärung notwendig. Einige erste Versuche dazu, die aus China stammen, werden in den folgenden Abschnitten referiert.

Als Lehrbeauftragte für Akupunktur an der Universität Wien wollen wir den berechtigten Vorurteilen mancher Professoren Rechnung tragen, wonach bei diesen Behandlungen das „kommerzielle Interesse vordergründig" und „eines seriösen Arztes unwürdig sei".

Ein Patient, der entschlossen ist, das Rauchen oder übermäßiges Essen aufzugeben, bedarf zwar einer Führung und Motivierung während der Entziehungsphase, und diese Führung wird den Akupunktur-Ärzten zugestanden; durch einen Nadelstich eine wirksame Behandlung bewußt vorzutäuschen, sei aber Scharlatanerie.

Aus diesen äußeren Gründen haben wir selbst – nur zu unserer eigenen Information – relativ wenige solcher Patienten behandelt. Jedoch fanden wir vorwiegend bei Bekannten und bei Kollegen weitgehende Übereinstimmung mit den persönlichen Berichten jener Ärzte, die wir auch sonst als seriös und selbstkritisch kennen: nämlich, daß es gewisse Erfolge bei der Behandlung der Nikotinsucht mittels Ohr-Akupunktur gibt.

Übereinstimmung herrscht jedoch auch in der Meinung, daß die Therapieerfolge vor allem eine Frage der Willensentscheidung des Patienten sind.

Alle bisherigen Erfahrungen lassen sicher noch lange nicht darauf schließen, daß nur und allein die Reizung einiger Ohr-Punkte jahrelang, eventuell lebenslang, den Willen eines Menschen verändern könnte. Aber gerade das wird in der Laienpresse und den Medien suggeriert – leider meist mit Hilfe einiger weniger Kollegen.

Besonders Art und Weise dieser Werbung mußten Widerspruch erregen, schadeten der Akupunktur sowie dem ärztlichen Berufsstand und brachten die Akupunktur in den Ruf der Geschäftemacherei. Dazu kamen noch Interessensgruppen, die laufend immer neue Punktrezepte (stets über 80% Dauererfolg) zum Teil als Geheimwissen nur an Mitglieder gegen bare Kasse verkauften.

Solchen Praktiken ist schärfstens entgegenzutreten, vor allem bei der echten Sucht (Alkaloide, Alkohol, Medikamente). Hier können Todesfälle eintreten, wenn jemand, solchen Anpreisungen folgend, dem Nadeleffekt blind vertraut und ohne neurologisch-psychiatrische Kenntnisse behandelt.

Sucht, suchtähnliche Zustände und Abhängigkeit sind ein sehr vielschichtiges und vorwiegend psychisches Problem. Es ist immer wieder erstaunlich, ja erschreckend, festzustellen, wie aus den Fragen – schon lange praktizierender Ärzte – der kritiklose Glaube ersichtlich ist, lediglich die Kenntnis einiger Punkte genüge, eine Suchtbehandlung zu ermöglichen.

Aus diesem Grunde haben wir von unserem seinerzeitigen Entschluß, die Suchtbehandlung noch nicht zu beschreiben und Überprüfungen abzuwarten, doch wieder Abstand genommen und führen die von den chinesischen Ärzten angegebenen Punkte-Kombinationen an, weil damit erst eine Nachprüfung ermöglicht werden kann und wir der Meinung sind, daß eine kritische Darstellung der Suchtbehandlung mittels Ohr-Akupunktur besser ist als gar keine; denn letzteres hieße, jede Information darüber den oben kritisierten Interessensgruppen zu überlassen.

Natürlich ist es nicht möglich, das ganze Problem „Sucht" – oder auch nur das der Ohr-Akupunktur-Therapie der Sucht – in einem Kommentar (als Herausgeber eines Buches) darzustellen.

Leider fehlen exakte und kritische Untersuchungen von berufener Seite über Nutzen, Schaden bzw. Risken und Kosten dieser Methode, die aber de facto von immer mehr Ärzten angewendet wird. Die Kluft zwischen der Lehre an der Universität und der Praxis wird immer größer, wenn man solche Probleme ignoriert, statt sie diskutiert und nachprüft.

Unseres Erachtens gibt es viel wirksamere, wichtigere und erfolgreichere Anwendungen für die Ohr-Akupunktur als die sogenannte Suchtbehandlung.

Die Körper-Akupunktur und andere Aspekte der traditionell-chinesischen Medizin verfügen bei vielen somatischen Erkrankungen über jahrtausendealte Erfahrung.

Die Suchtbehandlung mit Ohr-Akupunktur und die Ausweitung der Indikation auf suchtähnliche Verhalten wie Nikotinabusus, Übergewicht (Eß-Sucht) basiert jedoch, wie bereits erwähnt, auf einer erst relativ kurzzeitigen Erfahrung.

Zur Rauschgiftsucht (Medikamentensucht)

Die Rauschgiftsucht (z. B. Opiumsucht) war schon im alten China verbreitet. Eine dem Denken der traditionell-chinesischen Medizin entsprechende Behandlung fußt auf folgenden bildhaften Überlegungen:

Der Sucht wohnt der Wunsch nach Betäubung und Flucht vor der Realität inne, dies führt letztlich zu einer mehr oder weniger starken Abhängigkeit.

Die traditionell-chinesische Medizin geht nicht auf psychologische Begründungen und Entschuldigungen ein. Die Sucht ist in altchinesischer Sicht eine Willensschwäche, diese ist eine Leere-Schwäche (XU) des QI oder des YANG vom Funktionskreis Niere-SHEN (SHEN YANG XU).

Daraus folgt: Das YANG der Niere-SHEN ist zu stärken. (Daß der chinesische Begriff Niere-SHEN nur wenig mit dem anatomischen Organ Niere zu tun hat, wurde schon in Band 1 und 2 „Praxis und Theorie der Neuen Chinesischen Akupunktur" erwähnt.)

Symbolisch steht Niere-SHEN für den Willen, das Rückenmark und das Gehirn (Mark-Meer) und verschiedene ZNS-Funktionen. Darüber hinaus ist Niere-SHEN gekoppelt mit dem Blasenmeridian, der wiederum mit der paravertebralen Muskulatur zusammenhängt. Diese ist für die Haltung des Menschen verantwortlich. Sowohl in der alten Erfahrungsmedizin als auch in der modernen naturwissenschaftlichen Medizin ist bekannt, wie sehr die körperliche und geistige Haltung (die äußere und innere Haltung) einander bedingen.

Die Niere-YANG-Schwäche zu behandeln, ist mit Akupunktur, mit Pharmaka, körperlichen Übungen und mit Abhärtung möglich. Nach Prof. XU Ruizheng kann die YANG-Leere der Niere-SHEN durch die Ohr-Akupunktur alleine meist nicht ausreichend gestärkt werden, es sind viele weitere Maßnahmen nötig (siehe die verschiedenen Reizarten, Moxibustion u. a.)

Die Suchtbehandlung in China seit 1948 ist schwer beurteilbar, da die Existenz des Suchtproblems aus politischen Gründen geleugnet wurde. Die chinesischen Autoren dieses Buches lehnten auch jeden Kommentar dazu ab.

Wir haben, wie schon erwähnt, die Rauschgiftsucht aus vielen anderen Gründen hier nicht besprochen. Die Entziehung ist zwar – nach den Angaben aus Hongkong – möglich, aber wir wissen, daß – auch in Hongkong – das Hauptproblem in den psychischen Entzugserscheinungen zu suchen ist.

Das Problem „Sucht" und ihre Heilung ist so umfassend und vielschichtig, daß es nicht durch einige Nadelstiche allein aus der Welt zu schaffen ist. Eine viele Monate dauernde Resozialisierung ist (auch nach den Angaben aus Hongkong) nötig; die Rückfallsquote ist hoch, angeblich jedoch nach Akupunktur geringer.

Vor allem aber ist bei der echten Sucht eine Behandlung nur dann vertretbar, wenn der Arzt ausreichende neurologische und psychiatrische Kenntnisse besitzt. Die forensischen Risken sind schwer vorhersehbar.

Durch mangelnde Aufsicht und durch unsachgemäße oder auch nur vorgetäuschte Behandlung kam es sogar schon zu Suiziden, welche die betreffenden Kollegen vor Gericht und auch gegenüber den Medien zu vertreten hatten.

Zur Alkoholsucht

Die Entzugsbehandlung beim chronischen Alkoholiker benötigt eingehende Kenntnisse der modernen Neurologie und Psychiatrie, um vor allem ein Delirium tremens und andere Komplikationen rechtzeitig zu erkennen.

So wurden in Wien allein binnen eines Jahres fünf Todesfälle durch Delirium tremens während einer Akupunktur-Behandlung bekannt. Danach wurden offizielle Warnungen vor der Alkoholiker-Behandlung mit Akupunktur ausgesprochen.

Dabei dürfte der Vorwurf eigentlich nicht der Akupunktur gelten, sondern den Therapeuten hinsichtlich der Unkenntnis des Erkrankungszustandes eines Alkoholikers. Außerdem gelten diese Vorwürfe vor allem dann, wenn bei ambulanten Behandlungen die Möglichkeit einer Kontrolle in regelmäßigen Abständen fehlt.

Aus diesem Grunde wird die Akupunktur-Therapie bei Alkoholentzug hier nicht abgehandelt. Wir wollen aber auf durchaus seriöse und auch nachkontrollierte Erfolge einer jahrelangen Erfahrung beim Alkoholentzug im Rahmen einer stationären Behandlung durch MARX u. a. hinweisen.

MARX H. G., Entgiftung von Suchtkranken, besonders Alkoholikern, mit Hilfe der Akupunktur. Akupunktur – Theorie und Praxis 3 (1986) 316

KOSSOWSKI O., Akupunktur in Polen (Alkoholkrankheit). Akupunktur – Theorie und Praxis 15/1 (1987) 48–51

Zur Nikotinsucht

Nikotin-Abusus ist keine echte Sucht, aber oft ein suchtähnliches Verhalten. Bei der Raucherentwöhnung gibt es praktisch keinerlei Risken, wie etwa bei Alkohol- oder Rauschgiftsucht; im schlimmsten Fall beginnt der Patient eben wieder zu rauchen.

Die Raucherentwöhnung setzt zuerst und vor allem den Willen des Patienten voraus, das Rauchen wirklich aufzugeben. Die recht zahlreiche Literatur über erfolgreiche Raucherbehandlung mit Akupunktur, die wir nur unvollständig zitieren konnten, geht meist nicht auf den **Wirkungsmechanismus** ein:

1. Der bereits bestehende Wille des Patienten, das Rauchen aufzugeben, ist erste und wichtigste Voraussetzung jeder Behandlung.

2. Die autosuggestive Wirkung, d. h. der Glaube des Patienten an die Ohr-Akupunktur, spielt bei der Suchtbehandlung (im Gegensatz zur therapeutischen Akupunktur) sicher eine große Rolle.

3. Die Motivierung und Führung des Rauchers durch den Arzt sind als Hilfe für den Patienten wesentlich.

4. Das Bezahlen eines Honorars an sich ist von starker psychologischer Wirkung (vgl. den Spruch: „Laß nie den alten Grundsatz rosten: Erstens muß es wehtun, zweitens etwas kosten.“). Von vielen Kollegen wird das Vorausbezahlen einer Kur (ähnlich wie bei Badekuren) geübt. Die Patienten werden damit bewußt motiviert, die schon bezahlte Behandlung nicht abzubrechen.

5. Die somatische Wirkung einer Stimulierung von Ohr-Punkten wurde in der westlichen Welt bisher kaum untersucht. Die Methode wurde entweder „geglaubt“ oder „nicht gelaubt“. Beides ist nun gleichermaßen unwissenschaftlich. In China wurden erste Versuche unternommen, die somatische Wirkung zu untersuchen.

Die im folgenden zitierten chinesischen Arbeiten sind sicher noch nicht statistisch signifikant, aber doch ein interessanter Versuch, den Wirkungsmechanismus zu klären. Eine Nachuntersuchung außerhalb Chinas wäre anzustreben.

Im Huashan-Krankenhaus in Shanghai wurden 900 entwöhnungswillige Raucher mit Ohr-Akupunktur behandelt (referiert aus: China im Aufbau 7/1 [1984] 61–63)

Unabhängig davon, wie lange und wieviel geraucht wurde – also auch jene Raucher, die 40 Jahre bis zu 80 Zigaretten täglich verbrauchten –, konnten Raucher nach zwei bis drei Tagen ihren Zigarettenkonsum bis auf wenige Zigaretten pro Tag reduzieren. Schwieriger war es, auch die letzte Zigarette abzugewöhnen, und am schwersten fiel es, die Zigarette nach dem Frühstück, die Entspannungszigarette und die beim Nachdenken und Schreiben wegzulassen.

In der traditionell-chinesischen Medizintheorie ist das Ohr der Ort, an dem sich alle Meridiane treffen. Die einzelnen Stellen der Ohrmuschel entsprechen bestimmten Körperorganen oder Funktionen. Das Rauchen ist eine Tätigkeit, die mit dem Mund und dem Respirationstrakt zu tun hat. Daher wurden die entsprechenden Punkte der Ohrmuschel

Ohr 84 – Mund und
Ohr 101 – Lunge

gereizt sowie ebenfalls ein der allgemeinen Umstellung und Beruhigung dienender Punkt

Ohr 55 – SHEN MEN.

Nach Verbesserung dieser ursprünglichen Methode wird derzeit folgendermaßen behandelt:

In sechs Sitzungen erfolgt die Behandlung innerhalb von zwei bis drei Wochen. Beide Ohren werden gleichzeitig behandelt. Die Nadeln bleiben 15 Minuten im Ohr. Nach ihrer Entfernung wird ein Pflaster mit dem Samen des Heilkrautes

WANG-BU-LIU-XING

auf die betreffende Stelle geklebt.

Wenn der Patient den Wunsch nach einer Zigarette verspürt, drückt er auf dieses Pflaster – im Idealfall läßt der Wunsch nach Rauchen sofort nach, im Normalfall fällt es dem Betreffenden leichter, den Wunsch nach einer Zigarette zu unterdrücken.

Die Befragung der so behandelten Raucher zeigte, daß meist schon bei der ersten Behandlung der Rauch geschmackloser oder nichtssagender wurde, manchmal wurde er auch als „scharf" oder „bitter" erlebt und beschrieben. Der Drang zu rauchen läßt, wenn man diesen Berichten Glauben schenkt, nach. Das „Nicht-mehr-schmecken" der Zigarette ist eine Besonderheit der Akupunktur-Therapie, das Verschwinden oder Nichtauftreten der üblichen Entzugserscheinungen ist die andere Besonderheit dieser Therapieform.

Weitere Untersuchungen aus China:

53 Raucher sind – ohne informiert zu werden – in der vorher beschriebenen Art behandelt und befragt worden. Davon stellten 33 geschmackliche Veränderungen fest. Die Reaktionszeit lag zwischen 1 und 20 Minuten.

22 Rauchern erschien die Zigarette geschmacklos, bitter oder scharf.

33 von 53 stellten veränderte Empfindungen an sich fest, wie Taubwerden der Zugenspitze, leichter Schwindel, Speicheldrüsensekretion u. a.

Ein anderer Test ging noch weiter:

Zehn Raucher wurden wegen Entzündung der Atemwege stationär behandelt, und zwar mit elektrischer Reizung der Ohrmuschel-Punkte. Ohne ihr Wissen wurden die Punkte der Nikotinentwöhnung gewählt und ihr Verhalten beobachtet. Nur die Beobachter wußten, welcher Patient auf welche Art und Weise behandelt worden war.

Fünf der zehn Patienten schränkten ihr Rauchen ein, zwei hörten von selbst zu rauchen auf, vier der zehn klagten über veränderten Geschmack beim Rauchen, drei von zehn rauchten nach wie vor weiter.

Dieser Test, der ohne Wissen der Patienten durchgeführt wurde, spricht für einen nichtpsychologischen Anteil der Nikotinentzugsmethode durch Ohr-Akupunktur.

Die Behandlungsergebnisse bei freiwillig gekommenen Patienten mit dem Wunsche, das Rauchen zu beenden, waren aber besser und vor allem die Rückfallsrate war wesentlich geringer als bei den ohne ihr Wissen behandelten Patienten.

Natürlich ist bei jeder Suchtbehandlung der psychologische Effekt entscheidend und sind der Wille und die Motivierung des Patienten von größter Bedeutung. Die oben genannten Tests sind aber zweifelsohne noch zu wenig exakt beschrieben bzw. an einer viel zu geringen Personenzahl durchgeführt, um beweiskräftig zu sein.

Immerhin zeigen sie, daß es nur durch exakte Nachuntersuchungen möglich ist, den Wirkungsmechanismus und die Erfahrungen einer Raucherbehandlung mittels Akupunktur zu bestätigen oder zu widerlegen.

Q.2. Nikotinabusus

Auswahl der Punkte und Reizart

Ohr 101 – Lunge (bzw. 101H-Ohrrückseite)
Ohr 84 – Mund
Ohr 22 – Endokrinium
Ohr 55 – SHEN MEN
Ohr 97 – Leber (bzw. 97H-Ohrrückseite)

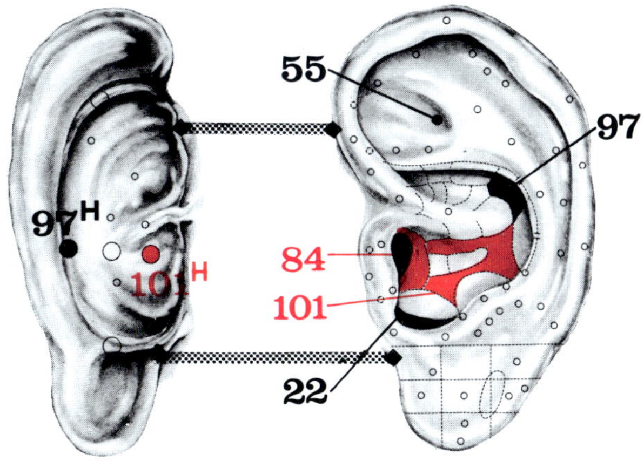

VI/Q–2 Nikotinabusus

Es werden zwei bis vier Punkte ausgewählt und nach Einstechen einer Nadel wird eine elektrische Reizung durchgeführt. Die Reizstärke des Stromes ist während der 15 bis 20 Minuten dauernden Stimulation so nachzuregulieren, daß man die Schmerzschwelle nicht überschreitet. Es werden jeweils zwei Nadeln desselben Ohres miteinander verbunden, sodaß der elektrische Reiz in einer Ohrmuschel entsteht (also kein Stromfluß zwischen rechtem und linkem Ohr).

Kontraindikation:

– Herzschrittmacher,
– Status asthmaticus,
– koronare Herzkrankheit
(St.p. Myokardinfarkt)

Dauernadel:

Besonders steriles Vorgehen, nie länger als eine Woche, im Sommer kürzer. (Siehe auch Nebenwirkungen S. 73)

Kugel-Druck-Methode:

Diese Methode wird immer häufiger anstelle der Dauernadel angewendet.

Q.3. Übergewicht, Eßsucht, Fettsucht

Auswahl der Punkte und Reizart

1. Ohr 84 – Mund
   Ohr-P. LING DIAN – dieser Punkt liegt im Bereich des Helixfußes in der Nähe von
   Ohr 82 – Zwerchfell
   Ohr 18 – Hunger

Es werden ein bis zwei Punkte ausgewählt und intrakutane Dauernadeln angebracht, die drei bis sieben Tage zu belassen und dann in anderen Punkten einzusetzen sind. Die mit Dauernadeln versorgten Punkte sind beim Essen und bei Hungergefühl zwei bis drei Minuten durch Druck zu reizen.

2. Ohr 87 – Magen
   Ohr 85 – Ösophagus
   Ohr 86 – Kardia
   Ohr 98 – Milz

Es werden jeweils ein bis zwei Punkte ausgewählt und nach der Kugel-Druck-Methode oder nur durch Nadelung jeden zweiten Tag einmal gereizt.

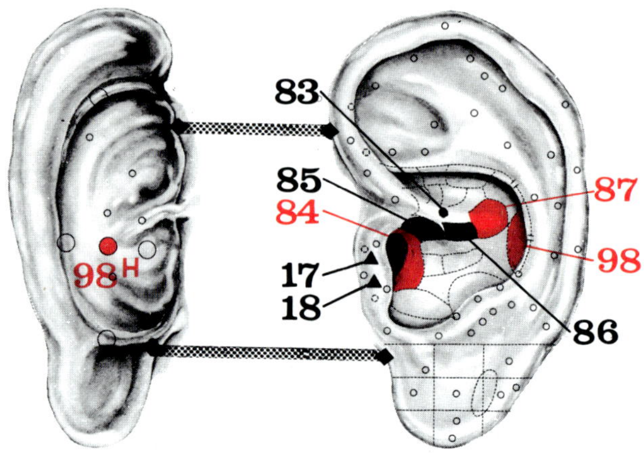

VI/Q–3 Übergewicht – Eßsucht – Fettsucht

Persönliche Erfahrungen der chinesischen Ärzte

Die Behandlung der einfachen Fettsucht erfolgt hauptsächlich durch Nahrungseinschränkungen. Bei den meisten Patienten können das Hungergefühl und der Appetit durch die Ohr-Akupunktur reduziert werden.

Innerhalb von ein bis drei Wochen wird das Körpergewicht der Patienten mehr oder weniger vermindert, vorausgesetzt, er hält entsprechende Diät. Die Ohr-Akupunktur bewirkt jedoch nur eine Einschränkung des Appetits, nicht aber eine Gewichtsreduktion.

Wesentlich ist auch die Nahrungsqualität, die nicht nur der Abmagerung, sondern auch der körperlichen Ernährung förderlich ist. Das heißt, mehr Gemüse und Obst, weniger Kohlenhydrate und tierisches Fett, Salz unter 10 g/Tag.

Manche Patienten klagen über ein Kontraktionsgefühl des Ösophagus und des Magens, vermehrten Stuhlgang, oft auch leichte Durchfälle. Das sind möglicherweise Zeichen einer Verbesserung der körperlichen Konstitution. Einige Patienten klagen über Kopfschmerzen und Ermüdung nach der Ohr-Akupunktur. Einzelne Frauen stellen nach der Behandlung eine Veränderung des Menstruations-Zyklus fest.

Bei mehrmaliger längerer Dauernadel-Therapie ist vor allem auf die Gefahr einer lokalen Infektion zu achten.

NANJING: Es wurden 20 Patienten mit einfacher Fettsucht behandelt. Im allgemeinen wird das Körpergewicht innerhalb der ersten ein bis zwei Wochen um ein bis drei Kilogramm reduziert. Bei weiterer Behandlung erfolgt eine weitere Gewichtsabnahme.

Diese Patientengruppe wurde einen Monat lang behandelt. Ein Patient wurde 2,5 Monate lang therapiert und erzielte eine anhaltende Gewichtsreduktion von fünf Kilogramm.

Zusammenfassung von chinesischer und nichtchinesischer Literatur über Akupunktur bei einfacher Fettsucht

Die Akupunktur kann das Körpergewicht bei 70 bis 80% der Patienten mit einfacher Fettsucht dann herabsetzen, wenn gleichzeitig Diät gehalten wird. Die Gewichtsreduktion beträgt dann ca. ein bis drei Kilogramm. Bei den meisten Berichten fehlt eine Nachkontrolle. Die Auswahl der Punkte und die Reizart sowie der Erfolg sind verschieden.

Im allgemeinen kann gesagt werden, daß bei Männern bessere Effekte erzielt werden als bei Frauen, doch werden bei Frauen unter 40 Jahren ebenfalls Erfolge erreicht.

Die Fettsucht, d. h. die übermäßige Zunahme des Körpergewichtes, unterliegt nur in gewissen Grenzen den mechanistischen Betrachtungen von Einfuhr und Ausfuhr. Richtig ist, daß dauernde kalorische Unterernährung zwangsläufig zur Gewichtsabnahme führt. Dieser Faktor ist aber nur einer von vielen.*)

Allgemein bekannt ist, daß besonders Jugendliche wesentlich mehr essen können als ihr Kalorienbedarf ausmacht, ohne an Gewicht zuzunehmen. Ebenso führt übermäßige Kalorienzufuhr bei intensiver körperlicher Arbeit oder beim Sport kaum je zu Übergewicht (Bergbauer, Spitzensportler). Bekannt sind auch Personen, die bei bestimmten Krankheiten, Schilddrüsenüberfunktion u. a. viel essen können, ohne dick zu werden.

Übermäßige Kalorienzufuhr führt meist nur zu Gewichtszunahme auf 100–120 kg und nicht, wie es der Einfuhr-Ausfuhr entsprechen würde, zu massivem Übergewicht von 150 und mehr Kilogramm.

Mit anderen Worten: Es gibt eine zentrale neurohumorale Regulation des Körpergewichtes, wie es eben auch eine solche für Blutdruck, Flüssigkeitshaushalt und praktisch alle Funktionen des Lebens gibt.

Die Akupunktur wirkt, wie zahlreiche wissenschaftliche tierexperimentelle Untersuchungen zeigen (AUERSWALD/KÖNIG), über eine Beeinflussung des Zentralnervensystems auf die neuro-humorale Regulation. Ebenfalls durch Ohr-Akupunktur wird die zentral-nervöse Regulation beeinflußt. Bezüglich der Fettsucht liegen einige, zum Teil sehr optimistische Berichte vor.

**) Anmerkung der Herausgeber:*

Bezüglich der Magersucht liegen von den chinesischen Autoren keine Angaben für eine Therapie vor. Wir würden von einer Therapie dieser Sucht auch abraten.

Vielfach wird die Eß-Sucht wie auch die Nikotin-Sucht als eine Form der „oralen Befriedigung“ angesehen. Die Auswahl der Ohr-Akupunktur-Punkte Mund und Magen erfolgt nach der Theorie der traditionell-chinesischen Medizin und hat sich, nach Angaben der chinesischen Autoren, in der Praxis bewährt.

Die Literatur über die psychischen Ursachen des Übergewichts (und zahlreiche andere Faktoren) kann und soll hier nicht diskutiert werden.

Praktisch wichtig ist, daß bei jeder längeren Einschränkung des Essens, besonders bei Fasten- und Hungerkuren nach den Erfahrungen der Kurärzte eine ausreichende Flüssigkeitszufuhr (2 Liter täglich) notwendig ist (LÜTZNER u. a.).

Viele dieser Behandlungen sind mit verschiedenen anderen, diätetischen oder Verhaltensänderungen kombiniert und stammen meist aus Privatordinationen.

An der Universität Nanjing wurde von Prof. CHEN Gongsun u. a. eine Untersuchung über die Anwendung der Ohr-Akupunktur bei Eß-Sucht durchgeführt.

Es wurden vor allem die Punkte

Ohr 87 – Magen,
Ohr 84 – Mund und
Ohr 51 – Vegetativum

gereizt, wobei die Patienten ihre bisherige normale Kost beibehielten.

Es zeigte sich, daß nach ein bis zwei Kuren eine Reduktion des Körpergewichtes ohne Änderung der Eßgewohnheiten um durchschnittlich 3,5 kg erreicht werden konnte.

Ohne Änderung der Lebensgewohnheiten war nach ungefähr drei Monaten wieder das ursprüngliche Körpergewicht erreicht worden.

Demnach scheint es möglich, durch die zentralnervöse Regulation das Körpergewicht mittels Ohr-Akupunktur in gewissem Maße zu beeinflussen, jedoch in einem relativ geringen Umfang und nicht auf Dauer.

Die Abnahme des Körpergewichtes durch Aktivität, Aktivierung des sympathischen oder ergotropen Systems durch Sympathikomimetika ist allgemein bekannt, ebenso aber auch deren Nebenwirkungen.

Diese Medikamente auf Dauer einzusetzen, ist vor allem wegen der Suchtgefahr kontraindiziert. Schilddrüsenpräparate und starke Abführmittel haben beachtliche Nebenwirkungen, ebenso Entwässerungsmittel, welche nur symptomatisch und für kurze Zeit wirken.

Grundsätzlich gilt, wie schon vor allem von LÜTZNER ausgeführt, daß während einer Reduktionskost zusätzliche aktive körperliche Tätigkeit auszuüben ist, um Blutdruckabfall und Muskelschwäche zu vermeiden.

Nahrungskarenz und Bettruhe (mit Entwässerungsmitteln) führen zwangsläufig zu einem Tonusverlust von Muskeln und Kreislaufschwäche und zu einem Abbau vor allem des Eiweißes der Körpermuskeln und damit zu einer lang anhaltenden Schwächung.

Wird jedoch während der Nahrungskarenz unter ärztlicher Aufsicht der Kreislauf kontrolliert und werden die Muskeln trainiert, dann kommt es stattdessen zum Abbau der Fettdepots.

Die rein mechanistische Erklärung nur durch die Einfuhr-Ausfuhr-Bilanz erklärt den bei vielen Abmagerungskuren auftretenden Gewichtsverlust mehrerer Kilogramm in einigen Wochen zweifelsohne nicht, da ja 1 kg Fett fast 9000 Kalorien enthält. Eine darüber hinausgehende Gewichtsreduktion ist auf andere, z. B. zentralnervöse Mechanismen zurückzuführen.

Auch bei der Fettsucht ist zweifelsohne mit Ohr-Akupunktur (analog dem Rauchen) nur ein kleiner Teil der Wirkung durch Änderung der Regulation des Körpergewichts zu erreichen. Daher ist durch andere zusätzliche Maßnahmen, wie Diät, Körperbewegung, Änderung der Lebens- und Essensgewohnheiten und Motivierung des Patienten, ein Erfolg zu erreichen und zu stabilisieren.

Dem Ansehen der Akupunktur schaden vor allem die kommerziellen und mißbräuchlichen Anpreisungen und Versprechungen, die dann nicht gehalten werden können – und das gilt vor allem für den Bereich der sogenannten Suchtkrankheiten. Gerade auf diesem Gebiet sind ja erst wenige Jahre Erfahrungen gemacht worden.

Langzeitergebnisse in der Behandlung der Adipositas mit Ohr-Akupunktur

(von M. PENALLA, P. PÖNTINEN und J. KALINOWSKI, übersetzt von R. POTHMANN. In: Akupunktur – Theorie und Praxis 4 [1986] 96–100)

An der Universität Kuopio und Tampere sowie an zwei finnischen Spitälern wurden zwischen 1982 und 1985 1200 Adipositas-Patienten mit Hilfe von Dauernadeln am Ohr im Areal des Vagus behandelt.

In einer Anfangsuntersuchung wurde bei 374 Patienten das Hungergefühl und bei 90% der Patienten die Magenfunktion verändert, die Gewichtsabnahme war besser als bei anderen Verfahren.

Nebenwirkungen waren selten. Eine positive Nebenwirkung war Blutdruckabfall bei Hypertonie, Migräne, Schlaflosigkeit und Gastritis besserten sich.

Negative Nebenwirkungen waren gering, selten traten geringfügige Entzündungen der Haut im Bereich der Dauernadeln auf, die in keinem dieser Fälle einer Behandlung bedurften.

Die finnischen und schwedischen Autoren kamen zu dem Schluß, daß Ohr-Akupunktur in der Lage ist, die Gewichtsabnahme für den Patienten zu erleichtern, indem das Eßverlangen gemindert und ein Gefühl des gefüllten Magens vermittelt wird.

Die Gewichtsabnahme nach einem Jahr war durchschnittlich 4,7 kg, nach zwei Jahren zwischen 6–7 kg.

Wesentlich bei der Gewichtsreduktion sind
- die Motivation,
- die Diätanweisung (1000 cal/tgl.),
- die Änderung des Eßverhaltens und
- die körperliche Aktivität.

Schlußfolgerung:

Die Ohr-Akupunktur ist in der Lage, die Reduktion des Gewichtes für den Patienten erträglicher zu gestalten, weil das Eßverlangen gemindert und ein Gefühl des vollen Magens vermittelt wird.

Q.4. Aktuelle Beiträge chinesischer Autoren zur Suchtproblematik

1. Alkoholsucht

(SUN Shentian et al., Institut für TCM, Provinz Heilongjiang. Journal of TCM, Vol. 28, No. 3, S. 55 ff., 1987, übersetzt von MA Jian)

Bei einer Untersuchung in der Provinz Heilongjiang wurden 310 Alkoholiker ausgesucht: 308 Männer, 2 Frauen.

Bedingungen: Die tägliche Menge an Alkohol mußte nicht weniger als 8 liang harte Getränke betragen und unkontrolliert mindestens ein Jahr lang konsumiert worden sein.

Das Alter der Alkoholiker betrug zwischen 22 und 64 Jahren.

Der Zeitraum der Alkoholsucht betrug zwischen drei und 40 Jahren. Die tägliche Einnahme betrug zwischen 8 liang und 3 jin.

58 Patienten neigten zu erheblichem Randalieren im Zustand der Trunkenheit. 23 davon wiesen bereits eine Zerstörung des Gehirns auf und neigten zu Gedächtnisschwund, Konzentrationsschwäche, Rückgang der Unterscheidungsfähigkeit, Zittern von Händen und Füßen und debilem Gesichtsausdruck. Vier davon wanden sich unmittelbar nach Alkoholeinnahme in Krämpfen am Boden. 22 Patienten hatten Nervenentzündungen durch Alkoholvergiftung, Gefühllosigkeit oder Schmerzen in den Füßen. Einer hatte Muskelschwund infolge Alkoholvergiftung.

Die 310 Patienten wurden in drei Gruppen geteilt:

– Die erste Gruppe umfaßte 250 Patienten, die sehr deutlichen Willen zeigten, von ihrer Sucht befreit zu werden und aktiv mitarbeiten wollten.

– Die zweite Gruppe umfaßte 32 Patienten, die keinen deutlichen Willen zeigten, von ihrer Sucht loszukommen, aber aufgrund ärztlichen Rates, im Hinblick auf die bessere Heilungschance einer Krankheit, den Entschluß gefaßt hatten, sich einer Alkoholentwöhnung zu unterziehen.

– Die dritte Gruppe umfaßte 28 Patienten, die überhaupt nicht von ihrer Sucht geheilt werden wollten und sich zwangsweise der Entziehungskur unterwerfen mußten.

Die Behandlung wurde mittels Dauernadel und Kugel-Druck-Methode durchgeführt.

Auswahl der Ohr-Punkte:

Es wurden folgende Areale nach druckempfindlichen Punkten abgesucht:

Ohr 55 – SHEN MEN
Ohr 34 – Graue Substanz (Subcortex)
Ohr 100 – Herz
Ohr 87 – Magen
Ohr 22 – Endokrinium
Ohr 15 – Larynx-Pharynx u. a.

Für jede Behandlung wurden an beiden Ohren insgesamt nur zwei bis vier Punkte ausgewählt. Die Dauernadel oder das Samenkügelchen wurde bis an die Grenze der Unerträglichkeit gedrückt und dann drei Tage lang bis zur nächsten Behandlung belassen.

Vier bis acht Behandlungen bildeten eine Serie. Wenn bis zur achten Behandlung kein Erfolg festzustellen war, wurde keine weitere Sitzung durchgeführt.

Den Patienten wurden folgende Anweisungen gegeben:

- 5 Minuten vor dem Essen mußte die Dauernadel oder das Kügelchen eine bis zwei Minuten gedrückt werden;
- bei Bedürfnis nach Alkohol sollte sofort die Dauernadel bzw. das Kügelchen gedrückt werden, und zwar so lange, bis das Bedürfnis nicht mehr bestand.

Ergebnisse:

a) Heilung:

Nach der Behandlung wurde von 238 (76,8%) Patienten nicht nur kein Bedürfnis nach, sondern sogar eine ausgesprochene Abneigung gegen Alkohol festgestellt, die sich in Übelkeit, Zittern und Unwohlgefühl bei Sehen oder Riechen bzw. sofortigem Erbrechen bei Konsum von Alkohol ausdrückte.

b) Besserung:

Das Verlagen nach Alkohol war bei 38 Patienten (12,2%) zwar nicht mehr vorhanden, aber es gab auch keine Abneigung. Es wurde bei kontrolliertem Alkoholgenuß nur mehr die Hälfte des ursprünglichen Quantums konsumiert, wobei nicht mehr ausschließlich harte Getränke getrunken wurden.

c) Kein Behandlungserfolg:

Kein Erfolg war bei 34 Patienten (11%) feststellbar. Es gab hier weder eine Änderung des konsumierten Quantums noch der Verfallserscheinungen.

Eine Erfolgsquote von 89% wurde erzielt. Alle 238 als geheilt bezeichneten Patienten stammten aus der ersten Gruppe.

Alle als „gebessert" bezeichneten Patienten entstammten der ersten und zweiten Gruppe.

Mit zunehmendem Behandlungseffekt stellten sich außerdem eine Verbesserung des Appetits, des Schlafs und eine gesteigerte Wahrnehmung und Anteilnahme an der Umwelt ein. Von Aggressionsakten ist nichts bekannt.

Alle 34 Patienten, bei denen die Therapie keine Wirkung zeigte, stammten zum überwiegenden Teil aus der dritten Gruppe.

2. Fettsucht

(CUI Shugui et al., Stationierte Ärztegruppe in Kuwait. Chinese Acupuncture and Moxibustion, Vol.7, No.1, 1987, übersetzt von MA Jian)

Die Untersuchung umfaßte 1015 Patienten: 342 Männer, 673 Frauen.

Alter	Anzahl der Patienten
15–25 Jahre	155
6–25 Jahre	483
36–45 Jahre	288
26–55 Jahre	82
über 56 Jahre	7

515 litten ein bis zwei Jahre an Fettsucht, 376 drei bis fünf Jahre, 110 sechs bis zehn Jahre und 4 mehr als 11 Jahre.

960 davon hatten einfache Fettsucht, bei 55 waren Hormonstörungen als Ursache dafür diagnostiziert.

Folgende Ohr-Punkte wurden ausgewählt:

Ohr 55 – SHEN MEN
Ohr 87 – Magen
Ohr 91 – Kolon
Ohr 22 – Endokrinium
Ohr 101 – Lunge
Ohr 100 – Herz
Ohr 104 – 3E

Bei jeder Behandlung wurden ein bis zwei Punkte gestochen, wobei mittels Dauernadel eine mittlere Reizung und Nadelbelassen über fünf Tage angewendet wurde. Fünf Behandlungen bildeten eine Serie.

Kriterien der Fettsucht-Diagnose:

Das Soll-Körpergewicht wurde mit Körpergröße minus 100 angenommen. Wenn das tatsächliche Körpergewicht das Soll-Körpergewicht um 10% überschritt, so wurde das als Übergewicht bezeichnet. Eine 20%ige Überschreitung bedeutete Fettsucht.

Kriterien der Ergebnisbeurteilung:

Deutlicher Erfolg: Wenn der Patient mehr als 15 kg abnahm.
Besserung: Wenn er mehr als 3 kg abnahm.
Kein Erfolg: Gewichtsabnahme unter 3 kg.

Fallbeispiel

Patient Abu, 34 Jahre, unterzog sich einer ersten Behandlung am 2. März 1985. Sein Körpergewicht betrug zu diesem Zeitpunkt 121 kg bei einer Größe von 171 cm. Er hatte sich zuvor einer Behandlung mit westlicher Medizin unterzogen, die jedoch keinen Erfolg zeigte.

Bei seiner Akupunktur-Behandlung wurden folgende Ohr-Punkte ausgewählt:

Ohr 100 – Herz
Ohr 101 – Lunge
Ohr 87 – Magen und
Ohr 55 – SHEN MEN

Nach Absolvierung der ersten Behandlungsserie hatte er 113,5 kg, nach der zweiten 106 kg, nach der dritten 106 kg, nach der vierten 90 kg, nach der fünften 88 kg.

Insgesamt zeigte das gesamte Projekt in Kuwait folgende Untersuchungsergebnisse:

Deutlicher Erfolg: 264 Patienten (26%).
Besserung: 370 Patienten (36,5%).
Kein Erfolg: 381 Patienten (37,5%).

Zusammenfassung:

Fettsucht ist eine häufige Krankheit in Kuwait. Zumeist handelt es sich um einfache Fettsucht; nur relativ wenige Übergewichtige leiden an Hormonstörungen.

Der therapeutische Effekt wirkte bei „einfacher Fettsucht“ besser als bei Hormonstörungen. Bei Übergewicht infolge zu massiver Nahrungsaufnahme zeigte sich wiederum ein besserer therapeutischer Effekt als bei konstitutionell Dicken.

Je kürzer die Krankheit bestand, desto schneller zeigte sich ein Behandlungserfolg.

Es bestand eine deutliche Relation zwischen Behandlungseffekt und Alter der Patienten. Der Behandlungseffekt konnte als „sehr gut“ bewertet werden bei Patienten unter 35 Jahren, als „gut“ bei Patienten zwischen 35 und 45 Jahren, als „nicht zufriedenstellend“ bei einem Alter zwischen 45 und 55 Jahren und keine Wirkung war festzustellen bei Patienten, die älter als 55 Jahre waren.

Literatur zum Abschnitt **Sucht**

Sucht – Allgemein

DURINJAN R. A., Physiological Basis of Auricular Reflexes to Viscero-Endocrine Functions. Acupuncture et Electrotherapie. Res. Int. Journ. 8 (1983) 79

HAN J. S. et al., Biochemical Basis of Tolerance to and Dependence on Opiates and Opiate Like Substances. Acup. Res. 7/4 (1982)

HE X. P., CAO X. D., Effects of etorphine and electroacupuncture on electroconvulsive shock in rats. Chung Kuo Yao Li Hsueh Pao*) 7/2 (1986) 106–109

KNISELY J. S. et al., Environmentaly induced analgesia: ontogeny of a nonopioid system. Dev. Psychobiol. 19/1 (1986) 27–36

KOBINGER W., Rudolf Buchheim lecture. Drugs as tools in research on adrenoceptors. Naunyn Schmiedebergs Arch. Pharmacol. 332/3 (1986) 113–123

LEITNER R. von, Sucht und Akupunktur. Akupunktur – Theorie und Praxis 4 (1978)

PERT A. et al., Alterations in rat central nervous system: endorphins following transauricular electroacupuncture. Brain Res. 224/1 (1981) 83–93

SACKS L. L., Drug Addition, Alcoholism, Smoking and Obesity Treated by Auricular Staplepuncture. Am. Journ. Acupuncture 3/2 (1975) 147–150

Sucht – Alkohol und Drogen

ANISHCHENKO G.Ia. et al., Reflexotherapy of neurologic complications in chronic alcoholism. Zh. Nevropatil. Psikhiatr. 84/9 (1984) 1377–1380

BEST C. H. et al., Die physiologischen Grundlagen der ärztlichen Behandlung. PZWL Warszawa 76 (1975) 1501–1502

COCCHI R. et al., Detoxication and habit loosing in heroin addicts by acupuncture, and low doses of gabergic drugs and antidepressants. Minerva Med. 70/24 (1979) 1735–1744

DURINJAN R. A., Die gegenwärtige methodologisch-wissenschaftliche Stellungnahme zur Akupunktur. Die Polnische Akupunktur 1/1 (1984)

* *Anmerkung des Übersetzers MA Jian:*

Zhong Guo Yao Li Xue Bao (Journal der chinesischen Pharmakologie).

FACCHINETTI F. et al., Functional opioid activity variates according to the different fashion of alcohol abuse. Subst. Alcohol Actions Misuse 5/6 (1984/85) 281–291

FRYDRYCHOWSKI A. et al., Treatment of narcotic dependence by acupuncture. Psychiatr. Pol. 18/3 (1984) 251–255

GAAL C. L. et al., Ear-Acupuncture relaxation therapy in alcoholica – Report on a follow-up surgery. Med. Journ. Aust. 2/4 (1979) 179–180

HOY Y. M. et al., Suppression of narcotic withdrawals and plasma ACTH by auricular electroacupuncture. Biochem. Biophys. Res. Commun. 82/1 (1978) 305–309

KOSSOWSKI O., Akupunktur – Theorie und Praxis 1 (1987) 46–51

Folgende Literatur wurde bei KOSSOWSKI zitiert:

KROENING R. J. et al., Rapid narcotic detoxification in chronic pain patients treated with auricular electroacupuncture and naloxone. Int. Journ. Addict. 20/9 (1985) 1347–1360

LEWENBERG A., The utility of acupuncture in combination with antidepressants or clonidine in the treatment of opiate addition. ADV Ther. 2/4 (1985) 143–149

LEWENBERG A., Electroacupuncture and antidepressant treatment of alcoholism in a private practice. Clin. Ther. 7/5 (1985) 611–617

MALECAZE F. et al., Candida endophthalmitis after heroin abuse. Mycopathologia 92/2 (1985) 73–76

MANN F., Scientific Aspects of Acupuncture. William Heinemann Medical Books Ltd., London 1983

MARAKULIN V. S. et al., Treatment of Nicotinism. Voen. Med. Zh. 1 (1984) 55–58

MARX H. C., Entgiftung von Suchtkranken – insbesondere Alkoholiker – mit Hilfe der Akupunktur. Akupunktur – Theorie und Praxis 3 (1982)

NG L. K. Y. et al., Experimental 'auricular electroacupuncture' in morphine dependent rats: behavioral and biochemical observations. Am. Journ. Chin. Med. 3/4 (1975) 335–341

ders.: Modification of morphine withdrawal syndrome in rats following transauricular electrostimulation: an experimental paradigm for auricular electroacupuncture. Biol. Psychiatry 10/5 (1975) 575

RADWAN A. M., Evolution of the treatment of drug addition by chinese acupuncture. II. Weltkongress der Akupunktur 1986. Akupunktur – Theorie und Praxis 4 (1986)

RODIEK S. O., Morphinsucht im Tiermodell – Therapie des Entzugssyndroms mit Ohr-Elektro-Akupunktur. Münch. Med. Wochenschr. 118/37 (1976) 1157–1158

SMITH M. D. et al., Acupuncture treatment of drug addition and alcohol abuse. Am. Journ. Acup. 10/2 (1982) 161–163

ders.: Acupuncture detoxification in a drug and alcohol abuse treatment setting. Am. Journ. Acup. 12/3 (1984) 251–255

TEBEEVA D. M., A manual of acupuncture reflexotherapie. Moscow Meditsina Publishing House

TENNANT F. S. Jr., Outpatient heroin detoxification with acupuncture and staplepuncture. West. Journ. Med. 125/3 (1976) 191–194

UMLAUF R., Der gegenwärtige Stand und die Zukunftsaussichten der Entwicklung der Akupunktur in der Tschechoslowakei. Die Polnische Akupunktur 2/3 (1984) 96

YANG M. M. et al., Evaluation on the treatment of morphine addiction by acupuncture – Chinese herbs and opioid peptides. Am. Journ. Chin. Med. 14/1–2 (1986) 46–50

Sucht – Fettsucht

BERLAN M. et al., Evidence that epinephrine acts preferentially as an antilipolytic agent in abdominal human subcutaneous fat cells: assessment by analysis of beta and alpha 2 adrenoceptor. Eur. Journ. Clin. Invest. 15/6 (1985) 341–348

DUNG A. C., Die Rolle des Vagus bei der Gewichtsreduktion durch Ohr-Akupunktur. Journ. Tradi. Chin. Med. 14/3 (1986)

EBER O., Fettsucht. Prakt. Arzt (1986) 1273–1292

ENZI G. et al., Subcutaneous and visceral fat distribution according to sex, age and overweight, evaluated by computed tomography. Am. Journ. Clin. Nutr. 44/6 (1986) 739–746

GILLER R. M., Auricular acupuncture and weight reduction: a review and overall approach. Am. Journ. Acupunct. 4/1 (1976) 33–36

HELIÖVAARA M. et al., Obesity as problem in Finnish People. Suom. Lääkäril. 37/4 (1982) 205–211

HIRSCH J., Why do people get fat. Science 227 (1985) 1327–1328

ders.: Obesity Declared on Disease. Science 227 (1985) 1019–1020

KAJDOS V., Experience with auricular acupuncture. Am. Journ. Acupunct. 4/2 (1976) 130–136

KALINOWSKI J., The Role of Permanent Ear-Acupuncture in Weightreduction. Nordic Acupuncture Soc.: Acupuncture Seminar Joensuu, 1983

KAMNJI S., The auricular acupuncture in reducing body weight. The Japanese Journ. of Ryodoraku Antonomic Nervous System 22/1 (1977) 30

KARVETTI R. L. et al., Weightreduction Program Based on Dietary Advice. Suom. Lääkäril 39/10 (1984) 826–832

MOK M. S. et al., Treatment of obesity by acupuncture. Am. Journ. Clin. Nutr. 29/8 (1976) 832–835

MUKAINO Y. et al., The Effects of Ear Acupuncture on Rats with Hypothalamic Obesity. World Congress on Scientific Acupuncture, Abstract, Wien 1983

ders.: Acupuncture Therapy for Obesity Using Ear Needle Treatment: Analysis of Effectiveness And Mechanism of Action. Am. Journ. Acupunct. 10/3 (1982) 270

PENNALA M. et al., Primary Effect of Permanent Ear Acupuncture on Appetite and Ventricular Feelings in 374 Outpatients Research. Nordic Acupuncture Soc.: Acupuncture Seminar, Joensuu 1983, Finnish Acupuncture Ass., Espoo 1984

ders.: Langzeitergebnisse in der Behandlung der Adipositas mit Ohr-Akupunktur (1200 Patienten). Akupunktur – Theorie und Praxis 4 (1986) 69–77

SADOWSKI H., Weight-Control in Obesity: A Simple, Effective and Practical Approach. Am. Journ. Acupunct. 10/1 (1982) 53–58

SOONG Y. S., The treatment of exogenous obesity employing auricular acupuncture. Am. Journ. Chin. Med. 3/3 (1975) 285–287

SUN E. L., Weight Reduction with Auricular Acupressure. Am. Journ. Acupunct. 7/3 (1979) 311–315

WARREN F. Z. et al., Lose Weight – The Acupuncture Way. 1–134, Cornerstone Library, N.Y. 1978

XU B. et al., Effective Observation on 350 Cases of Reducing Weight Treated by Emplanting Earneedles. Chin. Acup. a. Mox. 4/6 (1984) ders.: Clinical observation of the weight-reducing effect of ear acupuncture in 350 cases of obesity. Journ. Tradi. Chin. Med. 5/2 (1985)

YAMADA A., Reduce body weight by auricular acupuncture. JDO-NO-NIPPON 37/3, 27

Sucht – Nikotin

AGEE L. L., Treatment procedures using hypnosis in smoking cessation programs: a review of the literature. Journ. Am. Soc. Psychosom. Dent. Med. 30/4 (1983) 111–126

BRIGO B. et al., Antismoking treatment by needle puncture of the ear. Riabilitazione 13/4 (1980) 191–197

BUCEK R., Die Rolle der kombinierten Ohr- und Körper-Akupunktur bei Raucherentwöhnung und Gewichtsabnahme. DZA 2 (1986)

CHEN J. Y. P., Treatment of cigarette smoking by auricular acupuncture: A report of 184 cases. Am. Journ. Acupunct. 7/3 (1979) 229–234

CHOY D. S. et al., Effective treatment for smoking cessation. Am. Journ. Med. 75/6 (1983) 1033–1036

CLAVEL F. et al., Helping people to stop smoking: randomised comparison of groups being treated with acupuncture and nicotine gum with control group. Br. Med. Journ. (Clin. Res.) 291/6508 (1985) 1538–1539

ders.: Tobacco withdrawal. Comparison of the efficacy of various methods. Intermediate results of a comparative study. Presse Med. 13/16 (1984) 975–977

COTTRAUX J. et al., Predictive value of MMPI scala on smoking cessation programs outcomes. Acta Psychiatr. Belg. 86/4 (1986) 463–469

DUFOUR H., Smoking withdrawal. Advantages and disadvantages. Rev. Prat. 28/19 (1978) 1443–1454

EFREMENKO M. F., Therapeutico-prophylactic measures in an anti-smoking campaign. Voen. Med. Zh. 2 (1983) 61–63

FANG Y. A. et al., Clinical observation on Ear-Acupuncture for withdrawal of smoking. II. Int. Congr. of Acup. and Mox., Beijing 1984

FRYDRYCHOWSKI A. et al., Short-term results of treatment of smoking habit by acupuncture. Psychiatr. Pol. 18/1 (1984) 31–34

FULLER J. A., Smoking withdrawal und acupuncture. Med. Journ. Aust. 1/1 (1982) 28–29

GILLAMS J. et al., Acupuncture and group therapy in stopping smoking. Practitioner 228/1389 (1984) 341–344

HACKETT G. I. et al., An anti-smoking clinic in general practice. Practitioner 228/1397 (1984) 1079–1082

KRIVORUTSKII B. Ia., Attachment for electroacupuncture of the external ear in treating smoking. Vopr. Kurortol. Fizioter. Lech. Fiz. Kult. 4 (1986) 71–73

KUNZE M., Medikamentöse Rauchertherapie – Grundlage und Praxis. Prakt. Arzt 37 (1983) 3–15

KUSUMI Y. T., Successful stop smoking program with behavior modification and acupuncture. II. Weltkongress für Akupunktur, 1986, Akupunktur – Theorie und Praxis 4 (1986)

LI Q. S. et al., Changes of fluidity in the membranes of chronic smokers erythrocytes during acupuncture for stopping smoking. Chin. Acup. a. Mox. 6/4 (1986) 38–40

MARTIN G. P. et al., The efficacy of acupuncture as an aid to stopping smoking. N. Z. Med. Journ. 93/686 (1981) 421–423

PARKER L. et al., The use of acupuncture for smoking withdrawal. Am. Journ. Acupunct. 5/4 (1977) 363–366

REQUENA Y. et al., Smoking withdrawal therapy by acupuncture. Am. Journ. Acupunct. 8/1 (1980) 57–63

STEINER R. P. et al., Acupuncture therapy for the treatment of tobacco smoking addiction. Am. Journ. Chin. Med. 10/1–4 (1982) 107–121

SUN S. T. et al., Clinical report and mechanism investigation on stopping smoke by ear acupuncture. Chin. Acup. a. Mox. 6/5 (1986) 4

WU Y. G., The effect of acupuncture in curing the smoking habit – 210 cases. Journ. Tradi. Chin. Med. 1/1 (1981) 65–66

ZALESSKIY V. N. et al., Laser-acupuncture reduces cigarette smoking: a preliminary report. Acupunct. Electrother. Res. 8/3–4 (1983) 297–302

ZHANG F. Q., Refraining From Smoking by Acupuncture. Chin. Acup. a. Mox. 3/1 (1983)

VII. Ohrmuschel-Diagnose

von CHEN Gongsun

A. Inspektion „Sehen“

B. Druckschmerz-Methode „Tasten“

C. Elektrische Meßmethode

D. Analyse der Ursachen der Druckschmerzhaftigkeit und anderer Untersuchungsmethoden

E. Faktoren, welche die positive Reaktion von Ohrmuschel-Stellen beeinflussen

F. Zur Entwicklung der Forschung über Ohr-Diagnose

Einleitung

Aus der klinischen Praxis und Erfahrung weiß man schon lange Zeit, daß Krankheiten innerer Organe mit Akupunktur behandelt werden können.

Darüber hinaus können aber auch Reaktionen an bestimmten Stellen der Ohrmuschel auftreten, die im Zusammenhang mit der Erkrankung eines inneren Organs stehen.

Solche Beziehungen oder Zusammenhänge zwischen der Körperoberfläche (BIAO) und den inneren Organen (LI) wurden schon vor sehr langer Zeit von chinesischen Ärzten beschrieben. Sie sind im LING SHU – „Neun Nadeln und zwölf ursprüngliche Punkte“ – vor über 2000 Jahren veröffentlicht worden.

Der folgende Satz aus diesem Buch gibt einen Hinweis auf die diagnostische Bedeutung, welche den wechselseitigen Beziehungen von Körperoberfläche und Körperinnerem zukommt:

„Wenn irgendeine Erkrankung der fünf inneren Organe (NEI ZANG) auftritt, so reagieren die zwölf ursprünglichen Punkte.“

Nach den entsprechenden Reaktionen und Projektionen an die Körperoberfläche kann man vermuten, welches Organ des Patienten erkrankt ist.

Auch in der modernen Medizin haben viele Autoren auf die Wechselwirkung von Körperoberfläche und Körperinnerem hingewiesen. So tritt z. B. bei Magen- und Darmkrankheiten der Boas-Druckpunkt an der Bauchdecke auf.

Der Abdruck der Handfläche und der Finger haben eine enge Beziehung zu genetischen Erkrankungen – soweit nur ein kurzer Hinweis auf diese Wechselbeziehungen.*)

Auch an der Haut der Ohrmuschel – als Teil der Körperoberfläche – können Hautreaktionen bestimmter Stellen auf krankhafte Prozesse in korrespondierenden Organen hinweisen.

Durch Beobachtung der Ohrmuschel einen Diagnosehinweis zu bekommen, nennt man

„Ohr-Diagnose“.

Die Ohr-Diagnose beruht nach der Erfahrung der traditionell-chinesischen Ärzte auf der

„Inspektion sichtbarer Veränderungen der Ohrmuschel, hervorgerufen durch Krankheiten“.

Die langjährige Erforschung, wie sie in China und in anderen Ländern durchgeführt wurde, konnte durch weitere Methoden wie z. B. die Druckschmerz-Methode und die elektrische Meßgeräte-Methode erweitert und ergänzt werden.

Diese Verfahren, wonach entsprechende Veränderungen in der Ohrmuschel mehr oder weniger in Zusammenhang mit Krankheitsvorgängen im Körperinneren stehen, können auf verschiedene Zustände, Arten und Grade des Krankheitsprozesses hinweisen.

Drei verschiedene, im folgenden beschriebene Methoden sind das Resultat dieser Empirie.

**) Anmerkung der Herausgeber:*

Die Head'schen Maximalzonen und Maximalpunkte, die Mackenzie'schen Zonen, die Triggerpoints und die zahlreichen Erfahrungen der Neuraltherapeuten in Relation zur Akupunktur haben wir in unseren früheren Publikationen wiederholt beschrieben.

A. Inspektion „Sehen“

Die Ohrmuschel wird mit dem Auge direkt oder mit Hilfe einer Lupe unter natürlichem Licht betrachtet.

In Büchern und Zeitschriften der traditionell-chinesischen Medizin finden wir oft Abschnitte wie „Ohr-Beobachtung“, „Ohr-Inspektion“, „Ohr-Diagnose“ usw.

Aufgrund der von den chinesischen Ärzten gesammelten Erfahrung kann man durch Lage, Größe, Dicke, Form, Farbe und Gefäßveränderungen der Ohrmuschel Hinweise auf Diagnose und Prognose anderer Krankheiten im Körper erhalten.

Pathologen und Kinderärzte außerhalb Chinas berichteten, daß bei Säuglingen mit beidseitiger Nieren-Hypoplasie die Ohrmuscheln niedriger am Kopf angesetzt sind als bei normalen Verhältnissen. Beide Ohrmuscheln neigen sich in diesen Fällen nach vorne, der Ohrknorpel ist nicht normal entwickelt.

Bei Kindern mit Mukopolysaccharidose (Typ I) sieht man außer geistigen Entwicklungsstörungen, Knochenmißbildungen und Schwerhörigkeit u. a. noch als Besonderheit, daß die obere Grenze der Ohrmuschel niedriger ist als das Augen-Niveau.*)

In den letzten Jahren haben viele Autoren auf dem Gebiet der Ohr-Diagnose Wesentliches geleistet.

**) Siehe Anmerkung Kap. I, S. 14.*

So berichtet ZEN Likun, daß eine deutlich scharfe Begrenzung der Gefäße am Ohrrücken und die Farbe der Gefäße, ob hellrot, dunkelrot oder zyanotisch, wertvolle Parameter für die Diagnose einer Leberentzündung sein können. [1]*)

In der Kinderabteilung der traditionell-chinesischen Medizinischen Hochschule in Nanjing konnten Ärzte nach den alten Erfahrungen des „LING SHU“ folgende Beobachtungen anstellen:

Wenn das Kind eine zyanotische Venenerweiterung am Ohr hat, so besteht eine schmerzhafte Erkrankung.

Bei 40 Kindern wurde über die Verteilung der Ohrgefäße und deren Farbe berichtet und über den diagnostischen Wert und die Beziehung zur Ohr-Akupunktur diskutiert.

Aus Anhui, Sichuan und Shanghai wurde berichtet, daß man bei Patienten mit Angina pectoris das Gebiet der Concha inferior, welches dem Herz-Areal im Ohr entspricht (Ohr-P. 100-Herz), folgendes beobachtet hat:

In Anhui hatten 122 Patienten in diesem Areal der Ohrmuschel ringförmige, strangförmige oder bogenförmige Veränderungen. Dies ist – nach den chinesischen Autoren – als ein Hinweis auf das Vorhandensein von koronaren Herzkrankheiten anzusehen. An beiden Ohren wurde in 60,7% ein positiver Befund erhoben.

In Sichuan fand man bei 42 Patienten mit Koronarerkrankungen in 72% derartige Veränderungen an beiden Ohren in dem Areal der Concha inferior (Ohr-P. 100-Herz).

**) Die in [ ] gesetzten Nummern beziehen sich auf die Literaturangaben auf S. 320.*

STERNLIEB u. a. aus den Vereinigten Staaten haben in den Jahren 1974–1977 bei Patienten mit positivem Röntgenbefund der Koronar-Arterien und entsprechenden pathologischen Untersuchungsbefunden bei Koronarpatienten beobachten können, daß ein besonderer Zusammenhang zwischen der koronaren Arteriosklerose und dem Ohrläppchen besteht, und zwar kommt es zum Auftreten einer schräg verlaufenden Furche im vorderen Teil.

In China beobachteten Ärzte im Jahre 1976 bei 100 Patienten mit Angina pectoris und bei 1619 nicht an Angina pectoris leidenden Patienten als Kontrollgruppe, daß eine verstärkte Ohrläppchenfurche bei Angina-pectoris-Kranken auftritt.

Sie fanden auch einen Zusammenhang zwischen dem Lebensalter und der Anzahl der koronaren Erkrankungen. Die Relation Lebensalter und Ohrläppchenfurche ist in Tabelle VII-1 angeführt [2].

Tabelle VII-1 Deutlich verstärkte schräge Ohrläppchenfurche

Nach dem Alter der Patienten (Jahre)	100 Koronarpatienten
41 – 50 Jahre	53,8%
51 – 60 Jahre	89,7%
61 – 70 Jahre	73,9%
Nach dem Alter der Patienten (Jahre)	585 Nicht-Koronarpatienten
41 – 50 Jahre	14,3%
51 – 60 Jahre	21,8%
61 – 70 Jahre	33,3%

Im Krankenhaus der Stadt Zigong (Provinz Sichuan) fand man
– bei 43 Patienten mit koronaren Herzkrankheiten in 86% eine deutlich verstärkte schräge Furche am Ohrläppchen;
– bei nicht koronar Herzkranken (435 Patienten) fand sich nur in 22% ein positiver Befund.

In Nanjing haben wir ebenfalls solche Veränderungen am Ohrläppchen gesehen.

Bei Karzinomkranken wurde die Ohr-Diagnose als zusätzliche Methode von der Ohr-Akupunktur-Ärztegruppe am Shanghaier Krebskrankenhaus untersucht.

Sie fanden im Bereich von
– Ohr-P. 97/98-Leber/Milz
ringförmige Einkerbungen und pflaumenartige Veränderungen. Manchmal konnte man beim Tasten dort auch eine Knorpelverdickung feststellen.

Außerdem fand sich bei der elektrischen Messung von
– Ohr-P. 13-Nebennieren,
– Ohr-P. 34-Graue Substanz und
– Ohr-P. 97/98-Leber/Milz
beidseits ein veränderter Wert.

Alle durch Sehen, Tasten oder Messen erhobenen Befunde wurden als Veränderungen betrachtet, die einen positiven Diagnose-Hinweis für Erkrankungen in den entsprechenden inneren Organen erbringen können.

215 Patienten mit Leberkarzinom, welches pathohistologisch oder durch a-FG positiv sicher diagnostiziert worden war, hatte man untersucht. Davon hatten 163 Patienten (75%) einen positiven Ohr-Befund.

Eine Vergleichsgruppe von 260 Patienten a-FG-negativ wurde ebenfalls untersucht. Davon hatten nur 81 Patienten (31%) einen positiven Befund.

Somit kann die Ohr-Diagnose – als einfache und schnelle Untersuchungsmethode – beim derzeitigen Stand der Erfahrung wohl einen gewissen Hinweis auf einen Zusammenhang zwischen Leberkarzinom und bestimmten Arealen der Ohrmuschel bringen. Da aber noch zuviele pseudo-positive und pseudo-negative Befunde vorliegen [3, 4], sind noch weitere Untersuchungen und Beobachtungen notwendig.

Die hyperplastischen Veränderungen des Ohrmuschelknorpels haben wir in zwei verschiedenen Gruppen untersucht:
- einer Gruppe von 344 Patienten mit gesicherten verschiedenen Karzinomen und
- einer anderen Gruppe von 292 Patienten, die über 30 Jahre alt waren und keine Karzinom-Anamnese hatten.

Wir fanden eine Hyperplasie des Knorpels auf einer Ohrmuschel an drei Ohr-Punkten, u. zw.
- bei der Karzinom-Gruppe in 63 von 344 Patienten (18%) positiv,
- bei der Kontroll-Gruppe in nur 15 von 292 Patienten (5%) positiv.

Wir fanden aber in nur 24% eine Übereinstimmung zwischen dem vom Karzinom befallenen Organ und der Knorpelhyperplasie der entsprechenden Ohr Punkte.

Man sieht, daß nur ein Teil der Karzinom-Patienten an der Ohrmuschel eine Hyperplasie des Knorpels hat. Die Lokalisation der Knorpelhyperplasie der Ohrmuschel zeigte bei den verschiedenen Karzinom-Patienten keine Besonderheiten [5].

In der Provinz Heilongjiang wurde seit 1963 die Beziehung zwischen Ohrmuschel und Schizophrenie beobachtet [6, 7]. In den letzten Jahrzehnten wurden über 3000 Schizophrenie-Patienten 2500 Patienten ohne Schizophrenie gegenübergestellt.

Bei Patienten mit Schizophrenie fand sich am Ohrrücken eine kleine, grubenartige oder gerunzelte, wie mit dem Fingernagel eingedrückte Mißbildung. Man nannte sie „Fingernagel“ Druckspur
Die Häufigkeit dieser Spur betrug
- bei schizophrenen Patienten 10%,
- bei Gesunden 3–4%.

Es könnte dies eine angeborene Entwicklungsstörung der Ohrmuschel bei diesen Patienten sein.

In den Provinzen Yunnan und Anhui wurde versucht, angeborene Herzkrankheiten durch eine Ohrmuschel-Diagnose festzustellen. Es liegen aber zu wenig konkrete Angaben vor, um definitive Resultate anführen zu können.

Tierexperimentelle Untersuchungen am Traditionell-chinesischen Medizinischen Institut der Provinz Jiangsu zeigen, daß beim Kaninchen vor und nach experimentellem Knochenbruch morphologische Veränderungen an der Ohrmuschel auftreten.

Bei 13 von 27 Kaninchen mit experimenteller Fraktur trat ein bis sieben Tage nach der Fraktur am Ohrrücken, und zwar hauptsächlich an der Verzweigungsstelle der Venen an der unteren Ohrmuschel, eine 2–4 mm messende, rundliche oder ovale gerötete Hautstelle auf, welche innerhalb von zwei bis 14 Tagen wieder verschwand.

Pathologisch-histologische Untersuchungen zu diesen Fällen zeigten, daß außer der sichtbaren Hautveränderung eine lokal vorhandene Gefäßerweiterung und eine Änderung der Gefäßpermeabilität sowie eine subkutane Infiltration der Erythrozyten und Leukozyten festgestellt werden konnten.*)

Man kann also sagen, daß bei Erkrankungen von Organen oder im Körper oft eine Form- oder Farbveränderung an der Ohrmuschel auftreten kann.

\) Anmerkung der Herausgeber:

Die Zusammenhänge zwischen den Veränderungen an den Akupunktur-Punkten und den gesetzmäßigen kapillar mikroskopischen Veränderungen im Sinne der Ricker'schen Relationspathologie wurden von uns schon 1975 im Buch „Neue Chinesische Akupunktur“ erwähnt.

Besonders bei manchen genetischen Erkrankungen sollten die eigenartigen Veränderungen der Ohrmuschel weiter erforscht werden, da dies sowohl praktische wie auch theoretische Bedeutung hätte.

In der klinischen Praxis hat man inzwischen eine große Anzahl von Patienten untersucht. Die Ergebnisse (pathologische Reaktionen der Form- und Farbveränderungen der Ohrmuschel) sind in den Tabellen VII-2 und VII-3 zusammengefaßt [8].

Tabelle VII-2 Reaktionen an der Ohrmuschel bei häufig zu beobachtenden Erkrankungen

Reaktionsarten:	lokaler Befund bei:	Erkrankungen:
Änderungen der Farbe	1. Weiße, rote, dunkelgraue Flächen, die punkt- oder fleckförmig sind 2. Kleine, weiße Punkte, die ringsum gerötet sind	Akute und chronische Gastritis u. Bronchitis, Magen- und Darmulzera, Leber-, Nieren- und Gallekrankheiten, Kopfschmerzen und Gefäßschwindel, akute Appendizitis, Augen-, Frauen- und Herzkrankheiten sowie Blutdruckveränderungen u.a.m.
Änderungen der Form	1. Punktförmige Grübchen oder Vertiefungen 2. Strangförmige oder knotenförmige Schwellungen	Tbc, chronische Appendizitis, Lebervergrößerung, Geschwülste und Tumore, Herzkrankheiten, Knochenhyperplasie, traumatische Querschnittläsion, im Bereich der Wirbelsäule Hypertrophien, Deformitäten und Degenerationen
Papeln	Roter oder weißlicher punktförmiger Ausschlag (gänsehautähnlich)	Frauen-, Dickdarm-, Dünndarm-, Nieren-, Herzkrankheiten, Lungen-Tbc, Blasenentzündung, akute und chronische Bronchitis usw.
Schuppen	Weiße fleckförmige Schuppen, häufig im Lungengebiet, in der Fossa triangularis und Cymba conchae	Verschiedene Hautkrankheiten, Frauenkrankheiten, Absorptions- und Kompensationsstörungen, Obstipation

Tabelle VII-3 Veränderungen an der Ohrmuschel bei Erkrankungen

Erkrankungen	Lokalisation	Reaktion oder Erscheinung
Akute Gastroduodenitis	Magen Ohr-P. 87	Punkt- und fleckförmige Infiltration, glänzend
Chron. Gastroduodenitis	Ohr-P. 87	Flächenartig, weiß, Ränder unscharf, kleine hypertrophische Areale der Haut meist bei hypertrophischer Gastritis
Chron. Gastroduodenitis mit akutem Anfall	Ohr-P. 87	1. Flächen- oder punktförmige weiße Veränderung, Ränder rot infiltriert, glänzend 2. Punktförmige oder flächenartige rote Infiltrate oder Hyperämie
Magenptose	Ohr-P. 87	Am äußeren Rand des Bereiches Magen, in der Nähe der Anthelix, flächenförmige weiße Aufschwellung, Rand unklar begrenzt
Magenulkus	Ohr-P. 87	1. Punktförmig, weiß, Rand deutlich 2. Weiß oder dunkelgrau, Rand rot infiltriert, meist glänzend
Duodenalulkus	Duodenum Ohr-P. 88	wie Magenulkus
Chronische Enteritis	Dickdarm und Dünndarm	Flächenförmig oder Papeln hyperämisch, fettig
Obstipation	Ohr-P. 90, 89	Flächenförmig weiß oder mit Schuppen, nicht glänzend

Tabelle VII-3 (Fortsetzung)

Erkrankungen	Lokalisation	Reaktion oder Erscheinung
Akute Appendizitis	Appendix Ohr-P. 99	Punktförmig oder Papeln hyperämisch
Chron. Appendizitis	Ohr-P. 99	Meist punktförmige Grube oder Aufschwellung, wenig weiß oder dunkelgrau
Chron. Appendizitis mit akutem Anfall	Ohr-P. 99	Punktförmig, weiß, am Rand rot oder flächenförmig rot infiltriert
Akute Hepatitis	Leber Ohr-P. 87	1. Punkt- oder flächenförmig rot infiltriert 2. Am Rand rot infiltriert, zentral weiß, meist glänzend
Milzvergrößerung	Milz Ohr-P. 98	Flächenförmig, weiß, am Rand rot infiltriert, zum Teil aufgeschwollen
Lungen-Tbc Aktivstadium	Lungen Ohr-P. 101	Punktförmige oder hyperämische Papeln, glänzend, zum Teil kann durch Reiben mit Watte Blutung erzeugt werden
Verkalkungsstadium	Ohr-P. 101	Einige nadelspitzenartige Grübchen sind zu sehen
Akute Lungenentzündung	in der Mitte von Ohr-P. 101-Lunge	Punktförmig oder Papeln rot infiltriert, manche punktförmig weiß, Rand rot infiltriert, glänzend
Akute Bronchitis	Bronchien Ohr-P. 102	Punktförmig oder Papeln rot infiltriert, einige punktförmig weiß, Rand rot infiltriert, glänzend
Chron. Bronchitis	Ohr-P. 102	Punkt- oder flächenformig, Rand deutlich, zum Teil weiße Papeln, nicht glänzend
Chron. Bronchitis mit akutem Anfall	Ohr-P. 102 Ohr-P. 102	Punkt- oder flächenförmig weiß oder Papeln, Rand rot infiltriert, glänzend
Lungenemphysem	Lungen Ohr-P. 101	Weiß, punkt- oder flächenartig, Rand unscharf, glänzend beim Atemnot-Anfall
Traumreicher Schlaf Schlaflosigkeit, Arrhythmie, Extrasystolie	Herz Ohr-P. 100	Gerunzelt kreisförmiges Areal, in der Mitte glänzend, zum Teil zentral weiß
Rheumatische Herzkrankheit	Ohr-P. 100	Weiße Fläche, Rand unscharf, zum Teil glänzend
Versch. Arten von Kopfschmerzen und Kopfschwindel		Punktförmig rot infiltriert oder weiß mit rot infiltriertem Rand, meist glänzend
Hypertonie	Hirn Ohr-P. 28 Hirnstamm Ohr-P. 25 Stirn Ohr-P. 33 Subcortex Ohr-P. 34	Punktförmig rot infiltriert oder weiß, Rand rot infiltriert, meist glänzend. Am Ohr-P. 13-Nebenniere punkt- oder flächenförmig rot infiltriert. Am Ohr-P. 100-Herz gerunzelt kreisförmiges Areal. Am Ohr-P. 105-Blutdrucksenkende Furche: oberes Drittel mit weißen Punkten oder rot infiltriertem Rand entspricht systolischem Blutdruck, etwa 150, Reaktion im mittleren Drittel entspricht systolischem Blutdruck bei etwa 200.
Hypotonie	Ohr-P. 34	Punktförmig rot infiltriert oder weiß, Rand rot infiltriert, meist glänzend. Ohr-P. 13-Nebenniere keine Reaktion. Am unteren Drittel von Ohr-P. 105-Blutdrucksenkende Furche punktförmig weiß oder Rand rot infiltriert

Tabelle VII-3 (Fortsetzung)

Erkrankungen	Lokalisation	Reaktion oder Erscheinung
Akute Verrenkung	entsprechendes Gebiet	Punkt- oder flächenförmige rote Infiltrierung
Chron. Gelenks-entzündung Gebiet	entsprechendes Gebiet	Punktförmig weiß oder flächenförmig
Chron. Gelenks-entzündung mit akutem Anfall	entsprechendes Gebiet	Punktförmig, weiß, Rand rot infiltriert, glänzend
Deformität oder Hyperplasie	entsprechendes Gebiet	Strangförmige oder knotenartige Aufschwellung, strangförmige Einkerbung
Fraktur der Wirbelsäule	Anthelix	
Hämorrhoiden	Hämorrhoid. Knotenpunkt, Rektum Ohr-P. 81	Punkt- oder flächenförmig, weiß, Rand rot infiltriert, zum Teil dunkelgraue Punkte oder Fläche
Fissura ani	Hämorrhoid. Knotenpunkt, Anus	Punktförmig, weiß, am Rand zahnradförmige rote Infiltrierung; wenig punktförmiges Infiltrat sind ausstrahlend
Gutartige Tumore	entsprechendes Gebiet	Subkutane Knotenaufschwellung, nicht fixiert, Rand scharf, kein Druckschmerz (wenige Patienten – wenig Erfahrung)
Bösartige Tumore	entsprechendes Gebiet	1. Aufschwellung des Knorpels, Rand unscharf, fixiert. 2. Manche Patienten zeigen weiße oder dunkelgraue Flächen, bedeutender Druckschmerz (wenige Patienten – wenig Erfahrung)
Schmerzen bei Menstruation	Uterus Ohr-P. 58	Punktförmig weiß oder rot infiltriert, fettig
Menstruation Leukorrhoe	Ohr-P. 58	Punktförmige hyperämische Papeln
Oligomenorrhoe, Amenorrhoe	Ohr-P. 58	Punkt- oder flächenförmig, weiß, nicht glänzend, zum Teil mit Schuppen
Neuro-Dermatitis	Lunge Ohr-P. 101	Mit Schuppen, nicht leicht abwischbar
Chron. Urtikaria	Ohr-P. 101	wie oben
Ekzem	Ohr-P. 101	wie oben
Seborrhoe Dermatitis	ganze Ohrmuschel	Mit nicht leicht abwischbarer Schuppung, fettig
Desquamative Dermatitis	ganze Ohrmuschel	Mit abschilfernder Schwellung, trocken, nicht glänzend
Absorptionsstörung	ganze Ohrmuschel	Trocken, geschrumpft, nicht glänzend
Postoperative Zustände	entsprechendes Gebiet	Weiß, strangförmig, halbkreisförmige Narbe, zum Teil dunkelgrau
Antibabypille	Uterus Ohr-P. 58 Cymba conchae (Helixrinne), Cavum conchae Endokrinium Ohr-P. 22	Weiße, flächenförmige Schuppen

B. Druckschmerz-Methode „Tasten“

Man kann mit dem Nadelgriff, mit einer Knopfsonde oder am besten mit einem Sprungfederstab (Testgerät) untersuchen.

Dabei muß man die verschiedenen Ohr-Punkte mit gleichem Druck untersuchen, um so die druckempfindlichsten Punkte herauszufinden. Der Patient muß kooperativ und auch sehr konzentriert sein und vorher genau instruiert werden.

Nachdem der am meisten druckempfindliche Punkt gefunden ist, kann man – entsprechend den Korrespondenzpunkten der Ohrmuschelregion – einen Hinweis auf die richtige Diagnose bekommen.

So z. B. deutet ein druckempfindlicher Punkt im Areal
– Ohr-P. 97/98-Leber-Milz
auf eine Lebererkrankung hin.

Ein druckempfindlicher Punkt im Areal
– Ohr-P. 88-Duodenum,
– Ohr-P. 51-Vegetativum oder
– Ohr-P. 34-Graue Substanz
könnte auch auf das Vorhandensein eines Geschwürs im Magen-Darmtrakt hinweisen.

Ein druckempfindlicher Punkt im Areal
– Ohr-P. 95-Niere
kann möglicherweise eine Nierenkrankheit, Lendenschmerzen oder Tinnitus bedeuten, somit auf eine Störung jener Teilaspekte hinweisen, die dem Funktionskreis Niere-SHEN zugeordnet werden.

Ein druckempfindlicher Punkt im Areal
– Ohr-P. 101-Lunge
kann eine Lungen-, Dickdarm- oder Hautkrankheit bedeuten; auch hier werden die Teilaspekte des Funktionskreises Lunge-FEI betroffen.

Zusammenfassend läßt sich folgendes feststellen:

Aus der bisher erschienenen Literatur können wir entnehmen, daß Erkrankungen der Körperoberfläche oder innerer Organe wahrscheinlich eine regelmäßige Änderung der entsprechenden druckempfindlichen Punkte an der Ohrmuschel hervorrufen.

Bei Magenschmerzen zeigt sich eine Änderung der Druckempfindlichkeit am
– Ohr-P. 87-Magen;

bei Leberentzündung eine Änderung der Druckempfindlichkeit am
– Ohr-P. 97/98-Leber/Milz.

Sowohl das Entstehen als auch das Verschwinden der druckempfindlichen Punkte hat eine enge Beziehung zum Auftreten, zum Verlauf und zur Prognose von Krankheiten, wie folgende Berichte erkennen lassen:

An der Medizischen Hochschule der Stadt Xian, Provinz Shaanxi, wurden 100 Patienten stationär untersucht.

Man fand, daß druckempfindliche Punkte in bestimmten Bereichen der Ohrmuschel pathologischen Veränderungen und Funktionsstörungen entsprechen können. Solange die Krankheit besteht, reagieren die Punkte druckempfindlich, nach Heilung der Krankheit verschwinden auch die druckempfindlichen Punkte [9].

Am Bezirkskrankenhaus Yangpu in Shanghai beobachtete man den Verlauf der Druckempfindlichkeit der Punkte bei akuter Appendizitis [10].

Der druckempfindliche Punkt entsteht bei Patienten mit Appendizitis meist 2, 12 oder 24 Stunden nach dem Auftreten der subjektiven Beschwerden. Die Druckpunkte sind im Dick- und Dünndarmgebiet, in der Scapha (Helixrinne) und der Fossa triangularis zu finden.

Die Veränderung der Druckempfindlichkeit ist abhängig vom Krankheitsprozeß, d. h. bei Verschlechterung der Krankheit oder bei Komplikationen wird die Druckempfindlichkeit stärker, bei Besserung verringert sie sich oder verschwindet. Fünf bis sieben Tage nach der Appendektomie verschwinden die druckempfindlichen Punkte.

Im Kreiskrankenhaus Xinghua, Provinz Jiangsu, wurden 30 Patienten nach Appendektomie untersucht. Wenn der
– Ohr-P. 99-Appendix
mit dem Ende einer stumpfen Nadel oder mit einer Ohrsonde leicht gedrückt wurde, klagten alle Patienten über mehr oder weniger intensive Druckschmerzen an beiden Ohren.

Die Druckschmerz-Methode der Ohr-Diagnose wurde als Hilfsmittel zur Differentialdiagnose bei akuter Appendizitis angewendet.

XU Ruizheng hat oft die Untersuchung der druckempfindlichen Punkte an der Ohrmuschel bei klinisch noch nicht sichergestellter Appendizitis angewendet und so einen Hinweis für die Differentialdiagnose erhalten.

Am Infektionskrankenhaus der Stadt Fuzhou, Provinz Fujian, wurde an Patienten mit Hepatitis mittels einer Drucksonde, an deren Ende ein Kügelchen war, die Fossa triangularis getestet. Bei beidseitig bestehendem Druckschmerz faßte man dies als positive Reaktion auf.

Bei Hepatitis war dies bei 60 Patienten in 73,2% positiv; im akuten Stadium gab es 92,2% positive Resultate.

Im Vergleich mit 129 Patienten als Kontrollgruppe, die sicher keine Hepatitis hatten, war die positive Druckschmerzhaftigkeit in der Fossa triangularis in nur 11% feststellbar [11].

Der Kliniker ZHOU hatte 100 Patienten mit Hepatitis untersucht. Diese Untersuchung der Ohrmuschel ergab zusammen mit den klinischen Symptomen einen Hinweis für eine frühzeitige Diagnose. Sie ist besonders wichtig zur Differentialdiagnose bei Hepatitis-verdächtigen Patienten.

Unser Nanjinger Team stellte ebenfalls bei 75 Patienten mit Hepatitis Nachuntersuchungen an:

Man fand einen Druckschmerz an
– Ohr-P. 97/98-Leber/Milz
links bei 54 Patienten,
rechts bei 59 Patienten,
beidseits bei 52 Patienten.

Die Kontrollgruppe mit 151 Personen zeigte nur bei vier Patienten Druckschmerz am
– Ohr-P. 97/98-Leber/Milz rechts.

Im Bezirkshospital Zhenjiang in der Provinz Jiangsu wurden 90 Patienten mit Ösophagus-Karzinom beobachtet. Dabei konnte bei 71 Patienten ein Druckschmerz am
– Ohr-P. 85-Ösophagus
festgestellt werden.

Bei einer Kontrollgruppe mit 30 gesunden Personen gab es nur zwei mit einem Druckschmerz.

J. M. BALABAN und L. G. ROSENFELD haben zwölf Patienten mit Entleerungsstörungen des Magens beobachtet [12]. Zehn davon hatten Druckschmerzen am
– Ohr-P. 87-Magen,
zwei davon hatten keinen Druckschmerz.
Während der Operation fand man, daß diese Patienten am Pylorus Narben oder stenosierende Adhäsionen hatten.

Die Autoren messen der Ohr-Diagnose eine gewisse Bedeutung bei der Differentialdiagnose zu, um so einen Hinweis zu erhalten, ob stenosierende Narben oder Funktionsstörungen vorliegen.

Eine Ärztegruppe für Ohr-Akupunktur in Tianjin hatte bei 100 Patienten mit traumatischen Verletzungen auch die Ohrmuschel untersucht und meist eine Druckschmerzhaftigkeit gefunden.

An der Ohrmuschel von 80 Epilepsie-Patienten waren nur selten Druckschmerzpunkte zu finden. Daraus folgerten sie, daß Druckschmerzreaktionen häufiger bei akuten Fällen, seltener bei chronischen Krankheiten auftreten [13].

An der Medizinischen Hochschule Harbin (Provinz Heilongjiang) fand man bei 42 gesunden Studenten und Studentinnen bei experimentellem Wasserbelastungsversuch (25 ml/kg), daß vor und nach dem Versuch die Druckschmerzhaftigkeit am
- Ohr-P. 95-Niere

zunahm, die vor dem Versuch zumeist nicht vorhanden war [14].

Nach dem Versuch konnte
- bei 31 Testpersonen (74%) eine erhöhte Druckempfindlichkeit festgestellt werden,
- bei acht Personen (19%) konnte sowohl vor als auch nach dem Versuch Druckschmerz nachgewiesen werden,
- bei drei Personen (7%) trat überhaupt kein Druckschmerz vor und nach dem Versuch auf.

Über das Auftreten von Druckschmerzpunkten in der Ohrmuschel bei Patienten mit Nephritis, Schwangerschaftstoxikose, Frühschwangerschaft, Cholezystitis u. a. liegen auch aus anderen Spitälern Berichte vor [15].

Am Physiologischen Institut in Shanghai wurden im Tierversuch, und zwar an den Ohrmuscheln von Affen, druckempfindliche Reaktionen beobachtet, die bei folgenden Versuchen gefunden wurden:

- Knochenbruch der Tibia,
- Applikation von mit Paprikaöl gefüllter Watte am N. ischiadicus,
- mehrmaliges Einspritzen von 15%iger NaCl-Lösung in den Unterschenkel und
- Fenster-Trepanation am Schädeldach.

Die druckschmerzhaften Punkte fanden sich meist
- in der Fossa triangularis,
- am unteren Teil der Helixrinne.

Man untersuchte auch das Auftreten oder Verschwinden der Druckschmerzpunkte in der Ohrmuschel nach Einspritzen von Narkotika bzw. stimulierenden Mitteln in die Hirnventrikel.

Diese Forschergruppe konnte beobachten, daß vor allem bei Reizung in der Nähe des Hirnventrikels druckempfindliche Punkte an der Ohrmuschel auftreten.

In den letzten Jahrzehnten haben viele Kollegen aus ganz China die Druckschmerzhaftigkeit von Akupunktur-Punkten als zusätzliche Methode zur Diagnose verwendet.

So wurde über folgende Krankheiten berichtet: Dysenterie, Nephritis, Schwangerschaftstoxikose, Cholezystitis, Frühschwangerschaft, Neurasthenie usw.

Mehrere klinisch tätige Ärzte nehmen an, daß die Druckschmerz-Methode für die zusätzliche Diagnose und für das Aussuchen der Reizpunkte eine sehr einfache und wirksame Methode ist.

C. Elektrische Meßmethode

Zur Diagnose-Findung entwickelte 1950 der deutsche Arzt R. VOLL ein Meßgerät, welches bei der Ohr-Akupunktur angewendet wurde.

Im gleichen Jahr brachte ein japanischer Arzt die Akupunktur-Punkte mit dem vegetativen Nervensystem in Zusammenhang. Er behandelte Schmerzen, Symptome oder Krankheiten mittels elektrischer Reizung einer Nadel. Da dieses Behandlungssystem auf einer Reizung des vegetativen Nervensystems basiert, nannte er seine Methode

„System der gut leitenden Geflechte" oder
„System der autonom-nervösen Regulation".

Die Methode einer elektrischen Messung am Ohr als zusätzliche Diagnosehilfe wurde auf den oben genannten Grundlagen entwickelt. Dabei werden die elektrischen Veränderungen am Ohr bestimmt. Vor allem wird den Stellen verringerten elektrischen Widerstandes am Ohr besondere Beachtung geschenkt, da diese zu jenen diagnostischen Überlegungen führten, wonach bestimmte Körperteile und Organe bestimmten gut leitenden Punkten entsprechen.

1958 maß ZHANG Xiehe erstmals die Meridiane des Körpers. Er verwendete dazu Meßgeräte der Marke Beijing I, Kosmos-Shanghai, aber auch ID2 Shanghai und DY3 Transistor-Kombinationsmeßgerät Nanjing.

In Zigong, Provinz Sichuan, wurden fünf Arten von Ohr-Punkt-Meßgeräten, z. B. der CE-I-Typ, erzeugt. Verschiedentlich wurden auch mit anderen Meßgeräten wie dem GB-I-Typ die Ohr-Punkte getestet.

Die meisten Meßgeräte suchen die gut leitenden Punkte, wenige benützen die Messung des elektrischen Potentials als eine zusätzliche diagnostische Methode.

1. Meßmethoden für gut leitende Punkte

Der Patient faßt mit der Hand eine Kupferplatte oder eine Meßelektrode als einen Pol, während der Arzt mit dem Meßpol an der gleichseitigen Ohrmuschel mißt, und zwar
– von oben nach unten und
– von außen nach innen
nacheinander. Er kann aber auch das Zentrum der verdächtigen Stelle der gut leitenden Punkte und ihre nähere Umgebung untersuchen.

Die elektrische Messung der gut leitenden Punkte kann durch akustische oder optische Signale oder durch Messung des Stroms mit Galvanometer oder Messung des elektrischen Potentials der Haut bestimmt werden.

Man registriert den Abstand der beweglichen Lichtpunkte an der Fluoreszenzplatte oder berücksichtigt darüber hinaus das lokal vorhandene Schmerzgefühl zur Diagnose bestimmter Symptome oder Krankheiten.

2. Zur Messung des elektrischen Widerstandes an der Haut der Ohrmuschel und an den „besonders gut leitenden Stellen“

Allgemein besteht beim gesunden Menschen ein beträchtlicher Unterschied des elektrischen Hautwiderstandes an der Ohrmuschel gegenüber jenem der Haut der Handfläche bzw. des gleichseitigen Oberarmes.

Der elektrische Hautwiderstand ist an den Ohr-Punkten, die im Falle einer Erkrankung mit der erkrankten Körperregion oder dem erkrankten Organ korrespondieren, im Durchschnitt auf 500–20 KOhm erniedrigt. Untersucht man den Hautwiderstand dieser Punkte bei Gesunden, so ergeben sich im Schnitt Werte zwischen 700 bis 1000 KOhm.

Von der Ohr-Akupunktur-Forschungsgruppe Zigong, Provinz Sichuan, überprüften 77 Untersucher den elektrischen Hautwiderstand an 10 bis 20 Punkten einer Ohrmuschel.

Dabei kam es zu folgenden Ergebnissen:

– Jeder fand einige Punkte mit besonders hohem Widerstand (über 1000 KOhm).

– Der durchschnittliche elektrische Hautwiderstand betrug in 76% 40 bis 400 KOhm (die Punkte mit über 1000 KOhm nicht eingerechnet).

– Die gemessenen Werte zeigten große individuelle Unterschiede.

So zeigte sich, daß jeder einzelne – unabhängig von seinem Gesundheitszustand – ein eigenes Niveau des elektrischen Hautwiderstandes aufweist und daß auch die meisten Ohrpunkte in dieses individuelle Schema passen [16].

Bevor wir diese Erkenntnis hatten, arbeiteten wir oft, ohne die Meßgeräte auf den jeweiligen Patienten einzustellen. Daher fanden sich bei Patienten mit von Haus aus niedrigem elektrischen Hautwiderstand natürlich mehr „gut leitende Punkte“ als bei Patienten mit individuell höherem Hautwiderstand. Daher muß das Meßgerät vor jeder Untersuchung auf den Patienten geeicht werden.

In dieser Arbeit wurde der Hautwiderstand am oberen Ohrmuschelansatz
– Ohr-P. 113-Oberer Ohrmuschelansatz
mit den durchschnittlichen Werten der Punkte der Ohrmuschel verglichen. Der durchschnittliche Wert der gut leitenden Ohr-Punkte betrug 340 KOhm, der des oberen Ohrmuschelansatzes 282,5 KOhm. Daher wird dieser Punkt
– Ohr-P. 113-Oberer Ohrmuschelansatz
als Eichungspunkt für die individuelle Empfindlichkeit verwendet.

Bei neueren Gerätetypen wird der individuell unterschiedliche Hautwiderstand automatisch registriert, ansonsten ist er nach Eichung von Hand aus einzustellen.*)

---

*\) *Anmerkung der Herausgeber:*

Die französiche Ohrakupunktur verwendet den Mittelpunkt der Ohrmuschel, den Null-Punkt nach NOGIER, als Meßpunkt (= Ohr-P. 83^{N}*).*

3. Zur Physiologie der „gut leitenden Punkte“

In China hat man seinerzeit 80 Flugschüler, die nach einer besonders gründlichen Durchuntersuchung für gesund befunden worden waren, auf „gut leitende Punkte“ hin untersucht. Im Gegensatz zu kranken Personen fanden sich bei dieser Testgruppe praktisch keine „gut leitenden Punkte“. Daraus folgerte man damals, daß der wirklich Gesunde über keine derartigen Punkte verfüge.

Intensive Untersuchungen mehrerer Forscher ergaben aber ein Vorhandensein „gut leitender Punkte“ am Ohr, selbst wenn keine Krankheit vorlag.

Häufig waren dies z. B.
- Ohr-P. 65-Schulter,
- Ohr-P. 64-Schultergelenk,
- Ohr-P. 63-Klavikula,
- Ohr-P. 62-Finger,
- Ohr-P. 67-Handwurzel,
- Ohr-P. 55-SHEN MEN,
- Ohr-P. 58-Uterus und
- Ohr-P. 22-Endokrinium.

Es gibt also auch bei Gesunden, bei Jugendlichen und trainierten Sportlern „gut leitende Punkte“, deren Vorhandensein als physiologische Gegebenheit angesehen werden muß, da weder anamnestische noch klinische Erhebungen noch veränderte Laborwerte in diesen Fällen auf das Vorliegen einer Erkrankung in diesen Bereichen Hinweise geben.

Aus einem herabgesetzten elektrischen Hautwiderstand in einem Ohr-Punkt allein läßt sich daher niemals eine Diagnose erstellen [17].

An der Universität Nanjing haben wir an solchen physiologisch „gut leitenden Punkten“ auch oft eine erhöhte Druckempfindlichkeit festgestellt. Sowohl ein erniedrigter Hautwiderstand als auch eine erhöhte Druckempfindlichkeit können **als Hinweis, niemals jedoch als Beweis für das Vorliegen einer Krankheit gewertet werden.**

4. Einige Beispiele klinischer Untersuchungen

Die Ohr-Akupunktur-Ärztegruppe in Tianjin untersuchte den Zusammenhang zwischen einzelnen Krankheiten mit „gut leitenden Punkten“ und versuchte, ihn zu analysieren.

Besonders genau wurden folgende Krankheiten beobachtet:

Lungen-Tbc, Silikose, Tumore, Hepatitis, bakterielle Ruhr, Schistosomiasis, rheumatische Arthritis, Nephritis, Frühstadien der Gravidität.

Bei den einzelnen Krankheiten gibt es nicht nur einen „gut leitenden Punkt“, vielmehr findet man meistens einige Punkte, die mit den betroffenen Organen korrespondieren.

Obwohl bei jeder Krankheit mehrere „gut leitende Punkte“ auffindbar sind, hat es sich bewährt, unter diesen jene mit dem am meisten herabgesetzten Hautwiderstand ausfindig zu machen, weil ihnen die größte therapeutische Wirksamkeit zukommt.

Der unterschiedliche Hautwiderstand in bestimmten Punkten der Ohrmuschel ist für die richtige Diagnose-Erstellung bei bestimmten Organerkrankungen von großer Wichtigkeit.

Zur Beziehung „herabgesetzter Hautwiderstand zu klinischer Symptomatik im Krankheitsverlauf“ wurde folgendes festgestellt:

Im akuten Stadium ist der Hautwiderstand in den entsprechenden Bereichen besonders drastisch herabgesetzt.

Im chronischen Stadium von Krankheiten spricht ein stark herabgesetzter Hautwiderstand für eine schwere Schädigung des betroffenen Organs, z. B. gestörte Leberfunktion bei Leber-Karzinom.

An der Ohrmuschelrückseite finden sich ebenfalls „gut leitende Punkte", deren Lokalisation im allgemeinen mit jener der Punkte der Vorderseite übereinstimmt.

Es wurden 52 Patienten mit klinisch eindeutig nachgewiesener Nephritis an folgenden Ohr-Punkten untersucht, von denen sich als „gut leitend" die in Tabelle VII-4 angeführten Punkte herausstellten.

In dieser Tabelle korrelieren vier Punkte mit der Diagnose „Nephritis", und zwar
- Ohr-P. 95-Niere,
- Ohr-P. 92-Blase und
- Ohr-P. 22-Endokrinium,

weshalb diese Punkte als Diagnose-Hinweise verwertbar sind.

Tabelle VII-4 Untersuchungsergebnisse bei nachgewiesener Nephritis

Ohr-P.	Fälle
95–Niere	52
92–Blase	51
22–Endokrinium	52
–Nephritis-Punkt	52
94–Ureter	25
104–3E	27
64–Schultergelenk	31
51–Vegetativum	17
87–Magen	31
97–Leber	11
85–Ösophagus	47
54–Lumbago	43
55–SHEN MEN	31
29–Polster	24
58–Uterus	19
13–Nebenniere	19
100–Herz	21
103–Trachea	19
84–Mund	21
8–Auge	11
91–Kolon	21

An der Medizinischen Hochschule Zhongshan in Guangzhou, Provinz Guangdong, wurden an jeweils 230 Gesunden und 230 Kranken mit der klinisch gesicherten Diagnose Schistosomiasis Untersuchungen auf veränderten elektrischen Hautwiderstand der Ohrmuschel und darüber hinaus auch auf die erhöhte Sensibilität derselben („stichschmerzähnliches Gefühl") durchgeführt. Die Ergebnisse sind in Tabelle VII-5 zusammengefaßt.

Der Schistosimoasis-Punkt liegt im Zentrum der Cymba conchae. 97,8% der Schistosomiasis-Patienten zeigten in diesem Punkt positive Reaktionen, während von den Personen, bei denen sich eine Schistosomiasis-Infektion mit Sicherheit ausschließen ließ, nur 4,8% eine erhöhte Empfindlichkeit in diesem Punkt aufwiesen [18].

Unser Nanjinger Team untersuchte bei 20 Patienten mit Hämorrhoiden vor der Operation den Hautwiderstand an beiden Ohren (Gerät DY 301) im Hinblick auf „gut leitende Punkte". Als Kontrollgruppe fungierten 16 gesunde Studenten.

Es zeigte sich, daß bei Hämorrhoiden nicht ein einzelner signifikanter „gut leitender Punkt" auftritt, vielmehr fanden wir mehrere, gruppenweise auftretende Punkte wie
- Ohr-P. 81-Rektum,
- Ohr-P. 80-Urethra,
- Ohr-P. 79-Äußere Genitalien,
- Ohr-P. 53-Gesäß und
- Ohr-P. 52-N. ischiadicus.

Darüber hinaus untersuchten wir auch bei Patienten mit Ulcus ventriculi et duodeni, mit Hernien, Ösophagus-Karzinom und bei Schwangerschaftsabbruch mit gleichzeitiger Tubenligatur die „gut leitenden Punkte" jeweils vor der Operation sowie täglich an den ersten drei postoperativen Tagen. Es wurden jeweils Vergleiche mit einer Kontrollgruppe angestellt.

Tabelle VII-5 Untersuchungsergebnisse bei klinisch gesicherter Schistosomiasis

Positive Reaktivität (Fälle und Prozentzahl)						
Gruppe	Fälle	Schistosomiasis-P.	Ohr.....* Ob. Rekt.	Ohr 81 Rektum	Ohr 91 Kolon	Ohr 97 Leber
Schistosomiasis-Patienten	230	225 97,8%	212 92,2%	51 22,2%	132 57,4%	47 20,4%
Gesunde	230	11 4,8%	44 19,1%	10 4,4%	49 21,3%	18 7,8%

* Dieser Punkt wird von den chinesischen Autoren nicht erläutert.

Tabelle VII-6 Weitere Untersuchungsergebnisse bei klinisch gesicherter Schistosomiasis

Gruppe	Fälle	2 Punkte (+)Gruppe	3 Punkte (+)Gruppe	4 Punkte (+)Gruppe	5 Punkte (+)Gruppe
Schistosomiasis-Patienten	230	64 27,8%	96 41,7%	44 19,1%	11 4,8%
Gesunde	230	6	2 2,6%	– 0,9%	– –

Ergebnisse:

Bei Schwangerschaftsabbruch mit Tubenligatur wurden präoperativ folgende „gut leitende Punkte“ festgestellt:
- Ohr-P. 95-Niere,
- Ohr-P. 92-Blase,
- Ohr-P. 22-Endokrinium,
- Ohr-P. 58-Uterus samt der ganzen Region der Fossa triangularis,
- Ohr-P. 55-SHEN-MEN und
- Ohr-P. 23-Ovar.

Bei Ulcus-ventriculi-et-duodeni-Patienten sowie **bei Hernien oder Ösophagus-Karzinom** fanden sich präoperativ keine Regelmäßigkeiten für die „gut leitenden Punkte“. Postoperativ sind bei all diesen Patienten mehrere „gut leitende Punkte“ zu finden, und zwar am oberen und unteren Ohrmuschelansatz und in der Fossa triangularis.

Bei Patienten mit Magenoperation nach Billroth II fanden sich im gesamten, dem Verdauungstrakt entsprechenden Bereich vermehrt „gut leitende Punkte“.

Bei Hernien-Patienten fanden sich folgende „gut leitende Punkte“:
- Ohr-P. 91-Kolon,
- Ohr-P. 92-Blase und
- Ohr-P. 89-Duodenum.

Bei Ösophagus-Karzinom war ein drastisch herabgesetzter Hautwiderstand feststellbar im
- Ohr-P. 85-Ösophagus.

Bei Leberkrankheiten ergab die Messung „gut leitender Punkte“ an der Ohrmuschel folgendes:

DAI Ziyin in Shanghai [19] verglich den elektrischen Hautwiderstand am
- Ohr-P. 97-Leber

von 40 Leberkranken mit jenem von 50 gesunden Personen.

Es zeigte sich, daß er **bei den Leber-Erkrankten** stark herabgesetzt war, ebenso **bei Patienten mit Ödemen infolge einer Leberschädigung** oder bei solchen mit **ikterischen bzw. anikterischen Hepatitisformen.**

YU Zishun untersuchte 103 Fälle mit anikterischer Hepatitis [20]. Als „gut leitende Punkte“ erwiesen sich in einer Mehrzahl der Fälle
- Ohr-P. 87-Magen beidseits, ebenso
- Ohr-P. 97-Leber beidseits und
- Ohr-P. 98-Milz rechts.

Bei chronisch Kranken mit stark beeinträchtigter Leberfunktion nimmt auch die Zahl der „gut leitenden Punkte“ zu.

An der Medizinischen Hochschule Qingdao wurde festgestellt, daß von 236 untersuchten Hepatitispatienten der
- Ohr-P. 97-Leber

in 56,3% Fällen stark positiv war,
in der Kontrollgruppe von 305 Gesunden jedoch nur in 8,19% positiv reagierte [21]. An den übrigen Ohr-Punkten war kein signifikanter Unterschied feststellbar.

Im Institut für Traditionell-chinesische Medizin der Provinz Jiangxi wurden 1352 Hepatitis-Patienten mit 1296 gesunden Kontrollpersonen verglichen [22].

Vermehrt positiv reagierten
- Ohr-P. 8-Auge,
- Ohr-P. 97-Leber und
- Ohr-P. 13-Nebenniere.

Geringere Reaktion zeigten
- Ohr-P. 98-Milz,
- Ohr-P. 87-Magen und
- Ohr-P. 96-Pankreas.

Das Sanatorium der Zentralchinesischen Gewerkschaft kam zu folgenden Ergebnissen:

Unter den 1269 vorerst als „gesund“ geltenden Kontrollpersonen ergab sich in 116 Fällen für
- Ohr-P. 8-Auge,
- Ohr-P. 97-Leber und
- Ohr-P. 13-Nebenniere

ein positives Ergebnis im Sinne eines herabgesetzten Hautwiderstandes.

Die nachfolgende klinische Durchuntersuchung dieser 116 Personen ergab, daß 89 von ihnen (68%) eine bis dahin noch nicht diagnostizierte Hepatitis hatten.

Eine Analyse der Gesamtstudien ergab ferner, daß der elektrische Hautwiderstand in den einzelnen Punkten in starker Abhängigkeit zum jeweiligen Stadium der Hepatitis steht:

Am deutlichsten erniedrigt ist er während des akuten Stadiums, mehr noch als im Prodromalstadium; bei einer chronisch gewordenen Hepatitis sind die Veränderungen hingegen wenig signifikant.

Das Sanatorium der Zentralchinesischen Gewerkschaft verglich:

- 266 Patienten mit Hepatitis,
- 354 chronische Patienten ohne Hepatitis,
- 1643 Personen, die zur Gesundenuntersuchung kamen.

Von den 266 Hepatitis-Patienten reagierten 240 (90%) in
- Ohr-P. 97-Leber

positiv.
Bei 320 Personen, die zur Gesundenuntersuchung gekommen waren, war der Hautwiderstand in
- Ohr-P. 97-Leber

ebenfalls herabgesetzt.
Eine nähere Untersuchung ergab in 313 dieser Fälle ebenfalls das Vorliegen einer Hepatitis. Nur bei sieben Personen (2,2%) erwies sich der Verdacht als unbegründet.

Zu ähnlichen Ergebnissen hinsichtlich des verminderten Hautwiderstandes in
- Ohr-P. 97-Leber

gelangten das Infektionsspital Fuzhou der Provinz Fujian, das Eisenbahn-Hospital Xuzhou der Provinz Jiangsu und viele andere chinesische Krankenhäuser.

An der Medizinischen Hochschule Shandong wurde bei einer vergleichenden Studie zwar ebenfalls der Hautwiderstand in
- Ohr-P. 97-Leber

bei den meisten Hepatitis-Patienten erniedrigt gefunden, doch blieben bis zu 44,5% positive Reaktionen in diesem Punkt bei der nachfolgenden klinischen Untersuchung ohne Bestätigung der Vermutungsdiagnose Hepatitis.*) [23]

Beobachtungen von Lungenkrankheiten und „gut leitenden Punkten“:

An der Medizinischen Hochschule Anhui erwies sich bei 94 Lungenkranken der Hautwiderstand im Areal
- Ohr-P. 101-Lunge

zumeist als vermindert.
Bei sechs von insgesamt 44 Untersuchten erwies sich ein positiver Befund für dieses Areal hinsichtlich einer Lungenerkrankung allerdings als falsch.

An der Tuberkulose-Abteilung des Krankenhauses Suzhou der Provinz Jiangsu wurden 204 Patienten mit diagnostizierter Lungen-Tuberkulose folgendermaßen untersucht:
- Ohr-P. 100-Herz

wurde als Zentrum der Hemiconcha inferior genommen und diese nach allen vier Richtungen in insgesamt acht kleine Bezirke unterteilt.

**) Anmerkung der Herausgeber:*

In China leben mehr als 80% der Bevölkerung auf dem Lande. Man ist daher bemüht, einfache Untersuchungsmethoden zu finden. Die bisherigen Ergebnisse sind als Hinweise für das Vorhandensein einer Krankheit verwertbar, jedoch sicherlich noch nicht als endgültige Diagnose anzusehen.

Fanden sich nun in diesen acht Arealen an beiden Ohren mehr als fünf „gut leitende Punkte", so galt dies als Hinweis auf einen pathologischen Lungenprozeß.

Tatsächlich stieg mit der Zahl der „gut leitenden Punkte" in diesen Arealen auch die Wahrscheinlichkeit einer klinischen Bestätigung für das Vorliegen einer Lungenerkrankung.

Bei einem Seminar über Ohr-Akupunktur, das in Yuxi, in der Provinz Yunnan, gehalten wurde, erfolgte eine Untersuchung von 170 Personen mit und ohne Lungen-Tuberkulose. Als Eichgröße wurde der Unterschied des elektrischen Hautwiderstandes am Ohrmuschelansatz und am Punkt KS 7 des Oberarmes genommen. Die Ergebnisse zeigt Tabelle VII-7.

Unsere Nanjinger Forschungsgruppe hat 64 Patienten ambulant in einer Doppelblind-Studie mittels eines Meßgerätes (Typ DY 3) untersucht [24]. Im Anschluß daran wurden alle Patienten einer röntgenologischen Kontrolle unterzogen.

Daraus ergab sich, daß 24 von 26 Patienten mit einer Lungenerkrankung einen herabgesetzten Hautwiderstand in
– Ohr-P. 101-Lunge
aufwiesen.

Andererseits blieben aber 23 von insgesamt 38 Personen mit erniedrigtem Hautwiderstand in diesem Areal ohne röntgenologische Bestätigung einer Lungenerkrankung.

Die Zahl der pseudo-positiven Reaktionen war demnach hoch, die der pseudo-negativen geringer, jedoch können wir hier von keiner Signifikanz sprechen.

Am Institut für Traditionell-chinesische Medizin in Guiyang, Provinz Guizhou, wurden 1370 Patienten mit chronischer Bronchitis und Lungenemphysem untersucht.

Der
– Ohr-P. 101-Lunge
wurde mit dem Meßpunkt am oberen Ohrmuschel-Ansatz Ohr-P. 113 verglichen.

Bei diesen Kranken gaben
– Ohr-P. 101-Lunge,
– Ohr-P. 100-Herz und
– Ohr-P. 91-Kolon u. a.
häufig Hinweise auf das Vorliegen einer Lungenerkrankung.
Als Kontrolle fungierten 120 gesunde Studenten.

Am Institut für Gesundheitswesen der Stahlindustrie Kunming der Provinz Yunnan wurden 219 Patienten mit Lungensilikose mit 2381 Gesunden verglichen [25, 26].

Der Meß-Punkt
– Ohr-P. 113-Oberer Ohrmuschelansatz
wurde mit Punkten im Lungenareal verglichen.
Bei den Silikose-Patienten fanden sich in 84% zwei positive Punkte im hinteren Anteil des Areals 101. Von den gesunden Kontrollpersonen reagierten 26% falsch positiv.

Tabelle VII-7 Untersuchungsergebnisse von 170 Personen mit und ohne Lungen-Tbc

Fälle und positive Prozentzahl der Haupt-Ohr-Punkte mit deutlicher Reaktion				
Gruppe	Fälle	Tbc-Punkt	Ohr 91 Kolon	Ohr 95 Niere
Tbc Gruppe	170	147 86,4%	142 83,5%	132 77,5%
Kontrolle (ohne Tbc)	170	9 5,3%	90 53%	70 41,2%

Tabelle VII-8 Meßergebnisse am MacBurney-Punkt

Durchschnittlicher Wert des elektrischen Widerstandes			
Gruppe	Fälle	vor der Reizung	nach der Reizung
Männer	10	7075 KOhm	309 KOhm
Frauen	10	4195 KOhm	235 KOhm

Im Ersten Krankenhaus der Stadt Xian der Provinz Shaanxi, im Volkskrankenhaus von Yuanchen und im Tuberkulose-Institut der Provinz Shandong erbrachten Untersuchungen ähnliche Resultate:

Bei Lungenerkrankungen zeigte sich ein deutlich herabgesetzter Hautwiderstand im Areal
– Ohr-P. 101-Lunge,
desgleichen aber auch relativ viele pseudo-positive und pseudo-negative Reaktionen. Somit ergab sich nur eine geringe diagnostische Verwertbarkeit.

An der Medizinischen Hochschule Guiyang der Provinz Guizhou zeigte sich bei 20 Nephritis-Patienten am
– Ohr-P. 95-Niere
am linken Ohr in 95% der Fälle,
am rechten Ohr in 90% der Fälle
ein deutlich herabgesetzter Hautwiderstand.
Bei Kontrollpersonen ergaben sich in nur 4,5% pseudo-positive Ergebnisse.

Am Zentralkrankenhaus der Chinesischen Volksarmee ergab eine experimentelle Messung des elektrischen Hautwiderstandes von
– Ohr-P. 43-Abdomen
vor und nach Reizung des MacBurney-Punktes durch Wärmeapplikation die in Tabelle VII-8 dargestellten Ergebnisse.

Die Forschungsgruppe der Provinz Jiangxi führte Untersuchungen zur kindlichen Steißlage durch.

15 Minuten vor, während und nach der Moxibustion von Ohr-P. 92-Blase wurden
– Ohr-P. 58-Uterus,
– Ohr-P. 104–3E und
– Ohr-P. 22-Endokrinium
auf die Veränderung ihres elektrischen Hautwiderstandes hin überprüft.

Es zeigte sich ein hochsignifikanter Unterschied. Dieser wird als weiterer Hinweis dafür gewertet, daß die Moxibustion von
– Ohr-P. 92-Blase
auf den Uterus wirkt.*)

Die Forschungsgruppe für Akupunktur-Analgesie der Medizinischen Hochschule Beijing erzeugt seit Jahren bei Kaninchen experimentell drei Krankheitsbilder:
Peritonitis, Magenulkus und Angina pectoris.

Die Tiere werden vor und nach dem Entstehen der Krankheit täglich kontrolliert und der elektrische Hautwiderstand wird gemessen.

Im Stadium der Krankheitsentstehung findet sich im entsprechenden Ohrmuschelabschnitt ein sich kontinuierlich vermindernder Hautwiderstand, dessen Abnahme parallel zur Verschlimmerung der Krankheitssymptome verläuft. Im Stadium der Erholung und Ausheilung steigt auch der Hautwiderstand an. In der Kontrollgruppe kommt es nur vereinzelt oder gar nicht zu Änderungen des Hautwiderstandes.

Im Tierexperiment sind keine eindeutig spezifischen Punkte bekannt geworden, dennoch besteht zweifelsohne auch beim Tier eine Beziehung zwischen inneren Organen und Körperoberfläche einerseits und Ohrmuschel andererseits.

**) Anmerkung der Herausgeber:*

Moxibustion von Punkt 67 des Blasen-Meridians am Körper zur Wendung des Feten bei Steißlage ist vielfach untersucht worden (AUERSWALD/KÖNIG, Symposiumsbericht Beijing 1979 und Kongreßbericht Beijing 1984). Die alte Erfahrungstatsache ließ sich inzwischen mit verschiedensten Labormethoden und Hormonuntersuchungen bestätigen.

In Guangzhou und Shanghai wurden ähnliche Experimente durchgeführt.

An der Medizinischen Hochschule Beijing wurden bei je 20 Kaninchen vier Experimente durchgeführt [27]:

- Entfernung der oberen sympathischen Zervikal-Ganglien rechts,
- Entfernung aller sensiblen Nerven des rechten Ohres,
- Entfernung eines Teils der A. carotis communis dextra mit ihrem sympathischen Geflecht,
- alle Experimente gleichzeitig.

Bei jeder Kaninchengruppe wurde mit 40%iger Eisessigsäure ein Magenulkus hervorgerufen und in drei Zeitabschnitten – vor, während und nach Entstehung des Ulkus – der Hautwiderstand der Ohrmuschel gemessen.

Nur in der vierten Gruppe, also in jener, in der sämtliche Nerven- und Gefäßnervenverbindungen unterbrochen waren, blieb die Erniedrigung des Hautwiderstandes der rechten Ohrmuschel aus.

Histochemisch zeigte sich bei der Gruppe vier ein Verschwinden der adrenergen Nervenfasern des rechten Ohres. Gegenüber dem linken Ohr waren die Azetylcholinesterase-positiven Nervenfasern des rechten Ohres reduziert.

Bei den ersten drei Gruppen zeigte sich während der Entstehung des Ulkus kein Unterschied zwischen beiden Ohren, auch die Zahl der Azetylcholinesterase-positiven Nervenfasern hatte sich nicht verändert. Dies spricht für eine enge Beziehung zwischen adrenergen Nervenfasern der Ohrmuschel und dem herabgesetzten elektrischen Hautwiderstand an den Meßpunkten.

Der Sympathikus scheint also das organische Substrat der Beziehung zwischen Magenerkrankung und Ohrmuschelreaktion zu sein.

In der UdSSR wurde der elektrische Hautwiderstand am Oberarm und an einigen Ohrmuschelabschnitten gemessen, und zwar vor und nach mechanischer bzw. thermischer Reizung (Mensch) oder durch i.m.-Injektion von 0,3 bis 0,5 ml Terpentinöl (Tier) [23].

Die Reizbeantwortung zeigte sich bei Mensch und Tier in einer deutlichen Herabsetzung des Hautwiderstandes in den mit den gereizten Körperstellen korrespondierenden Ohrmuschelarealen. Die Herabsetzung des elektrischen Hautwiderstandes erfolgte proportional zur Reizstärke.

Bei weiteren experimentellen Untersuchungen über den Zusammenhang zwischen Ohrmuschel und einzelnen gereizten Körperabschnitten zeigte sich, daß bilaterale Sympathektomie des Halssympathikus die Änderung des elektrischen Hautwiderstandes nach i.m.-Injektion von Terpentinöl verhindert.

D. Analyse der Ursachen der Druckschmerzhaftigkeit und andere Untersuchungsmethoden

1. Ursachen von Schmerzen

Schmerzen im Ohr und an der Ohrmuschel, Schmerzen im Gehörgang und in der Umgebung des Ohres sind ein häufiges Symptom bei vielen Krankheiten [29].

Neben dem „otogenen Ohrschmerz" der inneren und äußeren Ohrkrankheiten werden viele Krankheiten innerer Organe in das Ohr projiziert.

So z. B. tritt bei vielen Erkrankungen in der Umgebung des Ohres ein ausstrahlender oder reflektorischer Ohrschmerz auf.

Die Ohrmuschel steht durch ihre sensible Innervation mit anderen Teilen des Körpers in Beziehung.

Manche Ohrschmerzen sind reflektorisch erklärbar, aber bei vielen ist der Mechanismus ungeklärt, z. B. in der weiblichen Pubertät:

Bei jungen Mädchen können Ohrschmerzen während einer Dysmenorrhoe oder bei Menstruationsunregelmäßigkeiten auftreten, welche durch Behandlung mit weiblichen Hormonen gebessert werden können.

Es gibt auch Patientinnen, die Schmerzen an der Ohrmuschel prä- und postmenstruell haben. Ohrschmerzen können aber auch bei Durchfällen im Zusammenhang mit dem Stuhlgang auftreten.

Wir beobachteten eine Krankenschwester, die dreimal innerhalb eines Monats Durchfall hatte, und jedesmal vor dem Stuhlgang hatte sie Ohrenschmerzen. Zirka zehn Stunden nach dem Auftreten von wäßrigen Bläschen in der Region
– Ohr-P. 95-Niere
an beiden Ohren kam es zu Stuhlgang mit fünf- bis sechsmaligen Durchfällen.

Nach Behandlung der Durchfälle kam es zur Heilung auch der Ohrschmerzen. Es blieb nur ein geringer Juckreiz.

2. Weitere Untersuchungsmethoden der Ohrmuschel-Diagnose

Zur Diagnose wurde außer
– Inspektion „Sehen",
– Druckschmerzmethode „Tasten" und
– elektrischer Messung
eine Analyse von Ohrschmerzen bei anderen Krankheiten mittels weiterer Methoden versucht:

– Messung des subjektiven Wärmegefühls,
– der Hauttemperatur,
– Druckmarken-Methode,
– Verfärbung der Ohrmuschel und
– Anwendung des Aurikulo-kardialen Reflexes.

Subjektives Wärmegefühl und Temperaturmessung im Bereich der Ohrmuschel zeigten Unterschiede bei den entsprechenden Ohr-Punkten der beiden Ohren.

a) Druckmarken-Methode:

Eine „Druckmarke“ wird bei uns meist als „Hautdelle“ bezeichnet. Bei der Druckprobe bleibt eine kleine konkave Eindellung der Haut zurück, die verschieden lang anhält.

Bei gleicher Intensität und Dauer des Druckes gibt es verschiedene Reaktionen der Ohrmuschelhaut:

- Die Farbe der Delle, ob weiß oder rötlich bis bläulich, und
- das Verschwinden der Delle, ob rasch oder langsam,

geben einen Hinweis auf Fülle-SHI- und Leere-XU-Typ.

Bei Leere-XU-Typ:
- weiße Farbe der Delle,
- langsame Wiederherstellung der glatten Haut.

Findet sich bei Leere-XU-Krankheiten wie Anämie, Hypoxie, Ödem, Alkalose etc.

Bei Fülle-SHI-Typ:
- helle Rötung der Delle,
- rasches Verschwinden der Delle.

Findet sich bei Fülle-SHI-Krankheiten wie akuten Krankheiten, heftigen Schmerzen u. a. [30].

b) Die Verfärbung der Ohrmuschel

Hierbei handelt es sich um eine relativ neue Untersuchungsmethode. Sie basiert auf der Hypothese, daß die Rezeptoren der Nervenendigungen der entsprechenden Ohr-Punkte eine erhöhte Empfindlichkeit und einen erhöhten Stoffwechsel haben. Dadurch wird eine rasche Erneuerung der obersten Hornhautschichten verursacht. Die dünne, rasch erneuerte Hornhautschicht wird von Farbstoffen leichter verfärbt.

In Kunmin (Provinz Yunnan) wurde an Kaninchen eine experimentelle Untersuchung durchgeführt. Man hatte Terpentinöl intramuskulär in die hintere Extremität injiziert und intravenös den Farbstoff Trypanblau injiziert. Daraufhin trat eine Verfärbung an entsprechenden Abschnitten der Ohrmuschel auf. Diese Blaufärbung trat an jenen Arealen der Ohrmuschel, welche zur hinteren Extremität in Beziehung stehen, zuerst auf, dann erst verfärbte sich die ganze Ohrmuschel bläulich. [31]

NOGIER publizierte eine Theorie über den Aurikulo-kardialen Reflex. Er meinte, daß bei Patienten nach den krankhaften Veränderungen ein verstärkter oder verminderter Aurikulo-kardialer Reflex entstünde und man dies als zusätzliche Hilfe bei der Diagnose verwenden kann. Wir haben von dieser Methode zwar gehört, konnen sie aber noch nicht beurteilen.

E. Faktoren, welche die positive Reaktion von Ohrmuschel-Stellen beeinflussen

Verschiedene Krankheiten des Körpers oder innerer Organe können in bestimmten Teilen der Ohrmuschel zu folgenden Veränderungen führen:

- Deformität,
- Verfärbung,
- erhöhte Druckempfindlichkeit und
- Veränderung des elektrischen Hautwiderstandes.

Es treten aber auch pseudo-positive oder pseudo-negative Reaktionen auf. Aus diesem Grunde konnte sich die Ohrmuschel-Diagnose bis jetzt noch nicht überall durchsetzen.

Bei unseren Versuchen, die Veränderung der Ohr-Punkte als zusätzliche Diagnose zu benützen, fanden wir außer der Komplexität der Reaktionen des Körpers selbst, daß auch die elektrischen Werte des Hautwiderstandes sehr beeinflußbar sind.

Wir beschreiben daher folgende Faktoren, die zu berücksichtigen sind, um pseudo-positive und pseudo-negative Reaktionen zu vermeiden.

1. Eigenreaktionen des Körpers

Die Reaktionen der Ohrmuschel-Punkte werden beeinflußt durch:

- Wetterwechsel,
- Schweißausbruch,
- lokale Hautkrankheiten im Bereich der Ohrmuschel,
- sekretorischen Zustand der Talgdrüsen,
- Geschwindigkeit des Stoffwechsels der Hornhautschicht,
- die Sauberkeit des Patienten und
- die Desinfektion der Ohrmuschel bei der Untersuchung.

Als weitere Faktoren, die noch in Frage kommen, die Reaktionen der Ohrmuschel zu beeinflussen, gelten:

Geschlecht, Lebensalter, Beruf, der psychische Zustand, verschiedene Krankheiten, Ohrmassage vor der Untersuchung, aber auch Schlaf, Appetit und verschiedenste physiologische Funktionen.

Unser Nanjinger Team hat 151 Studenten ohne deutliche Symptome oder Krankheit bezüglich der Druckempfindlichkeit an der Ohrmuschel untersucht.

Eine erhöhte Druckempfindlichkeit konnte bei gesunden Studenten bei folgenden Punkten häufig gefunden werden:

- Ohr-P. 65-Schulter,
- Ohr-P. 64-Schultergelenk,
- Ohr-P. 55-SHEN MEN,
- Ohr-P. 87-Magen,
- Ohr-P. 92-Blase,
- Ohr-P. 8-Auge,
- Ohr-P. 22-Endokrinium.

Ohr-P. 22-Endokrinium wurde besonders bei Frauen in erhöhter Druckempfindlichkeit vorgefunden (46% gegenüber 10% bei Männern) und steht vermutlich mit dem Zyklus der Frau in Beziehung.

Die Ohr-Akupunktur-Forschungsgruppe Tianjin stellte folgendes fest: Die Leitfähigkeit bestimmter Gebiete der beiden Ohrmuscheln zeigt nur ganz kleine Unterschiede (unter 10 mA). **Bei Männern ist die Leitfähigkeit an den linken Ohr-Punkten höher als rechts** (bei 76,2%), **bei Frauen ist die Leitfähigkeit der rechten Ohrmuschel höher als links** (66,6%).

Dieses Resultat entspricht einer altchinischen medizinischen Theorie:

– Bei Männern überwiegt QI über Blut-XUE und die linke Seite habe mehr Funktion.
– Bei Frauen überwiegt Blut-XUE über QI und die rechte Seite habe mehr Funktion.

Ein altchinesisches Sprichwort sagt: „Mann links und Frau rechts."

Oben erwähntes Untersuchungsresultat stimmt mit dem altchinischen Sprichwort überein.

In Nanjing untersuchten wir eine große Anzahl von kindlichen Ohrmuscheln. Wir fanden, daß Säuglinge und Kleinkinder sehr selten Knorpelhyperplasie, abnorme Einkerbungen, Deformationen und Farbveränderungen (blaue oder schwarze Punkte, hyperämische Stellen) zeigen. Der Verlauf der Gefäße in der Ohrmuschel ist sehr deutlich zu sehen.

Diese Beobachtungen weisen auf die offensichtlichen Unterschiede zwischen Erwachsenen und Kleinkindern hin.

Dies führte zur Annahme, daß Symptome und Krankheiten des Körpers im Laufe des Lebens Form und Farbe der Ohrmuschel verändern könnten.

Bei der elektrischen Messung des Hautwiderstandes ist dieser bei Kindern geringer als bei Erwachsenen, vermutlich deshalb, weil die Haut der Ohrmuschel bei Kindern viel zarter ist als bei Erwachsenen.

Da das Zentralnervensystem bei Kindern noch weniger entwickelt und die Schmerzempfindlichkeit geringer als bei Erwachsenen ist, bedeutet ein Punkt mit vermindertem elektrischen Hautwiderstand nicht unbedingt auch eine Erhöhung der Schmerzempfindlichkeit.

Berufsbedingte Störungen:

Dem Sonnenschein stark ausgesetzte Menschen haben deutlich mehr Pigmentierungen und Verhornungen der Haut. Der elektrische Hautwiderstand ist bei diesen Menschen relativ hoch.

Psychische Beeinflussung:

Ebenso wie andere Kollegen haben wir oft bemerkt, daß relativ geringfügige psychische Alterationen den elektrischen Meßwert während der Untersuchung wesentlich verändern können. So z. B. können das Umstürzen eines Infusionsständers oder eine einfache Schreckreaktion wie auch an sich banale, psychische Traumen zu einer vorübergehenden Änderung und Vermehrung der „gut leitenden Punkte" führen.

Ähnliche Erfahrungen wurden auch bei der Kontrolle der Körperpunkte der 14 Meridiane beobachtet.

Nach unseren Messungen sind bei verschiedenen Krankheiten oft verschiedene Punkte als „gut leitende Punkte" erkannt worden.

Es konnten aber auch bei demselben Patienten zu verschiedenen Zeiten oft verschiedene Punkte gefunden werden.

Wir beobachteten auch, daß früher mehrfach gemessene Punkte knapp vor dem Tod des Patienten verschwunden sind.

Wir haben Patienten 24 Stunden lang jede Stunde gemessen und fanden:

Im allgemeinen bleiben die gut leitenden Punkte gleich, aber einzelne Punkte werden stärker oder schwächer.

Außerhalb Chinas wurde beobachtet, daß „gut leitende Punkte" besser zu unterscheiden sind, wenn die beiden „Energiekanäle" längs der Helix und der Anthelix massiert werden. Weitere Untersuchungen dazu sind noch ausständig.

2. „Gut leitende Punkte" haben nicht unbedingt immer einen erniedrigten elektrischen Widerstand

„Gut leitende Punkte" bedeutet nach der Bezeichnung eben eine gute elektrische Leitfähigkeit an diesen Punkten. Da die Messung des elektrischen Hautwiderstandes aber zahlreichen Störungen unterliegt, können oft schon Lärm, intensive Neonbeleuchtung und ähnliche Störungen oder auch verschiedene Meßapparate unterschiedliche Resultate ergeben.

Die Ohr-Akupunktur-Forschungsgruppe Zigong, Provinz Sichuan, untersuchte 705 Patienten mit Apparat CE-II und 460 Patienten mit Apparat DJ 2 Exp. Die Ergebnisse schwankten nicht unbeträchtlich.

Die Tabelle VII-9 zeigt eine gute Leit-Reaktion der Ohr-Punkte der Gruppe 101–400 KOhm bei 5,5% bzw. 10,4%.

Die Untersuchungen in Shanghai zeigten eine gute Leit-Reaktion auch bei der Gruppe mit nicht meßbaren elektrischen Werten.

Mit anderen Worten: Die meisten gut leitenden Punkte der Ohrmuschel haben auch einen erniedrigten Hautwiderstand, aber nicht alle.

Viele verschiedene Ursachen sind möglich: Zwischen Ohrmuschel und oberer Extremität besteht nicht eine einfache Leitung, sondern es ist dies ein komplizierter Kapazitätsleitkörper. Die Eigenschaften der elektrischen Leitung können außer mit dem elektrischen Widerstand noch mit der elektrischen Kapazität und der Faradisation in Verbindung stehen und die gute Leit-Reaktion ist nicht immer einfach dem elektrischen Hautwiderstand gleichgesetzt. Auch außerhalb Chinas wurde bei der Ohr-Akupunktur über diese Probleme diskutiert.

In weiteren Untersuchungen wird die Beziehung zwischen Krankheit und Veränderung des elektrischen Hautwiderstandes an Ohrmuschel-Punkten zu klären sein.

Tabelle VII-9 Beziehungen zwischen dem elektrischen Widerstand der Ohr-Punkte und der Ohr-Punkte mit „gut leitender" Reaktion

Intervall des elektr. Widerstandes der Ohr-Punkte (in KOhm)	Anzahl der Ohr-Punkte mit „gut leitender" Reaktion	
	Typ CE–1 (Zigong)	Typ DJ–2 (Shanghai)
100	163 (23,2%)	61 (13,4%)
101 – 400	326 (46,2%)	175 (38,0%)
401 – 1000	106 (15,0%)	112 (24,3%)
1001 – 5000	71 (10,1%)	64 (13,9%)
	39 (5,5%)	48 (10,4%)
Summe	705 (100%)	460 (100%)

3. Methode der „positiven Reaktion" während der Untersuchung

Die Inspektion der Ohrmuschel – „das Sehen" – ist eine relativ objektive Untersuchung, aber von Licht und anderen Faktoren abhängig. Minimale Veränderungen, die mit dem freien Auge sichtbar sind, können von verschiedenen Ärzten verschieden interpretiert werden. Die Inspektion – „das Sehen" – muß also auch geübt werden. Die Untersuchungsmethode kann durch gute Beleuchtung, Lupe etc. verbessert werden.

Die Druckschmerz-Methode – „das Tasten" – erfordert ein Konstanthalten der Faktoren, wie Stärke des Druckes, der Geschwindigkeit, der Richtung des Druckes usw., um die Untersuchung nicht zu verfälschen.

Bei der elektrischen Messung finden sich bei verschiedenen Meßgeräten verschiedene Standardwerte. Außerdem ist die Meßelektrode von Bedeutung. Ihre Größe, die Richtung der Messung, die Druckstärke am Ohr-Punkt, die Zeitdauer des Kontaktes und die Kapazität der Meßelektrode haben Anteil am Untersuchungsresultat [32]. Wir fanden unterschiedliche Ergebnisse, je nach der Zeitdauer der elektrischen Widerstandsmessung.

Außer der Dauer der Messung hat auch die Größe der Meßelektrode einen Einfluß. Bei größeren Stromstärken kommt es bei längerer Dauer der Messung oft zu einer Abschwächung und bei kleinen Stromstärken zu einer Zunahme, vor allem wenn der Ohr-Punkt nicht richtig gefunden worden war.

Richtung der Meßelektrode:

Je nach der Richtung der Meßelektrode kann man eine verschieden gute elektrische Leitung bekommen.

Dies beruht nicht nur auf der Richtung der Meßelektrode. Die Größe des Kontaktes zum Ohr und die Beschaffenheit der Wegstrecke können verschieden sein und so zu unterschiedlichen Meßresultaten führen.

Stärke des Druckes:

Im allgemeinen nimmt die Stromstärke proportional zum Druck zu. Dies ist aber nur bis zu einer bestimmten Intensität des Druckes der Fall. Das heißt: Druckstärke und Stromstärke sind zwar proportional, aber nicht linear proportional.

Länger dauernder oder wiederholter Kontakt führt zu höherem elektrischem Meßwert.

Bei der Druckschmerz-Methode oder bei elektrischer Messung verändern die oben erwähnten Faktoren das Ergebnis (Meßoberfläche, Meßdruck, Meßrichtung, Zeitdauer des Kontaktes usw.).

Auch die subjektive Beurteilung des Arztes kann das Resultat unabsichtlich öfters beeinflussen. So z. B. vermutet ein Arzt, daß sein Patient eine Hepatitis hätte; er findet anfangs aber weder einen „gut leitenden Punkt" noch einen Druckschmerz-Punkt. Bei einer neuerlichen Untersuchung kann es dann vorkommen, daß der Arzt unbeabsichtigt den Druck oder die Zeitdauer erhöht und so dann doch noch am
– Ohr-P. 97-Leber
einen „gut leitenden Punkt" oder einen Druckschmerz feststellt.

F. Zur Entwicklung der Forschung über Ohr-Diagnose

In den letzten Jahren wurden in China und in anderen Ländern viele Arbeiten zur Ohrmuschel-Diagnose publiziert. So z. B. zur Diagnose bei Angina pectoris, Schistosomiasis, Silikose, Zervikalsyndrom und bei manchen Karzinomen.

In der Abbildung auf S. 319 („Schema des Prinzips der Ohrdiagnose") wird eine Hypothese zum Mechanismus der Ohrmuschel-Diagnose vorgestellt.

Die Reaktionen der Ohrmuschel, hervorgerufen durch Krankheit innerer Organe oder des Körpers, werden zunehmend erforscht, und zwar mit Hilfe von Physiologie, Biochemie, Pathologie, Elektronik usw.

In verschiedenen Regionen Chinas bildeten sich Forschungsgruppen, wobei medizinisch-theoretisch, klinisch und elektronisch-technisch geschulte Spezialisten zusammenarbeiteten.

Die folgenden Themen wurden diskutiert:

1. **„Fragen"**
Erhebung der Anamnese über den Ohrschmerz.

2. **„Sehen" oder Inspektion**
Beobachtung der Veränderung von Form oder Farbe einzelner Teile der Ohrmuschel.

3. **„Messen"**
Messung des elektrischen Wertes einzelner Ohrstellen.

4. **„Drücken" oder „Tasten"**
Feststellung der Druckempfindlichkeit, der Druckmarke bzw. Druckdelle.

Die obigen Methoden werden immer gemeinsam angewendet.

5. **Neue Parameter aus klinischer und tierexperimenteller Forschung** sollen Aufschluß über die Regelmäßigkeit und den Mechanismus der Verbindung zwischen Ohrmuschel und Körper bzw. inneren Organen bringen.

6. Sicherung der statistischen Ergebnisse durch eine Doppelblind-Methode.

Schema des Prinzips der Ohrdiagnose

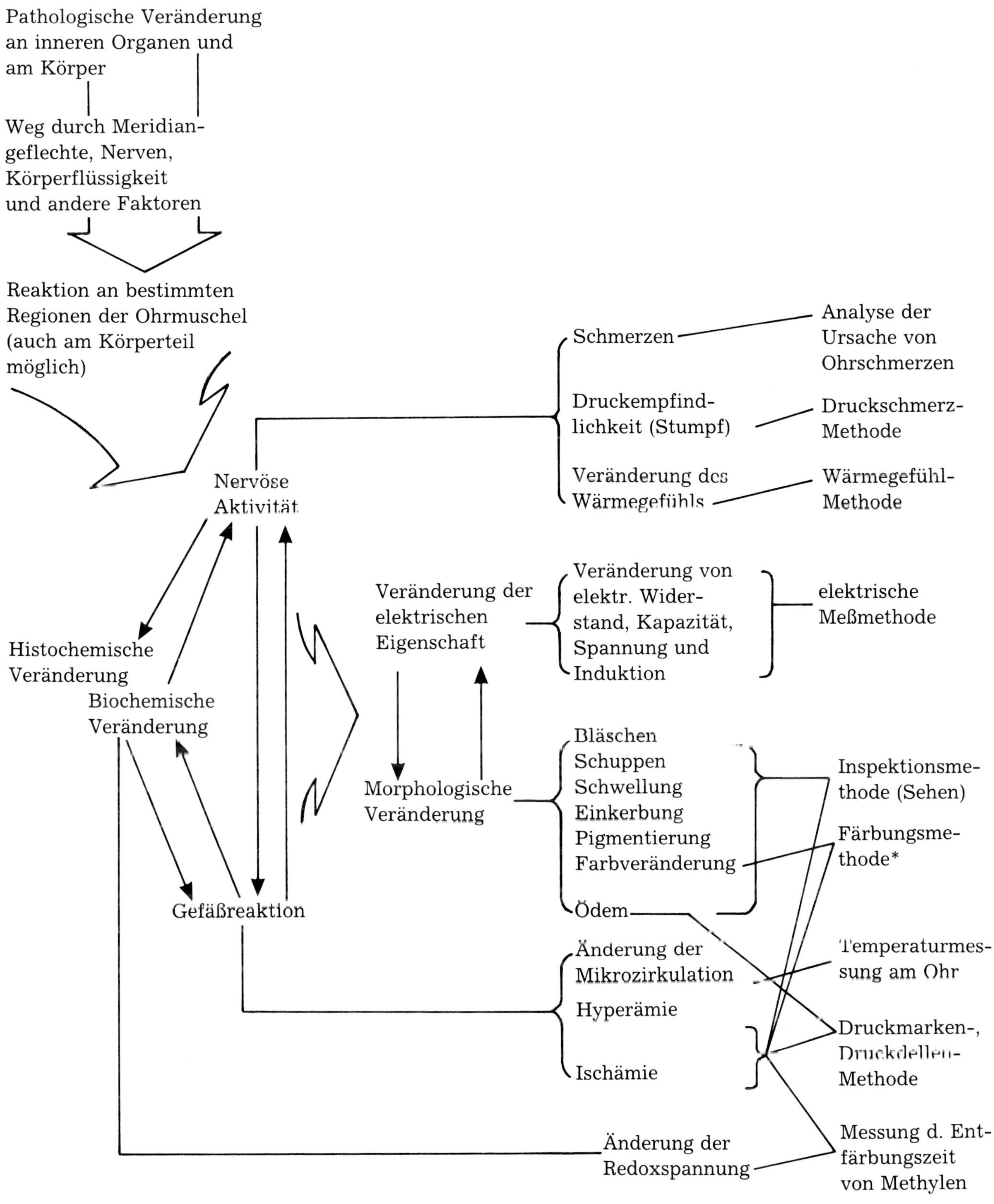

* Farbänderung der Punkte bei Injektion von Farbstoffen infolge erhöhter Permeabilität.

Literatur zu Kapitel VII

1. ZEN Likun, Klinische Berichte über Inspektion bei Hepatitis. Zeitschr. für Trad. chin. Med. Harbin (Prov. Helongjiang) 3 (1962) 22

2. San. Einheit Tianjin, Die Ohrläppchenfurche bei Gesunden und bei Patienten mit Angina pectoris. Medizin und Pharmazie Tianjin 7 (1976) 320

3. Ohr-Diagnose-Forschungsgruppe Shanghai, Zur Messung der Ohr-Punkte bei Leberkarzinom. Wissenschaftliche Berichte zur Komb. Trad. Chin. Med. u. westl. Med., Shanghai (1974) 139

4. XU Pingdong et al., Zur Ohrdiagnose des Leber-Karzinoms. Chin. Medizin und Pharmazie Shanghai 2 (1979) 27

5. XU Ruizheng et al., Die klinische Bedeutung der Ohr-Inspektion bei Karzinom-Patienten. Wissenschaftliche Berichte der Med. Hochschule Nanjing (1979) 90

6. ZHANG Hu, Zur Ursache der Schizophrenie und verschiedener Entwicklungsstörungen des Körpers. Wissenschaftliche Berichte Harbin (Prov. Helongjiang) zum zentralchin. Kongress für Neuro-Psychiatrie 1963

7. YU Yenwen et al., Druckschmerzpunkt an Conchae auriculae bei psychiatrischen Krankheiten. Medizin und Pharmazie Prov. Helongjiang 4 (1978) 13

8. Volksarmee Nanjing, Ohr-Akupunktur. Shanghai Volksverlag (1972) 92, 123

9. SHAO Wenbin, Klinische Bedeutung und Behandlungseffekt der Ohr-Therapie und der Druckschmerz-Punkte der Ohrmuschel. Med. Hochschule Xian 1960

10. CHENG Guoju, Appendizitis-Diagnose durch Druckschmerz-Methode an Ohr-Punkten. Neue Med. Zeitschrift 5 (1975) 270

11. LIN Shouquan, Klinische Bedeutung der Ohrakupunktur bei Hepatitis. Trad. Chin. Med. d. Prov. Fujian 6/3 (1961)

12. BALABAN J.M. et al., Differential-Diagnose und Therapie bei Funktionsstörungen des Magens durch Ohr-Akupunktur, Band 1: Akupunktur und Meridiane. Übersetzungsverlag Shanghai (1965) 59

13. Ohr-Akupunktur-Gruppe Tianjin, Zur Messung der Stromstärke an der Ohrmuschel und zum Mechanismus der Ohr-Akupunktur. Med. u. Pharm. Zeitschrift Tianjin 9 (1960) 639–646

14. SHANG Jingxian, Die Entstehung des Schmerzpunktes an Ohr-Punkt 95-Niere nach Wasserbelastung. Wissenschaftl. Bericht d. Kombination Trad. Chin. Med. u. westl. Med. der Med. Hochschule Harbin 1961

15. LIU Zhuoyou, Die elektrische Reaktion der Ohrmuschel bei Nephritis-Patienten und die Beziehung zu Meridianen. Zeitschrift der Med. Hochsch. Guiyang 1963

16. Ohr-Akupunktur-Forschungsgruppe Zigong, Die Messung des elektrischen Widerstandes der Haut am Ohr-Punkt bei 77 Patienten, unveröffentlichter Bericht 1974

17. Med. Hochschule Qingdao, Messung der Reaktionspunkte an der Ohrmuschel bei Erwachsenen und Kindern. Zeitschrift d. Med. Hochschule Qingdao 1 (1961)

18. Med. Hochschule Zhongshan, Prov. Kanton, Diagnostische Bedeutung der Messung am Ohr-Punkt bei Schistosomiasis. Wissensch. Bericht Prov. Kanton 1970

19. DAI Ziying, Frühdiagnose der anikterischen Hepatitis. Wissensch. Bericht Shanghai (1961) 63

20. YU Zhishun et al., Die Messung der Empfindlichkeit der Ohrmuschel bei 103 Patienten mit anikterischer Hepatitis. TCM Stadt Harbin 7(1962) 26

21. Med. Hochschule Qingdao, Messung der Reaktionspunkte der Ohrmuschel bei Hepatitis-Diagnose. Zeitschrift d. Med. Hochschule Qingdao 1 (1961)

22. TCM Institit Jiangxi et al., Frühdiagnose bei 1352 Hepatitis-Patienten. Wissensch. Berichte der Stadt Hangzhou (Prov. Zhejiang) 1962

23. Med. Akademie der Prov. Shandong, Einige Methoden zur Diagnose der anikterischen Hepatitis. Wissensch. Berichte der Stadt Hangzhou (Prov. Zhejiang) 1962

24. LU Shaozu et al., Analyse der empfindlichen Ohr-Punkte bei 1370 Patienten mit chronischer Bronchitis und Lungenemphysem. Neue Medizin und Pharmakologie der Prov. Shaanxi 8/3 (1979) 5

25. Institut für Gesundheit in der Industrie des Stahlkombinats Kunming (Prov. Yunnan), Klinische Bedeutung der Messung von Ohr-Punkten bei Silikose. Med. und pharm. Berichte von Yuxi 5 (1978) 18

26. Silikose-Gruppe der Prov. Yunnan, Praktische Bedeutung der Messung der Ohr-Punkte bei Silikose. Med. und pharm. Berichte von Yuxi 4 (1977) 1

27. Akupunktur-Anästhesie-Forschungsgruppe der Med. Hochschule Beijing, Adrenergische Nervenfasern – wichtige Faktoren beim elektrischen Widerstand an der Ohrmuschel-Haut bei tierexperimentellem Magenulcus des Kaninchens. Bericht des Zentralchin. Akupunktur- und Anästhesie-Kongresses (1979) 17

28. KVIRCHISHVILI, Projections of Different Body Parts on the Surface of the Conchae auriculae in Humans and Animals. Am. J. Acup. 2/3 (1974) 208

29. LIU Shuyan, Zusammenhang zwischen Ohrschmerz und anderen Krankheiten der Organe. Med. Zeitschrift von Xiangya 1/5 (1951) 45

30. Japanischer Autor, Praktische illustrierte Ohr-Akupunktur. Ostpazifik Medizin 530 (1973)

31. Guan Zunxin, Neue Methode der Forschung der Ohr-Punkte: Die Verfärbung der Ohr-Punkte. Med. und pharm. Berichte von Yuxi 4 (1977) 51

32. ZEN Zhaolin et al., Die Beziehung der Stromstärke, der Fläche, des Druckes und der Zeitdauer des Kontaktes an der Haut. Bericht des zentralchin. Kongresses über das Meridiangeflecht in der Traditionellen chin. Med.

VIII. Zur neurophysiologischen Erklärung der Ohr-Akupunktur

von XU Ruizheng

A. Die Ohr-Akupunktur und ihre nervale Beziehung zur Ohrmuschel

B. Ohr-Akupunktur und ihre Beziehung zu Neurotransmittern (Neuromodulatoren)

C. Die Beziehung zwischen Meridian-System JING LUO und den Akupunktur-Punkten der Ohrmuschel

Für Hinweise, Kritik und Anregungen zu diesem Kapitel, dessen Übersetzung und Überarbeitung außerordentlich schwierig war, danken wir Herrn Dr. med. W. JAN, Wien, ganz besonders herzlich und führen seine Anmerkungen als Fußnoten an. (Die Herausgeber)

Einleitung

Wie eine umfangreiche Erfahrung auf dem Gebiet der Ohr-Akupunktur in Therapie, Diagnostik, Anästhesie (Hypalgesie) und tierexperimentellen Untersuchungen zeigt, kann man sagen, daß ein Reiz an bestimmten kleinen Stellen der Ohr-Muschel (Punkte der Ohr-Akupunktur) auf Organe im Körperinneren und auf Körperabschnitte eine regulative Wirkung und einen therapeutischen Effekt hat.

Nach Ansicht der traditionell-chinesischen Ärzte basieren die Akupunktur und ihre Sonderformen wie z. B. die Ohr-Akupunktur auf einer wechselseitigen Beziehung zwischen Körperoberfläche (BIAO) und Körperinnerem (LI), welche durch die Meridiane JING-LUO, durch Nervengeflechte und humorale Substanzen zustande kommt.

Über die Wirkungsweise der Akupunktur und Ohr-Akupunktur liegen zwar noch keine endgültigen Erkenntnisse vor, dennoch haben wir in China einige Forschungsergebnisse erzielen können, die der neurophysiologischen Erklärung der Ohr-Akupunktur dienen könnten und im folgenden angeführt werden.

A. Die Ohr-Akupunktur und ihre nervale Beziehung zur Ohrmuschel

Die nervale Beziehung der Ohr-Akupunktur zur Ohrmuschel kann wie folgt eingeteilt werden:

1. Die Beziehung zwischen dem peripheren **sensiblen** Nervensystem und den Akupunktur-Punkten der Ohrmuschel.

2. Die Beziehung zwischen **vegetativem** Nervensystem und den Akupunktur-Punkten der Ohrmuschel.

3. Die Beziehung zwischen **zentralem** Nervensystem und den Akupunktur-Punkten der Ohrmuschel.

1. Die Beziehung zwischen dem peripheren sensiblen Nervensystem und den Akupunktur-Punkten der Ohrmuschel

In Shanghai, Anhui, Beijing, Shenyang und auch an unserer Universität in Nanjing werden laufend **histologische Untersuchungen** über die nervale Versorgung der Akupunktur-Punkte der Ohrmuschel gemacht [1, 2, 3]*).

Diese Untersuchungen bestätigen, daß die Ohrmuschel nicht nur
- vom N. occipitalis minor und
- vom N. auricularis magnus versorgt wird, sondern auch
- von Ästen der Hirnnerven V, VII, IX und X.

---

*\) *Die in [] gesetzten Nummern beziehen sich auf die Literaturangaben auf S. 349.*

Tabelle VIII-1 Position der Punkte auf der Ohrmuschel und ihre Beziehung zur Innervation und zu inneren Organen

Position auf der Ohrmuschel	Verteilung der Nerven	Anzahl der Ohr-Punkte	Punkte mit Beziehung zu inneren Organen
Cymba chonchae u. Cavum conchae	N. facialis, N. vagus R. trigemini, N. auricularis magnus	121	96 (79,3%)
Äußerer Helixrand	N. auricularis magnus, N. occipitalis minor	80	59 (73,8%)
Scapha	N. auricularis magnus, N. occipitalis minor	49	33 (67,3%)
Tragus und Antitragus	N. vagus R. trigemini (N. auriculo-temporalis)	135	83 (61,4%)
Ohrrücken	N. occipitalis minor, N. auricuralis magnus, N. facialis (Ramus retro-auricularis)	51	24 (47,1%)
Ohrläppchen	N. auriculo-temporalis, N. occipitalis minor	54	24 (44,4%)
Fossa scaphoidea	N. auriculo-temporalis, N. auricuralis magnus, N. occipitalis minor	78	28 (35,9%)
Crus superior anthelicis und Crus inferior anthelicis	N. auriculo-temporalis, N. occipitalis minor	110	32 (29,1%)

Die entsprechenden Reflexpunkte in der Ohrmuschel für die inneren Organe befinden sich überwiegend in jenem Bereich, an dem die Verzweigungen des N. vagus liegen [4, 5].

Es besitzen jedoch nicht nur jene Akupunktur-Punkte, die in der Versorgungszone des N. vagus liegen, eine reflektorische therapeutische Wirkung auf die inneren Organe, sondern auch Punkte außerhalb dieses Innervationsgebietes.

Andererseits haben aber auch Punkte, bei denen Vagusfasern nachweisbar waren, die also in seinem Versorgungsgebiet liegen, keine therapeutische Wirkung auf innere Organe.

284 Ohr-Akupunktur-Punkte wurden bereits untersucht und dann namentlich erfaßt.

Berücksichtigt man jedoch, daß ein einzelner Akupunktur-Punkt unterschiedliche Lokalisationen haben kann, so kommt man auf fast 700 Punkte [6].

Bei dieser Untersuchung wurde zuerst die Gesamtzahl der – unterschiedlichen Anatomiestellen entsprechenden – Punkte der Ohr-Akupunktur gezählt und dann nach Kategorien getrennt – jener Prozentanteil der Akupunktur-Punkte erfaßt, die Krankheiten innerer Organe beeinflussen können.

Dabei zeigte sich, daß zwei Areale der Ohrmuschel die größte Konzentration an Akupunktur-Punkten, die innere Krankheiten beeinflussen können, aufweisen. Nämlich:
- das Cavum conchae superior und
- das Cavum conchae inferior.

Auch der äußere Teil der Ohrmuschel beinhaltet Punkte für innere Erkrankungen, zwar weniger als die Concha, doch etwas mehr als die Anthelix.

Die Funktion der Ohr-Akupunktur-Punkte, die vom N. vagus versorgt werden und jener, die nicht vom N. vagus innerviert werden, sind, was den Einfluß auf innere Organe anlangt, zwar nicht ident, doch ergibt sich aus oben Gesagtem eine enge Beziehung zwischen den Reflexpunkten der inneren Organe im Bereich des äußeren Ohres und jenen Gebieten der Ohrmuschel, die vom N. vagus innerviert werden (siehe Tabelle VIII-1).

An der Neurologischen Abteilung der Universität Nanjing wurden bereits zehn Fälle von Bulbärparalyse, bei denen die Funktion des N. vagus gestört war, und zwölf Fälle von Syringomyelie, bei denen der N. vagus nicht geschädigt war, bezüglich der Lokalisation der Sensibilitätsausfälle des Ohres untersucht.

Aus den Abbildungen VIII-1 und 2 ist zu entnehmen, daß jene Zonen der Ohrmuschel, die bei Patienten mit Bulbärparalyse hypästhetisch waren und den von Vagusästen innervierten Gebieten entsprachen, bei Syringomyelie eine normale Sensibilität aufwiesen.

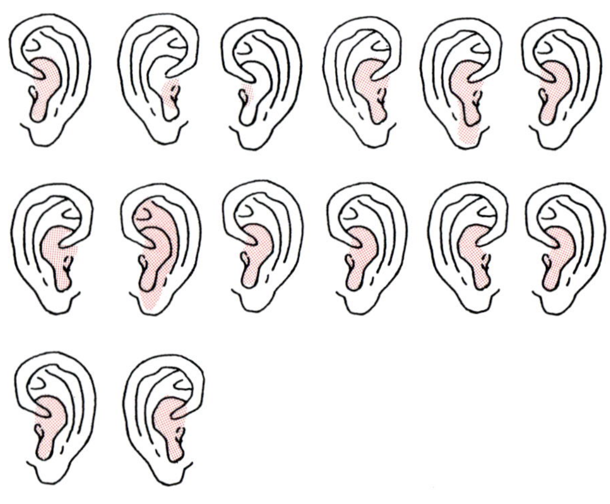

Abb. VIII–1 Schmerzverteilung auf der Ohrmuschel von 10 Patienten mit Bulbärparalyse (im schraffierten Bereich wurden keine Schmerzen verspürt)

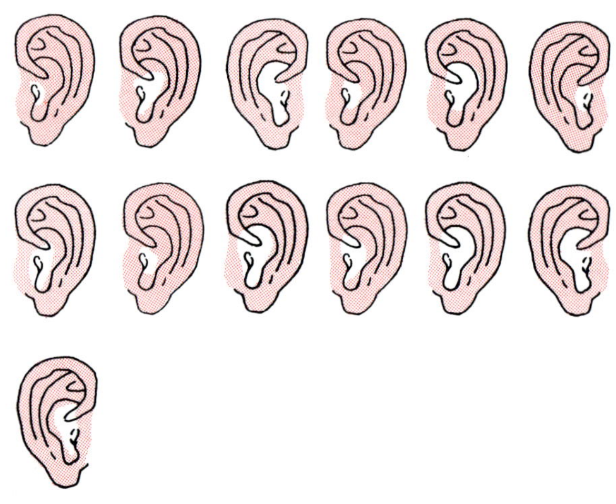

Abb. VIII–2 Schmerzverteilung auf der Ohrmuschel von 12 Patienten mit Syringomyelie (im schraffierten Bereich wurden keine Schmerzen verspürt)

Bei 20% der Patienten versorgt der N. vagus an der Ohrmuschel nur einen kleinen Teil vom äußeren Gehörgang.

Bei einer geringen Anzahl der Patienten hingegen ziehen die Vagusäste bis zur Fossa triangularis und zum Lobulus.

Daraus kann man folgern, daß die nervale Versorgung der Ohrmuschel im Prinzip bei den meisten Menschen ident ist, daß aber in besonderen Fällen nicht unwesentliche individuelle Unterschiede auftreten können.

Wenn die Reflexpunkte innerer Organe in ihrer Lokalisation individuelle Unterschiede zeigen, so ist dies mit großer Wahrscheinlichkeit auf eine veränderte Verästelung des N. vagus zurückzuführen.

Die Forschungsgruppe von der Physiologischen Abteilung der Universität Zun Yi unternahm Versuche mit Kaninchen, welche mit Aceto-aminomethylester-Chloralose leicht anästhesiert wurden. Mit einem Gerät wurden reflexbedingte Hebebewegungen des Kopfes der einzelnen Kaninchen registriert.

Der Schwerpunkt der Beobachtung lag bei der Funktion des
- N. auriculotemporalis (N. trigeminus) und des
- N. auricularis magnus (N. cervicalis).

Das Ergebnis besagt, daß während einer händisch erfolgten Reizung der Punkte des oberen und unteren Ohrmuschelansatzes, also in der Nähe des
- Ohr-P. 113 und
- Ohr-P. 114

in der Nähe der beiden obengenannten Nervenstränge, meistens eine deutliche Unterdrückung des Kopfhebe-Reflexes erfolgt.

Nach einer Durchtrennung der beiden Nerven verschwindet die Wirkung einer Unterdrückung dieses Reflexes.

Wird die obengenannte Stelle über eine eingestochene Nadel elektrisch gereizt, so wird der Reflex in unterschiedlicher Stärke unterdrückt. Ein direkter elektrischer Reiz des N. auriculotemporalis und des N. auricularis magnus bzw. des N. occipitalis minor führten auch zu einer deutlichen Unterdrückung des Kopfhebe-Reflexes. Daraus läßt sich folgern, daß diese Nerven der Ansatzpunkt der Ohrwurzel-Anästhesie sind.

Weiters zeigt diese Untersuchung, daß eine normale Innervation der Ohrmuschel Vorraussetzung für die Wirksamkeit der Ohr-Akupunktur bei der Auslösung einer schmerzstillenden Wirkung ist.

2. Die Beziehung zwischen vegetativem Nervensystem und den Ohr-Akupunktur-Punkten der Ohrmuschel

An der Medizinischen Fakultät in Beijing untersuchte man Punkte mit erniedrigtem elektrischem Hautwiderstand an der Ohrmuschel von Kaninchen, bei denen man zuvor artifiziell eine Peritonitis bzw. ein Magengeschwür herbeigeführt hatte [7, 8].

Dabei zeigte sich, daß in jenen Zonen, die von mehr Blutgefäßen durchzogen waren, mehr elektrischer Strom gemessen werden konnte bzw. der elektrische Hautwiderstand herabgesetzt war. Dieser Bereich liegt exakt in jenem Areal, in dem sich der N. vagus verzweigt.*)

An der Medizinischen Fakultät in Fujian konnte man an der Ohrmuschel von Hunden mit artifiziell verursachter akuter Gastritis einen rapiden Anstieg des Stromes (also eine Verminderung des elektrischen Hautwiderstandes) an den Reaktionspunkten im Cavum conchae nachweisen.

Nachdem man an der Ohrwurzel und damit an den Verzweigungsstellen des N. vagus und des N. auricularis posterior**) mit Procain infiltriert hatte, sank die geleitete Strommenge an den Reaktionspunkten deutlich ab. Nach Abklingen der Procainwirkung stieg der Strom wieder an.

**) Anmerkung von W. JAN:*

Entsprechend dem Ohm'schen Gesetz ist eine Zunahme des Stromes bei konstanter Spannung gleichzusetzen mit einer Abnahme des Widerstandes und umgekehrt.

***) Anmerkung von W. JAN:*

Da der N. auricularis posterior nur ein ganz zarter Ast des N. facialis ist und nur eine geringe Anzahl an sensiblen Fasern (N. intermedius) führt, muß man annehmen, daß statt des N. auricularis posterior der N. auricularis magnus gemeint ist.

Nach Infiltration mit Procain an der menschlichen Ohrwurzel sank an den Reaktionspunkten der ursprünglich größere Strom deutlich ab. Nach 30 Minuten war der ursprüngliche Zustand allmählich wieder hergestellt.

Nach Injektion*) von sympathikolytisch wirkenden Stoffen wie Nikotin, Ergotoxin u. a. sinkt der Strom wieder ab. Nach Injektion von Atropin, welches den Parasympathikus unterdrückt, überwiegt der Sympathikus und der Strom steigt wieder. [9]

In Shanghai wurde der zervikale Sympathikus bei Kaninchen durchtrennt und ein künstliches Magengeschwür erzeugt; dabei fand sich keine so deutliche und direkte Beziehung zwischen Sympathikuserregung und erniedrigtem elektrischem Hautwiderstand [10].

Es muß aber betont werden, daß nach Ausschalten des zervikalen Sympathikus der erniedrigte elektrische Hautwiderstand an den Punkten drei bis fünf Tage später wieder nachweisbar war, die Anzahl dieser Punkte aber deutlich geringer wurde.

Nach Ausheilung des Magengeschwürs dieser Versuchstiere verminderte sich der elektrische Hautwiderstand langsamer als bei gesunden – nicht sympathektomierten – Vergleichstieren bzw. beim Ohr der anderen Seite.

Die Untersuchungen zeigen, daß die Nervenverzweigungen des Sympathikus für die Entstehung eines verminderten elektrischen Hautwiderstandes von Bedeutung sind.

**) Anmerkung der Herausgeber:*

Ob hier eine intravenöse oder eine lokale Injektion erfolgt, geht aus dem Text nicht hervor.

Die sympathische Erregbarkeit spielt – vermutlich zusammen mit anderen Faktoren – eine wesentliche Rolle bei der Ausbildung eines veränderten elektrischen Hautwiderstandes der Ohrmuschel.*)

So kann eine Reizung des Sympathikus bei bereits bestehendem artifiziellem Magengeschwür den elektrischen Hautwiderstand in der Ohrmuschel noch schneller verändern.

Die Veränderung des elektrischen Hautwiderstandes beruht mit großer Wahrscheinlichkeit nicht nur auf der Aktivität eines einzelnen Nervs, sondern auf multifaktoriellen und sehr komplizierten Ursachen.

Untersuchungen über die Magensäuresekretion von Haushunden beweisen das enge Verhältnis zwischen der Ohr-Akupunktur und dem N. vagus.

Bei zehn Haushunden wurde eine Gastrostomie durchgeführt. Dann teilte man in zwei Gruppen:
- Gruppe 1: nur Gastrostomie.
- Gruppe 2: Gastrostomie und Durchtrennung der Pars abdominalis des N. vagus.

Zuerst wurde in nüchternem Zustand alle 15 Minuten Magenflüssigkeit abgesaugt, insgesamt fünfmal. Nach dem Leersaugen und dem Auffinden des Druckschmerzpunktes am oberen Rand des Crus helicis punktierte man und beließ die Nadel eine Stunde.

Anschließend bestimmte man alle 15 Minuten den freien Säuregehalt des Magens (pH-Wert) und den gesamten Säuregehalt nach der Titrationsmethode von TÖPFER.

Das Ergebnis bei allen 51 Versuchen zeigte, daß die Titrationen des Säuregehaltes der Magenflüssigkeit in nüchternem Zustand fallende Tendenz aufweisen.

Die Versuchsgruppe 1
– **Gastrostomie bei intaktem Vagus** –
zeigte nach der Ohrakupunktur einen deutlichen Anstieg des titrierten Säurewertes.

Die Versuchsgruppe 2
– **Gastrostomie und Vagusdurchtrennung** –
zeigte trotz Ohr-Akupunktur ein schlechteres Ergebnis. [11]

Das Akupunkturergebnis entspricht dem niedrigsten Titrationswert der Magensäure bei Nüchternheit.

Akupunktiert man bei Kaninchen den
– Ohr-P. 13-Nebenniere,
so läßt sich ein artifiziell ausgelöster erhöhter Blutdruck senken.

Wenn man aber mit Procain den N. auricularis magnus und den N. vagus infiltriert oder beide Nerven durchtrennt und dann erst den
– Ohr-P. 13-Nebenniere
akupunktiert, so tritt die Wirkung der Blutdruckregulierung nicht mehr ein.

Ebenso kann durch Injektion von Atropin die blutdrucksenkende Wirkung dieses Punktes verloren gehen. [12]

**) Anmerkung der Herausgeber:*

Auf die Bedeutung des sympathischen Gefäßnervengeflechtes für den Austritt von Flüssigkeit aus den Kapillaren (peristatisches Ödem nach dem RICKER-Stufengesetz) haben wir schon 1972 hingewiesen. KÖNIG/ WANCURA, Neue Chinesische Akupunktur, 4. Aufl. Maudrich Verlag, Wien 1986.

Tabelle VIII-2 Änderung der Pulsfrequenz unter Akupunktur

	Akupunktur an Ohr-P. 13-Nebenniere				Akupunktur an Ohr-P. 78-Ohr-Spitze			
	A	B	C	D	A	B	C	D
Durchschnittswert	67,5	60,7	59,1	60,3	60,4	59	58,1	61,3
Intervall	44–84	40–72	47–78	40–81	55–66	51–69	51–75	53–77
Anzahl der Patienten	56	44	56	56	7	7	7	7

A: Vor der Akupunktur; B: Während des Einstechens; C: Bei Belassen der Nadel; D: Nach dem Abziehen der Nadel

Dann wurde bei 30 gesunden Kaninchen (ohne Blutdruckerhöhung) insgesamt 121mal der
– Ohr-P. 13-Nebenniere
akupunktiert. Dadurch erhöhte sich der Durchschnittswert des Blutdruckes – verglichen mit dem Wert vor der Akupunktur – um 10% (10 mmHg-Säule).

Bei weiteren 34 Fällen wurde der N. vagus durchtrennt, worauf die blutdrucksteigernde Wirkung nach Reizung dieses Punktes nicht mehr nachweisbar war*) [13].

Wurde jedoch nur am
– Ohr-P. 13-Nebenniere
2%iges Procain subkutan infiltriert, so konnte die blutdrucksteigernde Wirkung immer noch nachgewiesen werden.

Dieser Versuch zeigt, daß dem N. vagus bei der blutdrucksteigernden Wirkung dieses Punktes primäre Bedeutung zukommt, der Reflexwirkung der Nervenendigung dieses Akupunktur-Punktes jedoch nur sekundäre Bedeutung.

Akupunktur des
– Ohr-P. 13-Nebenniere
kann beim Menschen
– eine Änderung der Pulsfrequenz (Tab. VIII-2),
– eine Pupillenerweiterung,
– einen Schweißausbruch an der Handfläche und
– eine verstärkte Durchblutung des Ohres mit Temperatursteigerung verursachen.

Dies ist vielleicht eine Folge davon, daß die sympathische Aktivität des Nebennierenmarkes eine Änderung erfährt.

**) Anmerkung von W. JAN:*

Dieses Beispiel zeigt somit, daß Akupunktur an den Reflexpunkten des Magens nicht zu einer direkten Beeinflussung der Belegzellen führt und bei einer Vagotomie keine Sekretionsstimuli vorhanden sind.

Bei Akupunktur am
– Ohr-P. 100-Herz
an Kaninchen, denen sowohl der N. vagus als auch der zervikale N. sympathicus durchtrennt worden war, entfällt die regulierende Wirkung der durch Noradrenalin ausgelösten Frequenzänderung des Herzrhythmus. [14]

Das zeigt, daß die wechselseitige Beziehung zwischen der Ohrmuschel und den inneren Organen vermutlich mit dem Axonreflex des N. sympathicus in Zusammenhang steht.

In Shanghai – wie auch an anderen Universitäten hatte man den
– Ohr-P. 87-Magen
akupunktiert, um unter Röntgenkontrolle die Wirkung der Peristaltik des Magens nach Einnahme von Barium zu beobachten. Dabei zeigte sich, daß die Akupunktur an diesem Ohr-Punkt die Peristaltik des Magens verstärkt und den Pylorus entspannt.

Man ist der Ansicht, daß der Einfluß der Ohr-Akupunktur auf die Peristaltik des Magens darin besteht, daß die Akupunktur den Parasympathikus bzw. den zentralen Parasympathikus anregt.

Alles bisher Gesagte weist darauf hin, daß die durch Ohr-Akupunktur ausgelösten Effekte untrennbar mit der Regulierung des vegetativen Nervensystems verbunden sind.

LI Menghua vertritt die Meinung, daß die Akupunktur von Ohr-Punkten, welche von verschiedenen Nerven innerviert werden, auch unterschiedliche sympathische bzw. parasympathische Effekte auslöst [15].

Weiters nimmt er an, daß die im Versorgungsgebiet des N. auricularis magnus und des N. occipitalis minor gelegenen Ohr Akupunktur-Punkte Effekte auslösen, die den Eigenschaften des Sympathikus entsprechen.

Die von den sympathischen zervikalen Ganglien kommenden postganglionären Fasern verlaufen mit den Blutgefäßen in der Ohrmuschel, ihre afferenten Fasern jedoch verlaufen bis zum Vasomotorenzentrum. Ein Reiz an den Blutgefäßen der Ohrmuschel aktiviert dieses Vasomotorenzentrum.

Die Wirksamkeit dieser Punkte beruht auf einer Aktivierung des sympathischen Nervensystems, die zu einer Vasokonstriktion und einer sympathikomimetischen Wirkung an den inneren Organen führt.

Da die drei Gehirnnerven*) bzw. deren Äste
– N. vagus,
– N. auriculotemporalis des N. trigeminus und
– N. facialis
eine enge Beziehung zum Parasympathikus haben, kann ein Reiz an den Rezeptoren dieser Nerven reflektorisch den Parasympathikus aktivieren.

**) Anmerkung von W. JAN:*

Zur Annahme des parasympathischen Anteils dieser Nerven folgendes:

Der N. auriculotemporalis ist ein rein sensibler Nerv, der N. trigeminus enthält motorische und sensible Fasern, parasympathische Fasern erhält er aus dem N. facialis und dem N. glosso-pharyngeus.

Der N. facialis hat kaum sensible Fasern für die Haut, nur den Ast N. auricularis posterior.

Die parasympathischen Fasern des N. facialis wie Chorda tympani und N. petrosus major ziehen lediglich zum Ganglion submandibulare und zum Ganglion pterygopalatinum und damit zu Speicheldrüsen, Tränendrüsen und Drüsen des Gaumens und der Nasenhöhlen — nicht jedoch zum Ohr.

3. Die Beziehung zwischen zentralem Nervensystem und den Akupunktur-Punkten der Ohrmuschel

Die bei Akupunktur auslösbare Nadelsensation, das sogenannte DE QI-Gefühl, ist durch unterschiedliche Reizmethoden auslösbar, wie durch
- manuelle Reizung der Nadeln,
- elektrische Reizung der Nadeln,
- Laserstrahl,
- magnetische Felder,
- Ultraschall u. a.

Die Nadelsensation beruht möglicherweise auf einer Aktivierung verschiedener lokaler Rezeptoren, insbesondere der Schmerzempfindungsrezeptoren.

Die bei Akupunktur ausgelösten sensiblen Impulse sammeln sich – zum Teil – in der spinalen Wurzel des N. trigeminus und enden im zugehörigen Kern, dem Nucleus tractus spinalis n. trigemini. Von dort werden diese Impulse zur Formatio reticularis des Hirnstammes weitergeleitet.

Die bei Körper-Akupunktur ausgelöste Nadelsensation gelangt über die Hinterhornzellen der Medulla spinalis zur Formatio reticularis bzw. zum Halsmark und über den Tractus spinothalamicus lateralis zum Thalamus. [16]

Die Formatio relicularis besteht aus einer Gruppe von heterogenen Neuronen, die von der Medulla oblongata bis zum Thalamus entlang des Hirnstammes liegen.

Das besondere an der Funktion und Struktur der Formatio reticularis liegt in der Tatsache, daß dieses Neuronensystem die verschiedensten Impulse auf besonders hoher Ebene sammelt. Sie ist von großer Bedeutung für die Regulation der Funktion verschiedener innerer Organe und verschiedener Empfindungsfähigkeiten.

Die Zellen der Formatio reticularis verbinden die Neuronen des Hirnstammes. Dadurch verbindet sie somit nicht nur das Gehirn mit den motorischen Rückenmarksnerven, sondern es treten dort auch die verschiedenen Abschnitte der kranialen mit den kaudalen afferenten Fasern des Hirnstammes in Verbindung. Außerdem nimmt sie die zahlreichen Verzweigungen des Fasciculus longitudinalis superior auf. Hier entspringen die zum Cortex ziehenden Fasern und erregen den Wachzustand des Cortex. Sie bilden das „unspezifische" Projektionssystem der Formatio reticularis. [17]

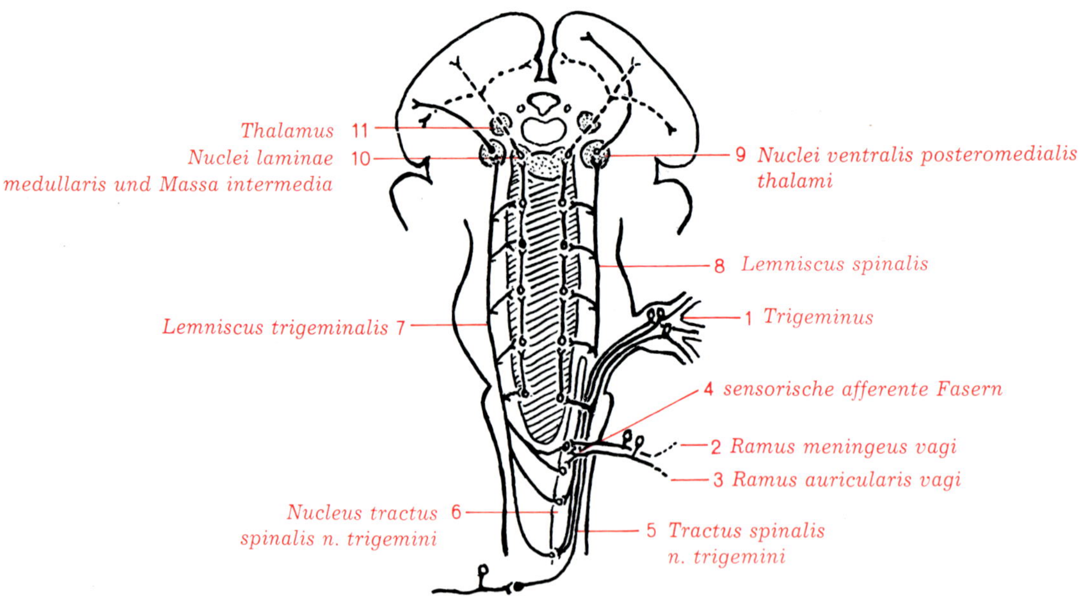

Abb. VIII–3 Fasernetzschema: zeigt die Verbindungen der Schmerzfasern (wörtl.) von N. trigeminus und N. vagus

Die Annahme, daß der Formatio reticularis eine hochrangige Bedeutung bei der Wirkung der Ohrakupunktur zukomme, wird wie folgt begründet:

● Tiere mit Thalamus (einschließlich des Menschen), bei denen der Cortex entfernt wurde, zeigen noch Schmerzreaktionen.

Wenn jedoch die Formatio reticularis und die medialen Thalamuskerne zerstört wurden, verweilen die Versuchstiere in einem Dämmerzustand, obwohl die durchziehenden Empfindungsfasern vollständig sind.*)

● Untersuchungen mit Mikroelektroden an der Formatio reticularis haben gezeigt, daß bei Tieren nach einer Akupunkturbehandlung die – durch elektrische Reize ausgelösten – Schmerzreaktionen ausbleiben.

● Untersuchungen mit EEG zeigten, daß sich der bei Ohr-Akupunktur ausgelöste Reiz auf die gesamte Hirnrinde auswirkt und Veränderungen auslöst, die nicht nur auf das sensorische Gebiet beschränkt sind (wörtlich: Gebiet des Gefühls – GAN JUE).

● Die Ohr-Akupunktur kann jedoch nicht nur den Schmerz unterdrücken, sondern vermag verschiedene pathophysiologische Funktionen zu normaliseren, wie z. B.
– die Änderung der Atem- und Pulsfrequenz sowie
– die Funktionen des Magen-Darmtraktes.

---

*) *Anmerkung von W. JAN:*

Bei offensichtlich intakter Projektion von Ncl. ventralis posterolateralis und Ncl. ventralis posteromedialis zum Gyrus postcentralis.

● Die schmerzhemmende Wirkung der Ohr-Akupunktur kann durch Medikamente unterstützt werden, deren Ansatzpunkt die Formatio reticularis ist (Phenobarbital, Atropin, Chlorpromacin u. a.).*)

LIU Wansheng u. a. von der Forschungsgruppe für Pathologie haben Akupunktur-Punkte, die mit der Lunge in Beziehung stehen, in Serienschnitten beobachtet und morphologische Studien über die Hirnstammprojektion der sensiblen Fasern von
– N. facialis,
– N. glossopharyngeus und
– N. vagus gemacht.

Diesem Untersuchungsergebnis zufolge kann man annehmen, daß alle diese drei Nerven afferente Fasern zum Nucleus tractus spinalis n. trigemini haben und auch in direkter Verbindung zu folgenden Kernen stehen:
– Micronucleus,
– Macronucleus und
– zentrodorsaler Nucleus der Formatio reticularis des Hirnstamms.**) [18]

---

*) *Anmerkung von W. JAN:*

Der Annahme, daß Atropin den Ansatzpunkt in der Formatio reticularis hat, können wir uns nicht anschließen.

**) *Anmerkung von W. JAN:*

– Micronucleus: kleinzellig (lateral),
entspricht dem deszendierenden System (Hauptkern ist der Nucleus medullae oblongatae centralis);
– Macronucleus: großzellig (medial),
entspricht dem aszendierenden System (Hauptkern ist der Nucleus gigantocellularis);
– Zentrodorsaler Nucleus: mediane Raphekerne.

Zusammenfassend kann man sagen, daß die Ohr-Akupunktur einen direkten Einfluß auf die Formatio reticularis im Hirnstamm hat.

WANG und andere akupunktierten das Gebiet
– Ohr-P. 84-Mund
und erforschten die Wirkung der zentral bedingten Änderung des Fazialisreflexes. Sie kamen zur Ansicht, daß diese Änderungsfähigkeit in einer unspezifischen Aktivierung besteht, welche durch die medulläre Formatio reticularis vermittelt wird.

Die Wirksamkeit einer Akupunktur-Therapie bei Fazialislähmung beruht vermutlich auf einer Aktivierung der medullären Formatio reticularis und einer Aktivitätssteigerung des zentralen N. facialis. [19]

An der Medizinischen Universität Jilin, Provinz Jilin, untersuchte man an einem – durch Reizung an der Zahnpulpa – im Hirnstamm induzierten Potential den Einfluß einer elektrischen Reizung am Ohr-P. 55-SHEN MEN.

Dabei entdeckte man, daß dieses Potential im Nucleus ventralis posteromedialis des Thalamus größer wird, sich aber bei gleichzeitiger Reizung des Fasciculus tegmentalis dorsolateralis verkleinert.*)

Es könnte sein, daß der Schmerzreiz an der Pulpa und die gleichzeitige elektrische Reizung des Ohr-P. 55-SHEN MEN in der medullären Formatio reticularis einander hemmen. Die Ohr-Akupunktur unterdrückt die Schmerzreaktion an der Pulpa.

**) Anmerkung von W. JAN:*

Eine Reizung des Tractus trigeminothalamicus dorsolateralis als Bahn mit protopathischen Afferenzen aus dem Gebiet des N. trigeminus (gekreuzt und ungekreuzt) erfolgt z. B. bei Stimulation von Punkten des Ohres im Innervationsbereich des N. trigeminus.

Medikamente, deren Angriffspunkte hauptsächlich in der Formatio reticularis liegen, haben eindeutig Einfluß auf die schmerzunterdrükkende Wirkung der Ohr-Akupunktur [20].

Am Physiologischen Institut der Chinesischen Akademie der Wissenschaften wurden Veränderungen von pathologischen Reaktionen vor und nach bestimmten Versuchen am Affen beobachtet.

Dabei konnte man feststellen, daß
– die durch artifiziell ausgelöste Fibularis-Frakturen,
– die durch Irritation des N. ischiadicus (mit in Pfefferoniöl getränkten Baumwollkugeln),
– die durch mehrmalige Injektion von hochkonzentrierter (15%iger) NaCl-Lösung in den Oberschenkel,
– die durch Kraniotomie und andere Methoden verursachten druckempfindlichen Punkte vor allem in der Fossa triangularis und den entsprechenden Zonen der unteren Extremität sowie in der conchaseitigen Fläche des Antitragus lokalisiert waren.

Auch bei jenen Affen, denen man den Cortex entfernt hatte, blieben die druckschmerzhaften Reaktionspunkte bestehen. Die Intensität der Schmerzreaktionen auf Druck an diesen Punkten war jedoch – verglichen mit der Umgebung – geringer geworden.

Das zeigt, daß der Cortex für die Schmerzreaktion an den druckempfindlichen Punkten nicht unbedingt notwendig ist, ihm aber doch eine gewisse Bedeutung zukommt.

Wenn man in die Ventrikel Procain injiziert, dann entsteht sofort, durch ein Phänomen der Entspannung „vom Zentrum unter der Rinde“, noch einmal ein Phänomen, wodurch der Schmerzpunkt sich zu einem größeren Areal verbreitert.

Wenn man andererseits in die Ventrikel ein Medikament injiziert, welches das zentrale Nervensystem aktiviert, wie z. B. Strychnin, dann treten die druckempfindlichen Schmerzpunkte noch umschriebener auf und deutlicher hervor. Beides aber ist reversibel, wenn die Wirkung der injizierten Präparate abklingt.

Das zeigt, daß die zentrale Projektion der auf Druckschmerz empfindlichen Reaktionspunkte am Ohr im Hirnstamm in der Nähe der Ventrikel gelegen ist.

Die Ohr-Akupunktur-Forschungsgruppe in Tianjin ist der Ansicht, daß man zur Erforschung des Prinzips der Reaktionspunkte im Ohr die Wirkung bzw. den Zustand des Cortex berücksichtigen muß.

Diese Forschungsgruppe konnte beobachten, daß
- bei Ohnmächtigen,
- bei vollnarkotisierten Patienten und
- bei Patienten, die Chlorpromazin eingenommen hatten,

der Strom in der Haut des Ohres allgemein reduziert ist.

Besondere Aufmerksamkeit verdient die Tatsache, daß die Veränderung der Strommenge an der Haut der Ohrmuschel zur Stärke der Narkose in bestimmter Beziehung steht. Bei leichter Narkose wird der gemessene Strom etwas reduziert.

Wenn bei Nervenkranken (JING SHEN-Krankheiten: darunter versteht der chinesische Arzt sowohl neurologische als auch psychiatrische Krankheiten) die Wirkung von Chlorpromazin nachläßt, nimmt auch der an der Ohrmuschel meßbare, geleitete Strom wieder zu.

Das heißt, wenn die Wirkung des Chlorpromazins sukzessive abnimmt und damit die hemmende Wirkung der medullären Formatio reticularis schwächer wird, nimmt auch der Strom sukzessive wieder zu und zeigt Tendenz zur Normalisierung.

Umgekehrt kann es bei Neurasthenie-Patienten (Nervenschwäche: SHEN JING SHUAI RUO) vorkommen, daß bei Verminderung der kortikalen Hemmfunktion und bei Erregbarkeitszunahme (Verstärkung der Aktivierungsprozesse) eine allgemeine Zunahme des Stromes an der Ohrmuschel auftreten kann.

Daher ist dem Erregungszustand des Cortex bei der Erforschung der Ohr-Akupunktur große Bedeutung beizumessen. [21]

B. Ohr-Akupunktur und ihre Beziehung zu Neurotransmittern (Neuromodulatoren)

Die therapeutische Wirkung der Ohr-Akupunktur ist offensichtlich kompliziert. Vermutlich besteht eine Beziehung zwischen ihr und einer umfassenden neurohumoralen Regulation.

Bei der klinischen Beobachtung an 30 Fällen mit akuter Appendizitis konnte man in Shanghai feststellen, daß nach der Anwendung von Ohr-Akupunktur die phagozytäre Fähigkeit der Leukozyten deutlich zunimmt. Diese war am zweiten und dritten Tag nach Behandlungsbeginn am größten. Ebenso nahm die entsprechende Indexziffer für Opsonine zu. Bei der Rückbildung der Entzündungszeichen erfolgte eine entsprechende Abnahme.

Beobachtet man die Leukozytenzahl, so sieht man, daß sie nach der Akupunktur im Durchschnitt deutlich gesunken ist, während die Zahl der Eosinophilen deutlich steigt.

Bei Patienten mit akuter Entzündung von Weichteilen (wörtlich: Haut-Subkutis-Muskel) konnte man vor und nach der Akupunktur ähnliche Veränderungen feststellen.

Bei 14 von 34 derartigen Fällen, deren Leukozytenzahl vor der Akupunktur über 10 000 war, sank diese 24 Stunden nach der Akupunktur zum Normwert ab.

Die absolute Zahl der Eosinophilen nimmt täglich zu, wenn bei Krankheitsbeginn sofort mit einer Akupunktur begonnen wird. Mit fortschreitendem Heilungsprozeß nimmt die Zahl der Eosinophilen wieder ab.

Weiters hatte man 36 Fälle ausgewählt, bei denen man den Plasmagehalt an Hydrocortison kontrollierte. Bei fünf Fällen konnte man feststellen, daß er 24 bis 48 Stunden nach der Akupunktur seinen Maximalwert erreicht hatte und parallel zum Heilungsvorgang auch wieder zurückging.

Weiters beobachtete man an Haushunden mit experimentell ausgelöstem Entzündungsprozeß in den Weichteilen, daß nach Reizung von Akupunktur-Punkten an der Ohrmuschel die allgemeine Abwehrkraft stieg.

Man wählte folgende Versuchsmethode:

Zehn Haushunden mit einem Durchschnittsgewicht von 10 kg injizierte man 8 ml einer Lösung mit Staphylococcus aureus unter die Nackenhaut (900 Mio Bakterien pro ml).

Nach dem Auftreten von lokalen Entzündungen oder Vereiterungen begann man mit der Ohr-Akupunktur und konnte das raschere Abklingen der lokalen Entzündung sowie die Änderung gewisser biochemischer Durchschnittswerte der Blutparameter (im Vergleich zu einer nicht mit Akupunktur behandelten Kontrollgruppe) beobachten.

Dann wurde nach obiger Methode wieder eine Entzündung ausgelöst, jedoch keine Akupunktur durchgeführt.

Im Vergleich zum ersten Versuch erhielt man **folgende Resultate:**

a) Untersuchungsergebnisse über Bildung und Rückbildung der Entzündung:

Sechs Tage nach der Infizierung der Hunde tritt eine lokale Rötung und Schwellung oder Vereiterung auf. Wenn man gleichzeitig mit der Infizierung eine Akupunktur-Therapie durchführt, so bildet sich die Entzündung binnen sieben Tagen zurück.

Bei der Vergleichsgruppe ohne Akupunktur kam es jedoch erst nach elf Tagen zu einer Rückbildung der Entzündung.

b) Untersuchungsergebnisse über die Messung des Glutathions der Erytrozythen:

Der Maximalwert von Glutathion wurde bei der akupunktierten Gruppe gemessen, und zwar 24 Stunden nach Auftreten der Entzündung. Dieser Maximalwert verminderte sich sukzessive. Verglichen mit dem Zeitpunkt vor und nach der Akupunktur war nach der Akupunktur ein geringerer Wert feststellbar als vor der Akupunktur.

Bei der Vergleichsgruppe war der Durchschnittswert höher. Der Durchschnittswert bezieht sich auf 24 Stunden nach der Entzündungsbildung. Die täglichen Veränderungen der Vergleichsgruppe liegen über diesem Durchschnittswert. Nach der Akupunktur ist er niedriger als vorher.

c) Messung von Mukoproteiden*):

Die akupunktierte Gruppe hatte schon vor Auftreten einer Entzündung niedrigere Mukoproteidwerte als zu verschiedenen Momenten nach Auftreten der Entzündung. Der Maximalwert wurde 24 Stunden nach Auftreten der Entzündung gemessen. Bei Akupunktur-Behandlung sinkt dieser Wert laufend und erreicht den Maximalwert auch nicht wieder. Normalerweise ist dieser Wert nach der Akupunktur niedriger als vorher.

Die Durchschnittswerte der Vergleichsgruppe sind im allgemeinen höher als die Werte 24 Stunden nach Auftreten der Entzündung. Die Durchschnittswerte sind – wie gesagt – zwar allgemein höher, zeigen aber eine schwankende Tendenz.

d) Messung von Gammaglobulin:

Die mit Akupunktur behandelte Versuchsgruppe wies nach der Therapie einen erhöhten Gehalt an Gammaglobulin auf. Die Zunahme von Gammaglobulin war während des langsamen Rückbildungsprozesses der Entzündung noch deutlicher zu sehen.

*) *Anmerkung von W. JAN:*

Vermutlich wurde eine quantitative CRP-Bestimmung durchgeführt.

Die Vergleichsgruppe ohne Akupunktur wies während der Ausbildung einer entzündlichen Schwellung den niedrigsten Wert an Gammaglobulin auf, der jedoch dann eine täglich steigende Tendenz zeigte.

Daraus kann man folgern, daß Akupunktur die Abwehrreaktion bei der Entstehung einer Entzündung bessert. Nach der Akupunktur-Behandlung sinken die Werte von Glutathion und Mucoproteid, während die Werte von Gammaglobulin im Rahmen der Besserung der Abwehrreaktion steigen.

Zusammenfassung:

Dieser Versuch zeigt, daß die Wirkung der Ohr-Akupunktur mit der neurohumoralen Regulation in enger Beziehung steht. Auch nach Ansicht der Forscher am Zoologischen Institut der Chinesischen Akademie der Wissenschaften steht das Wirkungsprinzip der Ohr-Akupunktur mit der neurohumoralen Regulation in enger Beziehung. Die konkrete Methode der Wirkung, der Ort der Wirkung, die Art und Weise der Wirkung sind jedoch noch nicht geklärt.

Bei den anfänglichen Tierversuchen hatte man keine wesentliche Veränderung der schmerzreduzierenden Wirkung gefunden, und zwar bei folgenden Eingriffen:

– Entfernung des Fronto-Parietal-Hirns beim Kaninchen,
– Entfernung des Neocortex beim Kaninchen,
– Zerstörung des Tractus tegmentalis centralis bei der Katze,
– Absaugung von kortikalen Hirnwindungen bei der Katze oder
– Zerstörung des Nucleus ventralis des Thalamus, dem spezifischen Empfindungskern bei der Katze.

Alle diese Eingriffe haben – wie gesagt – die schmerzunterdrückende Wirkung der Akupunktur nicht wesentlich verändert. Wahrscheinlich deshalb, weil diese zentralen Teile für die schmerzunterdrückende Wirkung der Akupunktur nicht der einzige Weg im Zentralnervensystem sind.

Der Akupunkturreiz beeinflußt den Funktionszustand des Zentralnervensystems, indem er

einerseits
– durch den Thalamus zentral das sympathische und parasympathische Nervensystem steuert und dadurch das Gleichgewicht und die Nährstoffversorgung des Körpers reguliert und

andererseits
– vermutlich über das Thalamus-Hypophysensystem auch auf das Gleichgewicht des Hormonspiegels regulierend wirkt, die körpereigene unspezifische Abwehrreaktion aktiviert und so auf den Körper einwirkt.

Ein russischer Forscher hatte beim primärchronischen Gelenksrheumatismus am
– Ohr-P. 13-Nebenniere
und an den, den schmerzenden Gelenken entsprechenden Arealen im Ohr mittels elektrischer Reizung eine Akupunktur-Behandlung durchgeführt und schon am Ende der ersten Woche ein Abklingen der Entzündungserscheinungen und eine Schmerzreduktion erzielen können.

Das Gelenks-Exsudat wurde vermindert, die Wirkung von IgG normalisiert und auch die Rheumafaktoren ließen eine Tendenz zur Normalisierung erkennen [22].

Die entzündungshemmende Wirkung der Ohr-Akupunktur soll nach Ansicht der chinesischen und russischen Autoren bei primär-chronischer Polyarthritis besser sein als die der Körper-Akupunktur.

XU Ruizheng und MU Jian untersuchten an Mäusen im anaphylaktischen Schock die Wirkung einer He-Ne-Laserbestrahlung an
– Ohr-P. 100-Herz und
– Ohr-P. 101-Lunge.

Nach Laserbestrahlung (Laser-Akupunktur) dieser Punkte überlebten 83,33% der Tiere, von der unbehandelten Vergleichsgruppe nur 26,47%.

Von einer Kontrollgruppe (ohne Akupunktur und ohne Schock bei gleichen Umweltbedingungen) war keine Maus gestorben.

Die Todesursache war demnach der anaphylaktische Schock. Laser-Akupunktur an den oben erwähnten Punkten hat eine bemerkenswerte Wirkung gegen den anaphylaktischen Schock [23].

Eine weitere Untersuchung hinsichtlich der Bekämpfung des anaphylaktischen Schocks durch Akupunktur zeigt, daß durch Unterbrechung der Alpha- und $Beta_2$-Rezeptoren mittels des Antagonismus der adrenergen Rezeptoren die Akupunkturwirkung viel schwächer wird, bis sie allmählich ganz aufhört.

Demnach dürfte die therapeutische Wirkung beim anaphylaktischen Schock durch das adrenerge System erfolgen. Auch eine Laser-Akupunktur wirkt vermutlich in dieser Weise. [24]

Die Autoren haben mit Ohr-Akupunktur auch Versuche bei Ratten durchgeführt, um den Schmerz bei experimentell ausgelöster Arthritis zu unterdrücken.

Zwanzig Minuten nach der elektrischen Reizung der Akupunktur-Punkte, die beidseits an den, dem entzündeten Areal am Körper entsprechenden Punkten der Ohrmuschel durchgeführt wurde, stieg die Schmerzschwelle, verglichen mit der Schmerzschwelle vor der Akupunktur, um 198,9 (= 14,6%) [25]. Der Unterschied ist deutlich ($p < 0,05$). Gleichzeitig war eine Erhöhung der Schmerzschwelle auch an anderen Körperabschnitten zu verzeichnen.

Wenn man jedoch den Ratten 1 mg/kg Naloxon (Morphinantagonist) in die Abdominalhöhle injizierte und dann die Ohr-Akupunktur durchführte, so kam es zu keiner Erhöhung der Schmerzschwelle.

Daraus kann man schließen, daß die schmerzreduzierende Wirkung der Akupunktur (am Beispiel der Arthritis) wahrscheinlich durch körpereigene morphinähnliche Substanzen (Endorphine) erfolgt.

C. Die Beziehung zwischen Meridian-System JING LUO und den Akupunktur-Punkten der Ohrmuschel

„Die Ohrmuschel ist der Treffpunkt aller Meridiane JING LUO. Die Ohr-Akupunktur ist daher untrennbarer Teil der gesamten Akupunktur."

Wie man aus der Praxis weiß, gibt es auch an der Ohrmuschel linienförmig ausstrahlende Sensationen, die in ihrer Verteilung viel Übereinstimmendes mit jenen Sensationen der Körper-Akupunktur, welche als P.S.C. (Propagated Sensation along the Channels) bekannt sind und der Meridianverteilung am Körper entsprechen.

Sowohl aus Shanghai als auch aus Tianjin wurde berichtet, daß man exakte Beobachtungen an 200 Patienten durchgeführt habe und auf diese Weise Material sammeln konnte über den Zusammenhang zwischen dem Verlauf der Meridiane am Körper JING LUO und diesen linienförmig ausstrahlenden Sensationen*), welche nach der Akupunktur von bestimmten Ohr-Punkten am Körper empfunden werden können.

Tabelle VIII-3 zeigt, daß jene Patienten, die nach Ohr-Akupunktur eine linienförmig ausstrahlende Sensation empfinden, diese am häufigsten entlang des Blasen-Meridians haben.

Dies vermutlich deshalb, weil der
– Ohr-P. 52-N. ischiadicus
in der klinischen Praxis am häufigsten akupunktiert wird.

Tabelle VIII-3 Ohr-Akupunktur und dadurch ausgelöste, linienförmig ausstrahlende Sensationen am Körper, die dem Meridianverlauf entsprechen. () Ergebnisse Shanghai; [] Ergebnisse Tianjin

Linienförmig ausstrahlende Sensationen entsprechend dem Meridianverlauf	Anzahl der Pat. Shanghai	Anzahl der Pat. Tianjin
349 Blasen-Meridian	(27)	[14]
343 Magen-Meridian	(9)	[4]
356 Gallenblasen-Meridian	(4)	[5]
354 3E-Meridian	(4)	[0]
348 Dünndarm-Meridian	(2)	[0]
358 Leber-Meridian	(2)	[0]
351 Nieren-Meridian	(1)	[0]
341 Dickdarm-Meridian	(0)	[14]
365 KG-Meridian	(0)	[4]
Magen- und Blasen-Meridian	(5)	[0]
Gallenblasen- und Dünndarm-Meridian	(1)	[0]
Gallenblasen- und Blasen-Meridian	(1)	[0]
Patienten, bei denen eine Zuordnung zum Meridiansystem nicht möglich war	(3)	[29]
Gesamtzahl der Patienten mit linienförmig ausstrahlenden Sensationen	(59)	[70]
	29,5%	35%

Dann erst folgen der Häufigkeit nach
– Ohr-P. 101-Lunge,
– Ohr-P. 84-Mund und
– Ohr-P. 22-Endokrinium.

Das Auftreten einer linienförmig ausstrahlenden Sensation ist nicht zufällig und nicht ohne Bedeutung. Bei allen Patienten, bei denen eine derartige Sensation auslösbar war, war auch die Heilung offenkundiger.

**) Anmerkung des Übersetzers MA Jian:*

Chin.: FANG SHE XING GAN YING – Strahlung, Induktion, Wechselwirkung – bedeutet also nicht die Nadelsensation DE QI, sondern eine durch Reizung an der Ohrmuschel ausgelöste Reaktion im Körpermeridian.

Somit besteht eine enge Beziehung zwischen den durch Ohr-Akupunktur auslösbaren, linienförmig ausstrahlenden Sensationen, deren Zusammentreffen mit dem entsprechenden Meridian und der Besserung der Beschwerden.

Patienten, bei denen eine mit dem Verlauf von Körpermeridianen übereinstimmende Empfindung auslösbar ist, haben auch eine deutlich stärkere Druckschmerzempfindlichkeit an den Meridianpunkten am Körper.

Ein 59jähriger Patient klagte über Schmerzen im Verlauf des linken N. ischiadicus und über eine schmerzhafte Bewegungseinschränkung beim Aufrichten und beim Beugen bzw. beim Hocken sowie links an der Beugeseite des Beines.

Nach der Akupunktur am
– Ohr-P. 52-N. ischiadicus
hatte er dreimal eine linienförmig ausstrahlende Sensation empfunden, die folgendermaßen ausstrahlte:

Vom Ohr in Richtung Halswirbelsäule verspürte er ein elektrisierendes Wärmegefühl, welches über die Kreuzdarmbeinregion zum seitlichen Bein und bis zum lateralen Knöchel ausstrahlte. Nach zehn Akupunktur-Behandlungen war der Patient geheilt. Das Areal der linienförmig ausstrahlenden Sensation entspricht dem Gallenblasen-Meridian.

Darüber hinaus nimmt man an, daß zwischen der manuellen Stimulation (wörtlich: Handhabung) der Nadel in der Ohrmuschel und der zum Körper-Meridian ausstrahlenden Sensation eine enge Beziehung besteht. Bei starker manueller Stimulation tritt diese Sensation häufiger auf als bei schwacher Stimulation. Vereinzelt war aber auch bei Patienten durch das direkte Setzen einer Dauernadel eine linienförmig ausstrahlende Sensation auslösbar.

Aus Tabelle VIII-3 ist außerdem ersichtlich, daß zwischen der Ohr-Akupunktur und dem Meridiansystem am Körper eine enge Verbindung besteht und diese wiederum ganz besonders eng ist zu den YANG-Meridianen am Körper.

Bei einem Patienten, bei dem unter Ohr-Akupunktur-Analgesie (Hypalgesie) ein großer Anteil des Magen-Fundus operativ entfernt wurde, trat am ersten postoperativen Tag ein deutlich begrenztes Areal einer Empfindungsstörung von der Größe einer halben Hand im Okzipital-parietal-Gebiet am Kopf auf. Ein Stichschmerz, durch eine Nadel ausgelöst, wurde vom Patienten nicht verspürt.

Ursprünglich meinten wir, diese Empfindungsstörung könnte während der Narkose durch einen lokalen Druck auf die Kopfhaut ausgelöst worden sein. Wir akupunktierten also den, dem betroffenen parästhetischen Areal entsprechenden,
– Ohr-P. 29-Occiput (ZHEN).

Zunächst war unsere Therapie erfolglos. Erst als wir zusätzlich die Areale von Leber und Gallenblase im Ohr in unserem Behandlungsschema berücksichtigt haben, verschwand das parästhetische Gefühl am Hinterkopf sofort und die Sensibilität normalisierte sich.

Aus der Sicht der Akupunktur-Theorie waren diese beiden Ohr-Areale für die Akupunktur-Therapie deshalb von Bedeutung, weil die Meridiane Gallenblase und Leber durch jenes Gebiet ziehen, welches die oben erwähnte Empfindungsstörung aufwies.

Diesem Beispiel analog kann man bei verschiedenen Krankheitsbildern oder einem ganzen Beschwerdekomplex – sofern diese sich im Verlauf eines Meridians manifestieren – durch Nadelung eines einzigen Punktes im Ohr viele dieser Beschwerden beeinflussen.

Wenn man z. B. den
- Ohr-P. 104–3E

akupunktiert, so kann man Schmerzen wie
- Seiten-Kopf-Schmerzen,
- seitlich ausstrahlende Rückenschmerzen,
- Rippenschmerzen,
- seitlich ausstrahlende Lumbalgien,
- Schmerzen im Bereich des lateralen Vorfußes,
- Schmerzen im Bereich des 3E-Meridians und
- Schmerzen im Bereich des lateralen Handgelenks

beeinflussen.

Im Forschungsinstitut für Akupunktur-Anästhesie der Medizinischen Hochschule in Guangxi beobachteten Ärzte, daß bei Reizung von Ohr-Punkten ein „kreisendes Gefühl, so als ob etwas transportiert würde“, ausgelöst wurde.

Zwei Personen hatte man untersucht, bei denen Körper-Akupunktur ebenfalls diese Sensationen am Körper auslösen konnte.

Die durch Ohr-Akupunktur ausgelöste Sensation am Körper beginnt meistens im Bereich der Ohrmuschel und verläuft auf einem bestimmten Weg in Richtung der Anfangs- oder Endpunkte des entsprechenden Meridians. Diese Sensation folgt dem Meridianverlauf am Körper bis zu seinem Ende.

Manchmal jedoch konnte man auch beobachten, daß diese linienförmig ausstrahlende Sensation von jenem Teil des entsprechenden Meridians, der nahe dem Ohr lag, ausging und von hier in Richtung der Brunnen-Punkte*) JING XUE verlief.

\) Anmerkung der Herausgeber:

Brunnen-Punkte sind die Anfangs- und Endpunkte eines Meridians.

Bei 104 Versuchs-Akupunkturen gab es 90 Fälle (86,5%), bei denen die Sensation in jenem Meridian verlief, der dem genadelten Ohr-Punkt entsprach.

Bei 14 Fällen folgte die Sensation einmal dem gleichnamigen Meridian, sonst aber auch anderen, nicht damit in Verbindung stehenden Meridianen am Körper.

Das heißt, bei Reizung jener Ohr-Punkte oder Ohr-Areale, die innere Organe repräsentieren, kann man im entsprechenden Meridian am Körper eine Nadelsensation (P.S.C.) auslösen; diese kann aber auch in anderen Meridianen empfunden werden.

Die entlang des gleichen Meridians empfundene Nadelsensation kann – wie bereits erwähnt – also auch von Stellen der Ohrmuschel ausgelöst werden, die diesem Meridian nicht zugeordnet sind.

Man nimmt an, daß die durch Ohr-Akupunktur ausgelöste Nadelsensation in bezug auf
- die Art ihrer Empfindung (ob elektrisch, kribbelnd-heiß, . . .),
- die Geschwindigkeit ihrer Ausbreitung,
- die Verbindung mit den inneren Organen,
- die Verbindung mit den fünf Sinnesorganen,
- die Ausstrahlung der Sensation zum Krankheitsort und
- die Möglichkeit ihrer Unterbrechung

gleich ist jener durch Körper-Akupunktur ausgelösten Nadelsensation.

Während die Nadelsensation bis zu jenem Finger ausstrahlend empfunden wird, durch den jener Meridian zieht, der dem genadelten Areal im Ohr entspricht, ist auch eine deutliche Änderung der Durchblutung dieses Fingers zu verzeichnen. Plethysmographische Aufzeichnungen der Durchblutung der Finger konnten dies zeigen. Die anderen zu vergleichenden Finger derselben Hand zeigten jedoch keine derartige Änderung der Durchblutung.

Darüber hinaus konnte die Schmerzschwelle an jenen Abschnitten deutlich erhöht werden, welche von der Nadelsensation betroffen waren. Der Unterschied (p) dieser Messung vor und nach der Akupunktur war kleiner als 0,005. Alle oben erwähnten Resultate können jedoch durch mechanische Kompression blockiert werden. [26]

Ähnliche Forschungsergebnisse liegen aus anderen Universitäten vor:

Obwohl die durch Ohr-Akupunktur ausgelöste Nadelsensation in alle 14 Meridiane ausstrahlen kann, stehen doch die gereizten Punkte der Ohrmuschel in keiner ausschließlichen Beziehung zu den 14 Meridianen [27]. Das heißt, daß bei Druck auf einen Reaktionspunkt an der Ohrmuschel diese linienförmig ausstrahlenden Sensationen gleichzeitig in mehreren Meridianen empfunden werden können.

Bei wiederholtem Drücken desselben Punktes kann diese Ausstrahlung auch in anderen Meridianen auftreten.

Am Institut für traditionell-chinesische Medizin in Guangxi untersuchte man 505 Personen unterschiedlicher Nationalität, verschiedenen Geschlechts, Alters und Berufs. Es wurde eine niederfrequente elektrische Stimulation von Punkten der Ohrmuschel und von Punkten der Körper-Akupunktur, und zwar der Brunnen-Punkte JING XUE, durchgeführt.

Bei 1,9% konnte man durch Ohr-Akupunktur eine ausstrahlende linienförmige Sensation in den Meridianen des Ohres auslösen. Bei 4,9% konnte man durch Körper-Akupunktur eine Nadelsensation an den Meridianen des Körpers auslösen.

Blutsverwandte von Personen, bei denen sich eine linienförmig ausstrahlende Sensation durch Ohr-Akupunktur auslösen ließ, zeigten dieses Phänomen gehäuft. Dies konnte man bei 200 verwandten Personen feststellen, von denen 55 eine derartige Sensation empfanden.

Daraus kann man folgern, daß die Auslösung einer Empfindung einer Nadelsensation vererbbar ist.

Darüber hinaus konnte man folgende Beobachtung machen:

Wenn man gleichzeitig eine Akupunktur an den Ohr-Punkten und den Brunnen-Punkten JING XUE am Körper durchführt (sofern diese das oben beschriebene Auslösungsphänomen zeigen), dann breiten sich auf ein- und demselben Meridian zwei Sensationen aus, die aufeinander zustrahlen.

Am Treffpunkt der beiden aufeinander zustrahlenden Sensationen kann ein Muskelzittern und ein Gefühl des Geschwollenseins entstehen. Auch wenn dann an den Ohr- und Körper-Punkten eine Reizverstärkung erfolgt, überschreitet die von zwei Seiten kommende Ausstrahlung nicht ihren Treffpunkt. Man bezeichnet dies als das Phänomen einer Patt-Situation, einer gegenseitigen Blockierung.

Folgender Versuch wurde noch durchgeführt:

Man hatte einen Körper-Akupunktur-Punkt mit Beziehung zu einem bestimmten Organ gereizt (Punkte, die in Beziehung zum Dickdarm stehen). Gleichzeitig wurde der elektrische Widerstand am entsprechenden Ohr-Punkt gemessen (Ohr-P. 91-Dickdarm).

Dabei wurde festgestellt, daß sich bei Reizung der Akupunktur-Punkte am Körper der elektrische Hautwiderstand im korrespondierenden Areal der Ohrmuschel geändert hatte.

Dies traf jedoch nur bei jenen Menschen zu, die eine Nadelsensation empfanden. Das heißt mit anderen Worten, das Empfinden der Nadelsensation ist Voraussetzung für die Änderung des elektrischen Hautwiderstandes.

Im Zoologischen Institut der chinesischen Akademie der Wissenschaften in Beijing wurde eine Modellzeichnung über den Verlauf einiger Meridiane am Ohr angefertigt*) [29].

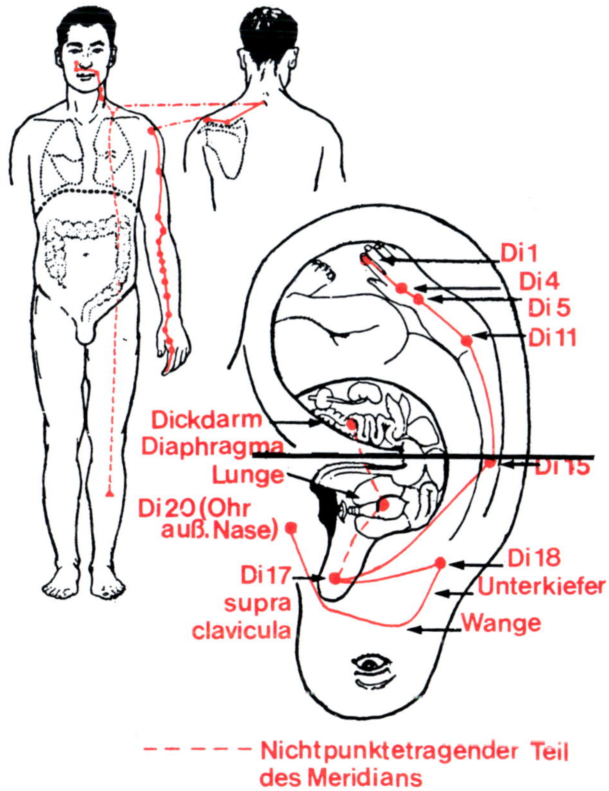

Abb. VIII–4 Neue chinesische Angaben (Zoologisches Institut Shanghai) übertragen die Meridiane des Körpers in die Ohrmuschel und verwenden die traditionellen Regeln (Meridian-Paar, gekoppelter Meridian) auch am Ohr: z. B. Punkte und Verlauf des Dickdarmmeridians links am Körper, rechts an der Ohrmuschel. (Aus: König G. u. P. Kokoschinegg, Akupunktur – Theorie u. Praxis 4/3/1976)

**) Anmerkung der Herausgeber:*

Wir haben in einer 1980 erschienenen Arbeit eine graphische Darstellung des entsprechenden Meridians am Körper und an der Ohrmuschel publiziert, die wir, um dem Leser eine bessere optische Vorstellung zu ermöglichen, hier nochmals zeigen (Abb. VIII-3a).

Modell vom Verlauf des Dickdarm-Meridians im Ohr

Der Meridian
– beginnt an der Daumen- und Zeigefingerspitze,
– tritt durch das Handgelenk aus,
– beim Ellbogen wieder ein,
– setzt sich zum Schultergelenk hin fort,
– tritt aus beim Schlüsselbein,
– ist verbunden mit der Lunge,
– strahlt zum Diaphragma,
– schickt eine Verzweigung zum Dickdarm,
– strahlt von der Supraklavikulargrube zum Nacken,
– durchquert die Wange,
– tritt dann in den Unterkiefer,
– strahlt an beiden Seiten der Nase zum Philtrum und
– endet seitlich der Nasenöffnung.

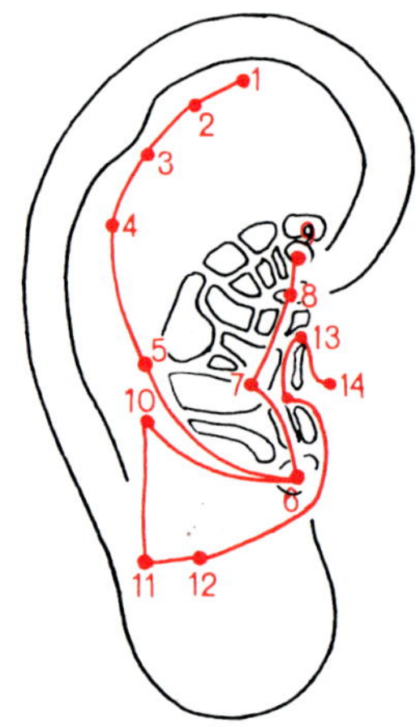

Abb. VIII–5 Darstellung des Hand-YANGMING-Dickdarm-Meridianverlaufs auf der Ohrmuschel

Modell vom Verlauf des Dünndarm-Meridians im Ohr

Der Meridian
– beginnt bei der Spitze des kleinen Fingers,
– strahlt zum Handgelenk,
– tritt durch den Ellbogen aus,
– strahlt entlang des Oberarms
– zum Schulterblatt,
– tritt in die Supraklavikulargrube ein,
– schickt einen Ast zum Herzen,
– schickt einen Ast zum Zwerchfell und
– zum Pharynx und
– erreicht den Magen und den Dünndarm.

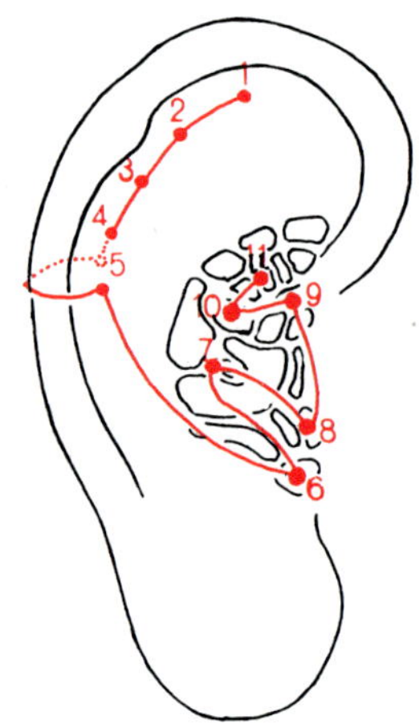

Abb. VIII–6 Darstellung des Hand-TAIYANG-Dünndarm-Meridianverlaufs auf der Ohrmuschel

Modell vom Verlauf des 3E-Meridians im Ohr

Der Meridian
- beginnt an der Spitze des Ringfingers,
- strahlt zum Handgelenk
- und über den Ellbogen
- zur Schulter,
- tritt in die Supraklavikulargrube ein,
- geht durch die Mitte des Brustbeins
- in die Tiefe zum Perikard, mit dem er in Verbindung steht,
- geht abwärts zum Zwerchfell,
- zieht durch Leber und Gallenblase
- und erreicht die Harnblase.
- Ein Ast erreicht die Region hinter dem Ohr
- und tritt mit dem 3E und dem Ösophagus in Verbindung,
- erreicht den Mund,
- kreuzt die innere Nase und
- strahlt nach außen in die korrespondierende Region zum Punkt DÜ 19 (TING GONG).

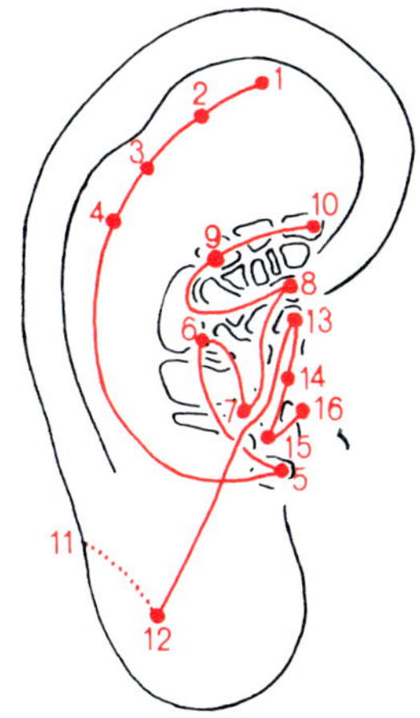

Abb. VIII–7 Darstellung des Hand-SHAOYANG-3E-Meridianverlaufs auf der Ohrmuschel

Modell vom Verlauf des Magen-Meridians im Ohr

Der Meridian
- beginnt im Bereich des Kopfes,
- strahlt über den Hals,
- tritt in die Supraklavikulargrube ein,
- zieht gegen das Zwerchfell,
- schickt einen Ast zum Magen und
- zur Milz.

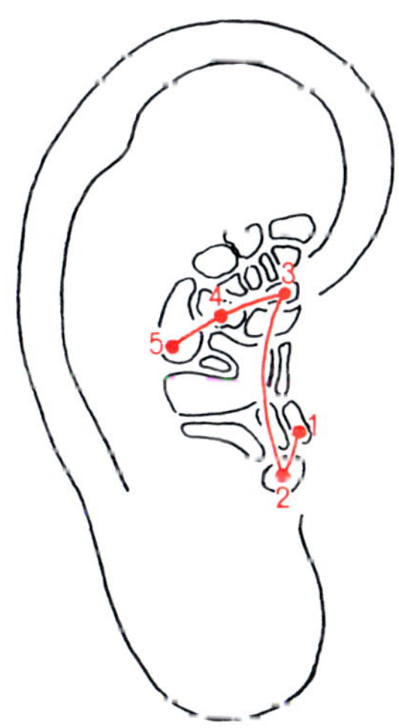

Abb. VIII–8 Darstellung des Fuß-YANGMING-Magen-Meridianverlaufs auf der Ohrmuschel

Modell vom Verlauf des Blasen-Meridians im Ohr

Der Meridian
– verläuft von der Scheitelspitze bis zur
– oberen Spitze des Ohres, hat hier Verbindung zum
– Gehirn,
– zieht von der unteren Halswirbelsäule
– über den Arm
– entlang der Wirbelsäule bis zur Hüfte,
– zurück zur Wirbelsäule,
– verbindet die Niere mit der
– Blase,
– schickt einen Ast entlang des Beckenkammes bis zum
– Gesäß
– und zur Kniekehle,
– eine Verzweigung tritt unter der Kniekehle aus und
– läuft abwärts hinter dem äußeren Knöchel bis zur kleinen Zehe.

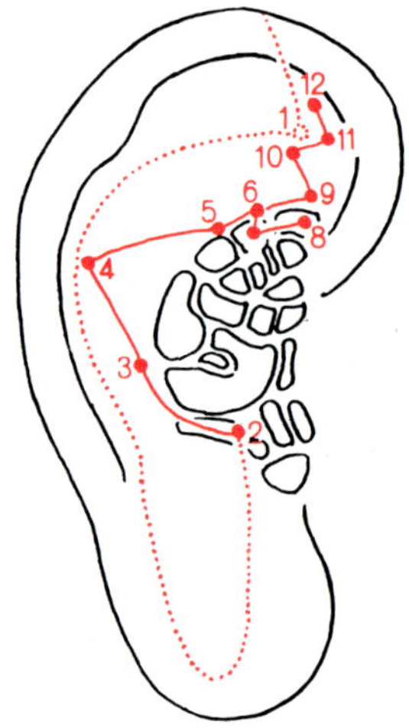

Abb. VIII–9 Darstellung des Fuß-TAIYANG-Blasen-Meridianverlaufs auf der Ohrmuschel

Modell vom Verlauf des Gallenblasen-Meridians im Ohr

Der Meridian
– beginnt beim Augenwinkel,
– zieht zum Kopf und zum
– Ohr-P. 9-Innenohr,
– strahlt entlang des Halses bis zur
– Schulter,
– taucht in die Supraklavikulargrube,
– schickt einen Ast von der Ohr-Rückseite in die Mitte
– der Ohr-Vorderseite,
– schickt einen Ast durch die Gallenblase bis zur
– Harnblase,
– durch den Dickdarm
– bis zum Zwerchfell,
– entlang der Speiseröhre
– bis zum Mund,
– durch die innere Nase
– bis zum Punkt DÜ 19 (TING GONG).
– Eine Verzweigung strahlt durch die Brustmitte
– zum Zwerchfell,
– verbindet die Leber mit der Gallenblase und
– endet an der Ohr-Rückseite.

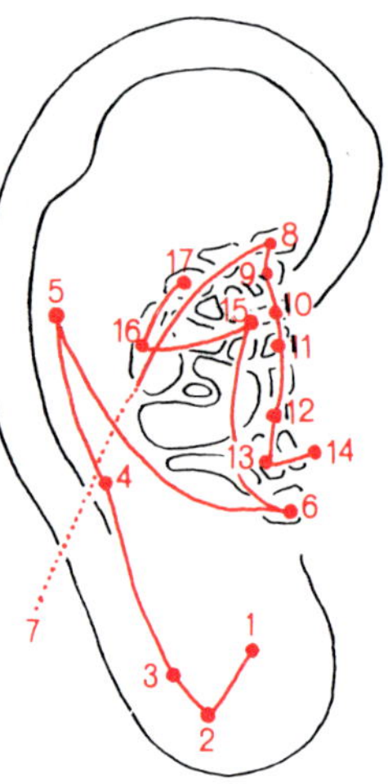

Abb. VIII–10 Darstellung des Fuß-SHAIYANG-Gallen-Meridianverlaufs auf der Ohrmuschel

Ein chinesischer Forscher hat bei chronisch kranken Patienten, bei denen eine Nadelsensation auslösbar war, je zehn Tage lang zwei Akupunktur-Serien durchgeführt. Diese Patienten wußten nichts von der Meridian-Theorie, waren voll bei Bewußtsein, kooperativ und konnten sich klar artikulieren [30, 31].

Die **Untersuchungsmethode** war wie folgt:

Die Patienten mußten sitzen und wurden mit einer 0,5-cun-Nadel aus rostfreiem Stahl an den Brunnen-Punkten JING XUE der Meridiane Blase, Magen sowie Dünndarm und Blase akupunktiert.

Die Nadeln wurden manuell stimuliert. Die Intensität der Stimulation wurde soweit gesteigert, bis man am Ohr eine Nadelsensation verspürte, dann beließ man die Nadeln ohne weitere Manipulation.

Während des Verweilens der Nadeln im Körper registrierte man die von den Patienten beschriebene Ausstrahlung.

Die Versuche wurden sechsmal wiederholt. Man forderte die Patienten auf, die Sensation mit dem Zeigefinger zu markieren. Nachdem man durch wiederholte Versuche einheitliche Ergebnisse erzielt hatte, fertigte man Zeichnungen dieser linienförmig ausstrahlenden Sensationen an (siehe Abb. VIII-11, 12, 13, 14, 15 und 16).

Man konnte folgendes beobachten:

Nachdem die Nadelsensation, die durch Reizung der Brunnen-Punkte JING XUE ausgelöst wurde, ihren Endpunkt, nämlich die Ohrmuschel erreicht hatte, konnte sich die Nadelsensation noch weiter, also über die Ohrmuschel hinaus ausbreiten.

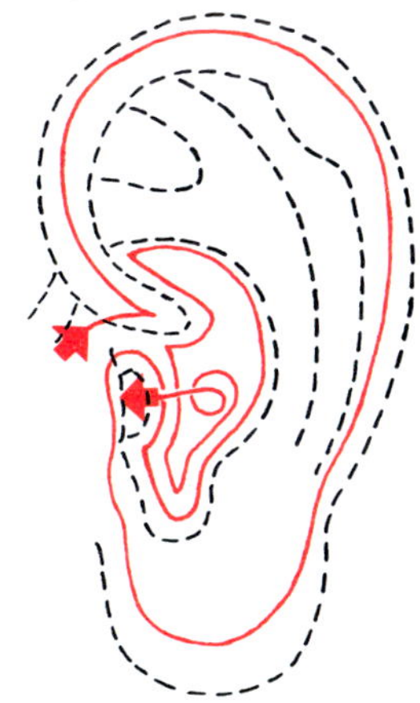

Abb. VIII–11 Fuß-TAIYIN-Milz-Meridian

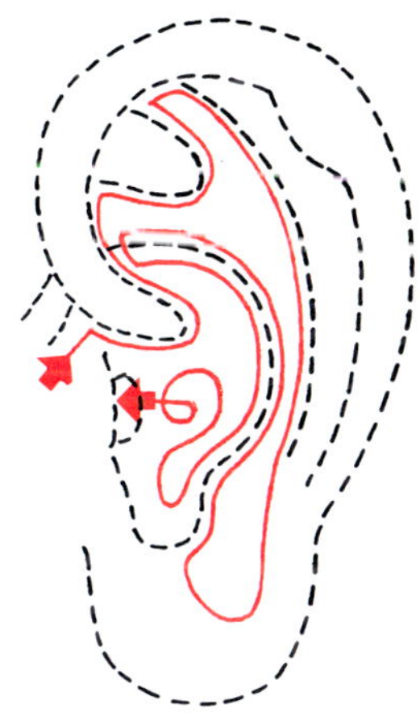

Abb. VIII–12 Fuß-YANGMING-Magen-Meridian

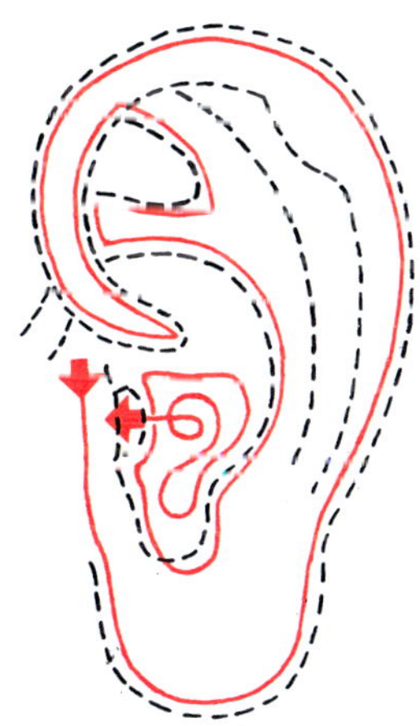

Abb. VIII–13 Hand-YANG-MING-Dickdarm-Meridian

Die Nadelsensation strahlte in einer Breite von 2 mm ins Ohr ein und wurde auf der Ohrmuschel ebenfalls in einer Breite von etwa 2 mm empfunden.

Bei Nadelung der Brunnen-Punkte JING XUE der linken Hand und des linken Fußes trat eine Ausstrahlung der Nadelsensation auf der linken Ohrmuschel auf, bei Akupunktur der entsprechend rechtsseitig gelegenen Punkte eine auf der rechten Ohrmuschel.

Die auf das Ohr übertragenen Nadelsensationen, die, von verschiedenen Brunnen-Punkten ausgehend, in die Ohrmuschel ausstrahlen, haben alle eine unterschiedliche Anordnung und lassen so einen Meridian-Verlauf erkennen.

Forscher im In- und Ausland haben versucht, mittels unterschiedlicher Methoden wie z. B.
- thermographischer Methoden,
- der Ohrmuschel-Färbetechnik und
- der Methode des Isotopenzeigers

den Nachweis der Existenz der Meridiane am Ohr zu erbringen.

Einige Forscher haben, von der embryonalen Entwicklung der Ohrmuschel ausgehend, gewisse Gesetze der Verteilung von Punkten und Meridianen erstellt.

Zusammenfassend kann man sagen, daß bei der Erforschung der Wirkungsweise der Ohr-Akupunktur viel Arbeit aufgewendet wurde, daß aber nur einige Phänomene einer Untersuchung und Interpretation zugeführt werden konnten. Weiteren Forschungsergebnissen sehen wir mit größtem Interesse entgegen.

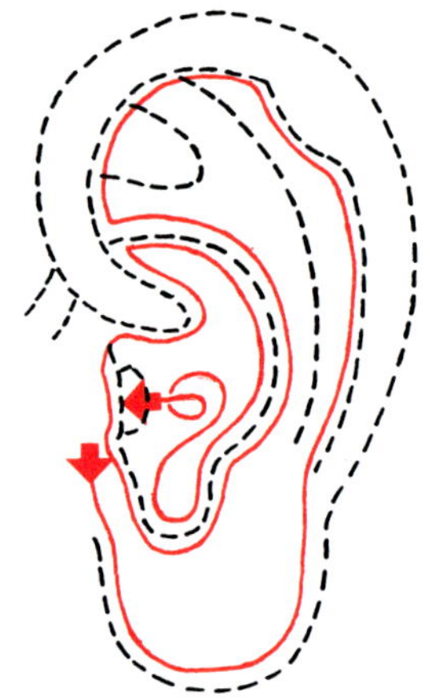

Abb. VIII–14 Hand-TAIYIN-Lungen-Meridian

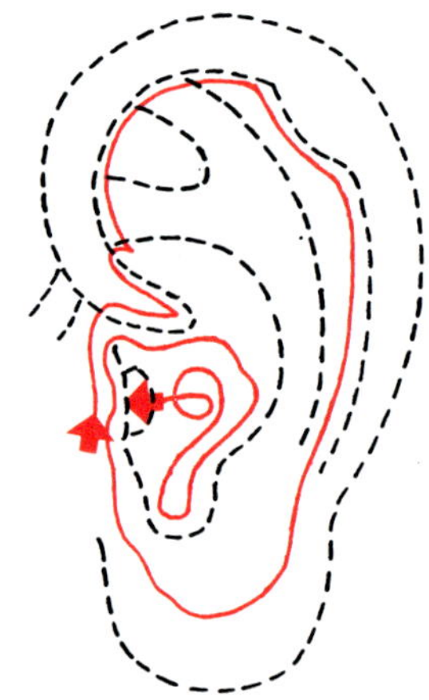

Abb. VIII–15 Fuß-TAIYANG-Blase-Meridian

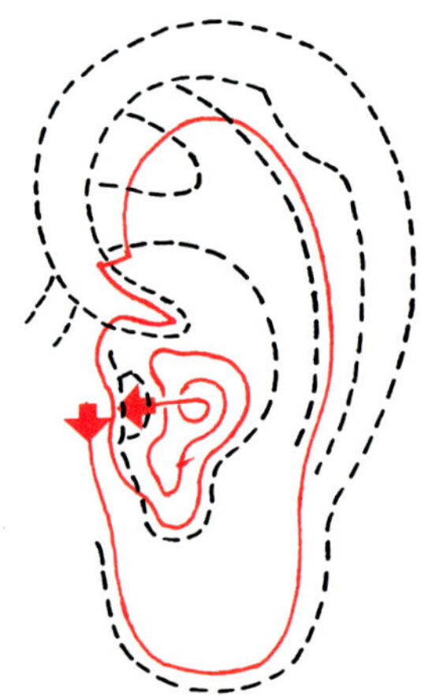

Abb. VIII–16 Hand-TAIYANG-Dünndarm-Meridian

Literatur zum Kapitel VIII

1. LEI Qi, Die Beziehungen zwischen Ohr-Akupunktur und Anatomie der Nerven des äußeren Ohres. Auszug wissenschaftlicher Arbeiten der 1. Medizinischen Hochschule Shanghai 11 (1959)

2. WEI Hengru, Die Nervenversorgung der Ohrmuschel. Zeitschrift der Medizinischen Hochschule Anhui 2–3 (1960) 65

3. Akupunkturanästhesie-Forschungsgruppe der Medizinischen Hochschule Beijing, Die Beziehungen zwischen Blutgefäß- und Nervenverteilung der menschlichen Ohrmuschel und Ohr-Akupunktur-Punkten. Newsletter der Medizinischen Hochschule Beijing (Sonderausgabe wissenschaftlicher Forschung und medizinischer Behandlung) 3 (1972)

4. XU Ruizheng et al., Medizinische Hochschule Nanjing, Über die Besonderheiten der Ohr-Akupunktur-Punkte. Jiangsu Medizin 9 (1977) 8–12

5. Klinik der Medizinischen Hochschule Nanjing, Beziehungen zwischen Punktauswahl der Ohr-Akupunkturanästhesie und den Nerven der inneren Organe. Unterlagen der Nationalen Studiengruppe für Akupunkturanästhesie, Auswahl Nr. 2, Verlag für Volkshygiene (1974) 364–366

6. SUN Yunshou et al., Einfluß der Ohrwurzel-Lokalanästhesie bei Schmerzen auf der menschlichen und tierischen Körperoberfläche sowie Verlauf der afferenten Nerven. Auszug wissenschaftlicher Arbeiten des Nationalen Kongresses für Akupunktur, Moxibustion und Akupunkturanästhesie 2 (1979) 46

7. Forschungsgruppe über Prinzipien der Akupunkturanästhesie der Medizinischen Hochschule Beijing, Messung des elektrischen Hautwiderstandes der Ohrmuschel bei Hauskaninchen mit Magengeschwür. Volksverlag Shanghai (1977) 643–649

8. ebenda, S. 655–659

9. Institut für Akupunktur- und Meridianforschung der Medizinischen Hochschule Fujian, Forschungen der Ohr-Akupunktur-Therapie. Zeitschrift der Medizinischen Hochschule Fujian (Sonderausgabe von Medizin des Vaterlandes) 3 (1960)

10. Institut für Biologie der Pädagogischen Hochschule Shanghai, Forschungen über den Einfluß des N. sympathicus im Nackenbereich auf die Entstehung von Stellen mit niedrigem elektrischen Hautwiderstand an der Ohrmuschel. Auswahl aus Materialien aus Praxis und Prinzipien der Akupunkturanästhesie, Volksverlag Shanghai (1977) 293–298

11. Arbeitsgruppe für Ohr-Akupunktur der Stadt Shanghai, Anwendung der Ohr-Akupunktur und Erforschung von deren Mechanik. Auswahl aus Materialien der nationalen Konferenz für Erfahrungsaustausch zur Erforschung von chinesischer und westlicher Medizin, Verlag für Volkshygiene (1961) 75–78

12. Institut für Zoologie der Chinesischen Akademie der Wissenschaften (Hrsg.), Methoden der Ohr-Akupunktur-Therapie, 1. Aufl. Wissenschaftsverlag 1971

13. Institut für Physiologie der Fachschule für Medizin, Shanghai, Einfluß der Ohr-Akupunktur auf Blutbild, Blutdruck und das urinäre System von Hauskaninchen. Materialien der Nationalen Konferenz für Akupunktur- und Meridianforschung 1959–60

14. Forschungsgruppe für Ohr-Akupunktur der Stadt Tianjin, Messungen der Strommenge in den Reaktionsgebieten der Ohrmuschel und präliminäre Untersuchungen des Mechanismus der Ohr-Akupunktur. Medizinisches Journal Tianjin 9 (1969) 639–646

15. LI Menghua, Sanatorium Dalian des Militärbezirks Shenyang, Untersuchungen am Reflexmechanismus der afferenten Nerven der Ohr-Akupunktur-Punkte. Abstracts von Abhandlungen zur Akupunktur, Zweigstelle Shaanxi der Chinesischen Gesellschaft für Traditionelle Medizin in China (1981) 37

16. XU Ruizheng et al., Medizinische Hochschule Nanjing, Ohr-Akupunktur-Forschungen. Abstracts der Abhandlungen der Nationalen Konferenz für Akupunktur und Akupunkturanästhesie Beijing 1 (1979) 87

17. HOU Xide, Einige Ansichten zu den Prinzipien der Ohr-Akupunktur. Ausgewählte Materialien der Medizinischen Hochschule Jiangsu 3 (1974) 63–68

18. LIU Wangsheng, Institut für Anatomie der Medizinischen Universität Chinas, (1) Morphologische Untersuchungen zum Unterdrückungsprinzip der Magenperistaltik durch Akupunktur der Ohr-Punkte Lunge und Ohr-Mitte. (2) Morphologische Untersuchungen zum Eintritt der Nadelsensation durch Akupunktur der Ohr-Punkte Lunge und Ohr-Mitte sowie deren innere Faserverbindung im Gehirnstamm. Abstracts der Abhandlungen der Nationalen Konferenz für Akupunktur und Akupunkturanästhesie Beijing 2 (1979) 79

19. WANG Juming et al., Institut für Chinesische Medizin Nanjing, Zentraler Wandlungseffekt des durch Akupunktur ausgelösten Fazialreflexes. a.a.O. 2 (1979) 48

20. Institut der Medizinischen Universität Jilin, Einfluß der Galvano-Akupunktur des Ohr-Punktes SHEN MEN am induzierten elektrischen Potential des Gehirnstammes. Materialien 1979

21. Medizinische Hochschule Nanjing, Präliminäre Untersuchungen zu Ursprung, Entwicklung und praktischer Anwendung der Ohr-Akupunktur-Punkte sowie Prinzipien ihrer Funktion. (1973)

22. Russischer Autor (E.B.), Die praktische Therapie der Galvano-Ohr-Akupunktur zur Behandlung von rheumatoider Arthritis sowie der Mechanismus ihrer Funktion. Ausländische Medizin, Teilband über Chinesische Medizin und Pharmaka 3 (1983) 63

23. XU Ruizheng, Klinische Beobachtung der Behandlung des allergischen Schocks bei weißen Mäusen mittels Laser-Ohr-Akupunktur, Galvano-Ohr-Akupunktur oder Dauernadel-Therapie. Zeitschrift für physikalische Medizin 6/1 (1984) 38

24. MU Jian et al., Medizinische Hochschule Nanjing, Der Einfluß der Unterbrechung des Adrenalin-Alpha- und Beta-Rezeptors auf das Ergebnis der Galvano-Akupunktur-Behandlung von künstlich ausgelösten allergischen Schocks bei Mäusen. Zeitschrift für Erste-Hilfe-Medizin 4/2 (1984) 13

25. derselbe, Die Funktion der Ohr-Akupunktur bei lokaler Schmerzunterdrückung bei Ratten mit künstlich ausgelöster Gelenksentzündung sowie erste Analysen ihres Mechanismus (noch nicht publiziert)

26. Institut für Akupunktur- und Meridianforschung der Hochschule für Traditionell-chinesische Medizin Guangxi, Phänomen der Transmission der durch Ohr-Akupunktur evozierten Reize. Abstracts der Abhandlungen der Nationalen Konferenz für Akupunktur und Akupunkturanästhesie Beijing 1 (1979) 204

27. MENG Zhaowei et al., Institut für Akupunktur- und Meridianforschung der Hochschule für Traditionell-chinesische Medizin Anhui, Untersuchungen über einige Gesetzmäßigkeiten der Transmission der Nadelsensation der Ohrnerven. Abstracts der Abhandlungen der 2. Nationalen Konferenz für Akupunktur und Akupunkturanästhesie Beijing (1984) 232

28. CHEN Naiming et al., Institut für Akupunktur- und Meridianforschung der Hochschule für Traditionell-chinesische Medizin Guangxi, Beobachtung des Phänomens der Meridiantransmission der Ohr- und Körper-Akupunktur-Punkte und der Veränderungen des elektrischen Widerstandes an den Ohr-Punkten. a.a.O. (1984) 232

29. Institut für Zoologie der Chinesischen Akademie der Wissenschaft, Methoden der Ohr-Akupunktur-Therapie. Wissenschaftsverlag 1971

30. YUCHI Jing, Krankenhaus für Traditionell-chinesische Medizin der Stadt Wuhu, Analyse des Topos „Das Ohr als Treffpunkt vieler Meridiane“. Zeitschrift für Chinesische Medizin Shaanxi 5/12 (1984) 24

31. derselbe, Präliminäre Untersuchungen zum Verlauf der Meridiane an der Ohrmuschel. Zeitschrift für Chinesische Medizin Liaoning 12 (1982) 7

IX. Zur Schmerzbehandlung mit Akupunktur

A. Vorwort der Herausgeber zum Mechanismus der Schmerzhemmung durch Akupunktur

B. Physiologische und neuro-chemische Mechanismen der kurzfristigen Schmerzhemmung durch Akupunktur
von HAN Jisheng

A. Vorwort der Herausgeber zum Mechanismus der Schmerzhemmung durch Akupunktur

Bei der Schmerzhemmung durch Akupunktur unterscheidet man eine

- kurzfristige symptomatische Schmerzhemmung und eine
- langanhaltende Schmerzausschaltung.

Unter Akupunktur-Analgesie im engeren Sinne versteht man eine kurzfristige Schmerzreduktion durch Reizung von Akupunktur-Punkten mittels verschiedener Reizarten, wodurch eine Schmerzminderung bei operativen Eingriffen ermöglicht wird. Da der Schmerz nicht völlig ausgeschaltet wird, wäre nach BENZER der Ausdruck Hyp-Algesie anstatt An-Algesie zutreffender. Es tritt auch keine vollständige Empfindungslosigkeit (An-Aesthesie) ein, sondern werden, wie bei der herkömmlichen Lokalanästhesie, Druck und Zug vom Patienten wahrgenommen.

Die Akupunktur-Analgesie hat in den Massenmedien großes Aufsehen erregt. Trotzdem kommt der Therapie mittels Akupunktur eine wesentlich größere Bedeutung zu.

Der unmittelbare persönliche Eindruck bei einer Operation mit Akupunktur-Analgesie wirkt viel überzeugender als alle Berichte und statistischen Angaben. In China wurden ca. 2 Millionen Operationen auf diese Weise durchgeführt. In vielen Ländern wurden diese Erfolge grundsätzlich bestätigt.

Die ersten Ärzte, die eine Operation unter Akupunktur-Analgesie in China beobachten konnten, erkannten, daß hier weder Hypnose noch Suggestion, weder starke Prä-Medikation noch bewußte Täuschung durch verheimlichte Analgetika oder Lokalanästhetika vorlagen. Übereinstimmend vermuteten die meisten Ärzte, daß hier ein anderes, grundsätzlich neues Prinzip wirksam sei.

Die Bedeutung der Akupunktur-Analgesie

Neuartig ist das Prinzip, der Mechanismus der Schmerzlinderung: **nämlich zu aktivieren, anstatt zu lähmen.**

Es erfolgt also nicht – wie bei der Lokal- bzw. Leitungs-Anästhesie – eine Hemmung afferenter Schmerzimpulse oder – wie bei der allgemeinen Narkose – eine Ausschaltung des Bewußtseins und somit der Schmerzempfindung, sondern:

- Es strömen vermehrt neue Impulse ins ZNS. Die Zufuhr weiterer Impulse bzw. Reize erhöht die Aktivität im Nervensystem und bewirkt dadurch eine Anhebung der Schmerzschwelle.
- Die vermehrt einströmenden Impulse bilden mit den schmerzerzeugenden und -hemmenden Impulsen im ZNS einen neuen Gleichgewichtszustand.

Die Akupunktur-Analgesie ist

- vermehrter Impulseinstrom und damit
- erhöhte Aktivität im ZNS,
- vermehrte Ausschüttung von Neurotransmittern und somit
- das Gegenteil der bisherigen Schmerzhemmung.

Diese ist, wie erwähnt, Blockierung und Verminderung einströmender Impulse (lokalanästhetische Nervendurchtrennung) oder Lähmung der Impuls-Wahrnehmung (Analgetika, Narkose).

Bei der Akupunktur-Analgesie entsteht ein neues Fließ-Gleichgewicht; das somit nur ein anderes Wort für „Harmonie" ist, eine Grundlage des traditionell-chinesischen Denkmodells.

Statt der Bezeichnung „Harmonie zwischen YIN und YANG" verwendet die Naturwissenschaft im 20. Jahrhundert im Grunde ähnliche Termini technici sowohl in der Kybernetik als auch in der System-Theorie und der Holistik.

Die Akupunktur basiert auf einer Reizung von Arealen an der Körperoberfläche. Aber auch eine direkte elektrische Stimulation in Gehirn und Rückenmark und die direkte intra-thekale oder intra-lumbale Zufuhr von Schmerzhemmstoffen sind zum Teil eine Konsequenz der Akupunktur-Forschung.

Die Bedeutung der Akupunktur liegt neben ihren großen therapeutischen Anwendungsmöglichkeiten unseres Erachtens aber auch in einem theoretisch Erkenntnis-gewinnenden Aspekt und gibt Antwort auf folgende Fragen:

1. Gibt es überhaupt einen (kurzfristig) schmerzhemmenden Akupunktur-Effekt?

2. Gibt es naturwissenschaftliche Erklärungsmöglichkeiten für den Mechanismus der Akupunktur-Wirkung bzw. neuro-chemische und neuro-physiologische Grundlagen?

Beide Fragen können heute positiv beantwortet werden:

Zur Frage 1: Kurzfristige Reize sind experimentell an Mensch und Tier leichter zu erzeugen als Krankheiten. Daher gibt es zu diesem Thema zahlreiche Untersuchungen, wie sie schon ausführlich in „Ist Akupunktur Naturwissenschaft?" (AUERSWALD, W., KÖNIG G. und K., Maudrich-Verlag 1982) referiert wurden.

Zur Frage 2: Wir legen zu diesem Thema die neuesten Arbeiten des bekannten Professors HAN Jisheng (Institut für Physiologie der Universität Beijing) vor, die er zum Teil an amerikanischen Universitäten erarbeitet und geschrieben hat (siehe S. 355 ff.).

Damit kann auch die zweite Frage, nämlich jene über den Mechanismus der Akupunktur Analgesie beantwortet werden.

Die Technik der Akupunktur-Analgesie bei Operationen wird in diesem Buch aus folgenden Gründen nicht besprochen:

– Der Rahmen dieses Buches würde überschritten.

– Zwar kann die Existenz der Akupunktur-Analgesie und die Möglichkeit, damit Operationen durchzuführen, nicht länger bezweifelt werden, aber

– die moderne Narkose-Technik und Lokal-Anaesthesie ist zur Zeit ohne Zweifel die raschere, sicherere und mit weniger Zeitaufwand verbundene und damit für die Praxis vorteilhaftere Methode.

– Die Akupunktur-Analgesie erfordert große Übung und Erfahrung und diese kann durch eine theoretische Abhandlung nicht ausreichend vermittelt werden. Wir selbst haben auch nur wenige Operationen ausgeführt und können daher nicht über persönliche Erfahrungen sprechen.

Die Vorteile der Akupunktur-Analgesie, ihre Einfachheit und Billigkeit, können sie in Kriegs- und extremen Notzeiten zu einer wesentlichen Hilfe für Ärzte werden lassen. Derzeit überwiegen in der Praxis ihre Nachteile und vor allem die „Versager". Dieses Nicht-Ansprechen auf Akupunktur-Analgesie ist je nach Anästhesist, Operateur, Patient und Operation verschieden; die Angaben darüber differieren sehr.

Zusammenfassung:

Die kurzfristige Schmerzhemmung ist

- als symptomatische Schmerzhemmung brauchbar,
- als Operations-Analgesie nur bedingt in der Praxis brauchbar.
- Die moderne Anästhesie ist – weil sie sicher, rascher und angenehmer ist – derzeit vorzuziehen.

Die Analgesie mit Akupunktur bei Operationen

- verfügt nur über eine kurze Erfahrung,
- ist praktisch zur Zeit von geringer Bedeutung,
- aber sie ist theoretisch so weit erforscht wie andere Therapien.

Die Therapie mit Akupunktur

- besitzt eine sehr lange Erfahrung,
- ist von großer praktischer Bedeutung, denn die meisten Überlieferungen konnten bestätigt werden,
- theoretisch ist aber die Vielzahl der pathophysiologischen und psychologischen Mechanismen noch ungeklärt wie bei vielen anderen Therapien.

Literatur zum Thema **Analgesie**

BRAGIN E. O. et al., Changes in the content of opiate-like substances in auricular electroacupuncture anesthesia of rats. Vopr. Med. Khim. 28/4 (1982) 102–105

DONOSE B. et al., Auricular interferential electroanalgesia in stomatology. In: II. Weltkongreß Wissenschaftl. Akupunktur, London 1986

GAO Q. L. et al., Clinical application of ear Acupuncture in operation of fassa Cranii. Chin. Acup. a. Mox. 3/3 (1983)

HOU X. D. et al., Radical neck dissection under ear-acupuncture anesthesia. Acup. Res. 9/2 (1984)

ISHIBASHI S., The effect of auricular electroacupuncture on the neuronal activity of the thalamic and hypothalamic neurons of the rat. Acup. Electrother. Res. 11/1 (1986) 15–23

KITADE T. et al., The effects of stimulation of ear acupuncture points on the body's pain threshold. Am. Journ. Chin. Med. 7/3 (1979) 241–252

LIU D. Y. et al., The central projections of the great auricular nerve primary afferent fibers – A study on the mechanism of acupuncture analgesia. Chin. Acup. a. Mox. 6/6 (1986) 42–47

MA L. et al., The use of ear acupuncture Anesthesia through „neck to lung" points for hyperthyroidism and other thyroid operations. The second national conference on Acupuncture and Moxibustion, Beijing 1984

SMIRALA J., Ear acupuncture and its use in anesthesiology. Bratisal. Lek. Listy. 69/5 (1978) 612–619

SUN Y. H. et al., Studies on the analgesic effect of local anesthesia of the ear base in man and rabbit and its afferent nerves. The second national conference on Acupuncture and Moxibustion, Beijing 1984

WU Y. F. et al., A clinical analysis of combined auriculoacupuncture and basal anesthesia for abdominal operations among children. The second national conference on Acupuncture and Moxibustion, Beijing 1984

ders.: Auricular electroacupuncture anesthesia with intramuscular sodium pentothal hypnosis for upper abdominal operation among children and infants. The second national conference on Acupuncture and Moxibustion, Beijing 1984

XU R. Z. et al., A study of auricular acupuncture. The second national conference on Acupuncture and Moxibustion, Beijing 1984

ZANINI F., Recent acquisitions in reflexo-anesthesia. Minerva Med. 71/51 (1980) 3729–3734

Research Group of Acupuncture Anesthesia and Channels, Guangxi College of Traditional Chinese Medicine, Progagated sensation along channels (PSC) induced by stimulation of ear points. I. Int. Symp. f. Acup. u. Mox., Beijing 1979

B. Physiologische und neuro-chemische Mechanismen der kurzfristigen Schmerzhemmung durch Akupunktur

von HAN Jisheng
aus dem Englischen übersetzt von K. KÖNIG

Nach dem klassischen Buch HUANG DI NEI JING wird in China die Akupunktur als Therapieform seit mindestens 2000 Jahren ausgeübt. Aber dennoch wurde sie erst in den letzten zehn bis zwanzig Jahren in der ganzen Welt allgemein bekannt.

In den 70er Jahren unseres Jahrhunderts scheinen zwei Ereignisse für die Bekanntheit der Akupunktur Bedeutung gehabt zu haben. Eines war die klinische Anwendung der Akupunktur-Analgesie. Das andere Ereignis war die Entdeckung endogener Opioide 1975 und die große Erwartung, welche Rolle sie in den grundlegenden Mechanismen der Akupunktur-Analgesie spielen würden.

Seither sind rund zehn Jahre vergangen. Es scheint angebracht, den Wert der Akupunktur als analgetisches Verfahren wissenschaftlich zu beurteilen und die grundlegenden Mechanismen dieses jahrtausendealten medizinischen Verfahrens zu untersuchen.

Die grundlegenden Phänomene der Akupunktur-Analgesie

Untersuchungen an Menschen

Die Akupunktur wurde schon seit langem dazu verwendet, schmerzhafte Zustände, wie „frozen shoulder“ und Ischialgie, zu behandeln, aber erst in den letzten Jahrzehnten wurde sie eingesetzt, um den durch chirurgische Eingriffe hervorgerufenen Schmerz zu verhindern.

Nachdem in den 60er und 70er Jahren die Akupunktur-Analgesie bei Millionen Patienten für verschiedenste chirurgische Operationen angewendet worden war, wurde in den medizinischen Kreisen Chinas folgendes allgemein akzeptiert:

a) Akupunktur und Elektro-Akupunktur kann bei vollständig wachen Patienten den durch chirurgische Eingriffe hervorgerufenen Schmerz reduzieren oder verhindern.

b) Die Akupunktur-Analgesie wirkt bei Operationen an Kopf, Hals und Thorax (Operationen in der Fossa cranii anterior, Zahnextraktionen, Schilddrüsenoperationen, Operationen an der Halswirbelsäule mit ventralem Zugang, Lungen- und Herzoperationen) besser als bei Operationen im Abdomen. Von Bauchoperationen zeigte nur die Sectio caesarea gute Ergebnisse für die Akupunktur-Analgesie.

c) Unterschiedliches, individuelles Ansprechen auf die Akupunktur und die unzureichende Analgesie bei bestimmten Patienten (non-responders) stellten ein großes Problem in der routinemäßigen Anwendung der Akupunktur-Analgesie bei Operationen dar.

d) Neben der analgetischen Wirkung kann die Akupunktur auch die Vitalparameter während der Operation stabilisieren, den postoperativen Schmerz reduzieren und die postoperative Erholungsphase möglicherweise über eine Aktivierung des Immunsystems beschleunigen.

e) Eine adäquate Kombination von Akupunktur-Analgesie mit Sedativa und Analgetika, der wahrscheinlich eine synergistische oder additive Wirkung zur Akupunktur-Analgesie zugrunde liegt, wird möglicherweise die Effizienz der Akupunktur-Analgesien erhöhen und „non-responders“ zu „responders“ machen können.

Die Komplexität der pathologischen Mechanismen verschiedener Krankheiten, die mit dem klinischen Symptom Schmerz verbunden sind, macht es schwierig, die „reine" analgetische Wirkung der Akupunktur herauszufinden.

So kann die Verminderung der Oberbauchschmerzen bei Patienten mit Ulcus duodeni durch die Akupunktur-Behandlung auch durch die Unterdrückung der Magensäureproduktion bedingt sein.

Eine sofort eintretende Wirkung bei der „frozen shoulder" kann auch durch eine durch Akupunktur-Behandlung bewirkte Muskelrelaxation, welche einen Circulus vitiosus durchbricht, bedingt sein.

Eine andere Methode, die grundlegenden Mechanismen der Akupunktur-Analgesie zu erforschen, kann durch die Messung der Schmerzschwelle oder Veränderung der Schmerztoleranz während und nach der Akupunktur-Stimulation erfolgen. Dies war die erste Studie, die wir machten, als wir 1965 erstmals mit diesem Problem konfrontiert wurden.

Wir führten eine Reihe von Experimenten durch, bei denen an freiwilligen Versuchspersonen mit Hilfe der Kalium-Iontophorese die Schmerzschwelle an acht repräsentativen Körperstellen (Kopf, Hals, Thorax, Abdomen, Extremitäten) gemessen wurde.

Bei kontrollierten Experimenten mit 22 Versuchspersonen wurde die Schmerzschwelle alle 10 Minuten gemessen und zeigte über 100 Minuten ein relativ stabiles Niveau.

Bei 66 Versuchspersonen wurde der Punkt HEGU (Di4), der an der Dorsalseite zwischen Metacarpale 1 und 2 liegt, stimuliert. Dem folgte ein signifikanter Anstieg der Schmerzschwelle, der langsam begann, nach ca. 20–30 Minuten ein Plateau erreichte und während der 50minütigen Stimulation dieses hohe Niveau hielt und nach Entfernung der Nadel exponentiell mit einer Halbwertszeit von 15 bis 17 Minuten abfiel. Dieser charakteristische Zeitverlauf fand sich nicht nur beim Punkt HEGU (Di4), sondern auch bei sieben anderen Akupunktur-Punkten.

Auch fand sich eine über den ganzen Körper gleichmäßig verteilte analgetische Wirkung, die eher auf eine mögliche Beteiligung chemischer Faktoren hinwies als auf einfache Ablenkung oder Suggestion.

Diese analgetische Wirkung konnte durch tiefe lokale Infiltration mit Procain rund um die Nadelungsstelle beseitigt werden und fehlte vollständig, wenn die Akupunktur an betroffenen Extremitäten bei paraplegischen oder hemiplegischen Patienten durchgeführt wurde.

Dies wies weiters darauf hin, daß eine intakte Nervenbahn für die Vermittlung der Akupunktur-Analgesie notwendig ist. Diese hier oben erwähnten grundlegenden Beobachtungen wurden bei der ersten gesamtchinesischen Akupunktur-Konferenz in Shanghai 1966 berichtet und 1973 publiziert [1]*).

Im selben Jahr berichteten ANDERSSON et al. [2], daß die Akupunktur die Schmerzschwelle durch experimentell hervorgerufene Zahnpulpa-Stimulation an gesunden freiwilligen Versuchspersonen erhöhen kann.

Diese Studien wurden durch eine große Zahl an Berichten in den späten 70er Jahren verifiziert, die zeigten, daß durch die Akupunktur nicht nur Schmerzen von Haut und Zahnpulpa, sondern auch von tiefen Strukturen stammende Schmerzen, wie sie z.B. durch intramuskuläre Injektion von hypertonen Kochsalzlösungen oder durch Ischämie hervorgerufen werden [3], reduziert werden können. Es konnte auch noch gezeigt werden, daß die Schmerzunterdrückung nicht nur durch die möglicherweise hervorgerufene psychologische Beeinflussung durch den Akupunkteur, sondern auch aufgrund der „signal detection theory" als biologische Komponente beschrieben werden konnte [4, 5].

**) Die in diesem Abschnitt in [ ] gesetzten Nummern beziehen sich auf die Literaturangaben auf S. 368.*

Untersuchungen im Tierexperiment

Die Phänomene der Akupunktur-Analgesie konnten in einer Vielzahl von Tieren (von der Maus bis zum Affen) mit verschiedenen Schmerzreizen (thermisch, elektrisch, mechanisch und chemisch) und verschiedenen Parametern für die Ermittlung der Schmerzschwelle von Einzelnerventladungen, Schwanzzuckung, Vokalisation bis zu komplizierten Apparategebundenen Schmerzabwehrreaktionen nachgewiesen werden [6].

Daher kann es als allgemeines Phänomen angesehen werden, daß die Akupunktur eine analgetische Wirkung bei Säugetieren hervorrufen kann.

Es scheint angebracht, einige dieser Tierexperimente im Detail zu beschreiben, damit Vorteile und Grenzen der Methodologie beurteilt werden können.

Bei Experimenten mit Kaninchen wurde eine von einer Projektionslampe herrührende Hitzestrahlung an der rasierten Nasenregion oder dem rasierten Schwanz als Schmerzreiz eingesetzt, und die Latenz der abwehrenden Kopfbewegung oder Schwanzzuckung wurde als Schmerzschwelle gemessen.

Die Akupunktur wurde mit einer rostfreien Stahlnadel (0,15 mm Durchmesser) am Punkt ZUSANLI (Magen 36), der 8 mm lateral der Tuberositas tibiae liegt, mit einer 10minütigen Manipulation der Nadel durchgeführt.

Bei rund 80% der Tiere wurde eine Zunahme der Latenzzeit bis zur Abwehrbewegung festgestellt. Eine obere Grenze von 200 Prozent Zunahme der Latenzzeit wurde festgesetzt, um Verbrennungen der Haut zu vermeiden.

Bei Elektro-Akupunktur wurde eine zweite Nadel in den Punkt SANYINJIAO (MP 6) gesetzt, der von der Achillessehne 5 cm oberhalb des medialen Knöchels liegt. Die elektrische Stimulation wurde mit Hilfe des Gerätes 57–6D an diesen zwei Nadeln mit folgenden Parametern durchgeführt:

- mit biphasischen Rechteckwellen von 0,3 ms Breite,
- einer konstanten Spannung von 1 V an der Grundlinie (2V von Spitze zu Spitze) und
- einer Frequenz, die automatisch zwölfmal pro Minute zwischen 2 und 15 Hz schwankte.

Bei manchen Experimenten wurde ein mechanisches Drücken der Punkte anstelle der Nadelung durchgeführt. Die Latenzzeiten der Abwehrbewegungen wurden vor und alle zehn Minuten nach der Durchführung der Akupunktur, insgesamt für 60 Minuten, durchgeführt. Details dieser Methode wurden anderswo beschrieben [7].

Wir verwendeten Elektro-Akupunktur häufiger, u. zw. wegen der leichteren Handhabung mehrerer Tiere und des geringeren Stresses für die Versuchstiere.

Bei Ratten verwendeten wir die gleichen Methoden wie bei den Kaninchen, bis auf zwei Unterschiede:

- Die Intensität der Stimulation wurde innerhalb von 30 Minuten schrittweise von 1 auf 3 V erhöht und die Akupunktur wurde an beiden Hinterbeinen durchgeführt.
- Die Schmerzschwelle wurde durch die Latenz der Schwanzzuckung [8] oder der Quieck-Schwelle bei elektrischer Stimulation im Schwanz steckender Nadeln gefunden.

Schmerzbahnen

Nocizeptoren, die auf Schmerzreize reagieren, finden sich in der Haut und Schleimhaut sowie auch in einigen tiefen Strukturen. Es sind freie Nervenendigungen einiger afferenter A-delta- und C-Fasern, deren zentrales Ende vorwiegend in der ersten und fünften Schicht des Hinterhorns oder im Tractus spinalis des Nervus trigeminus endigt.

Es gibt mindestens sechs Nervenbahnen, die nocizeptive Information vom Rückenmark in den Hirnstamm vermitteln. Sie wurden in zwei Gruppen eingeteilt:

1. Die schnell leitende, laterale Gruppe, die im lateralen Thalamus endigt, und
2. das multineuronale, langsam leitende System, das im medialen Thalamus endigt. [9]

10 Prozent aller Neurone des N. parafascicularis und des N. centrolateralis des medialen Thalamus reagieren auf Schmerzreize mit einem spezifischen Entladungsmuster und werden deshalb als nocizeptive Einheiten angesehen [1].

Neurone mit ähnlichen Entladungsmustern wurden auch in der Formatio reticularis des unteren Hirnstammes gefunden, obwohl die Häufigkeit möglicherweise niedriger ist als in den oben erwähnten Kernen.

Neue Ergebnisse zeigen, daß die Schmerzinformation vermutlich über eine multisynaptische Nervenbahn weiter zum Cortex geleitet wird.

Diese kurze Zusammenfassung zeigt, daß die Neurone des Hinterhorns und die Kerne des medialen Thalamus zwei strategische Punkte in der Vermittlung des Schmerzes sind. Möglichkeiten, die Weiterleitung durch diese zwei Verbindungspunkte zu unterbinden, sind prädestiniert, eine analgetische Wirkung hervorzurufen.

Die Weiterleitung des Akupunktur-Reizes
(Akupunktur-Information)

Bei der klassischen Akupunktur-Behandlung wird die Nadel durch Haut und Subkutis gestochen und erreicht tiefer gelegene Strukturen, wie Muskeln, Sehnen, Faszien, Bänder und sogar Periost. Wenn die Nadel mechanisch gedreht oder mit einem elektrischen Reizgerät (Elektro-Akupunktur) verbunden wird, so wird das umgebende Gewebe einschließlich bestimmter Rezeptoren (den Nervenendigungen, Nervenfasern und Muskelfasern) stimuliert.

Um zu erforschen, welche der peripheren Strukturen den Akupunktur-Reiz aufnehmen, wurde vor der konventionellen Akupunktur-Nadelung bei zehn freiwilligen gesunden Versuchspersonen subkutan oder intramuskulär Procain injiziert. Sowohl die charakteristische Nadelsensation, das sogenannte DE QI-Gefühl (Schwere, Taubheit, Wundgefühl, Gefühl des Anschwellens), als auch der analgetische Effekt durch die Nadelung waren praktisch vollkommen aufgehoben, wenn Procain tief in den Muskel, aber nicht, wenn es subkutan injiziert worden war. Dies legt nahe, daß die afferenten Impulse vor allem von tiefen Strukturen und nicht von Haut und Subkutis stammen. [1]

Um jene tiefen Strukturen, die für die Nadelsensation verantwortlich sind, näher zu charakterisieren, wurde folgende Untersuchung durchgeführt:

Unmittelbar vor einer Amputation wurde mit einer Injektionsnadel von einem bestimmten Akupunktur-Punkt die charakteristische Nadelsensation ausgelöst und eine minimale Menge Farbstoff in den Punkt injiziert. Die histologische Untersuchung der entsprechenden Gewebsstellen des amputierten Gliedes zeigte verschiedene Strukturen wie Nervenbündel, Nervenendigungen, Muskelspindeln und andere Strukturen entlang der Blutgefäße [12]. Nach übereinstimmenden Ergebnissen von zumindest zwei verschiedenen Quellen sind verschiedene Strukturen für die unterschiedlichen Gefühle der komplexen Nadelsensation verantwortlich:

- das Gefühl des Anschwellens und der Schwere von Muskeln,
- das Wundgefühl von Sehnen und Periost,
- das Taubheitsgefühl und
- elektrische Sensationen durch Stimulation des Nervenstammes. [13]

Für die Vermittlung der Reize bei Akupunktur-Analgesie sind vor allem die mittelgroßen Fasern (II und III) verantwortlich [10, 14]. Zusätzlich konnte gezeigt werden, daß auch dünne Fasern (IV) von Muskelspindeln oder von in Muskeln und Sehnen gelegenen Rezeptoren Akupunktur-Signale übertragen.

Tatsächlich hängt es bei der Elektro-Akupunktur von Frequenz und Intensität der Stimulation ab, welche Fasern beteiligt sind:

– Bei niedriger Frequenz und hoher Intensität werden mehr und mehr dünne Fasern,
– bei hoher Frequenz und niedriger Intensität werden mehr und mehr dicke Fasern wegen ihrer niedrigen Reizschwelle und kurzen Refraktärperiode herangezogen.

Nach Versuchen mit gezielten Läsionen im Rükkenmark scheinen die mit der Akupunktur-Stimulation verknüpften Signale über die Columna ventrolateralis des Rückenmarks geleitet zu werden.

Evozierte Potentiale bei elektrischer Akupunktur-Stimulation konnten von allen Niveaus des ZNS (von der Formatio reticularis des unteren Hirnstamms bis zum Cortex) gefunden werden [10, 11]. Dies bildet die strukturelle und physiologische Basis der sich auf vielen Niveaus abspielenden Interaktionen zwischen Akupunktur-Signalen und Schmerzreizen.

Interaktion zwischen Akupunktur und Schmerzreizen im Rückenmark

Die „gate control theory" von MELZACK und WALL [18] nimmt an, daß die über dünne Nervenfasern vermittelten Schmerzreize im Rückenmark durch von dicken Fasern desselben Dermatoms stammende Signale blockiert werden können. Dieser Mechanismus mag dann eine Rolle spielen, wenn die Akupunktur in der Nähe eines Operationsfeldes gegeben wird.

Bei Operationen unter Akupunktur-Analgesie konnten gute Erfolge erzielt werden, wenn hochfrequente Elektro-Akupunktur (100 Hz oder mehr) entlang beider Seiten des Hautschnittes gegeben wurde.

Theoretisch sollte dieser neuronale Schaltkreis der „gate control theory" im Rückenmark per se vollständig ablaufen können. Daher sollte er auch im spinalisierten Tier existieren.

WOOLF et al. [19] berichteten, daß bei elektrischer Stimulation an der Schwanzwurzel die Latenzzeit der Schwanzzuckung in der spinalen Ratte verlängert werden konnte, wenn sowohl der konditionierende Reiz (elektrische Stimulation) als auch der Schmerzreiz (heißes Wasser) am Schwanz selbst erfolgten.

Wurde hingegen der Reiz vom Punkt ZUSANLI (M36) neben dem Kniegelenk und der Schmerzreiz durch Hitzebestrahlung am Schwanz gesetzt, konnte keine Zunahme der Schwanzzuckungszeit festgestellt werden, wenn das Rückenmark im Bereich des dritten Halswirbels durchtrennt war; dies im Gegensatz zu den normalen Versuchstieren [20].

Diese Resultate zeigen folgendes:

Wird der Akupunktur-Reiz an einer anderen Stelle als der Schmerzreiz gesetzt, tritt die analgetische Wirkung der Akupunktur nur dann ein, wenn intakte Verbindungen suprasegmentaler Strukturen mit dem Rückenmark bestehen.

Mit anderen Worten: Es scheinen die Signale der Elektro-Akupunktur in das Gehirn weitergeleitet zu werden, um dort ein schmerzmodulierendes System zu aktivieren, welches dann ein deszendierendes Signal in das Rückenmark sendet, um eine analgetische Wirkung hervorzurufen.

Neue Studien zeigen, daß einige Monoamine und endogene Opioide im Rückenmark eine wichtige schmerzhemmende Wirkung ausüben können. Deutliche Analgesie konnte nach Gabe von 5-Hydroxytryptamin (5-HT) [21], Noradrenalin (NE) [22], Met-Enkephalin [23], Beta-Endorphin [24], Dynorphin A [25] und Dynorphin B [26] in den Subarachnoidalraum des Rückenmarks festgestellt werden.

Um die Bedeutung dieser neurochemischen Substanzen in der Akupunktur-Analgesie beurteilen zu können, wurden verschiedene pharmakologische Methoden angewendet, um die Wirkung der endogen freigesetzten Neurotransmitter für die Akupunktur-Analgesie zu bestimmen.

Versuche bei Ratten zeigten deutlich, daß die analgetische Wirkung bei Elektro-Akupunktur durch intrathekale Injektion von 5-Hydroxytryptophan [27] und Dihydroxyphenylserin [22], den direkten Vorläufern von 5-HT (Serotonin) bzw. NE (Noradrenalin), verstärkt werden konnte und deutlich durch Rezeptorblocker von 5-HT bzw. NE (Cinanserin bzw. Phentolamin) [22, 27] reduziert werden konnte, was darauf hinweist, daß sowohl 5-HT als auch NE wichtige Mediatoren der Akupunktur-Analgesie im Rükkenmark sind.

Mehr als 20 verschiedene Opioid-Peptide wurden im ZNS bislang identifiziert, und man kann sie in drei Gruppen einteilen:

- Enkephaline,
- Endorphine und
- Dynorphine. [28]

Dadurch, daß es verschiedene Opioid-Peptide gibt, entstanden zumindest für die Methodologie Schwierigkeiten in der Studie der Opioide. Da alle diese Opioide an den Opiat-Rezeptoren wirken, kann durch den Opiat-Rezeptor-Blocker Naloxon kaum unterschieden werden, welches dieser Opioide tatsächlich beteiligt ist.

Ein anderes paradoxes Ergebnis ist, daß die intrathekale Injektion von Beta-Endorphin eine deutliche Analgesie bewirkte [24], obwohl dieses Peptid natürlicherweise nicht im Rückenmark vorkommt.

Wir haben daher einen anderen Weg gesucht und injizierten intrathekal spezifische Antikörper gegen die Opioid-Peptide, um freigesetzte Peptide an der Rezeptoraktivierung zu hindern.

Unter Verwendung dieser Mikro-Injektionstechnik von Antikörpern fanden wir, daß die Wirkung der Elektro-Akupunktur-Analgesie durch intrathekale Injektion von Antikörpern (IgG) gegen Met-Enkephalin, Dynorphin A und Dynorphin B, aber nicht bei IgG gegen Leu-Enkephalin oder Beta-Endorphin signifikant reduziert werden konnte [29, 30], was zeigt, daß im Rückenmark Met-Enkephalin, Dynorphin A und Dynorphin B für die Übertragung des Akupunktur-Analgesie-Effektes verantwortlich sind.

Unterer Hirnstamm

Die Raphe-Kerne

Die Raphe-Kerne erstrecken sich entlang der Mittellinie des unteren Hirnstammes, wo serotoninerge Neurone angesammelt sind und aszendierende Fasern in das Vorderhirn und deszendierende Fasern in das Rückenmark senden. Die deszendierenden 5-HT-Fasern entstammen vorwiegend dem N. raphe magnus der Medulla oblongata und laufen entlang des Funiculus dorsolateralis zum Rückenmark.

Die elektrische Reizung des Raphe magnus oder die Mikroinjektion von Morphin in diesen Kern bewirken Analgesie und Hemmung jener Hinterhornzellen, die Schmerzreize empfangen [31, 32]. Der N. raphe dorsalis liegt im Mittelhirn und sendet aszendierende 5-HT-Fasern in den medialen Thalamus, besonders in den N. parafascicularis, den strategisch wichtigen Kern für Schmerzwahrnehmung (Nociception), um ihn zu hemmen [33]. Ebenso sendet der Kern aszendierende 5-HT-Fasern in das Vorderhirn, um ein schmerzmodulierendes System einschließlich periaquäduktalem Grau, Habenula, Amygdala, Septum und N. accumbens zu aktivieren.

Die Gabe von Cinanserin, einem 5-HT-Blocker, bewirkt eine deutliche Unterdrückung der Akupunktur-Analgesie-Wirkung ohne deutliche Veränderung der basalen Schmerzschwelle.

Diese Ergebnisse legen nahe, daß das bei der Akupunktur-Stimulation freigesetzte 5-HT für die Akupunktur-Analgesie essentiell ist [34–36].

Noradrenerge neuronale Strukturen

Die Perikarya der noradrenergen Neurone im Hirn sind in sechs Paar kleine Kerne (A1-2, A4-7) in der Pons/Medulla angesammelt, von wo noradrenerge Fasern in Strukturen des Vorderhirns und auch hinunter in das Rückenmark reichen.

Die deszendierenden noradrenergen Fasern reichen in das Rückenmark durch den Funiculus dorsolateralis [37], um Noradrenalin freizusetzen, welches über Alpha-Rezeptoren eine hemmende Wirkung auf Hinterhornzellen hat [22]. Die aszendierenden noradrenergen Fasern entstammen vorwiegend dem Locus coeruleus und verteilen sich weithin in Vorderhirnstrukturen.

Da die Wirkung der Akupunktur-Analgesie nach Zerstörung des N. coeruleus und Unterdrückung des Kerns durch elektrische Stimulation erleichtert war [38], scheint der Locus coeruleus der Akupunktur-Analgesie insgesamt entgegenzuwirken.

Detailliertere Studien zeigten aber, daß die Beeinflussung der Akupunktur-Analgesie davon abhängt, welche Zielgebiete der aszendierenden noradrenergen Fasern betroffen waren. Obwohl die Wirkung der Akupunktur-Analgesie deutlich durch Mikro-Injektion eines NA-Blockers in PAG oder Habenula im Kaninchen verstärkt werden konnte, zeigte sich genau das Gegenteil, wenn der NA-Blocker in den Hypothalamus der Ratte injiziert wurde [39, 40].

Diese Ergebnisse zeigen, daß die Rolle der zentralen Monoamine bei der Vermittlung der Analgesie für 5-HT einheitlich, für Noradrenalin aber ortsspezifisch ist. Weiters wurde berichtet, daß eine reziproke hemmende Relation zwischen den Raphe-Kernen und dem Locus coeruleus besteht.

Periaquäduktales Grau (PAG)

Anfang 1964 berichteten TSOU und JANG [41], daß das PAG und die periventrikuläre graue Substanz beim Kaninchen die zentralen Stellen für die Wirkung der Morphin-Analgesie darstellen.

1969 behauptete REYNOLDS [42], daß nach elektrischer Reizung des PAG in Ratten deutlich Analgesie entsteht. Diese durch Stimulation hervorgerufene Analgesie konnte später durch Naloxon aufgehoben werden, was die Beteiligung endogener Opioide nahelegte.

Mit Hilfe der Antikörper-Mikroinjektionstechnik konnten wir zeigen, daß Met-Enkephalin [29], Met-Enkephalin-Arg-Phe [43] und Beta-Endorphin [29], aber nicht Dynorphin [44] wichtige Mediatoren der Akupunktur-Analgesie im PAG des Mittelhirns darstellen.

Die Substanz P setzt im PAG Enkephaline frei und verstärkt so die Wirkung der Akupunktur-Analgesie. Dies steht im Gegensatz zur Wirkung der Substanz P im Rückenmark, wo sie als Neurotransmitter der nociceptiven Afferenzen wirkt.

Wie gezeigt werden konnte, erhält das PAG Afferenzen vom peripheren Gewebe und empfängt auch deszendierende Wirkungen höherer Zentren. Efferente Impulse von PAG können sowohl aszendierende 5-HT-Bahnen vom N. raphe dorsalis und deszendierende Bahnen vom N. raphe magnus aktivieren.

Aus diesen Gründen wird das PAG als eine der wichtigsten Strukturen jenes, die Akupunktur-Analgesie vermittelnden neuronalen Schaltkreises angesehen. Dies wird später noch genauer besprochen werden.

Diencephalon

Habenula

Die Habenula ist eine wichtige Schaltstation zwischen Vorderhirn und unterem Hirnstamm. Da die Zerstörung der Habenula zu einer Verstärkung der Akupunktur-Wirkung führt und Stimulation der Habenula eine Unterdrückung der Akupunktur-Analgesie bewirkt, wurde angenommen, daß die Habenula eine antagonistische Rolle zur Akupunktur-Analgesie spielt.

Efferenzen der Habenula aktivierten den Locus coeruleus über einen cholinergen Mechanismus [46] und hemmten die Raphe-Kerne durch GABA-erge Mechanismen [47]. Wenn man die Wichtigkeit der Raphe-Kerne bei der Vermittlung der Akupunktur-Analgesie und die antagonistische Rolle des Locus coeruleus betrachtet, scheint es logisch anzunehmen, daß die Unterdrückung der Raphe-Kerne und die Aktivierung des Locus coeruleus zu einer Verminderung der Akupunktur-Wirkung führen.

Nucleus arcuatus des Hypothalamus

Immunhistochemische Untersuchungen haben gezeigt, daß im N. arcuatus des Hypothalamus die Zellkörper Beta-endorphinerger Neurone zusammen mit enkephalinergen Neuronen angehäuft sind.

Radioimmunessays zeigten, daß in Ratten mit deutlicher Analgesie durch Akupunktur-Stimulation („good responders“) ein deutlicher Anstieg des Beta-Endorphin-Gehalts im Hypothalamus festgestellt werden konnte, wohingegen in „non responders“ keine signifikanten Veränderungen im Beta-Endorphin-Gehalt zu verzeichnen waren [49].

Efferenzen vom N. arcuatus laufen entlang des limbischen Systems und enden im peri-aquäduktalen Grau und im Locus coeruleus [48].

Die Wichtigkeit des Beta-Endorphins im PAG für die Elektro-Akupunktur wurde oben besprochen. Auch scheint eine stark hemmende Wirkung des Beta-Endorphins auf den Locus coeruleus sich günstig auf die Vermittlung der Akupunktur-Analgesie auszuwirken. [50]

Nucleus centromedianus im Hypothalamus

Der N. centromedianus ist Teil der intra-laminären Kerne im Hypothalamus. Dieser Kern ist anatomisch nahe, aber funktionell unterschiedlich von einem anderen intra-laminären Kern, dem N. parafascicularis. Nach CHANG [10, 51] ist der N. parafascicularis ein integrierender Bestandteil der nociceptiven Leitungsbahn und ist ständig unter dem hemmenden Einfluß des N. centromedianus.

Niederfrequente (4–6Hz) Elektro-Akupunktur – nicht jedoch höherfrequente (60 Hz) – war sehr effektiv bei der Aktivierung des N. centromedianus, der dann seine hemmende Wirkung auf den N. parafascicularis über drei Wege ausübte:

- Beseitigung des tonisch exzitatorischen Einflusses vom Cortex auf den N. parafascicularis [51],
- Stärkung der hemmenden Wirkung des N. caudatus auf den N. parafascicularis [10] und
- eine direkte Hemmung des N. centromedianus auf den N. parafascicularis [51].

Limbisches System und Basalganglien

Der N. accumbens ist Teil des limbischen Systems und liegt ventrolateral des Septums. Die Beteiligung des N. accumbens bei der Akupunktur-Analgesie wurde nachgewiesen, indem die Wirkung der Akupunktur-Analgesie deutlich nach Zerstörung des N. accumbens beidseits vermindert wurde. [52]

Weitere Studien zeigten, daß 5-HT und endogene Opioide die wichtigsten neurochemischen Substrate sind, welche die Akupunktur-Analgesie vermitteln, weil durch Mikroinjektion von 5-HT oder Morphin in den N. accumbens deutliche Analgesie hervorgerufen werden konnte, aber Antagonisten von 5-HT (Cinanserin) oder von Opioiden (Naloxon), in die gleichen Kerne injiziert, die Akupunktur-Analgesie deutlich verminderten [35, 53].

Angenommen, sowohl 5-HT als auch Opioide spielen in der Akupunktur-Analgesie eine Rolle, was wäre dann die mögliche Beziehung zwischen beiden?

Da die analgetische Wirkung nach Mikroinjektion von 5-HT in den N. accumbens durch Naloxon-Injektion ebenfalls dorthin aufgehoben werden konnte, aber die Analgesie von Morphin nicht durch den 5-HT-Blocker Cinanserin abgeschwächt wurde, scheint es logisch vorzuschlagen, daß opioiderge Neurone nachgeschaltet sind [54].

Die serotoninergen Fasern, welche den N. accumbens innervieren, stammen vom N. raphe dorsalis, der im Gebiete des PAG liegt. Es scheint daher interessant, die Beziehungen zwischen PAG und N. accumbens zu untersuchen.

Die analgetische Wirkung durch Mikroinjektion von Morphin in das PAG konnte dosisabhängig durch Cinanserin oder Met-Enkephalin-Antikörper [55], welche in den N. accumbens injiziert wurden, abgeschwächt werden, was darauf hinweist, daß die aszendierenden serotoninergen Fasern, die vom N. raphe dorsalis stammen, in der Lage sind, die antinociceptiven Mechanismen im N. accumbens zu aktivieren.

Umgekehrt bewirkt elektrische Reizung des N. accumbens eine Aktivierung des N. raphe magnus in der Medulla oblongata, und diese wiederum konnte durch Naloxongabe in das PAG blockiert werden [56]. Dies besagt, daß möglicherweise eine deszendierende Bahn vom N. accumbens in das PAG existiert, welches endogene Opioide als die letztlichen Verbinder benützten.

Von dem vorhin Gesagten scheint es einen neuronalen Schaltkreis zu geben, der das PAG, den N. raphe dorsalis und den N. accumbens verbindet, und dieser Kreis wurde vorläufig „mesolimbic loop der Analgesie" genannt.

Jene Neurotransmitter, die daran beteiligt sind, konnten zum Teil identifiziert (z. B. 5-HT/Enkephalin-Verbindung zwischen N. accumbens und eine Opioid-Verbindung in das PAG), aber noch nicht vollständig geklärt werden.

Mehr und mehr Ergebnisse weisen auf die Existenz eines solchen „loops" hin [57]. Dadurch läßt sich vielleicht erklären, warum die Wirkung der Akupunktur-Analgesie durch Naloxon im großen und ganzen blockiert wird, auch wenn es nur in einen Kern, wie z. B. PAG oder in den N. accumbens, injiziert wurde [53].

Die Rolle des Septums für die Akupunktur-Analgesie scheint ähnlich jener des N. accumbens zu sein. Mit Mikroinjektion von Naloxon in das Septum konnte die Wirkung der Akupunktur-Analgesie in einem mäßigen Grade blockiert werden.

Elektrische Stimulation des Septums bewirkte sowohl eine Aktivierung des PAG als auch eine Hemmung der Habenula [58]. Da die Habenula eine hemmende Wirkung auf das PAG ausübt [47], könnte die Aufhebung dieser hemmenden Wirkung zur Aktivierung des PAG beitragen.

Amygdala

Emotionen sind mit dem Corpus amygdaloideum verbunden. Erst kürzlich wurde die Beteiligung bei der Schmerzkontrolle entdeckt. Die Wichtigkeit der Amygdala bei der Vermittlung der Akupunktur-Analgesie wurde durch die Beobachtung nahegelegt, daß die Schmerzschwelle des Kaninchens nach Stimulation der Amygdala zunahm und durch die Zerstörung der Amygdala die Wirkung der Akupunktur-Analgesie abgeschwächt wurde [59].

Die Amygdala werden durch serotoninerge Fasern vom N. raphe dorsalis innerviert. Innerhalb des Kerns gibt es eine Anzahl von enkephalinergen Neuronen, besonders im N. centralis der Amygdala.

Mikroinjektions-Studien haben gezeigt, daß die Akupunktur-Analgesie durch den 5-HT-Antagonisten Cinanserin oder den Opiat-Antagonisten Naloxon aufgehoben werden kann und die Wirkorte dieser beiden Blocker praktisch vollständig überlappen [60].

Diese Ergebnisse weisen darauf hin, daß die serotoninergen Fasern, welche in der Amygdala enden, mit enkephalinergen Zwischenneuronen mit kurzem Axon eine Synapse bilden, welche Enkephaline freisetzen, um an Opiat-Rezeptoren zu wirken.

Tatsächlich bewirkt die Gabe von Morphin direkt in die Amygdala deutliche Analgesie. Die möglichen Verbindungen zwischen den Amygdala und dem PAG werden derzeit untersucht.

Nucleus caudatus

Der N. caudatus ist Teil des extrapyramidalen Systems, und es wurde erst kürzlich festgestellt, daß er eine Rolle in der Schmerzkontrolle spielt. Untragbare Schmerzen konnten durch elektrische Reizung des N. caudatus bei Menschen gemildert werden [61] und die Wirkung der Akupunktur-Analgesie war nach Zerstörung des Caput n. caudati bei Kaninchen herabgesetzt [62].

Unter den vielen Neurotransmittern, welche der N. caudatus enthält, sind Acetylcholin (ACh) und Dopamin im Zusammenhang mit ihrer Rolle bei der Bewegungskontrolle am besten untersucht. Die turnover-Rate von Acetylcholin war während Akupunktur-Stimulation signifikant beschleunigt. Sie stimmte mit dem Ergebnis überein, daß die Wirkung der Akupunktur-Analgesie abnahm, wenn die Synthese von ACh durch Mikroinjektion von Hemicholin-3 blockiert war, und zunahm, wenn der Abbau von ACh durch Mikroinjektion des AChE-Hemmers Eserin in den N. caudatus bei Kaninchen verlangsamt war [64].

Die Wirkung von Dopamin scheint jener von Acetylcholin entgegenzuwirken. Daher wurde die Wirkung der Akupunktur-Analgesie durch L-Dopa (Vorgänger von Dopamin) verstärkt und durch Haloperidol (Dopamin-Rezeptor-Blocker) abgeschwächt, wenn diese Substanzen in den N. caudatus injiziert wurden [65].

Es gibt auch Ergebnisse, die einen enkephalinergen Mechanismus im N. caudatus für die Vermittlung der Akupunktur-Analgesie unterstützen: der „Steady state"-Gehalt [66] und die Freisetzung [67] von Enkephalinen waren während Elektro-Akupunktur-Stimulation signifikant erhöht. Die Wirkung der Akupunktur-Analgesie in der Ratte zeigte eine positive Korrelation mit Met-Enkephalin, aber nicht mit Leu-Enkephalin.

Die Wirkung der Akupunktur-Analgesie war signifikant verstärkt, wenn der Enkephalinabbau durch Bestatin und Thiorphan verlangsamt war, was zu einer Zunahme des Enkephalingehalts im N. caudatus führte [68].

Der N. caudatus erhält eine Reihe afferenter Fasern vom Cortex. Von den Efferenzen des N. caudatus stehen zumindest drei Bahnen mit Schmerz und Analgesie in Zusammenhang:

- eine mit hemmender Wirkung auf den Thalamus, um die Nociception zu unterdrücken [69],
- eine mit hemmender Wirkung auf die Habenula, welche die hemmende Wirkung auf das PAG hemmt [58], und
- eine, die die Modulation der Aktivität des PAG über opioide Mechanismen auslöst. [70]

Alle diese Verbindungen scheinen die Vermittlung der Akupunktur-Analgesie zu fördern.

Cortex

Die Unterdrückung der durch Schmerzreize evozierten Potentiale durch Akupunktur wurde als Hinweis für die mögliche Beteiligung des Cortex in der Vermittlung der Akupunktur-Wirkung gehalten [11], obwohl diese Unterdrückung der evozierten Potentiale sehr wohl auch durch Blockade der aszendierenden nociceptiven Schmerzbahnen auf Hirnstammniveau bedingt sein kann [71].

Detailliertere Studien zeigen, daß die Rolle des Cortex bei Schmerz und Analgesie eher eine komplexe modulierende Wirkung hat als eine einfache Hemmung oder Exzitation. Der Effekt elektrischer Reizung des somatosensorischen Areals [51] auf die Schmerzschwelle bei Affen könnte fördernd oder hemmend sein [72], obwohl die Stimulation des Gebiets S2 vorwiegend eine unterdrückende Wirkung zeigte [73].

Der Einfluß von kortikaler Stimulation auf den N. parafascicularis war ebenso lokalisationsabhängig: eine unterdrückende Wirkung wurde im Gebiet S1 festgestellt und eine fördernde Wirkung in der motorischen Zone [74].

Was die Sache noch mehr kompliziert ist die Tatsache, daß beide – funktionell ja entgegengesetzt wirkende Kerne, N. parafascicularis und N. centromedianus, – durch den motorischen Cortex erregt werden, wenn die Akupunktur-Signale den N. centromedianus erreichen und weiterverarbeitet werden. Um den Einfluß der tonischen Erregung vom Cortex auf den N. parafascicularis zu mindern, nimmt auch die tonische Erregung vom Cortex auf den N. centromedianus ab [51]. Das Vorliegen dieser komplizierten „feedback"-Kontrolle macht es vielleicht unmöglich, daß die Intensität der Akupunktur-Analgesie das Niveau einer kompletten Analgesie erreicht.

Ergebnisse

Der Mechanismus der Akupunktur-Analgesie beruht darauf, das körpereigene Schmerzmodulationssystem zu aktivieren und dabei die Weiterleitung und Aufnahme schmerzhafter Reize auf verschiedenen Niveaus des ZNS zu unterdrücken.

Eine Vielzahl von Techniken kann angewendet werden, um das schmerzmodulierende System oder körpereigene Analgesiesystem zu aktivieren, z. B.:

- elektrische Stimulation bestimmter Stellen im ZNS (Hirnstamm-Analgesie) [42],
- starke Streßreize (Streß-Analgesie) [75],
- starke Schmerzreize (diffuse noxious inhibitory control, DNIC) [76],
- transkutane elektrische Nervstimulation (TENS) u. ä.

Auch die durch Morphin hervorgerufene Analgesie ist zumindest teilweise durch Aktivierung dieses Systems bedingt [31, 54, 55, 77]. Aber die Akupunktur oder Elektro-Akupunktur an bestimmten Punkten des Körpers scheint stärker und weniger streßbeladen zu sein, um dieses Analgesiesystem zu aktivieren.

Obwohl die Akupunktur seit Tausenden von Jahren verwendet wird, muß noch viel getan werden, um alle Vorteile dieser Methode zu nützen. In diesem Zusammenhang scheint eine Kombination von traditioneller medizinischer Erfahrung mit modernen wissenschaftlichen Techniken nicht nur für die Erforschung des Wirkungsmechanismus, sondern auch für die Auswahl optimaler Parameter von Stellen der Stimulation für verschiedene therapeutische Ziele nützlich zu sein.

In einer jüngst durchgeführten Studie fanden wir, daß die Elektro-Akupunktur mit verschiedenen Frequenzen im Rückenmark der Ratte verschiedene Opioid-Systeme aktiviert: niedrigfrequente (2Hz) Reizung setzte Met-Enkephalin frei und hochfrequente (100 Hz) Dynorphon A [78]. Eine optimale Kombination der Parameter für die Elektro-Akupunktur scheint eine wechselnde Frequenz von 2 bis 15 Hz oder von 2 bis 100 Hz zu sein, um eine maximale Freisetzung endogener Opioide im ZNS zu erreichen.

Die Abbildung IX–1 faßt unser gegenwärtiges Wissen über den Mechanismus der Akupunktur-Analgesie zusammen. Es zeigt z.B., daß das PAG im Mittelhirn an zentraler Stelle des neuronalen Schaltkreises liegt. Der Einfluß höherer Zentren konzentriert sich direkt oder über die Schaltstation Habenula auf das periaquäduktale Grau (PAG), welches das entscheidende Verbindungsstück eines neuronalen Kreises darstellt (mesolimbic loop of analgesia), welcher eine ständige Kontrolle der Schmerzbahnen vom Rückenmark bis zum Cortex bewirkt.

Obwohl diese Abbildung nützlich in der Beschreibung eines allgemeinen Prinzips scheint, hat sie dennoch den damit automatisch verbundenen Nachteil der Übersimplifizierung. Die Aufteilung in Schmerzperzeption und Schmerzmodulierung ist eher gedanklich als anatomisch zu verstehen, weil ein und derselbe Kern mehrere Funktionen haben kann.

So sind der N. centromedianus, das PAG und der N. raphe magnus integrierende Bestandteile des schmerzmodulierenden Systems, enthalten aber doch Neurone mit typischen nociceptiven Eigenschaften und können daher auch als Teil des schmerzwahrnehmenden Systems angesehen werden. Weiters kann das Zeichen Erregung auch tatsächlich eine Manifestation einer aufgehobenen Hemmung darstellen.

Unter Berücksichtigung dieser Einschränkungen wird die Abbildung IX–1 mit der Hoffnung gezeigt, daß ein größeres Interesse für die komplizierten Mechanismen der Akupunktur-Analgesie geweckt wird, was zu einem besseren Verständnis von Schmerz und Analgesie insgesamt führen könnte.

Es sollte auch gesagt werden, daß dieses Schema vor allem die neurochemischen Substrate, welche die Akupunktur-Analgesie fördern, zeigt.

Es gibt andere neurochemische Substanzen, die antagonistisch wirken, z. B. sind die Gamma-Aminobuttersäure (GABA) [69, 80] und das Cholecystokinin-Octapeptid (CCK-8) [81, 82] zwei Hauptfaktoren, die eine antagonistische Wirkung zur Akupunktur-Analgesie ausüben. Daher ist die Wirkung der Akupunktur-Analgesie durch ein Gleichgewicht zwischen hemmenden und fördernden Faktoren bestimmt.

Tatsächlich führt die Aufhebung der Wirkung von CCK-8 durch Mikroinjektion von Proglumid, einem CCK-Rezeptor-Blocker, oder durch ein Antiserum gegen CCK-8 in das PAG zu einer verstärkten Wirkung der Akupunktur (Publikation in Vorbereitung). Dies ist ein weiteres Problem, das noch zu untersuchen ist.

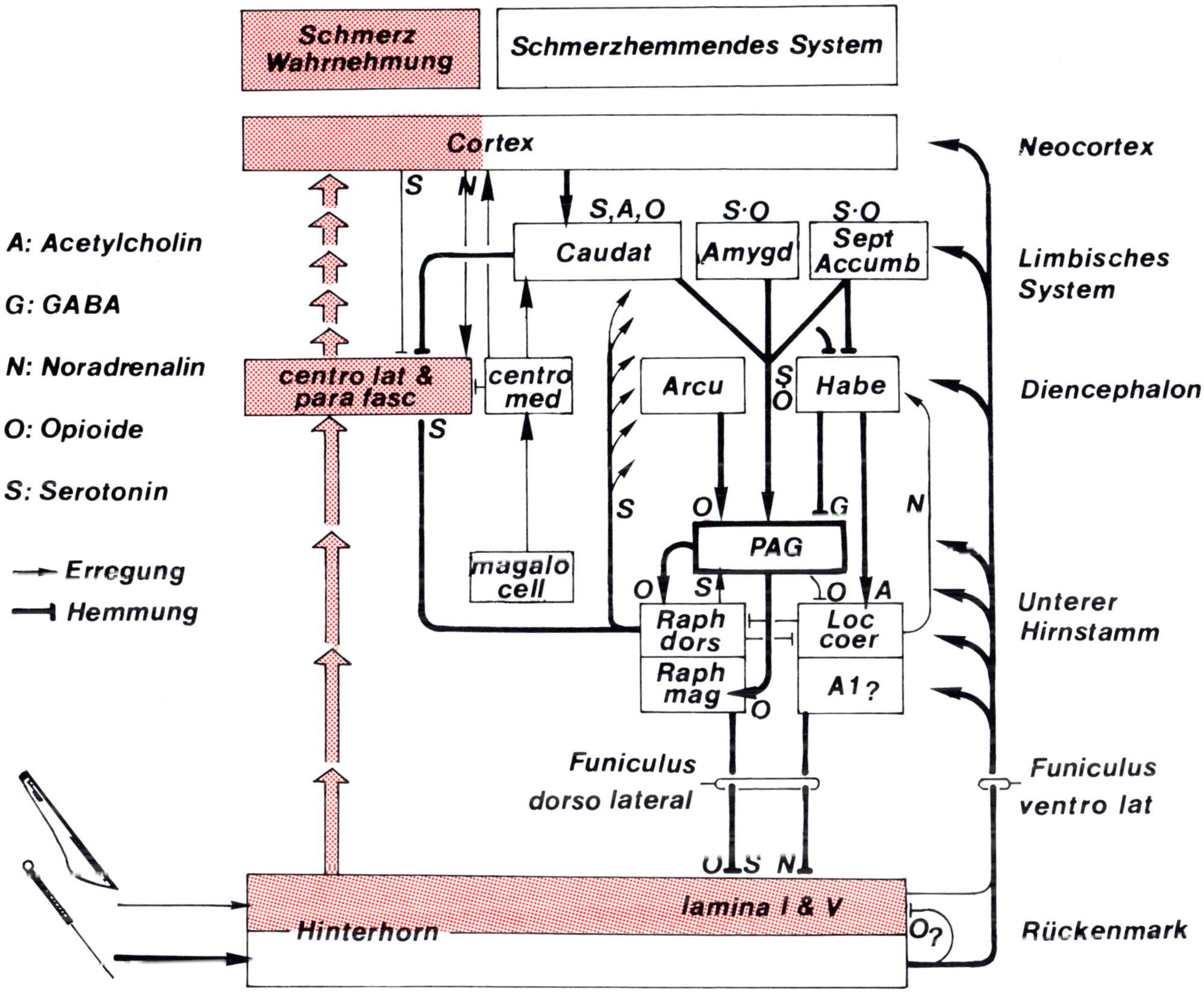

Abb. IX–1 Schema der möglichen Mechanismen der Akupunktur-Analgesie (Details im Text)

Zellkörper der noradrenergen Neurone mit deszendierenden Fasern im Rückenmark (ob es A_1 oder A_{5-7}-Fasern sind, muß noch erforscht werden):

Accumb. = Nucleus accumbens
Amygd. = Corpus amygdaloideum
Arcu. = Nucleus arcuatus hypothalami
caudat. = Nucleus caudatus
centro-lat. = Nucleus centrolateralis hypothalami
centro-med. = Nucleus centromedianus hypothalami
Habe. = Nucleus habenulae
loc. coer. = Locus coeruleus
megalo-cell. = Nucleus megalocellularis
PAG. = Periaquäduktales Grau
parafasc. = Nucleus parafascicularis
Raph. dors. = Nucleus raphe dorsalis
Raph. mag. = Nucleus raphe magnus
Sept. = Septum

Literatur zum Beitrag von HAN Jisheng

1. Research Group of Acupuncture Anesthesia, Peking Medical College, Effect of acupuncture on pain threshold of human skin. Chin. Med. Jour. 3 (1973) 151–157

2. ANDERSSON S.A., et al., Electroacupuncture: effect on pain threshold measured with electrical stimulation of teeth. Brain Res. 63 (1973) 393–396

3. HAN J.S., TERENIUS L., Neurochemical basis of acupuncture analgesia. Ann. Rev. Pharmacol. Toxicol. 22 (1982) 193–220

4. CHAPMAN C.R., et al., Acupuncture compared with 33% nitrous oxide for dental analgesia. Anesthesiology 42 (1975) 532–537

5. JIANG Z.Y., et al., Effects of naloxone on experimental acupuncture analgesia evaluated by sensory decision theory. Acta. Zool. Sin. 24 (1978) 1–8

6. REN M.F., Experimental studies of acupuncture analgesia. In: JI Z-P(ed), Progress in Acupuncture Research. People's Medical Press, Beijing (1981) 133–141

7. HAN J.S., et al., Acupuncture has an analgesic effect in rabbits. Pain 15 (1983) 83–91

8. REN M.F., HAN J.S., Rat tail flick acupuncture analgesia model. Chin. Med. Jour. 92 (1979) 576–582

9. DENNIS S.G., MELZACK R., Comparison of phasic and tonic pain in animals. Adv. Pain. Res. Ther. 3 (1979) 747–760

10. CHANG H.T., Neurophsiological basis of acupuncture analgesia. Sci. Sin. 21 (1978) 829–864

11. WAN Y.Z., XU W., The role of the cerebral cortex in acupuncture analgesia, a review. Acup. Res. 6 (1981) 1–7

12. Joint Research Group from Xian Medical College, Shangdong Medical College and Anhui Traditional Medical College, Morphological studies on the structures under acu-point related with needling sensation. Acupunct. Anesth. 2 (1979) 59–64

13. LIN W.Z., et al., Some observations on structures in certain acupuncture points and their afferent pathways subserving „needling sensations“ in humans. National Symposium of Acupuncture and Moxibustion and Acupuncture Anesthesia, Beijing (1979) 417–418

14. LU G.W., Characteristics of afferent fiber innervation on acupuncture point ZU-SAN-LI. Am. Journ. Physiol. 245 (1983) 606–612

15. CHEN L.S., et al., Analysis of afferent fibers for acupuncture analgesia. Kexue Tongbao 26 (1981) 564–569

16. WEI J.Y., et al., Observations on discharge of certain deep receptors during acupuncture on the hind leg of cat. Kexue Tongbao 18 (1973) 184–186

17. CHIANG C.Y., et al., Studies on spinal ascending pathway for effect of acupuncture analgesia in rabbits. Sci. Sin. 18 (1975) 651–658

18. MELZACK R, WALL P.D., Pain Mechanisms: a new theory. Science 150 (1965) 971–979

19. WOOLF C.J., et al., Antinociceptive effect of peripheral segmental electric stimulation in the rat. Pain 8 (1980) 237–252

20. HAN J.S., et al., The effect of spinal transection on electroacupuncture analgesia and morphine analgesia in the rat. Kexue Tongbao 30 (1985) 1446–1449

21. SCHMANSS C., et al., Pharmacological antagonism of the antinociceptive effects of serotonin in the rat spinal cord. Eur. Jour. Pharmacol. 90 (1983) 349–357

22. XIE C.W., et al., Central norepinephrine in acupuncture analgesia: differential effects in brain and spinal cord. Acta Physiol. Sin. 35 (1983) 186–192

23. YAKSH T.L., et al., The direct and specific opiate-like effect of met5-enkephalin and analogues on the spinal cord. Neuroscience 2 (1977) 593–596

24. YAKSH T.L., HENRY J.L., Antinociceptive effect of intrathecally administered human endorphin in the rat and cat. Can. Jour. Physiol. Pharmacol. 56 (1978) 754–759

25. HAN J.S., XIE C.W., Dynorphin: potent analgesic effect in spinal cord on the rat. Life Sci. 31 (1982) 1781–1783

26. HAN J.S., et al., Analgesia induced by intrathecal injection of dynorphin B in the rat. Life Sci. 34 (1984) 1573–1579

27. TANG J., et al., The role of central 5-hydroxytryptamine in acupuncture analgesia and acupuncture tolerance. In: TAKAGI H, SIMON E.J. (eds): Advances in Endogenous and Exogenous Opioids. Tokyo Kodansha (1981) 300–302

28. HÖLLT V., Multiple endogenous opioid peptides. Trends Neurosci. 6 (1983) 24–26

29. HAN J.S., et al., Acupuncture mechanisms in rabbits studied with microinjection of antibodies against endorphin, enkephalin and substance P. Neuropharmacology 23 (1984) 1–5

30. HAN J.S., Antibody microinjection: A new approach for studying the functions of neuropeptides. Chin. Med. Jour. 100 (In Press), 1987

31. RIVOT J.P., et al., Involvement of serotonin in both morphine and stimulation-produced analgesia: electrochemical and biochemical approaches. Adv. Pain Res. Ther. 6 (1984) 135–150

32. DU H.J., et al., Inhibition of nociceptive neuronal response in the cat's spinal dorsal horn by electrical stimulation and morphine microinjection in nucleus raphe magnus. Pain 19 (1984) 249–258

33. CHANG K.L., et al., Effect of stimulation of midbrain raphe nuclei on the discharge of pain sensitive cells in nucleus parafascicularis of thalamus and its significance in acupuncture analgesia. Acta Physiol. Sin. 31 (1979) 209–218

34. KANG B.E., et al, The involvement of serotonergic transmission in periaqueductal grey for electroacupuncture analgesia and morphine analgesia in rabbits. Kexue Tongbao 29 (1984) 116–122

35. XUAN Y.T., et al., Antagonism of acupuncture analgesia and morphine analgesia by cinanserin injected into nucleus accumbens and habenula in the rabbit. Jour. Beijing Med. Coll. 14 (1982) 23–26

36. XU D.Y., et al., Amygdaloid serotonin and endogenous opioid substances are important for mediating electroacupuncture analgesia and morphine analgesia. Acta Physiol. Sin. 37 (1985) 162–171

37. WESTLUND K.N., et al., Noradrenergic projections to the spinal cord of the rat. Brain Res. 263 (1983) 15–31

38. DU H.J., CHAO Y.F., Effect of destruction or stimulsation of locus coeruleus on inhibition of viscero-somatic reflex activities. Acta Physiol. Sin. 31 (1979) 153–161

39. ZHOU Z.F., et al., Effect of intracerebral injection of clonidine or phentolamine on acupuncture analgesia in rabbits. Acta Physiol. Sin. 33 (1981) 1–7

40. PAN J.C., et al., Receptors involved in potentiation of electroacupuncture analgesia by microinjection of noradrenaline into hypothalamus in rats. Acta Physiol. Sin. 34 (1982) 179–184

41. TSOU K., JANG C.S., Studies on the site of analgesic action of morphine by intracerebral microinjection. Sci. Sin. 13 (1964) 1099–1109

42. REYNOLDS D.V., Surgery in the rat during electrical analgesia induced by focal brain stimulation. Science 164 (1969) 444–445

43. HAN J.S., et al., Met-enkephalin-Arg6-Phe7-like immunoreactive substances mediate electroacupuncture analgesia in the periaqueductal grey of the rabbit. Brain Res. 332 (1984) 289–296

44. HAN J.S., XIE G.X., Dynorphin: important mediator for electroacupuncture analgesia in the spinal cord of the rabbit. Pain 18 (1984) 367–376

45. ZHOU Z.F., et al., Substance P produces analgesia by releasing enkephalins in periaqueductal grey of the rabbit. Kexue Tongbao 29 (1983) 1716

46. WANG S., XIE L., The facilitatory effect of habenular nucleus on locus coeruleus. Acta Physiol. Sin. 33 (1981) 66–73

47. WANG S., et al., Spontaneous discharge of habenula and its inhibitory action on nucleus raphe magnus. Kexue Tongbao 25 (1980) 36–39

48. BLOOM F., et al., Neurons containing endorphin in rat brain exist separately from those containing enkephalin: immunocytochemical studies. Prac. Natl. Acad. Sci. USA 75 (1978) 1591–1595

49. CHENG Q.S., et al., Effect of electroacupuncture on the endorphin content in different brain areas of the rat. Kexue Tongbao 28 (1985) 312–315

50. GAO Y.S., KU Y.H., Mechanism underlying the inhibitory effect of rat nucleus arcuatus hypothalami on unit discharge of locus coeruleus with reference to electroacupuncture. Acta Physiol. Sin. 35 (1983) 163–171

51. CHANG H.T., Pain related neuronal discharges and their modification by activity of centrum medianum. Jpn. Jour. EEG EMG, Suppl. (1981) 133–136

52. ZHANG D.X., et al., Effects of lesions in the nucleus accumbens on acupuncture analgesia in rats. Acta Physiol. Sin. 30 (1978) 95–97

53. ZHOU Z.F., et al., Effect of intracerebral microinjection of naloxone on acupuncture and morphin analgesia in the rabbit. Sci. Sin. 24 (1981) 1166–1178

54. XUAN Y.T., et al., A serotonin-enkephalin in the nucleus accumbens. Neuroscience 19 (1986) 403–409

55. HAN J.S., YUAN Y.T., Activation by morphin of a serotonergic from periaqueductal grey to nucleus accumbens. Intern. Jour. Neurosci. 29 (1986) 109–118

56. LIU X., The role of nucleus raphe magnus in acupuncture analgesia and its control by some higher analgesic structures. Acupunct. Res. 9 (1984) 91–100

57. HAN J.S., et al., A neuronal pathway from nucleus accumbens to periaqueductal grey. Asia Pacific Jour. Pharmacology 1 (1986) 17–22

58. FU J.Y., et al., Inhibitory effect of caudate nucleus region on nociceptive discharges of lateral habenular nucleus in rats. Acta Physiol. Sin. 34 (1982) 400–405

59. ZHAI X.Z., et al., Role of amygdala in acupuncture analgesia, Experimental report in animals. Acupunct. Res. 6 (1981) 215–220

60. ZHOU Z.F., et al., Analgesic effect of morphine injected into habenula, nucleus accumbens or amygdala of rabbits. Acta Physiol. Sin. 5 (1984) 150–153

61. CHEN G.B., et al., The role of the human caudate nucleus in acupuncture analgesia. Acupunct. Electrother. Res. 7 (1982) 255–265

62. Research Group of Acupuncture Analgesia, Shanghai Institute of Physiology: The possible role of caudate nucleus in acupuncture analgesia. Chin. Med. Jour. 5 (1975) 340–342

63. GUAN X.M., et al., Studies on the acetylcholine turnover in the brain of rat during acupuncture analgesia. Acupunct. Res. 7 (1982) 137–144

64. LU W.X., et al., Effect of cholinergic activity in caudate nucleus on acupuncture analgesia. Acupunc. Res. 8 (1983) 109–113

65. ZHOU G.Z., et al., The role of dopamine system in caudate nucleus on acupuncture analgesia in rabbit. Kexue Tongbao 26 (1981) 951–953

66. XIE C.W., et al., Relation between the content of central met- and leu-enkephalin and analgesic effect of electroacupuncture in rats. Acta Physiol. Sin. 36 (1984) 192–197

67. LU R.L., PAN X.P., The relationship between acupuncture analgesia and opioid peptides or inorganic ions in rabbit caudate nucleus. Acupunct. Res. 9 (1984) 65–71

68. YUAN H., HAN J.S., Electroacupuncture accelerates the biogenesis of central enkephalins in the rat. Acta Physiol. Sin. 37 (1985) 265–273

69. ROGERS D.K., McKENZIE J.S., Regional difference within the caudate nucleus for suppression of extralemniscal thalamic units. Brain Res. 56 (1973) 345–349

70. DONG W.C., HE L.F., Effect microiontophoretic opiates and caudate stimulation on neurons in periaqueductal grey (PAG). Acta Physiol. Sin. 34 (1982) 63–70

71. SHEN E., et al., Involvement of descending inhibition in the effect of acupuncture on the splanchnically evoked potential in the orbital cortex of cat. Sci. Sin. 21 (1978) 677–685

72. HAN X.W., et al., Influence of intracordical stimulation or cryogenic blockade of somatosensory area I upon the operant conditioning and acupuncture analgesia in monkeys. Acta Physiol. Sin. 34 (1982) 165–171

73. HUANG Z.Z., et al., Influence of intracordical microstimulation of somatosensory area II upon operant avoidance conditioning and acupuncture analgesia in Rhesus monkeys. Acta Physiol. Sin. 35 (1983) 286–294

74. HONG Y.G., et al., Effect of somatosensory cortex on nociceptive discharges of parafascicular neurons in rabbit's thalamus. Acta Physiol. Sin. 35 (1983) 156–162

75. LEWIS J.W., et al., Neural, neurochemical and hormonal bases of stress-induced analgesia. Adv. Pain Res. Ther. 6 (1984) 277–288

76. LE BARS D., et al., Diffuse noxious inhibitory controls (DNIC) I, Effects on dorsal horn convergent neurons in the rat. Pain 6 (1979) 283–304

77. XIE G.X., et al., Involvement of spinal met-enkephalin and dynorphin in descending morphine analgesia. Acta Physiol. Sin. 36 (1984) 457–463

78. HAN J.S., et al., High and low frequency electroacupuncture analgesia are mediated by different opioid peptides. Pain 2 (suppl.) (1984) 543

79. FAN S.G., et al., GABA: antagonistic effect on electroacupuncture analgesia and morphine analgesia in the rat. Life Science 31 (1982) 1225–1228

80. FAN S.G., et al., Involvement of periaqueductal grey in the antagonistic effect of GABA on electroacupuncture- and morphine-analgesia. Acupuncture Research 2 (1984) 123–128

81. HAN J.S., et al., Is cholecystokinin octapeptide (CCK–8) a candidate for endogenous anti-opioid substrates? Neuropeptides 5 (1985) 399–402

82. HAN J.S., et al., Cholecystokinin octapeptide (CCK–8): Antagonism to electroacupuncture analgesia and a possible role in electroacupuncture tolerance. Pain 27 (1986) 101–105

X. Ganzheitliche Behandlung durch die chinesische Akupunktur und das Gesetz der bio-holographischen Wiederholung

von WANG Pingming

A. Die reguläre Verteilung der Punkte in der chinesischen Akupunktur

B. Beziehungen zwischen dem ganzen Körper und einzelnen Körperteilen bei physiologischen und pathologischen Veränderungen

C. Die Übereinstimmung des Gesamtorganismus mit seinen einzelnen Teilen hat für alle Lebewesen Gültigkeit

D. Wiederholung der holistischen Entwicklungsgeschichte der menschlichen Evolution durch biogenetische Vorgänge zur Entwicklung der voneinander unabhängigen Körperteile bei Lebewesen

E. Das Gesetz der bio-holographischen Wiederholung

Diese Arbeit von Prof. WANG Pingming vom Department of Bioengeneering der Technischen Universität Wuhan bringt Überlegungen zu diesem Thema, die möglicherweise eine Erklärung für das Phänomen der Sonderformen der Akupunktur und somit für die Ohr-Akupunktur geben könnten. (Die Herausgeber)

Einleitung

Das Gesetz der bio-holographischen Wiederholung wurde aus einer Analyse der gesetzmäßigen Verteilung der Akupunktur-Punkte, wie sie die traditionell-chinesische Medizin kennt, sowie von zu beobachtenden Zusammenhängen zwischen einzelnen Körperteilen und dem Gesamtorganismus von Lebewesen entwickelt.

Sollte diese Hypothese durch weitere Fakten untermauert werden, so gäbe es in Hinkunft nicht nur neue Leitlinien in der Akupunktur-Forschung, sondern wäre es auch denkbar, daß damit ein neues Gebiet zur Erforschung der Grundprinzipien für die Entstehung und Entwicklung des Lebens erschlossen werden könnte.

Die traditionell-chinesische Medizin kennt keine therapeutischen Maßnahmen, die eine ausschließliche Behandlung des Kopfes bei Kopfschmerzen oder eine ausschließliche Behandlung des Fußes bei Schmerzen im Fuß empfehlen. Auch gibt es in der traditionell-chinesischen Medizin keine Regel, die vorschreibt, daß eine Diagnose allein aufgrund isolierter Symptome erstellt werden soll, nur weil diese auffälliger sind als der Gesamtzustand des Patienten.

Ganz im Gegenteil: Die traditionell-chinesische Medizin betrachtet alle Teile des Körpers, so verschieden sie auch sein mögen, als Einheit, das heißt, daß alle Teile untereinander aufs engste verknüpft sind und es daher unmöglich ist, ein Organ ohne Rücksicht auf den Gesamtorganismus zu behandeln.

Von diesem Standpunkt aus müssen zu einer Diagnose bzw. für eine wirksame Behandlung alle Faktoren, also physische, psychische und Faktoren der Umwelt, berücksichtigt werden. Bei der Behandlung selbst muß sich der Arzt genau über die Interaktionen zwischen den einzelnen Organen im klaren sein.

Das Wissen um die Wirkungsbreite von untereinander eng verknüpften Akupunktur-Punkten, wie es sich die traditionell-chinesische Medizin in jahrtausendelanger Untersuchungsarbeit aneignen konnte, sollte als überzeugender Beweis für die vollständige Zusammenarbeit der einzelnen Organe untereinander angesehen werden.

A. Die reguläre Verteilung der Punkte in der chinesischen Akupunktur

Die im folgenden beschriebenen Charakteristika lassen sich aus einer Darstellung der Akupunktur-Punkte entnehmen.

1. Alle Punkte, die bisher gefunden wurden, liegen an den vier Extremitäten und am Kopf dichter als am Rumpf. Noch dichter liegen sie jedoch an Händen, Füßen, an der Nase und den Ohrmuscheln.

Nach den Erfahrungen der traditionell-chinesischen Medizin, daß bestimmte Punkte mit bestimmten Krankheitsorten zusammenhängen und daß Krankheiten über ganz bestimmte Punkte beeinflußbar sind, stimmen die Akupunktur-Punkte an Thorax, Abdomen und dem Rücken zur Behandlung innerer Organe noch am ehesten mit dem anatomischen Gesichtspunkt überein.

Punkte am Kopf und an den Gliedmaßen beeinflussen jedoch nicht nur anatomisch benachbarte Regionen – was für die Akupunktur besonders wichtig ist –, sondern sie beeinflussen und regulieren auch jene Organe und Gewebe, die, anatomisch gesehen, ganz woanders liegen.

2. Betrachten wir die Punkte an den Händen, den Füßen oder am Kopf (die, wie gesagt, auch nicht unmittelbar benachbarte Körperabschnitte nachweislich beeinflussen können) als graphisch miteinander verbunden, so werden wir eine Reihe von „Untereinheiten" an vielen anderen Körperstellen finden, in denen ein analoges Verteilungsmuster der Punkte vorliegt (siehe Abb. X–1, 2, 3, 4 und 5).

Die hervorstechendste Übereinstimmung lassen Tafeln der sog. Hand-, Fuß-, Nasen- und Ohr-Akupunktur erkennen.

Es gibt die Übereinstimmung zwischen der Lage der Akupunktur-Punkte, wie sie aus Tafeln ersichtlich ist, und die Übereinstimmung zwischen den räumlich verschiedenen Strukturen des menschlichen Körpers. Das heißt, oben und unten, hinten und vorne, rechts und links, kurz: der ganze Körper spiegelt sich in den Punkten seiner Untereinheiten wider.

Die in diesen Abbildungen vorgenommene graphische Verbindung der einzelnen Punkte erinnert an eine menschliche Gestalt, wobei jene von Nase und Ohren, gezeichnet auf ein Gesicht, die einzelnen Details eines menschlichen Organismus am besten wiedergibt, während die Verbindung der Ohr-Punkte am ehesten an einen menschlichen Feten erinnert, der auf dem Kopf steht (siehe Abb. X–6 und 9).

3. Das Bild eines Menschengesichtes als Teil des Kopfes spiegelt zugleich auch die Bauchoberfläche wider.

Dasselbe gilt auch für die Handfläche und die Fußsohle, welche beide eher die inneren Organe darstellen, während Hand- und Fußrücken eher die hinteren Körperregionen und das Körperprofil widerspiegeln (siehe Abb. X–7 und 8).

Es wäre denkbar, daß die Kopfhaar-Region dem Rücken vergleichbar ist. Wenn man sich nämlich das Kopfhaar abgezogen und ausgebreitet vorstellt, erhält man annähernd ein abgezogenes Tierfell, mit vier Beinen, Kopf und Schwanz (Abb. IX–10).

Auf diesem gedachten Tierfell gibt es am Hinterteil einen Punkt, den BAI HUI (LG 19^{B}=LG 20^{CH}), der in der Akupunktur zur Behandlung des Analprolaps herangezogen wird. Es mag nicht rein zufällig sein, daß dieser Punkt am Kopf zur Behandlung eines so weit entfernten Körperteils wirksam ist.

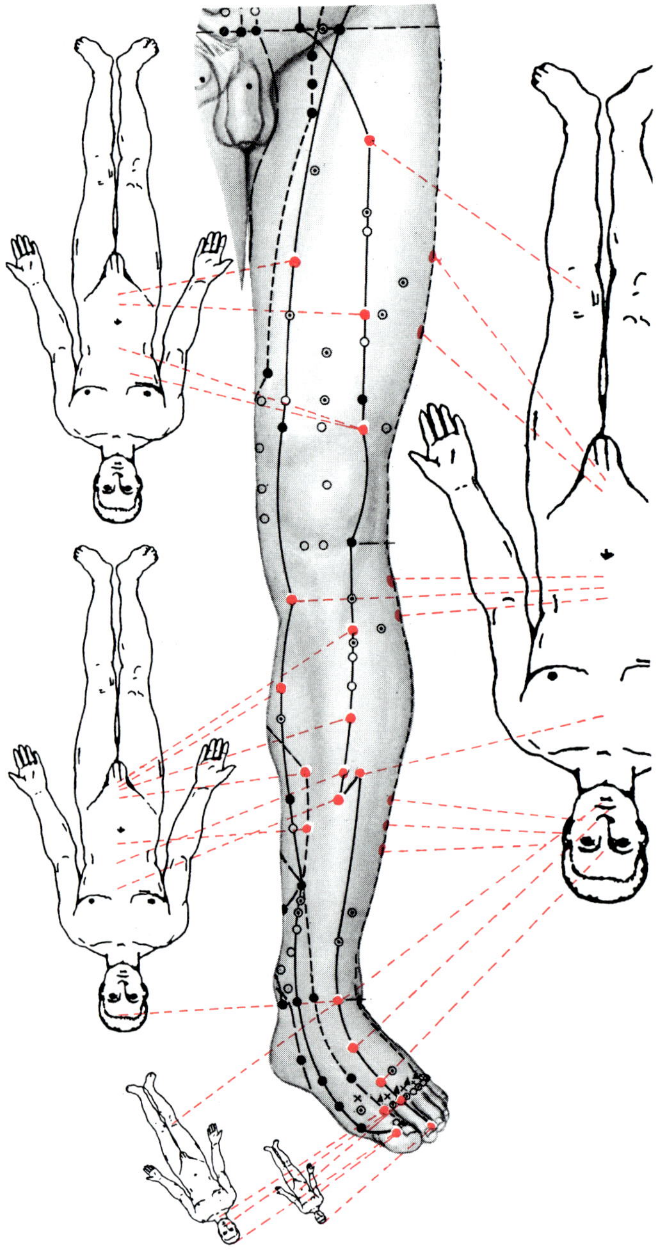

Abb. X–1 Die Punkte an den Gliedmaßen spiegeln Untereinheiten wider und beeinflussen auch anatomisch entfernt liegende Organe

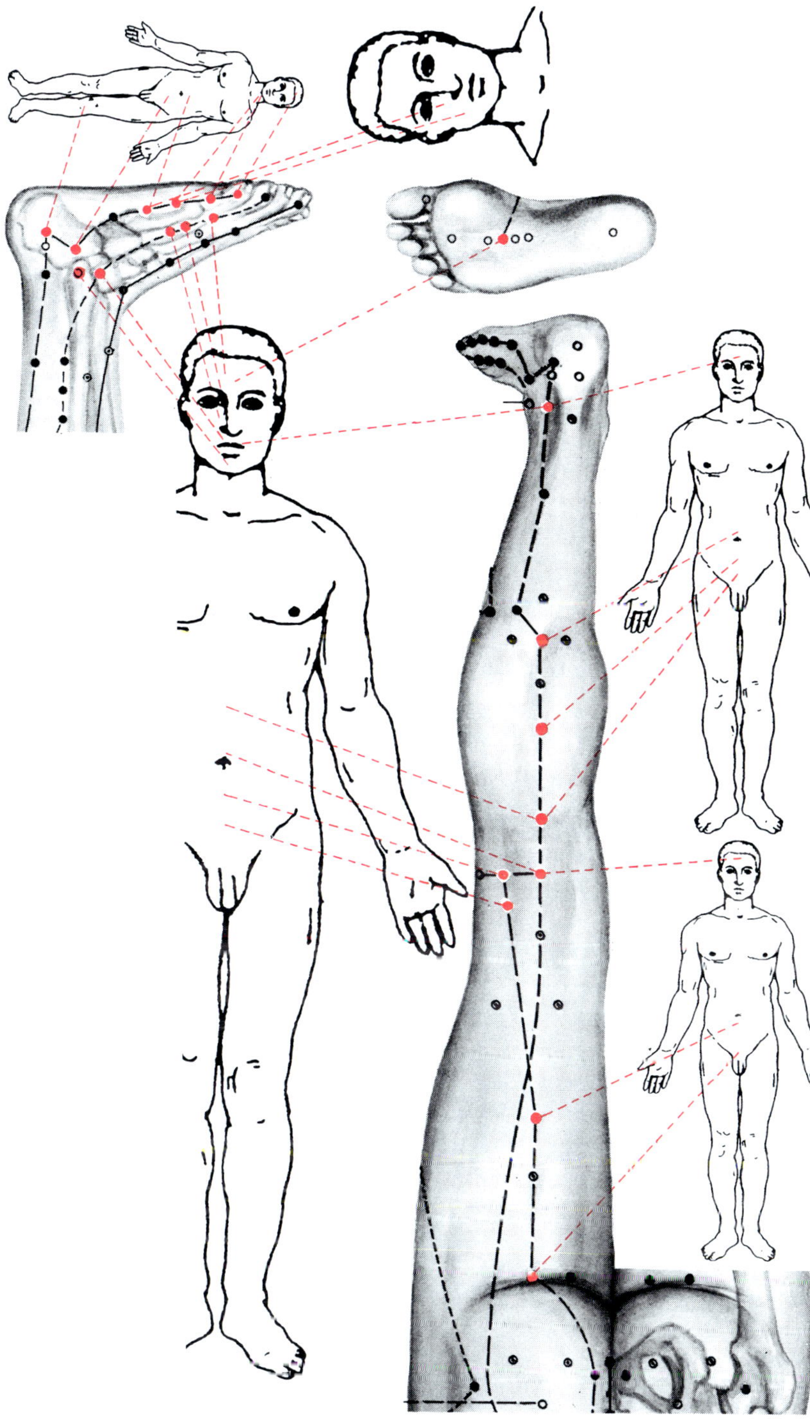

Abb. X–2 Die Punkte an den Gliedmaßen spiegeln Untereinheiten wider und beeinflussen auch anatomisch entfernt liegende Organe

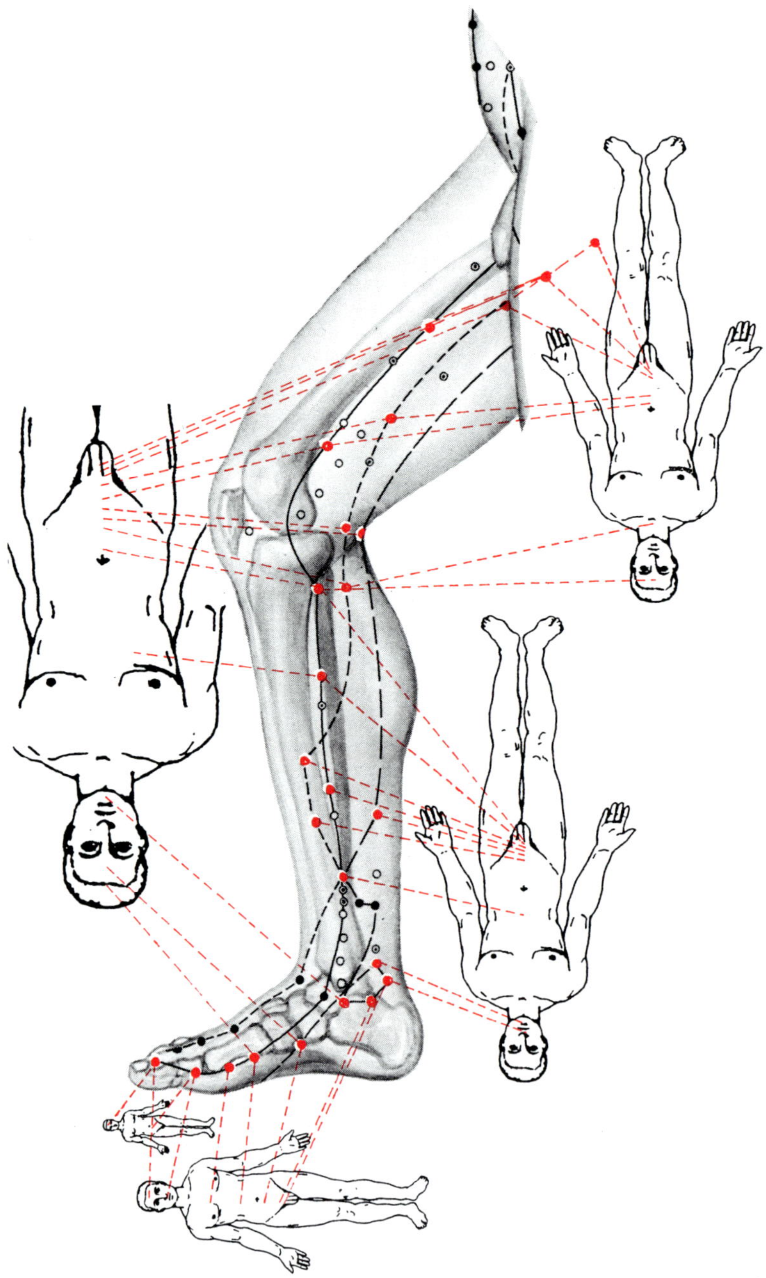

Abb. X–3 Die Punkte an den Gliedmaßen spiegeln Untereinheiten wider und beeinflussen auch anatomisch entfernt liegende Organe

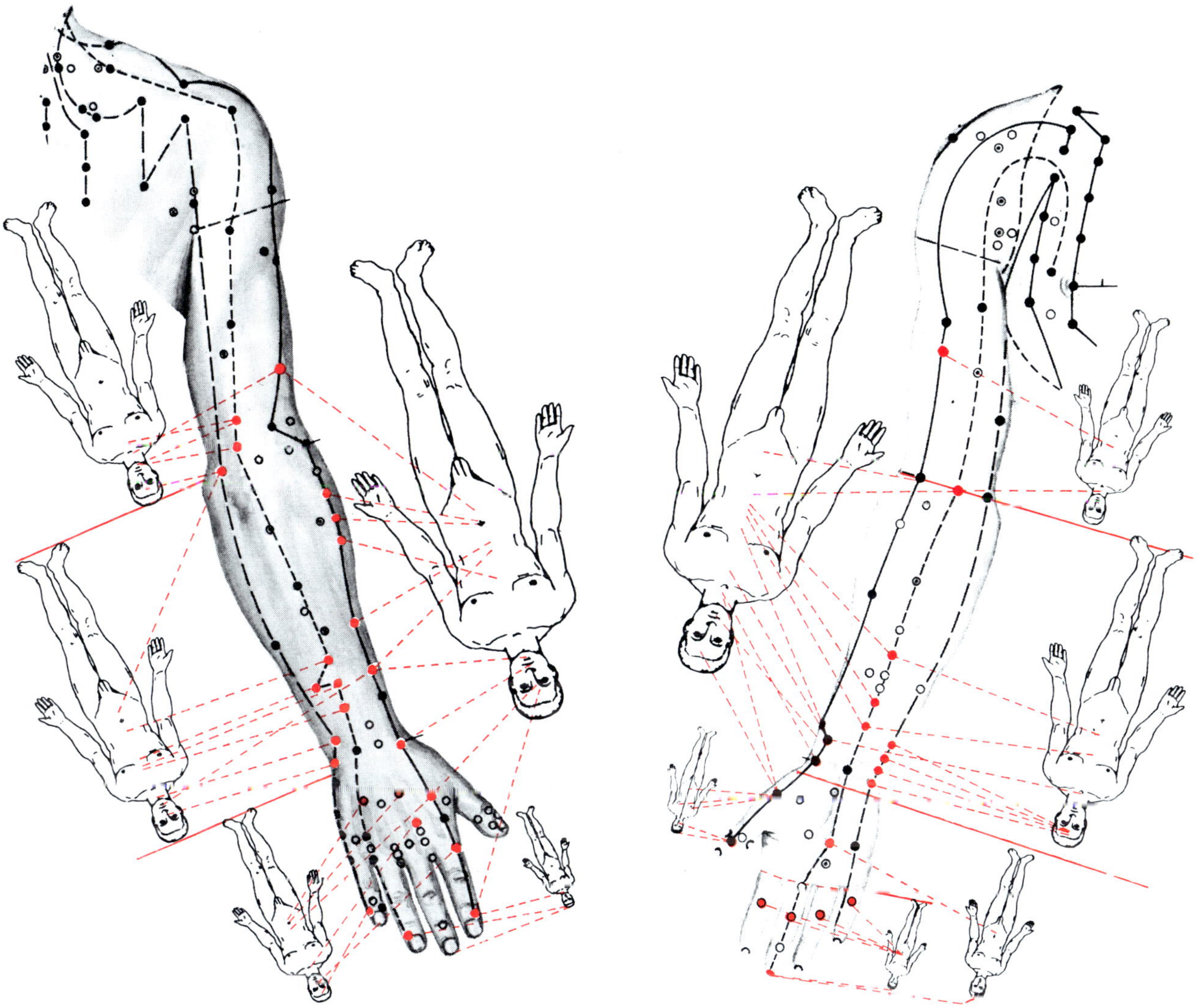

Abb. X–4 und 5 Die Punkte an den Gliedmaßen spiegeln Untereinheiten wider und beeinflussen auch anatomisch entfernt liegende Organe

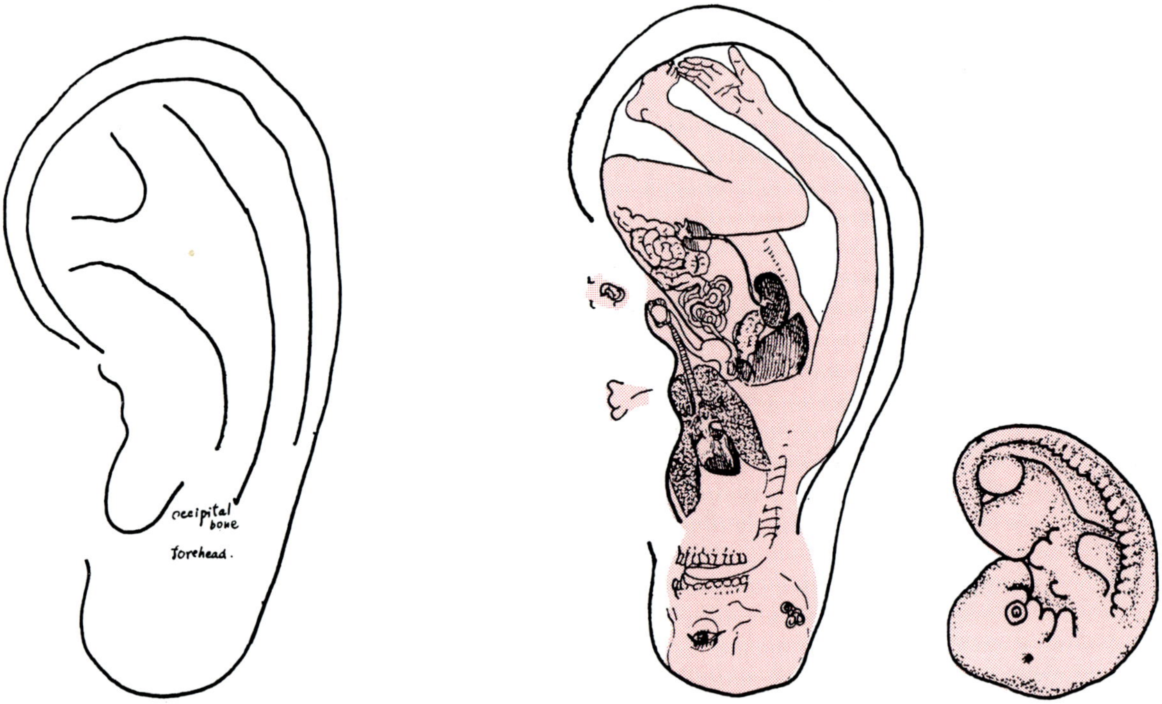

Abb. X–6 Projektion des menschlichen Körpers in der Ohrmuschel

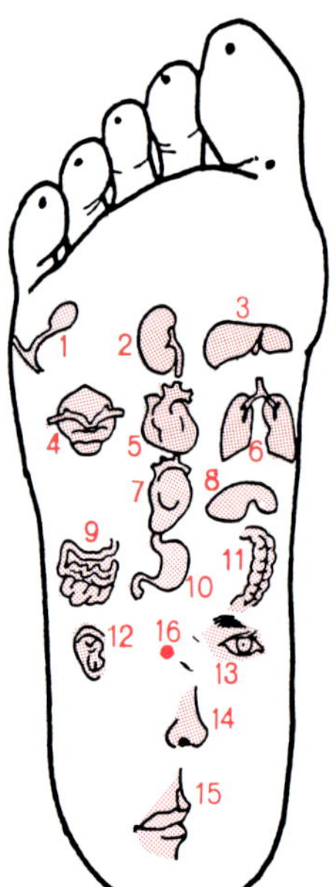

Abb. X–7 Projektion des menschlichen Körpers auf der Fußsohle)*

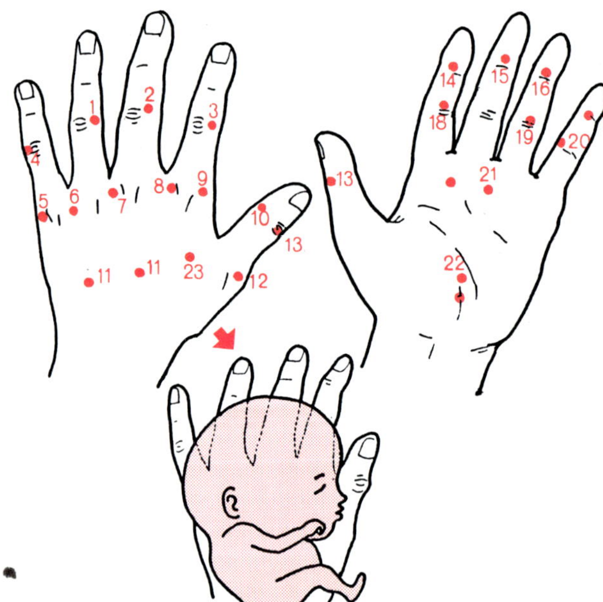

Abb. X–8 Projektion des menschlichen Körpers an den Händen

**) Die Punkte-Numerierung in den Abb. X–7, 8 und 9 unterscheidet sich von unseren und den Angaben anderer Autoren.*

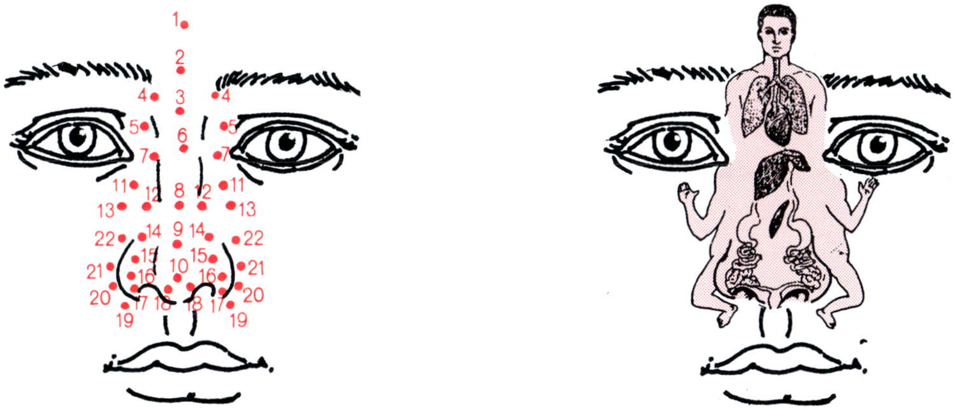

Abb. X–9 Projektion des menschlichen Körpers an der Nase

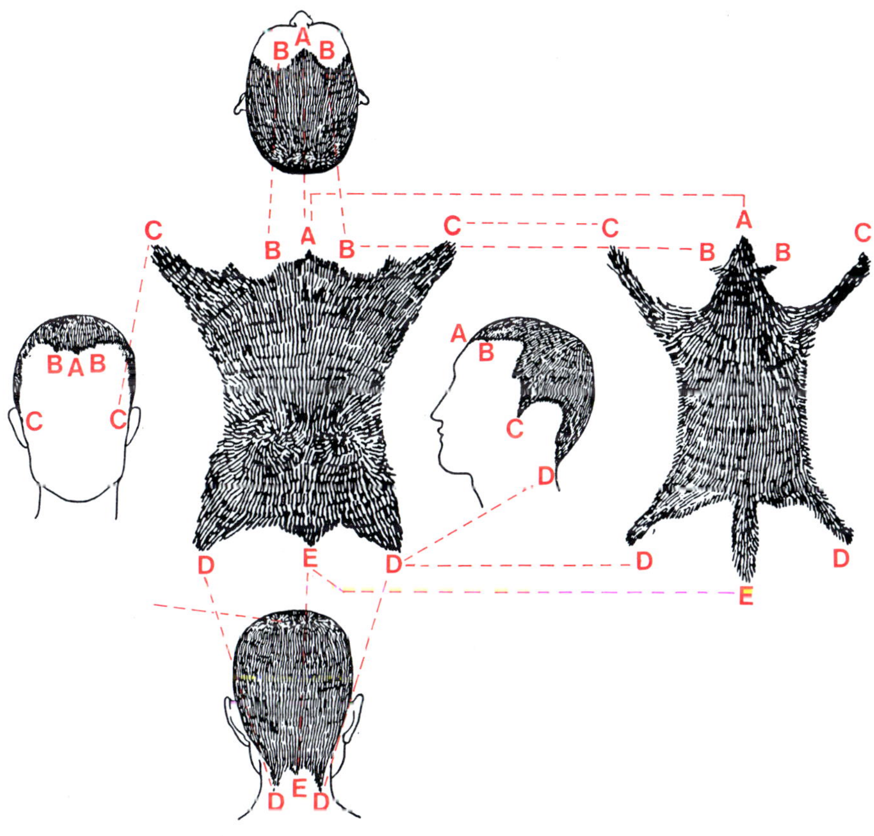

Abb. X–10 Ähnlichkeit von Kopfhaar und Tierfell

B. Beziehungen zwischen dem ganzen Körper und einzelnen Körperteilen bei physiologischen und pathologischen Veränderungen

Physiologische und pathologische Vorgänge innerhalb des Organismus manifestieren sich häufig ganz charakteristisch in bestimmten Körperregionen. Diese Korrelation zwischen Teil und Ganzem stimmt mit dem oben erwähnten Phänomen überein, daß sich in bestimmten Körperteilen durch graphische Verbindung der Akupunktur-Punkte eine menschliche Gestalt vorstellen läßt.

So z. B. ist der Gesichtsbart der Schambehaarung ähnlich; Erkrankungen im Abdomen oder eine bestehende Schwangerschaft lassen sich anhand der ungewöhnlichen Pigmentierung der korrespondierenden Teile des Gesichts erkennen; ein Ausfluß aus der Nase zur gleichen Zeit mit einem Ausfluß aus dem Genitale ist nicht selten. Diese enge Beziehung zwischen Nase und Genitaltrakt wird von den Ärzten immer mehr beachtet.

Die mit anderen Körperteilen korrespondierenden Punkte der Ohrmuschel, die bei pathologischen Veränderungen äußerst empfindlich reagieren, sind ebenso wie die sog. „Zustimmungs- oder Rücken-Punkte“ häufig ein wertvolles diagnostisches Hilfsmittel.

C. Die Übereinstimmung des Gesamtorganismus mit seinen einzelnen Teilen hat für alle Lebewesen Gültigkeit

Obwohl sich der Mensch im Laufe seiner Entwicklung längst im Wesentlichen von der übrigen Tierwelt unterscheidet, gibt es doch gültige Gesetze, die ihn von den übrigen Lebewesen kaum trennen.

Wir möchten einige Beispiele anführen:

Ganz ähnlich, wie es in der Kopf-Akupunktur Punkte gibt, die auf den ganzen menschlichen Körper Einfluß haben, kann man bei Milchziegen folgendes beobachten: Am Hals haben diese Tiere zwei Kehllappen, die dem Euter am Unterbau ähneln; Ziegen mit langem Fell haben auch einen längeren Ziegenbart.

Vögel mit ungewöhlichen (langen) Kopffedern haben auch sehr lange und typische Schwanzfedern, so hat z. B. der Pfau eine Federkrone und lange Schwanzfedern, und die Farbschattierungen jeder einzelnen Feder gleichen in etwa den Schattierungen des ganzen Federkleides. Vögel mit dichten Federn am Rücken, wie z. B. die Schnee-Eule oder auch einige Haushähne, haben auch dichte Federn an Beinen und Klauen (siehe Abb. X–11).

Trotz der Vielfalt der Insekten gibt es auch in dieser Spezies Grundregeln (Abb. X–12): So haben Insekten mit drei Paar Beinen auch drei Paar Mundwerkzeuge. Abgesehen davon, daß Moskitos, Bienen und Heuschrecken gemäß ihrer unterschiedlichen Lebensbedingungen sehr voneinander verschieden sind, haben sie doch dieses 3 : 3-Verhältnis (Beine : Mundwerkzeuge) gemeinsam.

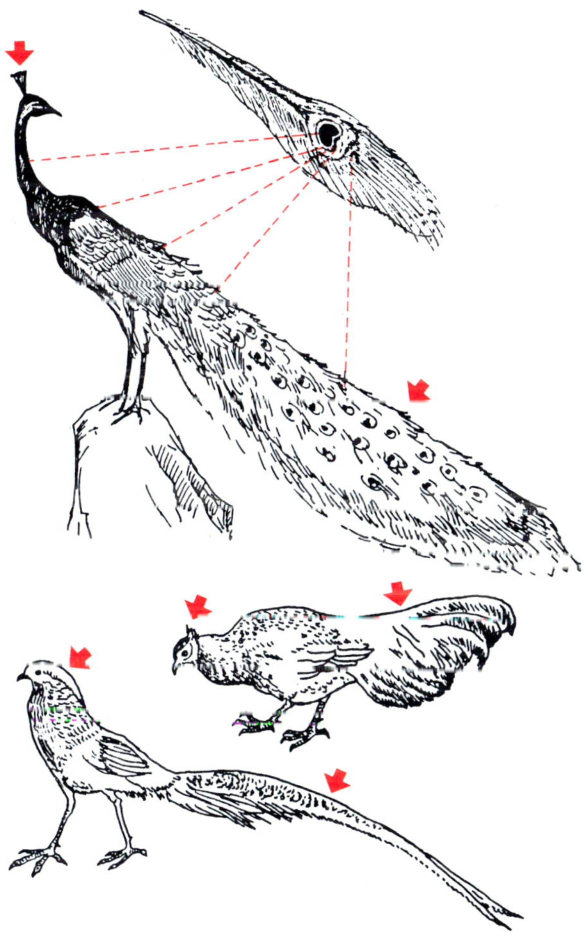

Abb. X–11 Analogien bei Vögeln

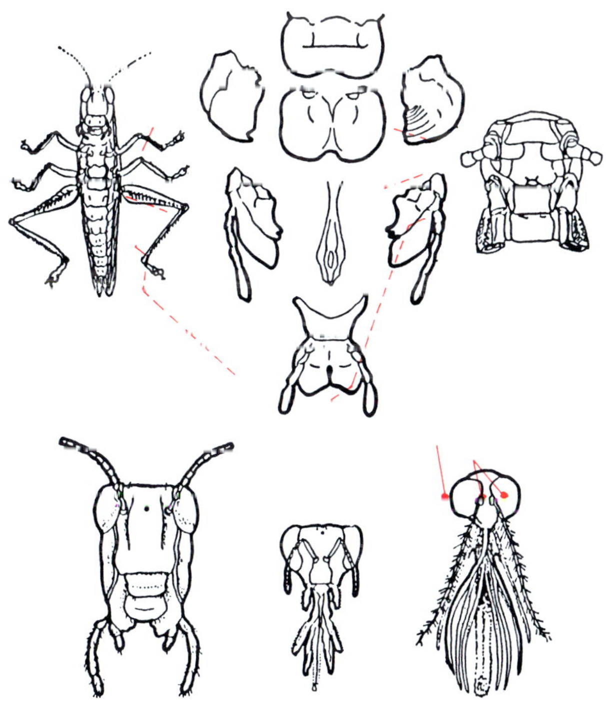

Abb. X–12 Analogien bei Insekten

Spinnen mit vier Paar Beinen haben acht Spinndrüsen und acht einfache Augen.

Ebenso haben Insekten, die über zwei Facettenaugen verfügen, in der Mitte über den Facettenaugen noch zwei einfache Augen.

Die gestreiften oder gefleckten Felle von Säugern spiegeln ein ähnliches Gesetz wider (Abb. X–13 und 14):

So z. B. hat der Himalaya-Steinbock einen weißen Fleck unter der Nase und einen ebensolchen am Hinterteil.

Auch das Kopffell des Oryx leucoryx (Oryxantilope [?]) stimmt farblich weitgehend mit dem Körperfell überein.

Im Gegensatz zu Rindern und Rotwild haben langmähnige Pferde auch lange Schweife.

ZHANG Yinqing hat herausgefunden, daß bei Zebras, Giraffen, Tigern etc. ein relativ unabhängiger Körperteil, wie eine Pfote oder der Schwanz, immer die gleiche Flecken- oder Streifzahl aufweist wie der Rumpf.

Darüber hinaus stellte er fest, daß kleine Teile von Pflanzen, so z. B. Blätter oder Früchte, ihrer Form nach jener der ganzen Pflanze ähnlich sind. Er nannte diese Beobachtung:

Das bio-holographische Gesetz.

Das heißt, ein mehr oder weniger unabhängiger kleiner Körperteil eines Lebewesens kann dessen Gesamtorganismus in sich widerspiegeln, wie es der kleine Chip im Laser-Hologramm macht, der das Aussehen des ganzen Originals wirklichkeitsgetreu wiedergibt.

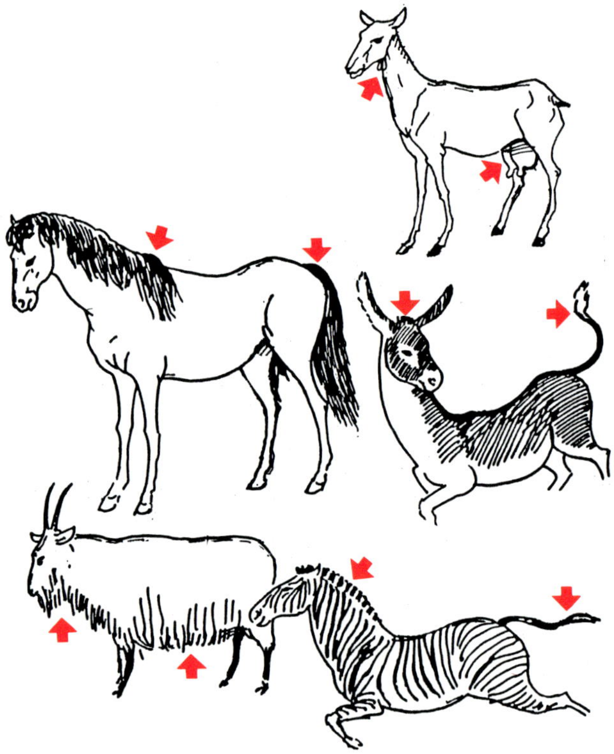

Abb. X–13 Analogien bei Fellen von Säugern

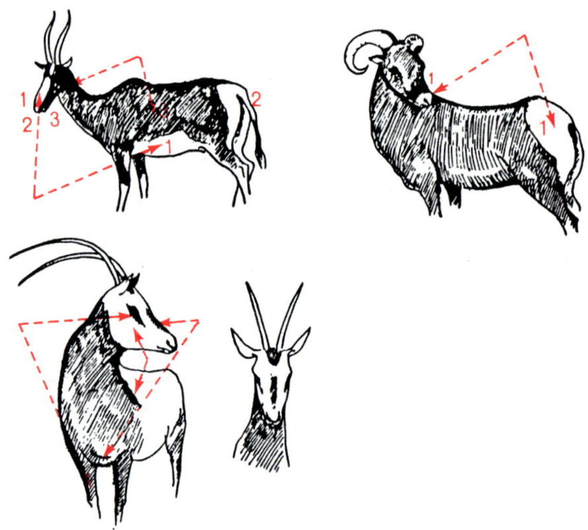

Abb. X–14 Analogien bei Fellen von Rotwild

Solche Zusammenhänge kann man auch in einzelnen Systemen des menschlichen Körpers beobachten. So z. B. wird von Wissenschaftlern das Zentralnervensystem, vom Rückenmark bis zum Großhirn, schon längst in viele kleine Untereinheiten aufgegliedert. Wenn man korrespondierende Punkte dieser einzelnen Hirnregionen graphisch miteinander verbindet, erhält man wieder das Abbild des ganzen Körpers (siehe Abb. X–16).

Wie aus der Abbildung X–15 der Gesichts-Akupunktur hervorgeht, korrespondiert der obere Anteil des Augenbrauenbogens mit dem Kopf.

WESTLAKÉ nimmt für das verstreute Erinnerungsvermögen ein holographisches Modell im Gehirn an, und daß es auch hier an bestimmten Stellen Informationsumwandlungs-Prozesse – ähnlich wie in der Holographie – gibt, die ein Lernen und Erinnern überhaupt erst möglich machen.

Diese „Schaltstufe" (wo der Umwandlungsprozeß stattfindet) ermächtigt die voneinander relativ unabhängigen Gehirnregionen dazu, von ein und derselben Information stärker oder weniger stark Gebrauch zu machen, so daß beispielsweise die Erregung eines bestimmten Punktes in einer bestimmten Region die synchrone Erregung korrespondierender Punkte in anderen Regionen zur Folge hat. Denn das Lernen oder das Erinnern an bestimmte Dinge sind nicht ausschließlich Funktionen niederer Gehirnregionen, wie es Versuche an Personen mit „semi-brain" (= Kommissurendurchtrennung) beweisen.

Alles, was hier aufgezählt wurde, soll darauf hinweisen, daß sich für jedes Lebewesen Verbindungen zwischen
– dem Kopf und den vier Gliedmaßen,
– dem Gesicht und dem Kopfhaar sowie
– zwischen noch kleineren Untereinheiten, wie Händen und Füßen, Nase, Ohrmuschel, Fingern und Zehen,
feststellen lassen.

Es gibt also zwischen allen räumlichen Strukturen des Organismus Zusammenhänge, die einem holistischen Bild gleichen.

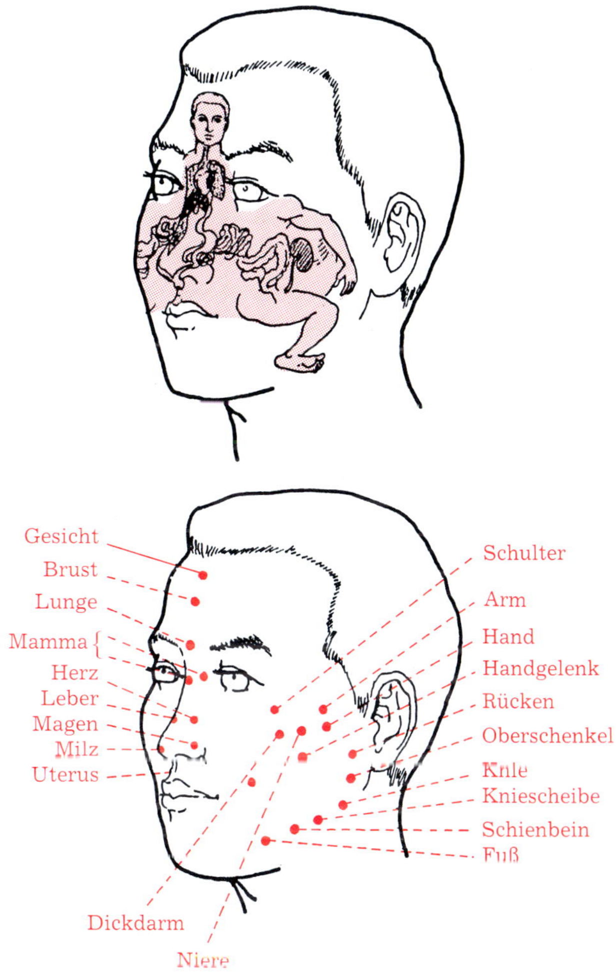

Abb. X 15 Projektion des menschlichen Körpers in das Gesicht

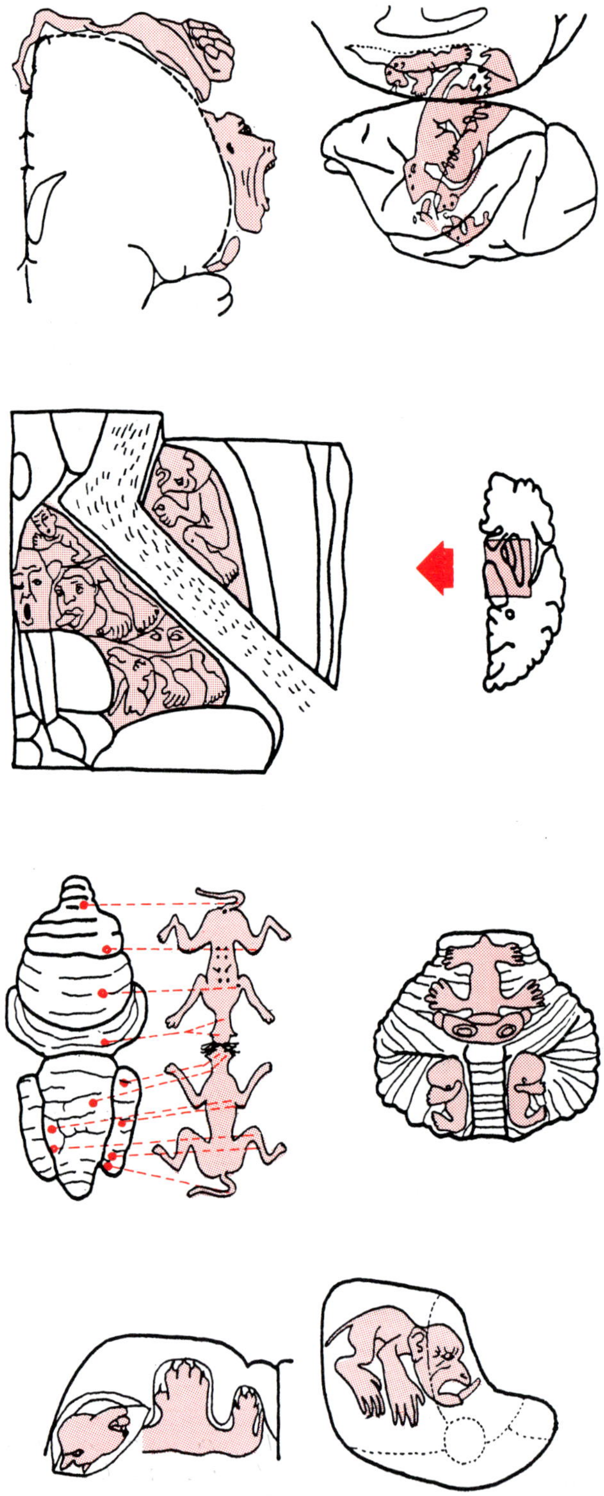

Abb. X–16 Projektionen des menschlichen Körpers im ZNS

D. Wiederholung der holistischen Entwicklungsgeschichte der menschlichen Evolution durch biogenetische Vorgänge zur Entwicklung der voneinander unabhängigen Körperteile bei Lebewesen

Der Zusammenhang von Körperteilen mit dem ganzen Körper kann noch von einem anderen Blickwinkel her gesehen werden, nämlich von der Entwicklungsgeschichte her, und vielleicht kann diese Betrachtungsweise zu einem besseren Verständnis der Verteilung der Akupunktur-Punkte, in Übereinstimmung mit der räumlichen holographischen Lage, verhelfen.

Nehmen wir die Organe des Kopfes: Die Zusammenhänge von Mund, Augen, Nase und Ohrmuschel mit dem übrigen Körper sind nicht alle gleich stark ausgeprägt. Je jünger entwicklungsgeschichtlich eines der genannten Organe ist, desto stärker läßt sich ein Zusammenspiel mit dem Gesamtorganismus nachweisen.

Die Punkte der Nasen-Akupunktur ergeben, wenn man sie untereinander verbindet, ungefähr den Umriß eines Tieres mit vier Beinen, Kopf und Schwanz; durch die Verbindung der Ohr-Punkte erhält man die Figur eines Feten, der, den Kopf nach unten, den Eindruck des eben Geborenwerdens erweckt.

Nach der Reihenfolge des Auftretens der Organe in der Evolution des Menschen kann man auch auf die Genauigkeit des Zusammenspiels dieser Organe mit dem ganzen Körper schließen.

Da unsere Vorfahren zunächst Coelenteraten waren, wäre das entwicklungsgeschichtlich älteste Organ **der Mund.** Coelenteraten fressen ihre Beute, schließen den Mund, und die unverdauten Reste werden wieder durch den Mund ausgeschieden.

Auf dieser Entwicklungsstufe war die holistische Struktur also noch unkompliziert, und tatsächlich finden sich im Mund auch kaum Punkte, die den Körper wesentlich beeinflussen.*)

Die Augen entstanden auf der Entwicklungsstufe der Fische. Man nimmt an, daß die salzigen Tränen des Menschen ein Relikt aus dieser Zeit sind, um die Augen der späteren Umwelt, dem Land, anzupassen.

Die Nase entwickelte sich erst, als die Vorfahren des Menschen zu Landtieren wurden, zuerst zu Reptilien, später zu Säugern. Bei diesen waren Kopf und Gliedmaßen und die inneren Organe schon sehr weit entwickelt. Ebenso entwickelten sich die äußeren Geschlechtsorgane in Anpassung an das Leben außerhalb der Gewässer. Diese Entwicklungsstufe spiegelt sich im Gesicht eines heute lebenden Menschen in der Region rund um die Nase und in der Kopfhaarregion wider – als erste Entwicklungsstufe, auf der der Körper eines Primaten voll ausgebildet war.

Die Ohren traten in der Entwicklungsgeschichte als letztes auf. Es dürfte dies der Grund dafür sein, daß es in der Ohrmuschel fast ausnahmslos Punkte für alle Teile des Körpers gibt. Die Verbindung der Ohrpunkte erinnert, wie schon zweimal angedeutet, an einen menschlichen Feten, der eben geboren wird; letzteres könnte ein Hinweis auf die lebendgebärenden Primaten sein (die ihre Jungen säugen).

---

*) *Anmerkung der Herausgeber:*

In Europa wurde inzwischen von J. GLEDITSCH die Mund-Akupunktur entwickelt und R. VOLL fand mit dem Odontodon eine Beziehung zwischen den Zähnen, ihrem Halteapparat und den inneren Organen.

Die Hände und Füße differenzierten sich erst zum Schluß. So bekamen Finger und Zehen je drei Glieder, und die Gliedmaßen teilten sich in Hand, Unter- und Oberarm bzw. in Fuß, Unter- und Oberschenkel; darum haben diese drei Abschnitte der Extremitäten die gute Übereinstimmung mit den drei Abschnitten des Rumpfes (Kopf, Thorax und Abdomen) und gleichzeitig auch mit den Extremitäten selbst (siehe Abb. X–17).

Der Mensch hat fünf Finger und fünf Zehen an jeder Hand bzw. an jedem Fuß, was dem Körper mit seinen fünf Abschitten (vier Extremitäten und Kopf) wiederum gut entspricht.

Obwohl die dreifache Unterteilung der Extremitäten bzw. der einzelnen Finger und Zehen mit der dreifachen Unterteilung des Rumpfes übereinstimmt, ist die Beziehung zwischen den genannten Körperabschnitten nicht so ausgeprägt, wie es jene zwischen Ohrmuschel und Körper ist, denn die Differenzierung der Gliedmaßen fand entwicklungsgeschichtlich vor jener der menschlichen Ohrmuschel statt.

Die **Insekten** entwickelten sich vom primitiven, unsegmentierten Stadium über die Anneliden und Myriopoden zu definitiven Insekten mit einem dreigeteilten Körper (Kopf, Thorax und Abdomen). Auch jetzt noch durchläuft ein Insekt während der Metamorphose alle Stadien seiner Evolution.

Die auffälligste Entwicklungsstufe bei den Anneliden ist ihre Gliederung in Segmente. Wenn man diese Segmente eingehend untersucht, findet man, daß alle, mit Ausnahme des Kopf- und des Schwanzsegments, einander gleichen. Jedes Segment hat ein Paar „Seitenfüße“ und eine Menge Nervenzellkörper.

Damit besitzt jedes einzelne Segment alle Charakteristika des ganzen Körpers vor dem Stadium der Segmentierung, und jedes Segment weist Strukturen des ganzen Körpers auf.

Im dargestellten Metamorphosestadium (Abb. X–18) wurden die Füße der potentiellen Insekten ebenfalls in drei Segmente unterteilt, und auch der Rumpf erhielt seine drei Abschnitte.

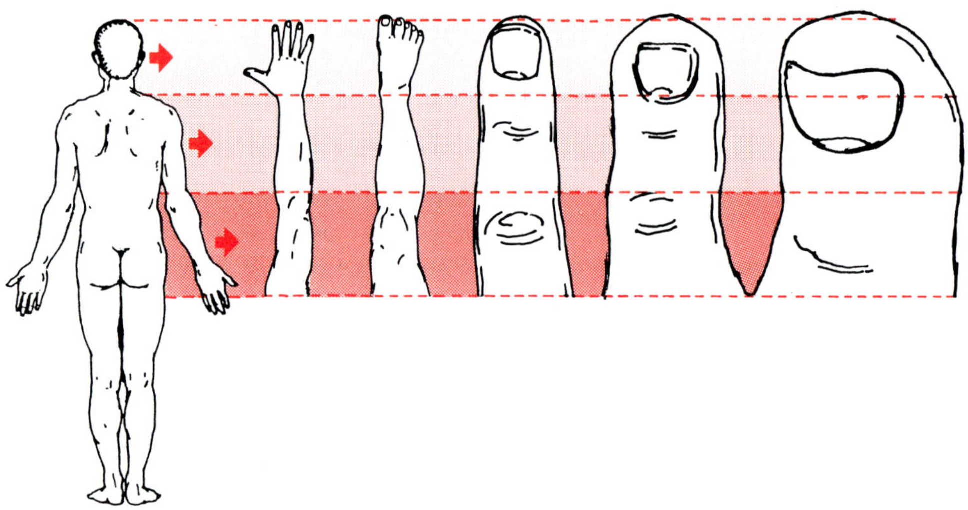

Abb. X–17 Einander entsprechende Abschnitte von Kopf, Rumpf und Extremitäten

Nehmen wir wieder ein Beispiel von ZHANG Yinqing aus seinem bio-holographischen Gesetz für **Pflanzen**, so können wir auch hier feststellen, daß sich entwicklungsgeschichtlich sowohl für die ganze Pflanze wie für ihre einzelnen Teile alles wiederholt.

So z. B. ist ein Blattstengel kurz, wenn der Setzling zu wachsen beginnt; zu dieser Zeit gleicht die Blattform der Form der ganzen Pflanze. Wenn der Sproß einen Stamm entwicklet, werden auch die Blattstengel länger und stärker, und letztlich verändert auch das Blatt seine ursprüngliche Form, wenn der fertige Baum seine Krone entwickelt (siehe Abb. X–19).

Im 19. Jahrhundert entwickelte Ernst HAECKEL das biogenetische Grundgesetz, das sich auf Beobachtungen aus der Embryologie gründet.

Die Analyse der Fakten, die in dieser Abhandlung besprochen werden, zeigt, daß nicht nur die Evolution der Lebewesen im Embryonalstadium in Entwicklung und Wachstum des ganzen Körpers wiederholt wird, sondern daß der Evolutionsprozeß des ganzen Körpers in der Geschichte auch durch das Auftreten und die Entwicklung gewisser innerer Gewebe und Organe wiederholt wird.

Solche Wiederholungen sind, was ihre strukturelle Position betrifft, der korrespondierenden räumlichen holographischen Wiederholung unterworfen.

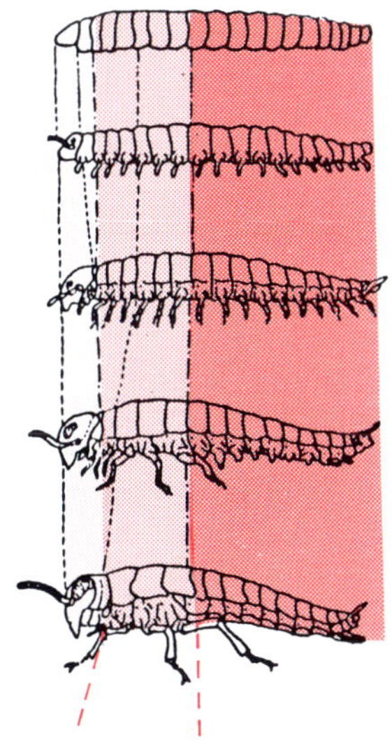

Abb. X–18 Entwicklung und Segmentierung bei Insekten

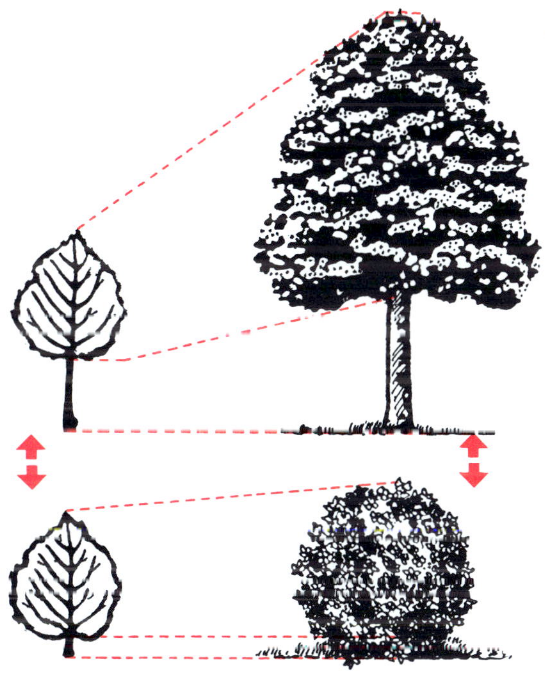

Abb. X–19 Analogien zwischen Blatt und Baum bzw. Strauch

E. Das Gesetz der bio-holographischen Wiederholung

In Anlehung an die oben erwähnten Fakten nimmt der Autor an, daß es ein gewisses Gesetz in der Evolution und der Entwicklung von Lebewesen geben muß, welches besagt, daß sich zu bestimmten Zeitpunkten in der Evolution und der Entwicklung voneinander unabhängige Gewebe und Organe vom Körper differenzieren können.

Inzwischen werden sich entwicklungsgeschichtlich ältere Strukturen zurückbilden, weil sie neuen Umweltbedingungen nicht mehr gerecht werden können oder sie werden sich entsprechend den neuen Gegebenheiten verändern und anpassen. (Es werden sich aber keine völlig neuen Strukturen mehr ausbilden.)

Die voneinander relativ unabhängigen Teile, die sich im Verlauf dieses Prozesses herausbilden und ausdifferenzieren, sind in ihrer räumlichen Struktur grundsätzlich dem ganzen Körper, im jeweiligen Entwicklungsstadium, vergleichbar.

Darum stehen ja auch die entwicklungsgeschichtlich jüngsten Körperteile in engster Beziehung mit dem voll ausgebildeten Körper, und sie sind es auch, die die Gesamtheit des Körpers am deutlichsten in sich widerspiegeln.

Dieser holographische Zusammenhang zwischen einzelnen Körperteilen und dem Gesamtorganismus in Hinblick auf die räumliche Struktur heißt dann bio-holographisches Wiederholungsgesetz, wenn das Zusammenspiel zwischen Teil und Ganzem auf einzelne Entwicklungsstadien des werdenden Organismus Rückschlüsse zuläßt.

Man könnte die einzelnen Körperteile treffend als „Einheiten der bio-holographischen Wiederholung" bezeichnen:
- jene, die besonders eng mit dem fertigen Körper in Beziehung stehen, als „Fortgeschrittene Einheiten" und
- jene, die weniger deutlich mit dem Gesamtorganismus verbunden sind, als „Elementare Einheiten".

Wir haben bereits erwähnt, daß die Punkte der Akupunktur über den ganzen Körper verteilt sind und daß sie in therapeutischer Hinsicht sehr ausgedehnte Verbindungs- und Wirkungsstrekken haben.

Es wäre denkbar, daß der Mechanismus der Akupunktur auch auf dem bio-holographischen Wiederholungsgesetz beruht.

Zusammenfassung

Die Evolution der einzelnen Organe von Lebewesen ist ein extrem komplizierter Vorgang. So z. B. haben Pferde, Rinder und Kamele ganz verschieden geformte Hufe, aber zu Beginn ihrer Entwicklung bestanden die Hufe aller drei Tierarten aus fünf Klauen. Die verschiedenen Formen der Mundwerkzeuge von Insekten sind ein ähnliches Beispiel.

Im Kampf ums Überleben können die Lebewesen eine Unzahl von Tarnfarben und -mustern entwickeln. Manche dieser (äußerlichen) Veränderungen sind eher rudimentär, andere wieder seltsam, ja ungewöhnlich.

Keinesfalls haben diese augenscheinlichen Veränderungen jedoch etwas mit der eigentlichen Entwicklung der Körperteile zu tun. Es wäre daher nicht ratsam, nach dem Äußeren von einzelnen Körperteilen bedenkenlos bio-holographische Schlüsse ziehen zu wollen.

Abgesehen von der Tatsache, daß sich eine menschliche Gestalt in der Ohrmuschel oder im Cortex skizzieren läßt, ist es doch eher eine deformierte Gestalt, was den Schluß auf noch sehr elementare bio-holographische Wiederholungseinheiten nahelegt.

Daher ist die Behauptung, in einer Samenzelle befinde sich bereits die Miniaturausgabe eines fertigen Menschen, unrichtig. Denn jede holographische Einheit zur Entwicklung eines Lebewesens entwickelt sich auf ihre ureigenste Art – von klein und einfach nach groß und kompliziert – und unterscheidet sich von jeder anderen holographischen Einheit.

Für den Einzeller im Zygotenstadium kann die holographische Einheit nur das Aussehen des zugehörigen primitiven Einzellers im Sinne der Evolutionsgeschichte reproduzieren, und es ist absolut unmöglich, daß in diesem Frühstadium die fertig entwickelte Gestalt eines Menschen vorweggenommen werden könnte.

Es wird noch viel geforscht werden müssen, ehe wir beweisen können, daß bestimmte Teile des menschlichen Körpers den Charakter bio-holographischer Wiederholungseinheiten haben. Eine sichere Antwort werden wir nur dann erhalten, wenn wir außer den biologischen Grundgesetzen auch moderne naturwissenschaftliche Theorien und Experimentationsmethoden heranziehen.

Zweifellos wird dieses Unternehmen Zeit und Geld kosten. Nichtsdestoweniger würde uns das Verständnis der tiefen Zusammenhänge innerhalb lebender Organismen dann auch einen besseren Einblick in die Wirkungsmechanismen der Akupunktur ermöglichen; und die Menschen würden sich besser kennenlernen und lernen, ihre Gesundheit zu wahren, sofern sie Krankheiten vom Standpunkt der holistischen Medizin aus zu diagnostizieren und zu behandeln wüßten.

Stichwortverzeichnis

A
A-SHI-Punkte 140
Abwehrreaktion 338
Acetylcholin 364, 367
Aderlaß-Therapie 12
Afferente A-delta- und C-Fasern 357
Adrenerge Nervenfasern 311
Adrenerge Rezeptoren 338
Ähnlichkeit von Kopfhaar und Tierfell 381
Aktivierung des sympathischen Nervensystems 331
Aktivitätssteigerung des zentralen N. facialis 334
Akupunktur-Analgesie 15, 16, 352, 353, 355, 356, 359, 360, 361, 362, 364, 366
Akupunktur-Stimulation 360, 364
Akute Appendizitis 232
Akute Bronchitis 120, 121
Akute Diarrhoe 236, 237
Akute Gastritis 328
Akute Gastroenteritis 237
Akute Konjunktivitis 123
Akute Laryngitis 178
Akute Mastitis 155, 156
Akute Orchitis 268
Akute Otitis 198
Akute Sinusitis maxillaris 187
Akute Tonsillitis 179
Akute Urtikaria 215
Akute Verrenkung und Prellung 139
Alkoholismus 273
Alkoholsucht 276, 284
Allergische Krankheiten 52
Allergische Rhinitis 191, 192, 193
Allgemeine Reaktionen 55
Allgemeinerkrankungen 102
Alpha- und Beta$_2$-Rezeptoren 338
Alpha-Rezeptoren 361
Alternierend kontinuierlich-intermittierende Wellenform 68
Altersschwerhörigkeit 203
Amenorrhoe 144, 145
Amygdala 360, 363, 364
Analgesie (Hypalgesie) 68, 352
Analgetische Wirkung 359
Analgetische Wirkung bei Säugetieren 357
Analogien bei Fellen von Rotwild 384
Analogien bei Fellen von Saugern 384
Analogien zwischen Blatt und Baum bzw. Strauch 389
Anaphylaktischer Schock 338
Anästhesie (Hypalgesie) 324
Anatomie der Ohrmuschel 20
Anbringung des Magnets am Ohr 80
Änderung der Pulsfrequenz 330
Angina pectoris 310
Anneliden 388
Anode 81, 140, 259
Anthelix 20, 28, 33, 34, 315, 326
Antikörper-Mikroinjektionstechnik 361
Antitragus 20
Antitragus-Außenseite 34
Antitragus-Innenseite 34
Aortenbogensyndrom 173
Apoplexie 169, 170
Appendizitis 13, 300, 336
Appetitlosigkeit 104, 118, 119, 121, 145, 219, 237, 239, 252, 269
Appetitlosigkeit und Dyspepsie 224
Arrhythmie 146
Arterielle Durchblutungsstörungen 13, 173
Arterielle Versorgung der Ohrmuschel 22
Arteriitiden 173
Arthritis 304
Artifizielles Magengeschwür 329
Asthma bronchiale 13, 115
Asthma und allergische Rhinitis 192
Atemnot 115
Atemnot bei Belastungen 151
Atmungstrakt 115
Atropinsulfat-Injektion 243
Aufsteigender Helixast 34
Aufstoßen 145
Augenflimmern 165
Augenkrankheiten 50, 123
Aurikular-Anhang 27
Aurikulo-kardialer Reflex 312, 313
Ausbildung eines kollateralen Kreislaufs 174
Ausschalten des zervikalen Sympathikus 328
Austrocknung der Haut 113
Autosuggestive Wirkung 277

B
Bauchschmerzen 142, 237
Bauchschwellung 219
Baum 389
Behandlung von Infektionen 59
Behandlungspunkte 32
Behinderung der Nasenatmung 123
Beklemmungsgefühl 118, 152, 161, 162, 248
Beklemmungsschmerz 162
Beschwerden in der Menopause 146
Bestrahlung mit Soft-Laser 13
Beta-Endorphin 359, 360, 361
Beta-Endorphin im PAG 362
Beta-Endorphin-Gehalt im Hypothalamus 362
Bettnässen 265
Bio-holographische Wiederholung 374
Bio-holographisches Gesetz 384
Bio-holographisches Gesetz für Pflanzen 389
Bio-Kybernetik 190
Biogenetische Vorgänge 387
Biogenetisches Grundgesetz 389
Bitterer Geschmack 251

Bitterer Mundgeschmack 248
Blasen-Meridian 54
Blasen-Meridian im Ohr 346
Blatt 389
Blattstengel 389
Blutgefäße der Ohrmuschel 22
Bluttransfusion 110
Brechreiz 201, 248
Bronchitis 120, 178
BU-FA – zuführende Methode 66
Bulbärparalyse 326

C
Cavum conchae 26, 27, 33, 34, 328
Cavum conchae inferior 326
Cavum conchae superior 326
Chinesische Volksmedizin 12
Chlorpromazin 335
Cholelithiasis 228, 229
Cholezystitis 228, 229, 301
Chronische Bronchitis 120, 121, 309
Chronische Gastritis 234
Chronische Hepatitis 220
Chronische Krankheiten 53
Chronische Laryngitis 176
Chronische Otitis 198
Chronische Rhinitis 187
Chronische Urtikaria 215
Chylurie 244
Cinanserin 360, 362, 363, 364
Coelenteraten 387
Colitis mucosa 240
Colitis ulcerosa 240
Concha 326
Conjunctivitis photoelectrica 125
Cortex 332, 333, 334, 335, 358, 359, 362, 364, 365, 366, 390
Coxalgien 106, 141
Crus anthelicis 33
Crus anthelicis inferior 28
Crus helicis 20, 34, 36
Crus inferior anthelicis 20
Crus superior anthelicis 20
Cymba 27
Cymba conchae 26, 28, 33, 34

D
Darmparasiten 216
Darwin'sches Knötchen 28
Dauernadel 59, 73, 74, 142, 148, 180, 191, 193, 207, 211, 212, 218, 221, 225, 279, 280, 283, 340
Dauernadel-Akupunktur 180
Dauernadel-Methode 73, 131, 179, 217
Dehydratation 236
Dellenbildung 27
Depression 245, 257
Depressive Verstimmungen 245
Dermatitis 211, 212
Desinfektion 174
Desinfektion der Haut 59, 73
Diabetes mellitus 113
Diarrhoe 224, 236
Dickdarm-Meridian im Ohr 344
Diencephalon 362, 367
Diffuse atrophische Gastritis 235
Dihydroxyphenylserin 360
Dopamin 364
Drehschwindel 201
3(Drei)E-Meridian im Ohr 345
Dreikantnadel 77
Druck im Ductus choledochus 229
Druckempfindliche Punkte 73
Druckempfindlichkeit 299, 314
Druckmarken-Methode 312, 313
Druckpunkte 32
Druckschmerz in der Stirnhöhle 187
Druckschmerz-Methode 292, 300
Druckschmerz-Methode „Tasten" 299, 312, 317
Druckschmerzempfindlichkeit 27, 340
Druckschmerzhaftigkeit 301, 312
„Drücken" oder „Tasten" 318
Dünndarm-Meridian im Ohr 344
Dünnflüssiger Stuhl 224
Durchfall 13, 121, 237
Dynorphin 360, 361
Dynorphin A 359, 360
Dynorphin B 359, 360
Dysenterie 301
Dysfunktionelle Uterusblutung (Metrorrhagie) 150, 151
Dysmenorrhoe 142, 143, 145, 312
Dyspepsie im Kindesalter 223
Dyspnoe 119

E
Einfache Cholezystitis 228
Einfaches Finden der Punkte 46
Einfaches Stechen 66
Einleitung der Geburt 157
Einmal-Dauernadel 75
Einmal-Lanzetten 78
Einmal-Skalpelle 78
Einzeller im Zygotenstadium 391
EKG 162
Ekzeme 211
Elektrische Meßgeräte 73
Elektrische Meßmethode 302
Elektrische Messung 294, 312, 317
Elektrische Messung des Hautwiderstandes 315
Elektrische Ophthalmie 125
Elektrische Reiz-Methode 68
Elektrische Reizung 140, 213, 279, 360
Elektrische Reizung an der Nadel 240, 332
Elektrische Reizung der Punkte 180
Elektrische Sensationen 358
Elektrische Stimulation 342, 359, 361, 365
Elektrische Überprüfungsmethode 46
Elektrischer Hautwiderstand 27, 303, 311, 328
Elektrischer Widerstand 316, 342
Elektrisches Reizgerät 358

Elektrisierendes Wärmegefühl 340
Elektro-Akupunktur 249, 355, 357, 358, 359, 362, 365, 366
Elektromagnetische Methode 81
Elektronadel 13, 171, 172
Elektronadel-Methode 162, 194
Elektronadel-Technik 256
Embryologie 389
Embryonalstadium 389
Endogene Opioide 355, 359, 362
Endoprothese-Operation 106
Endorphine 338, 360
Enkephaline 360, 361
Enkephalinerge Neurone 363
Entfernen der Nadel 67
Entwicklung und Segmentierung der Insekten 389
Entzündliche Erkrankungen der Lunge 118
Entzündliche Krankheiten 52
Enuresis 225
Epididymitis 268
Epilepsie 245, 301
Erbrechen 145, 201, 237, 239, 251
Erkrankungen des Bewegungsapparates 50, 135
Ermüdung 239
Erregtheit 147
Erstgebärende 158
Erythromelalgie 171
Eßsucht 280, 282
Evolution 388, 389, 390
Evozierte Potentiale 359
Experimentelle Untersuchung 313
Experimentelle Versuche an Hunden 229
Experimenteller Knochenbruch 295

F
Fazialislähmung 205, 334
Fazialisparese 204
Fehlende Geschmacksempfindung 122
Feinnadel-Akupunktur 122
Feinnadel-Methode 50, 64, 99, 120, 186, 187, 224, 240, 264
Feinnadel-Technik 256
Fettsucht 273, 280, 285
Fetus 387
Fieber 239, 268
Fische 387
Fistel 27
Flachwarzen 207, 208
Folgen zerebraler Gefäßprozesse 168
Follikulitis 113
Formatio reticularis 332, 333, 334, 358, 359
Formen der Ohrmuschel 27
Fossa triangularis 20, 26, 34, 327
„Fragen" 318
Frauen- und Kinderkrankheiten 50
Fremdkörpergefühl 123, 127, 185
Frequenzänderung des Herzrhythmus 331
Frösteln 121
Frühkindliche Hörstörungen 203
Frühschwangerschaft 301
Frühstadien der Gravidität 304
Fülle-SHI-Typ 65, 103, 143, 149, 176, 192, 195, 238, 242, 248, 250, 313
Funiculus ventro-lat. 367
Fußsohle 375

G
Gallenblasen-Meridian im Ohr 346
Galvano-Therapie 259
Gammaglobulin 337
Gastritis 283
Gastrostomie 329
Gastrostomie bei intaktem Vagus 329
Gastrostomie und Vagusdurchtrennung 329
gate control theory 359
Geburtseinleitung 157, 158
Geringe Nebenwirkungen 51
Gesetz der bio-holographischen Wiederholung 390
Gesichts-Akupunktur 385
Gestörte Periodenblutung 119
Gewichtsabnahme 283
Gewöhnliche Klemme 99
Giraffen 384
Globus hystericus 183, 185, 257
Globusgefühl 183, 184, 256, 257
Glutathion der Erythrozyten 337
Gold- und Silbernadeln 64
Golgi-Organe 26
Gynäkologie und Geburtshilfe 142

H
5-HT-Antagonisten 364
5-Hydroxytryptamin 359
5-Hydroxytryptophan 360
Haarwurzel-Körperchen 26
Habenula 360, 361, 362, 363, 364
Halbseitenlähmung 169, 170
Hämorrhoiden 306
Hand-, Fuß-, Nasen- und Ohr-Akupunktur 375
Hand- und Fußrücken 375
Handfläche 375
Handhabung der Ohrklemme 100
Harninkontinenz 264, 265
Harnverhaltung 263
Häufig gebrauchte Ohr-Punkte 35
Haushunde 336
Hautdesinfektion 72
Hautexanthem 110
Hautfarbe 27
Hautjucken 113
Hautkrankheiten 207
Hauttemperatur 312
He-Ne-Gas-Laser 83
He-Ne-Laser 122, 192, 210, 236
He-Ne-Laser-Bestrahlung 187, 215, 338
Heben und Senken bei gleichzeitigem Drehen 66
Heiserkeit 176, 177, 178
Helium-Neon-Laser 91
Helix 20, 34, 315

Helixfuß 28
Helixrinne 33
Hemiconcha inf. 20
Hemiconcha sup. 20
Hemmungs-Mißbildungen 29
Hepatitis 220, 222, 304, 308
Hernien 306, 307
Hernien-Patienten 307
Herpes zoster 209, 210
Herz- und Atemfrequenz 116
Herz- und Kreislaufkrankheiten 160
Herzklopfen 145, 152, 161, 163, 175, 252
Herzsensationen 146, 147
Himalaya-Steinbock 384
Hinterhorn 357
Hinterhornzellen 332, 361
Hinterkopfschmerz 247, 248
Hippokrates 16
Histologische Strukturen und Rezeptoren der Ohrmuschel 26
Histologische Untersuchungen 324
HNO-Krankheiten 50, 176
Holistik 190, 352
Holistische Entwicklungsgeschichte 387
Holistische Medizin 391
Holistische Struktur 387
Hologramm 90
Holographische Wiederholung 389
Hordeolum 126, 127
Hormonelle und Stoffwechsel-Störungen 52
Hörsturz 202
Hüftgelenksschmerzen 141
Husten 122
Hyp-Algesie 352
Hyperämie der Konjunktiva 123
Hyperbare Sauerstoffbeatmung 202
Hypersympathikotone Erschöpfung 254
Hypertonie 163, 164
Hypertoniepatienten 164
Hypothalamus 361, 362
Hypotonie 166, 167
Hysterie 256
Hysterische Krämpfe 259
Hysterische Lähmung 257

I

Incisura intertragica 20, 34
Indikationen der Ohr-Akupunktur 52
Indikationen mit gutem Effekt 50
Infektionen des Ohrknorpels 72
Infektionskrankheiten 52
Informatik 190
Infrarot-Laser 91
Infusions- und Bluttransfusionsreaktionen 109
Injektion am Ohrmuschelansatz 107
Injektion von Atropin 328, 329
Injektion von Novocain 270
Innenohrhydrops 201
Innenohrschwerhörigkeit 203
Innere Krankheiten 50
Innere Organe 33, 34
Inneres Fieber 121
Innervation der Ohrmuschel 24
Insekten 384, 388, 390
Inspektion „Sehen" 293, 312, 317
Intermittierende Wellenform 69
Intermittierendes Hinken 175
Intra-thekale oder intra-lumbale Zufuhr von Schmerzhemmstoffen 353
Intrakutane Dauernadel 13
Intrakutane Nadel 73
Inzisionsschmerz 105
Inzisionstherapie 13
Ischialgie 137, 138

J

Juckreiz 110, 214, 215, 216
Juckreiz in der Nase 192

K

Kalium-Iontophorese 356
Karzinom-Gruppe 295
Katarakt (seniler) 131, 132
Kathode 81, 140, 259
Keratitis (traumatisch und entzündlich) 133
Kiefergelenksschmerzen 272
Kinderkrankheiten 223
Kindliche Steißlage 310
Klemme mit langem Arm 99
Klemme mit Spitze 100
Knieschmerzen 137
Knopf-Druck-Massage 229
Knopfsonde 64, 299
Knorpel und Muskeln der Ohrmuschel 22
Knorpelhyperplasie 295
Kohlenmonoxidvergiftung 202
Kollaps (einfache Synkope) 102
Kombinationsmethode von XIE-FA und BU-FA 66
Kommissurendurchtrennung 385
Konjunktivitis 13
Konstitutionstyp 183
Kontinuierliche Wellenform 68
Kontraindikationen der Ohr-Akupunktur 53
Kopf- und Gesichtsbereich 33
Kopffedern 383
Kopfhaar-Region 375
Kopfschmerzen 104, 123, 163, 164, 165, 175, 239, 247
Koronare Erkrankungen 293, 294
Koronare Gefäßkrankheiten 162
Koronare Herzkrankheiten 162
Körperliche Schwäche 113
Kräftigende Stichart (BU FA) 250
Krankheiten mit funktionellen Störungen 52
Kritischer Kommentar zur Behandlung der Sucht 273
Kugel-Druck-Methode 13, 50, 75, 108, 109, 113, 117, 120, 128, 131, 137, 143, 144, 146, 148, 149, 150, 151, 152, 153, 162, 176, 183, 186, 200, 202, 204, 207, 208, 211, 213, 214, 223, 224, 225, 226, 228, 229, 234, 235, 236, 237, 240, 241, 246, 248, 249, 251, 254, 256, 258, 261, 264, 266, 279, 280

Kugel-Pflaster 258
Kurzatmigkeit 115, 121, 122
Kurzfristige Schmerzhemmung durch Akupunktur 351
Kybernetik 96, 189, 352

L
Lähmung des M. quadriceps 169
Lähmung im Bereich der Schultermuskulatur 168
Laktationsschwäche 154
Laktationsschwäche post partum 153
Langsamstich-Methode 65
Laryngitis 178
Laser 120
Laser-Akupunktur 82, 83, 92, 93, 146, 188, 190, 191, 224, 225, 266, 338
Laser-Apparate 82
Laser-Bestrahlung 74, 186, 338
Laser-Geräte 82
Laser-Hologramm 384
Laser-Methode 240
Laser-Reiz 189
Laser-Therapie 59, 82, 83, 88, 90, 223, 248
Laserreizung 115
Laserstrahl 332
Leber- und Gallekrankheiten 228
Leberkrankheiten 307
Leberzirrhose 220, 222
Leere-XU-Typ 66, 103, 143, 149, 176, 192, 195, 235, 238, 242, 250, 313
Leitungs-Anästhesie 352
Leitungspunkte 32
Leu-Enkephalin 360
Leukopenie 111, 112
Leukorrhoe 148
Limbisches System 362, 367
Limbisches System und Basalganglien 362
Linienförmig ausstrahlende Sensationen 339, 341, 342
Lobulus 327
Lobulus auriculae 20
Locus coeruleus 361, 362
Locus dolendi 135
Lumbago 137
Lungenemphysem 309
Lungenerkrankung 308
Lungentuberkulose 118, 304
Lymphatische Zirkulation 23

M
Magen-Darm-Krankheiten 232
Magen-Meridian 54
Magen-Meridian im Ohr 345
Magengeschwür 328
Magenoperation nach Billroth 307
Magenschmerzen 234
Magenulkus 310
Magnet-Methode 148
Magnet-Therapie 13, 60, 80, 249
Magnetbehandlung 81, 163
Magnetische Felder 332
Magnetische Flächen 81
Magnetkugel-Verklebung 164
Magnetkügelchen 75, 80, 81
Magnetpflaster 59, 108
Malaria 13
Malaria tertiana 217, 218
Manie 259
Manuelle Reizung der Nadeln 332
Manuelle Stimulation 340
Massage der ganzen Ohrmuschel 79
Massage des Ohrläppchens 79
Massage des Ohrrandes 79
Massagetherapie 79
Medialer Thalamus 358
Medikamentensucht 275
Medulla spinalis 332
Mehrgebärende 158
Meißnersche Tastkörperchen 26
Menopause 145
Menschliche Evolution 387
Menschlicher Fetus 375
Menstruation 142, 145, 151, 152, 251, 265
Menstruationsunregelmäßigkeiten 312
Meridian-System 339
Meridiansystem am Körper 340
Meridianverlauf 339, 341, 348
Messen 294, 318
Meßgeräte-Methode 292
Messung des subjektiven Wärmegefühls 312
Met-Enkephalin 359, 360, 361, 365
Metamorphose 388
Meteorismus 119, 237
Methoden zum Finden der Ohr-Akupunktur-Punkte 46
Metrorrhagie 142, 150
Migräne 249, 283
Mikroaderlaß 13, 50, 77, 103, 108, 116, 119, 123, 124, 133, 146, 149, 155, 156, 161, 163, 164, 165, 176, 179, 180, 181, 182, 198, 200, 211, 212, 224, 226, 232, 248, 249, 250, 251, 257
Mittelohrentzündung 197
Mittelohrkatarrh 200
Morbus Menière 201, 271
Morbus Raynaud 173, 174
Morphin 360
Morphin-Analgesie 361
Morphinähnliche Substanzen 330
Motorische Zone 365
Moxibustion 60, 135, 140, 173, 176, 224, 240, 241
Müdigkeit 118, 252
Mukopolysaccharidose 14, 293
Mukoproteiden 337
Muskelschwäche des inneren Larynx-Muskels 176
Muskelspindeln 26
Myopie 128, 129
Myriopoden 388

N
N. accumbens 360, 362, 363
N. arcuatus 362

N. centromedianus 365, 366
N. parafascicularis 362, 365
N. raphe dorsalis 363
N. raphe magnus 366
Nachlassender Effekt 56
Nachtschweiß 119
Nackensteife 136
Nackenverspannung 135
Nadel-Kollaps 51, 57, 58, 64, 102
Nadelbelassen 67
Nadeldeponierung 73
Nadelsensation 50, 111, 183, 332, 341, 342, 348
Naloxon 338, 360, 361, 362, 363
Narbenschmerz 106
Nasen-Akupunktur 387
Nasennebenhöhlenerkrankung 188
Nausea 201
Nebenhöhlenentzündung 187
Nebenwirkungen und Gefahren durch Laserstrahlen 95
Nebenwirkungen von Medikamenten 104
Neocortex 367
Nephritis 301, 304
Nerven- und Geisteskrankheiten 245
Nervenkrankheiten 50
Nervöses Erbrechen 246
Neurasthenie 13, 252, 259, 301, 335
Neuro-chemische und neuro-physiologische Grundlagen 353
Neurochemische Substanzen 359
Neurodermatitis 211, 212
Neurohumorale Regulation 336, 337
Neuromodulatoren 336
Neuronaler Schaltkreis 366
Neurone des Hinterhorns 358
Neurophysiologische Grundlagen der Schmerzmodulation 7
Neurotransmitter 336, 352, 359, 361, 363, 364
Nieren- und Harnleiterkolik 261
Nieren- und Harnwegserkrankungen 261
Niesen 192
Nikotin- und Fettsucht 273
Nikotinabusus 279
Nikotinsucht 277
Nociception 364
Nociceptive Afferenzen 361
Nocizeptoren 357
Noradrenalin 359, 360, 361, 367
Noradrenerge neuronale Strukturen 361
Novocain-Injektionen 213
Nucleus arcuatus des Hypothalamus 362
Nucleus caudatus 364
Nucleus centromedianus im Hypothalamus 362
Nystagmus 201

O

Obere Extremitäten 33
Oberflächenschmerz 106
Oberster Sanitätsrat der Republik Österreich 7
Obstipation 238, 239, 242
Occipitalneuralgie 136
Odontodon 387
Ohnmächtige 335
Ohr-Akupunktur-Analgesie (Hypalgesie) 340
Ohr-Beobachtung 293
Ohr-Diagnose 292, 293, 294, 300
Ohr-Inspektion 293
Ohrensausen 147, 164, 195, 252
Ohrensausen und Schwerhörigkeit 194
Ohrklemme 99
Ohrläppchen 26, 33, 34
Ohrläppchenfurche 294
Ohrmuschel-Rückseite 36
Ohrmuschelknorpel 295
Ohrpunkt-Diagnose 13
Ohrpunkt-Injektionen 253
Ohrschnitt-Therapie 77
Ohrtragus 27
Ohrwurzel 328
Opiat-Antagonist Naloxon 364
Opiat-Rezeptoren 364
Opioid-Peptide 360
Opioid-Systeme 365
Opioide 361, 362, 363, 366, 367
Opioide Mechanismen 364
Oppression im Thorax 242
Ösophagus-Karzinom 306, 307
Otitis media 197, 199
Otogener Ohrschmerz 312

P

Parästhesie 171, 262, 270
Paroxysmale Tachykardie 160, 161
Passagere Durchblutungsstörungen 169
Periaquäduktales Grau (PAG) 360, 361
Periarthritis humeroscapularis 136
Perichondritis 59, 73, 75
Peridontitis 271
Perikoronitis 271
Periodenblutung 150, 152
Peripheres sensibles Nervensystem 324
Peritonitis 310, 328
Pferde 390
Phagozytäre Fähigkeit der Leukozyten 336
Phantomschmerz 255
Pharmaka 71
Phentolamin 360
Photoelektrische Ophthalmie 125
Physiologische und neuro-chemische Mechanismen 355
Placentaextrakt 128, 129
Plethysmographische Aufzeichnungen 341
Plötzliche Ertaubung 202
Pollakisurie 266, 267
Positive Nebenreaktionen 55
Positiver Diagnose-Hinweis 294
Postherpetische Schmerzen 210
Postoperativer Wundschmerz 105
Potentiometer 69
Prellung und Verstauchung 139
Primaten 387
Prinzip der Ohrdiagnose 319

Projektion des menschlichen Körpers an den Händen 380
Projektion des menschlichen Körpers an der Nase 381
Projektion des menschlichen Körpers auf der Fußsohle 380
Projektion des menschlichen Körpers in das Gesicht 385
Projektion des menschlichen Körpers in der Ohrmuschel 380
Projektionen des menschlichen Körpers im ZNS 386
Propagated Sensation along the Channels 339
Protrahierte Geburt 157
Prüfung der Druckempfindlichkeit 46
Prüfung mit dem bloßen Auge 46
Pruritus 213, 214
Psychiatrische Krankheiten 258
Pulpitis 271
Punkt-Injektion 13, 220, 253
Punktinjektion (Wassernadel) 71
Punktmassage 13
Pupillenerweiterung 330

Q

QI GONG 177

R

Radioimmunassays 362
Raphe-Kerne 360, 361
Raucher 121, 278
Rauschgiftsucht 273, 275
Raynaud-Krankheit 171
Reaktion an den Meridianen 54
Reaktionen ähnlich einem Sekundenphänomen 55
Reaktionen an den erkrankten Stellen 54
Reaktionen an der Ohrmuschel bei Erkrankungen 296
Reaktionen der Ohrmuschel 54
Reaktionspunkte 32
Reduzierende Methode XIE-FA 64
Reflektorischer Ohrschmerz 312
Reflexpunkte 32
Reflexpunkte innerer Organe 327
Regulationsphysiologie 189
Reizarten und Behandlungsserien 76
Reizbarkeit 251
Reizkolon 240
Reizpunkte der Ohrmuschel 32
Reizstärke und Handhabung 65
Reptilien 387
Rheumatische Arthritis 304
Rheumatische Fazialisparese 204
Rinder 384, 390
Rotwild 384
Rückenmark 367
Ruffini-Körperchen 26
Rumpf 33, 34

S

Sauerstoffmangelsymptome 117
Säuger 384
Scapha 34
Schattierungen des ganzen Federkleides 383
Scheitelkopfschmerz 248
Schistosomiasis 304
Schizophrene Patienten 259
Schizophrenie 259, 295
Schlaflosigkeit 104, 119, 146, 147, 152, 163, 219, 239, 252, 259, 283
Schlafstörungen 145, 162, 164, 251
Schmerzabwehrreaktion 357
Schmerzbahnen 357
Schmerzempfindungsrezeptoren 332
Schmerzen bei Karzinom-Kranken 107
Schmerzen im Leberbereich 219
Schmerzen im Oberbauch 235
Schmerzen im Pharynx 182
Schmerzen im Schulter- und Ellbogenbereich 135
Schmerzen im Unterbauch 152
Schmerzen – postoperativ 105
Schmerzhafte Krankheiten 52
Schmerzhemmung 355
Schmerzhemmung durch Akupunktur 351, 352
Schmerzminderung postpartal 157
Schmerzminderung während der Geburt 157
Schmerzreaktion an der Pulpa 334
Schmerzschwelle 342, 356, 357
Schmerzwahrnehmung 360
Schneeblindheit 125
Schnellstich-Methode 65
Schulterschmerzen 136
Schüttelfrost 109, 110, 182, 268, 269
Schwache Konstitution 251
Schwächezustände 151
Schwangere 75, 78
Schwangerschaft 14
Schwangerschaftserbrechen 246
Schwangerschaftstoxikose 157, 301
Schwanzfedern 383
Schweißausbruch 146, 147
Schweißausbruch an der Handfläche 330
Schwere degenerative Erkrankungen des ZNS 245
Schwerhörigkeit 195
Schwindel 152, 162, 163, 239
Schwindelanfälle 164
Schwindelgefühl 104, 113, 147, 165, 252, 269
Schwindelsyndrom 122
Schwindelzustände 145
„Sehen“ oder Inspektion 294, 318
Seitenkopfschmerz 248
Selten gebrauchte Ohr-Punkte 37
Senkung der Transaminasen 219
Sensibilitätsausfälle des Ohres 326
Serotonin 360, 367
signal detection theory 356
Silikose 304
Singultus 13, 242, 243
Sinusitis 186, 187
Soft-Laser 88, 96
Spannungsschmerz 106
Spannungsschmerz der Augen 251
Spastische Bronchitis 188
Spastische Lähmungen 169

Spätreaktionen 55
Spina helicis 28
Spinnen 384
Sprungfederstab 299
Stabmagnet 80
Starke Reizung – XIE FA 236
Starke Schmerzreize 365
Starke Streßreize 365
Stechen und Drehen 66
Stenokardie 162
Sterilisierung der Nadel 59
Stichtechniken 65
Stichtiefe 66
Stimmbandparalyse 178
Stirnkopfschmerz 247
Störfeldbehandlung 92
Störungen der Sexualfunktion 121
Streß-Inkontinenz 264
Strychnin 335
Stuhlinkontinenz 265
Subjektive Beschwerden bei Diabetes mellitus 113
Sucht 273
Suchtbehandlung durch Akupunktur 7
Sympathikotone Erschöpfung 250
Sympathische Aktivität des Nebennierenmarkes 330
Symptomatische Ischialgie 137
Syringomyelie 326
System-Theorie 190, 352

T
Tasten 294
Taubheit 195, 196
Taubheitsgefühl 358
Thalamus 332, 333, 338, 358, 364
Thalamus-Hypophysensystem 338
Thalamuskerne 333
Thoraxschmerz 119
Thrombangitis 173, 174, 175
Thrombophlebitis 13
Tieftonschwerhörigkeit 201
Tierexperimente 47, 357
Tierexperimentelle Untersuchungen 112, 205
Tierfell 375
Tiermedizin 12
Tiger 384
Tinnitus 195, 201
Tonisierung und Sedierung 64
Tractus spinalis des Nervus trigeminus 357
Tractus spinothalamicus lateralis 332
Tragus 20, 34
Tragusinnenseite 34
Transkutane elektrische Nervstimulation 365
Transkutane Elektrostimulation 99
Trockener Husten 118
Trockener Mund 165
Trommelfellperforation 122
Trypanblau 313
Tubenkatarrh 200
Tuberculum auriculae 28
Tumore 304

U
Übelkeit 104, 201, 239, 251
Übergewicht 280
Überschuß-Mißbildungen 29
Ulcus ventriculi et duodeni 306
Ulcus-ventriculi-et-duodeni-Patienten 307
Ulkus und Gangrän 171
Ultraschall 332
Untere Extremitäten 33, 34
Unterer Hirnstamm 359, 360, 367
Ursprung und Entwicklung der Ohr-Akupunktur 10
Urtikaria 215, 216

V
Vagotomie 330
Vagusfasern 325
Vasomotorische Rhinopathie 191
Vater-Pacini-Körperchen 26
Vegetatives Nervensystem 328
Venöser Rückfluß der Ohrmuschel 23
Veränderung der Gehirndurchblutung 169
Veränderungen an der Ohrmuschel bei Erkrankungen 296
Verfärbung der Ohrmuschel 312, 313
Verrenkung im Lumbalbereich 139
Verrucae planae juveniles 207, 208
Verschlechterungsreaktionen 56
Verteilung(sgesetz) der Ohr-Punkte 32
Virushepatitis 219
Völlegefühl im Oberbauch 242
Vollnarkotisierte Patienten 335
Vorbeugung von Infektionen 59
Vorteile der Ohr-Akupunktur 50
Vorzeitiger Blasensprung 157, 158

W
Wallungen 146, 147
Wärmeapplikation 127
Wassernadel 71
Wehenschwäche 157
Weichteilrheumatismus 137
Wellenform des Impulses 68
Wirkungslose Behandlungen 56
Wundschmerz 106

X
XIE-FA – reduzierende Methode 65

Z
Zahn- und Kiefererkrankungen 270
Zahnextraktion 271
Zahnkaries 271
Zahnschmerzen 270
Zebras 384
Zentrales Nervensystem 332
Zephale Hypotonie 201
Zerebrale Durchblutungsstörungen 168
Zerebrale Gefäßprozesse 169
Zerebrale Malaria 218
Zervikalsyndrom 135
Zoster-Neuralgien 210
Zuführende Methode BU-FA 64